DEUTSCHE GESELLSCHAFT

für Geschichte der

DGGN

NERVENHEILKUNDE e. V.

Schriftenreihe der DGGN

Herausgegeben von Thomas Müller und Christian Prüter-Schwarte

SCHRIFTENREIHE DER DEUTSCHEN GESELLSCHAFT FÜR GESCHICHTE DER NERVENHEILKUNDE

BAND 31

2025

Impressum

Titeldatensatz für die CIP-Einheitsaufnahme bei der Deutschen Bibliothek erhältlich.

Deutsche Gesellschaft für Geschichte der Nervenheilkunde
Schriftenreihe der
Deutschen Gesellschaft für Geschichte der Nervenheilkunde
Würzburg: K und N, Königshausen und Neumann
ISSN 1430-8339
Erscheint jährl. – Aufnahme nach Bd. 1 (1996) –

Verlag Königshausen & Neumann GmbH
Leistenstraße 7
D-97082 Würzburg
info@koenigshausen-neumann.de
Druck: KLEB Druckerei, Wangen-Haslach (Allgäu) 2025

Printed in Germany

ISBN 978-3-8260-9482-8
eISBN 978-3-8260-9483-5

Inhaltsverzeichnis

Vorwort

Der vorliegende Band 31 der *Schriftenreihe* der *Deutschen Gesellschaft für Geschichte der Nervenheilkunde* bietet einen reichhaltigen Einblick in die Geschichte der Nervenheilkunde und ihrer Subdisziplinen.

Wissenschaftliche Beiträge finden sich im Folgenden zu regionalen Forschungsschwerpunkten des Kölner Instituts für Geschichte der Medizin sowie den Raum Köln betreffend, wie auch zu gut etablierten Themengebieten der Reihe, wie etwa der Geschichte der Neurologie, der Psychiatrie und Psychotherapie, der Neurochirurgie und Psychopharmakologie. Weitere thematische Felder, speziell dieses Bands, sind die Geschichte der „Seelenheilkunde" des 18. und 19. Jahrhunderts, die Geschichte der Sozialpsychiatrie, sowie die Methodologie medizinhistorischen Arbeitens im Feld der Geschichte der Nervenheilkunde.

Der vorliegende Band wurde erneut von Katharina Witner, M.A., lektoriert, und wird, wie bisher, seitens des Präsidenten und des Schriftführers der DGGN herausgegeben. Die Korrespondenz mit den Beitragenden zum vorliegenden Band hat uns erneut viel Freude bereitet. Die beiden Herausgeber danken allen Beitragenden zu Band 31 sowie Katharina Witner für ihre erneut vorbildliche und hervorragende Betreuung der Autorinnen und Autoren des Bandes, auch für ihre sorgfältige Arbeit über die verschiedenen Formatstufen der Beiträge hinweg.

Wir wünschen Ihnen anregende Lektüre und Wissensgewinn mit den beeindruckend vielfältigen Beiträgen dieser Publikation.

Ravensburg/Ulm und Köln, im Juni 2025

Prof. Dr. med. Thomas Müller, M.A.
Präsident der DGGN

Dr. med. Christian Prüter-Schwarte
Schriftführer der DGGN

Einleitung
Neue Beiträge der medizinhistorischen Forschung zum Fachgebiet der Nervenheilkunde

Die Entwicklung der Geschichte Nervenheilkunde im deutschsprachigen Raum wird seitens der Forschungen, die aus der *Deutschen Gesellschaft für Geschichte der Nervenheilkunde* heraus entstehen und zum Wissen um das Fachgebiet beigesteuert werden, substantiell bereichert, wie auch am vorliegenden Band zu sehen ist. Dies war jedoch, wie die geneigte Leserin und der geneigte Leser wissen, auch bereits dem kurzen Abriss zur Geschichte der DGGN zu entnehmen, der dem vorausgehenden Band 30 der Schriftenreihe der Gesellschaft vorangestellt war.

Auch der vorliegende Band behandelt Studien zu nationalen wie internationalen Thematiken. Die Gliederung folgt im Wesentlichen der Tradition der Schriftenreihe und orientiert sich dabei wie immer auch an der sektionalen Tagungsstruktur der – jeweils vorausgehenden – wissenschaftlichen Jahrestagungen der Gesellschaft. Mit großer Freude konnten Vorstand und lokale Organisatoren seitens des Instituts für Geschichte der Medizin der Universität Köln sowie des Landschaftsverbands Rheinland zur Jahrestagung 2024 nach Köln einladen, nachdem diese Tagung bereits 2020 geplant, aufgrund der globalen Pandemie seinerzeit jedoch ausfallen musste, und zunächst nur als Online-Tagung 2021 wiederholt worden war.

Die Möglichkeit, historische Einrichtungen der Stadt Köln, Krankenhausstrukturen der Stadt sowie die Räumlichkeiten der Jahrestagung am Landschaftsverband Rheinland-(LVR)-Standort Merheim, sowie auch viele kulturelle Einrichtungen der Stadt besuchen zu können, trugen zu einer sehr schönen und seitens Dr. Christian Prüter-Schwarte und Prof. Axel Karenberg und ihrer Teams hervorragend geplanten Tagung bei.

Der Tagungsort Köln 2024 verfügt über eine reichhaltige Allgemein-, Kirchen- und Kunstgeschichte. Köln ist eine sehr alte Stadt, wie wir alle wissen. Die im Jahr 50 nach der Zeitenwende gegründete Stadt hat heute beeindruckende 1,1 Millionen Einwohnerinnen und Einwohner. Und bereits im Jahr 321 nach der Zeitenwende spätestens wurde eine Jüdische Gemeinde hier am Rhein erwähnt, weswegen Kölns jüdische Geschichte bei den Feierlichkeiten

2021 zu 1700 Jahren jüdischem Leben im deutschsprachigen Raum auch einen zentralen Platz einnahm. Köln gehört also zu den ältesten Gemeinden Deutschlands, und war im Mittelalter zeitweise gar die größte Stadt Deutschlands. Was jedoch weit weniger bekannt ist, ist, dass die Kölner Universität, und unwesentlich später auch die Medizinische Fakultät ebenfalls zu den Ältesten unter den akademischen Institutionen gehören. Im Spätmittelalter gar war Kölns Universität die viertälteste im deutschsprachigen Raum. Die spätere Geschichte ist wechselhafter, und 1919 war auch eine Neugründung der Universität notwendig – doch mehr hierzu nicht an dieser Stelle.

Viele der hier versammelten Beiträge konnten also vorab während der Jahrestagung der DGGN 2024 gehört und anschließend diskutiert werden, die im September 2024 in der LVR-Klinik am Standort Merheim stattfand. Die wesentlichen Beiträge dieser Tagung werden hier veröffentlicht.

I. Zur Medizingeschichte Kölns

Einige wenige Beiträge zur Kölner Medizingeschichte als Teil der ersten Sektion dieser Kölner Tagung – insbesondere bezüglich der Beiträge *aus* Köln und *zur* Kölner Medizingeschichte wurden bereits *an anderer Stelle* veröffentlicht, so etwa die Vorträge von Axel Karenberg und Daniel Schäfer, deren Essenz hier deswegen knapp wiedergegeben sei.

Axel Karenberg, Leiter des Kölner Instituts für Geschichte der Medizin und einer der beiden Organisatoren der Kölner Jahrestagung der DGGN, stellte die Forschungen eines Autorenteams vor,[1] das im Auftrag der Deutschen Gesellschaft für Neurologie tätig geworden war. Gute 90 Jahre nach Beginn des NS-Regimes hatte die Deutsche Gesellschaft für Neurologie (DGN) eine Untersuchung in Auftrag gegeben, die der Frage nachging, inwieweit Verfolgung, Vertreibung und Vernichtung während der Jahre des Nationalsozialismus auch Neurologinnen und Neurologen betraf. Insgesamt konnten die Biographien von 61 meist jüdischen Ärztinnen und Ärzten beziehungsweise Wissenschaftlerinnen und Wissenschaftlern ausgewertet werden, von denen mehr als

1 Karenberg, Axel; Martin, Michael; Fangerau, Heiner (2022) Verfolgung, Vertreibung und Vernichtung deutschsprachiger Neurologinnen und Neurologen während der NS-Zeit: Versuch einer Bewertung. Nervenarzt 93 (Suppl. 1): 138-159; doi: 10.1007/s00115-022-01328-9.

70 Prozent Mitglieder der damaligen neurologischen Gesellschaft waren. Die meisten von ihnen konnten noch rechtzeitig fliehen bzw. emigrieren, einige wenige blieben oder mussten trotz Verfolgung in Deutschland oder Österreich verbleiben, neun Opfer wurden im Holocaust ermordet oder begingen in der Not Suizide. Die ‚rassistisch' motivierte Vertreibung betraf alle Altersgruppen, vor allem jedoch die 30- bis 60-Jährigen in „mittleren" Positionen. In engem Zusammenhang mit der NS-Gesetzgebung ließen sich drei Auswanderungswellen unterscheiden (1933-1934, 1935–1937, 1938–1939), wobei das eindeutig bevorzugte Zielland, insofern Auswahl möglich war, die USA waren (64,7 Prozent). Jüngeres Alter, Kenntnisse einer Weltsprache, verlässliche familiäre und akademische Verbindungen sowie international anerkannte Publikationen konnten den Berufseinstieg im Exilland erleichtern. Es war nicht ungewöhnlich, dass diejenigen, die vor der Emigration in neurologischen Bereichen tätig waren, sich danach den Grundlagenwissenschaften oder der Psychiatrie zuwandten. Die allgemeine „Brain-Drain"/„Brain-Gain"-Hypothese muss, so ein Ergebnis, durch Analysen auf der biografischen Mikroebene erweitert werden, um die Schwierigkeiten zu veranschaulichen, auf die Emigrantinnen und Emigranten bei dem Versuch, eine neue Karriere zu beginnen, stießen, und um eine manchmal misslungene Akkulturation bekannt zu machen. Kein einziger Neurologe kehrte nach Deutschland zurück und die Entschädigungen waren, soweit abschätzbar, nur gering. Die kritische Würdigung der ‚rassistisch' motivierten Verfolgung zwischen 1933 und 1945 kann für die DGN und ihre Mitglieder heute ein Anlass sein, Kollegialität als Wert zu reflektieren sowie strukturell bedingte Diskriminierung und Ungerechtigkeit bewusster wahrzunehmen und ihr rechtzeitig entgegenzuwirken.

Daniel Schäfer trug während der diesem Band vorausgehenden Kölner Tagung aus einem eigenen Projekt zur Genese der Forschung dessen bei, was wir heute allgemein als Krankheitsentität der „Demenz" bezeichnen. Sein Interesse richtete sich hierbei auf den Zeitraum vor beziehungsweise den Beginn und die Frühzeit der Forschungen Alois Alzheimers Forschungen zu diesem Gegenstand. Vor gut hundert Jahren, am 3. November 1906, so Schäfer, berichtete der damals noch recht unbekannte Oberarzt Alois Alzheimer in Tübingen über eine „merkwürdige Kasuistik". Fünf Jahre zuvor hatte er bei der 51-jährigen Patientin Auguste D. eine fortschreitende Demenz diagnostiziert. Nach ihrem Tod untersuchte Alzheimer, wie Schäfer ausführte, das Gehirn dieser Patientin und fand unter dem Mikroskop spezifische Veränderungen, die er später auch bei anderen Fällen mit ähnlicher klinischer Symptomatik nachweisen konnte. Sein Mentor, der Münchner Psychiater Emil Kraepelin, scheute sich schon kurze Zeit danach nicht, diese besondere Gruppe von Krankheitsfällen – als Ehrbezeugung wie auch im Sinne des Urheberrechts – mit dem Namen seines Schülers Alzheimer zu verknüpfen: Damit war der Morbus Alzheimer geboren – ein klassisches Produkt klinisch-pathologischer Diagnostik, wie sie damals allgemein in der Medizin bereits seit gut einem Jahrhundert etabliert war. Schäfer interessierte sich in seinem Beitrag näher für die Frage, ob denn im historischen Quellenmaterial eine Demenz vom sog. Alzheimer-Typ schon vor Alzheimers Entdeckung zu finden sei, und wie diese in Medizin und Gesellschaft gegebenenfalls eingeordnet worden sei. Bei der Erörterung dieser Fragen fokussierte Schäfer auf die Epoche der Frühen Neuzeit, also die vormoderne Zeit zwischen etwa 1500 und 1800, und hier insbesondere auf die Frage der Kontinuität oder Diskontinuität von Krankheit am Beispiel der Demenz. Auszugsweise wurde auch auf Texte aus der Antike und des 19. Jahrhunderts rekurriert. Zuletzt diskutierte Schäfer verschiedene Veränderungen, die durch Cartesianismus und Aufklärung im 18. Jahrhundert herzuleiten sind, und die sich ebenfalls auf das Demenzkonzept über die Zeit ausgewirkt haben. Zusammenfassend, so der Vortragende, ließen sich medizinische Konzepte zu Demenz und Gedächtnisschwäche – bei aller Zurückhaltung gegenüber retrospektiven Diagnosen – in der Frühen Neuzeit durchaus nachweisen, wenn man Texte und darin enthaltene Traditionen zu lesen verstehe. Diese Vorstellungen lehnten sich eng an die zeitgenössische Altersphysiologie, -pathologie und -therapie an, wie ihre Bezüge zur Säftelehre und zur Iatromechanik offenbaren würden. Ferner lehrten vormoderne naturphilosophische Konzepte prinzipiell eine enge Verbindung von Sinneseindruck, Gedächtnis und Erinnerung und postulierten morphologisch fassbare Erinnerungsvorgänge und Gedächtnisspuren im Gehirn. Diese Hypothesen, so Schäfer, erschienen heute wieder sehr aktuell, etwa wenn in der Neurobiologie Phänomene des Langzeitgedächtnisses untersucht werden würden. Parallel zu diesem materialistischen Ansatz versuchten Ärzte seit der Spätantike eine Trennung zwischen verschiedenen Gehirnfunktionen, indem sie beispielsweise unwillkürliches und bewusstes Erinnern voneinander unterschieden und differierenden Seelenanteilen zuordneten. Dieser eher psychologische

Ansatz fragt bis heute nicht nach neurophysiologischen oder morphologischen Grundlagen, sondern nach verschiedenen Formen und Funktionen des Gedächtnisses und den damit verbundenen Vorgängen des Lernens.[2]

Der dritte Beitrag seitens eines Autors aus dem die Tagung mitorganisierenden Kölner Institut für Geschichte der Medizin war inhaltlich gänzlich anders gelagert. *Dennis Henkel*, seit einigen Jahren mit sehr interessanten Filmanalysen zu medizinischen und medizinhistorisch relevanten Themen an den Programmen der Jahrestagungen der DGGN regelmäßig beteiligt, widmete sich in seinem Beitrag solchen Filmdokumenten aus der Stummfilmzeit bzw. den Jahren der Weimarer Republik, die das herausfordernde Thema des Suizids zum Inhalt hatten. Der Selbstmord bzw. der Versuch, das eigene Leben zu beenden, ist, wie bekannt, häufig die fatale Konsequenz persönlicher Tragödien und Ausdruck größter Not. So verwundert es wenig, dass auch das historische Kino die künstlerische Tradition, die schon Literaten wie Goethe oder Shakespeare pflegten, aufgriff und das Motiv des Suizids für seine fiktionale Kunst nutzte. Der Beitrag Henkels, der im vorliegenden Band nachzulesen ist, gibt einen Überblick über 34 Jahre (1899–1933) Filmgeschichte, eine Spanne, für die 78 Werke mit dem inhaltlichen Topos einer Suizid-Darstellung identifiziert werden konnten. Der Beitrag von Henkel illustriert einmal mehr, wie untrennbar Gesellschaft, Kultur, Medizin und Kunst miteinander verflochten (und zuweilen auch verstrickt) waren und sind – und dass uns Nachgeborenen also auch der/die Filmschaffende als Zeitzeugen ersten Ranges dienen können.

Ein vierter, Köln betreffender Beitrag zum Programm der Kölner Jahrestagung stammte nicht aus Köln, betraf jedoch die Medizingeschichte Kölns im 20. Jahrhundert. Der Beitrag von *Thomas Müller* zeigt am Beispiel eines Denkmals zur Erinnerungs- und Gedenkkultur in der Psychiatrie in den Jahren des Nationalsozialismus – das „Denkmal der grauen Busse", zuerst errichtet in einem psychiatrischen Krankenhaus Baden-Württembergs – wie Inhalte dieses Themengebiets, für das das genannte Denkmal steht, auch jenseits der Erinnerungskultur vermittelt werden können. Etwa an junge Auszubildende in den

[2] Ausführlicher siehe in Schäfer, Daniel (2009) Demenz vor Alzheimer? Altern und Gedächtnis in der Frühen Neuzeit. In: Groß, Dominik; Karenberg, Axel (Hrsg.) Medizingeschichte im Rheinland. Beiträge des „Rheinischen Kreises der Medizinhistoriker" (=Schriften des Rheinischen Kreises der Medizinhistoriker, Bd. 1). Kassel University Press, Kassel, S. 105–124.

Gesundheitsberufen einerseits, sowie an medizinische Laien andererseits. Aus Anlass der diesem Band vorausgehenden Tagung in Köln wurde bezüglich des dargestellten, „wandernden“ Denkmals als Beispiel der Gedenk- und Erinnerungskultur der Standort Köln dieses Denkmals, illustrierend, ausgewählt.[3]

Weiteres zum vorliegenden Band 31: Dieser Korpus an Beiträgen wird erneut bereichert durch nachträglich angebotene und eingeworbene Beiträge weiterer Autorinnen und Autoren aus dem Kreis der Mitglieder der DGGN und darüber hinaus. Auch in diesem Band finden sich Buchrezensionen. Einige uns angebotene Beiträge der beiden letzten Programme der DGGN-Tagungen, auf deren Lektüre wir uns nicht minder freuen, fanden Eingang in ein seitens der DGGN herausgegebenes Sonderheft der Zeitschrift „Nervenheilkunde“, die, wie bekannt, auch als Organ der DGGN fungiert. Dieses Sonderheft erreichte, zeitgleich mit diesem Band 31 in Händen, das Stadium der Druckfahne, und wird noch im Verlauf des Sommers 2025 erhältlich sein.

II. Zur Methodologie der Geschichte der Nervenheilkunde

Einen in gewohnter Manier in herausragender Methodologie gefertigten Beitrag steuert *Kai Sammet* bei. Sein Interesse richtet sich auf Viktor Kafka, die Entwicklung der psychiatrischen Serologie am Klinikstandort Hamburg-Friedrichsberg und dessen klinische Auseinandersetzung mit der sogenannten Abderhaldenschen Reaktion in den Jahren 1913 bis 1928. Die Geschichte der psychiatrischen Serologie ist insgesamt und bis heute wenig untersucht. Der Beitrag Sammets erklärt uns die Einführung der Serologie in der Psychiatrie am Beispiel der Etablierung eines serologischen Labors in Hamburg-Friedrichsberg. Die Biographie des Leiters der dortigen Serologie, Viktor Kafka (1881–1955), stellt den zweiten Schwerpunkt dieses Beitrags dar.

3 Der Beitrag war für die Jahrestagung 2024 vorbereitet worden, wurde seitens des Autor und Mitorganisators der Tagung jedoch zugunsten eines Beitrags eines weiteren Teilnehmenden, also aufgrund der großen Zahl an Vortragsangeboten, zurückgezogen. Seine Veröffentlichung wird in diesem Band somit nachgeholt.

III. Geschichte der Psychologie und Psychotherapie

Stefanie Coché befasst sich in ihrem hochaktuellen Beitrag mit dem Titel „Zwischen Forschungsfreiheit und religiösem Bekenntnis: Psychologie an evangelikalen Colleges in den USA nach 1945" mit der erstaunlichen Tatsache, dass es in den USA inzwischen an 21 evangelikalen Colleges und Universitäten möglich ist, Psychologie aus einer dezidiert evangelikalen Perspektive zu studieren. Hierfür ist zugleich ein von der American Psychological Association (APA) anerkannter Bildungsabschluss erhältlich. In ihrem Beitrag untersucht Coché, die zu diesem Thema jüngst eine umfassende Monografie vorgelegt hat, die Ursprünge dieses Phänomens in den 1950er, 1960er und frühen 1970er Jahren. Sie tut dies in zwei Schritten: Zunächst erfolgt in einer Hinführung die Erklärung dafür, wie es dazukam, dass sich evangelikale Hochschulen überhaupt dafür interessierten, mit viel Aufwand und Ressourcen eine Disziplin einzuführen, die sie vor allem als illegitime Konkurrenz zu ihren eigenen Angeboten wahrnahmen. Anschließend wird dargelegt, inwiefern die stattgehabte Akkreditierung durch die APA das Ergebnis eines politischen Aushandlungsprozesses war, der eine Verschiebung im Verhältnis von wissenschaftlichen zu bildungspolitischen Kriterien in der US-amerikanischen Wissenschaftslandschaft spiegelt.

Werner Felber widmet sich im folgenden Beitrag zur Geschichte der Psychotherapie dem innerhalb der psychoanalytischen Welt eher als Außenseiter bekannten Ludwig Hopf (1884–1939) – eines Teilnehmers am für die frühe Institutionalisierung der Psychoanalyse wichtigen, „III. Psychoanalytischen Kongress 1911" in Weimar. Startpunkt von Felbers interessanter methodologischer Annäherung ist hierbei eine fotografische Quelle, ein bedeutsames Gruppenbild mit vielen der wichtigsten frühen Psychoanalytikerinnen und Psychoanalytikern nämlich. Den Kongress besuchten seinerzeit 57 namentlich bekannte Teilnehmerinnen und Teilnehmer, von denen 48 auf der Fotografie abgelichtet sind. Bis heute wurden vier von ihnen noch nicht erkannt. Bei Ludwig Hopf handelt es sich um einen dieser bisher nicht identifizierten Teilnehmer. Der Beitrag geht neben Hopfs drei Jahrzehnte währendem Interesse an der Psychoanalyse auch auf sein breites Interessenspektrum in Musik und Philosophie ein, auf seine Studien der Mathematik und Physik, sowie auf Hopfs Zeit als Assistent von Albert Einstein, mit dem er zusammen publizierte und musizierte. Auch auf weitere biografische Aspekte, wie Hopfs ordentliche Professur für Mathematik und Mechanik an der Technischen Hochschule (TH)

Aachen. 1933 wurde Hopf als jüdischem Wissenschaftler in Deutschland die Lehrerlaubnis entzogen, 1939 erhielt einen Ruf an die Universität Cambridge und emigrierte unter dramatischen Umständen nach England.

Tobias Wustmann widmet sich im Jahr der 100. Wiederkehr des Todestages von Franz Kafka (1883–1924) Leben und Werk dieses ranghohen Schriftstellers aus psychiatrisch-psychotherapeutischer Perspektive. Vor diesem Hintergrund liegt der Fokus des Autors auf der vorhandenen Literatur zu psychischen Beschwerden und postulierten Krankheiten des Dichters und stellt diesbezügliche Hypothesen zur Diskussion.

IV. Zur Geschichte und Diversifizierung psychiatrischer Anstalten

Henrik Döbold nähert sich seinem Untersuchungsgegenstand, der „Provinzial-Irren-Anstalt Altscherbitz" auf ungewöhnliche und attraktive Art und Weise, indem er eine ausländische Perspektive auf diese Einrichtung einnimmt. So scheint eine Rezeption der Provinzial-Irren-Anstalt Altscherbitz um 1900, die für Großbritannien und Italien etwa bereits belegt ist, gar auch in den Vereinigten Staaten von Amerika belegbar zu sein. Dies wird am Beispiel der Konzeption einer 1889 eröffneten Kolonie für psychisch Kranke auf Long Island im Staat New York – der „Central Islip Farm Colony" dargelegt. Akteur hinter der Planung dieser neuartigen Anstalt war der Unternehmer und Philanthrop William Pryor Letchworth (1823–1910). Der Autor geht hier der internationalen Wirkmächtigkeit der Anstalt Altscherbitz – insbesondere in der Fachdiskussion um die Konzeption und Modernisierung psychiatrischer Anstalten – nach. Die 1876 eröffnete und im Pavillon-Stil errichtete sächsische Anstalt zeichnete sich durch eine als vorbildhaft geltende agrikole Kolonie, einen hohen Beschäftigungsgrad unter den versorgten psychisch Kranken sowie durch ein hohes Maß an ‚Freiheit' aus und zog in der Zeit ihres Bestehens daher zahlreiche Besucher und Kommissionen aus dem In- und Ausland an.

Bernd Reichelt verlässt in seiner Studie den *mainstream* der „Anstaltsgeschichte", indem er sich dem noch wenig untersuchten und zeithistorisch relevanten „sozialtherapeutischen Aufbruch" der 1950er Jahre am Beispiel württembergischer psychiatrischer Einrichtungen widmet. Im Mittelpunkt steht die Entstehung und Etablierung des Sozialdienstes am Beispiel des Psychiatrischen

Landeskrankenhauses Bad Schussenried. Ihren Ursprung hatte die psychiatrische Sozialarbeit in der psychiatrischen Außenfürsorge, deren Wurzeln dabei bereits bis in die 1920er Jahre zurückreichen. Nach der ideologisch bedingten Aussetzung dieser Versorgungslinie während der Jahre des Nationalsozialismus wurde die Außenfürsorge in den 1950er Jahren reaktiviert, und wandelte sich in den 1960er Jahren zunehmend, hin zu einer vermehrt patientenorientierten und multiprofessionellen Sozialarbeit. Auf den Beitrag des Sozialdiensts und die hiermit in Verbindung stehende Einführung der neuen Berufsgruppe der Sozialarbeiterinnen und Sozialarbeiter an diesem sozialpsychiatrischen Aufbruch zu Beginn der 1970er Jahre wird ebenfalls Bezug genommen.

V. Historische Psychiatriekritik

Rebecca Schwoch trägt aus ihrem übergeordneten und langzeitigem Forschungsprojekt zu historischen Formen der Psychiatriekritik, wie in vorausgehenden Jahren, einen weiteren interessanten Beitrag zu diesem Jahrgang der *Schriftenreihe* bei: „Irrenhausskandale und Berichte über psychiatrische Gewalt im Hamburger Fremdenblatt zwischen 1892 und 1900“ sind hierbei die Ausgangsquellen ihrer Untersuchung. Bekanntermaßen zeichnet die Zeit um 1900 eine breite „antipsychiatrische“ und psychiatriekritische Bewegung in der Öffentlichkeit aus. Praktiken der Einweisung, der Entlassung, auch der Entmündigung oder auch Gewalt in psychiatrischen Einrichtungen waren inhaltliche Aspekte der Kritik dieser Bewegung. Vertreterinnen und Vertreter dieser Bewegung verstanden es dabei auch, durch ihre vielfältigen Aktivitäten in verschiedenen Sektoren des öffentlichen Lebens nachhaltige Resonanzen zu erzeugen.

VI. Von der ‚Seelenheilkunde‘ zur Psychiatrie des späten 19. Jahrhunderts

Reinhard J. Boerner widmet sich in seiner intensiven und umfangreichen Quellenstudie zu Franz Anton Mesmers (1734–1815) „Animalischem Magnetismus“ und dessen empirischer Überprüfung durch die königlichen Pariser Kommissionen 1784 einer Protoform der Psychotherapie. Mesmers Animalischer Magnetismus war in seiner Zeit umstritten. 1784 etwa wurden durch Ludwig XVI. zwei Kommissionen, bestehend aus Ärzten und Wissenschaftlern, eingesetzt. Die

Methodik und die Ergebnisse beider Berichte werden vom Autor detailliert beschrieben. Methodisch, so Boerner, handele es sich um die erste ‚einfach verblindete' Studie in der Medizin- wie Psychotherapiegeschichte. In diesem Zusammenhang werden durch den Autor auch der politisch-kulturelle Kontext der Kommissionsberichte und deren Konsequenzen verdeutlicht. Die Kommissionsberichte und deren Rezeption werfen, so der Autor, grundsätzliche Fragen für die medizinische wie die psychotherapeutische Forschung und Praxis auf.

Neuere Erkenntnisse zu Karl Ludwig Kahlbaum (1828–1899) werden von *Thomas Reuster* beigetragen. Über Kahlbaums bekannte Aufstellung der Krankheitsentitäten ‚Katatonie' und ‚Hebephrenie' hinaus fokussiert dieser Beitrag auf Kahlbaums, an Carl Wunderlich (1815–1877) geschulter klinischer Methodik, etwa bezüglich der longitudinalen Konzeption von Krankheitseinheiten. Zudem wird Kahlbaums fortschrittliche ‚sozialpsychiatrisch' anmutende und auch ethisch reflektierte Auffassung der *Behandlung* psychisch Kranker vorgestellt, die unter anderem in der Einrichtung eines innovativen „Pädagogiums" für psychisch erkrankte Jugendliche ihren Ausdruck fand. Die allgemeine Bewertung und Anerkennung des Lebenswerks von Kahlbaum schließe diese Seite, so wird argumentiert, bisher zu wenig ein.

In einer nosologiehistorischen Betrachtung widmet sich *Michael Seidel* der Frage, ob sich bei dem bekannten Fall des James Henry Pullen („Victorian Genius of Earlswood Asylum") um einen Mann handelte, dessen Leiden wir heute als Autismus-Spektrum-Störung bezeichnen würde. Weiterhin interessant wird diese Frage dadurch, dass die Fallvignette zu dem Patientenaus dem Jahr 1861 in diesem Fall seitens des bekannten württembergischen Psychiaters Wilhelm Griesinger beigetragen wurde, der den Patienten in seinem Lehrbuch selbst jedoch nicht identifizierte.

In einer vierten Studie dieser Sektion wird von *Hannes Stubbe* das Feld der Kolonialmedizin berührt – allerdings bezüglich des eher interessanten und reflektierten Fallbeispiels des Psychiaters und Ethnologen Karl von den Steinen (1855–1929), und seiner Forschungen am brasilianischen Xingú und auf den pazifischen Marquesas-Inseln. Der in Deutschland wenig bekannte Psychiater und Ethnologe wird daher zunächst biografisch eingeführt, bevor seine Feldforschungen beschrieben werden. Den Schwerpunkt der Untersuchung legt Stubbe auf psychologische und transkulturelle Aspekten der Forschungen von den Steinens, sowie auf den künstlerischen Gegenstand marquesanischer ‚Tatauierungen'.

VII. Psychopharmakologie

Joachim H. Demling widmet sich der Geschichte der modernen Antidementiva vom Typ der Acetylcholinesterasehemmer. Hier kann vorab zusammengefasst werden, dass zur Behandlung der Alzheimer-Demenz in Deutschland vier Antidementiva vom Typ der Acetylcholinesterasehemmer behördlich zugelassen sind bzw. waren (im Falle des ‚Tacrins'). Ein seitens einer japanischen Firma, 1997 in den Markt eingeführtes Medikament, ein zweites, 1998 eingeführtes Produkt einer Arbeitsgruppe der Hebräischen Universität Jerusalem, das später in die Schweiz verkauft wurde, sowie drittens ein zuletzt eingeführtes, pflanzliches Alkaloid, das ursprünglich in Schneeglöckchen-Pflanzen gefunden worden war und das pharmazeutisch von sowjetischen und bulgarischen Wissenschaftlern erforscht wurde, werden in diesem Beitrag umfassend vorgestellt. Bei der allerersten Substanz, die weltweit, einschließlich Deutschland, zur Alzheimertherapie behördlich zugelassen wurde, und das in den USA erstsynthetisiert worden war, handelt es sich jedoch um ein Medikament, das aufgrund der besseren Wirksamkeit und Verträglichkeit der Konkurrenzpräparate vom Markt genommen wurde. Aufgrund der erstmalig wissenschaftlich nachgewiesenen Effektivität gegen Morbus Alzheimer besitzt diese Substanz allerdings hohe pharmaziehistorische Bedeutung. Der Beitrag skizziert die Vorgeschichte der genannten Acetylcholinesterasehemmer und ihre Entwicklung bis hin zur Marktreife und gibt einen kurzen Ausblick auf die künftige Forschung.

VIII. Geschichte der Neuropathologie, Neuropädiatrie, Neurophysiologie

Die sogenannte Borna-Krankheit ist eine der am längsten bekannten Infektionserkrankungen bei Haustieren und betrifft insbesondere Pferde und Schafe. Sie manifestiert sich als schwere, meist tödlich verlaufende Encephalitis. Namensgebend war die Ortschaft Borna im Königreich Sachsen, die Ende des 19. Jahrhunderts im Zentrum einer schweren Epidemie stand. Später konnte als Erreger ein Virus identifiziert werden, das inzwischen als *Borna Disease Virus 1* (BoDV-1) bezeichnet wird. Die veterinärmedizinischen Erkrankungsfälle traten und treten bisher im Wesentlichen in einem Endemiegebiet auf, das in etwa die Flächen der Bundesländer Sachsen-Anhalt, Sachsen, Thüringen und Bayern umfasst. In den 1980er Jahren wurde von einigen Forschern die Hypothese vertreten, dass sich auch Menschen mit BoDV-1 infizieren könnten und die Infektion ursächlich verantwortlich sein könnte für psychische Erkrankungen, insbesondere für sogenannte Affektive Störungen und die Schizophrenie. Diese Arbeiten waren jedoch methodisch zunächst umstritten. Die Humanpathogenität wurde jedoch kürzlich bestätigt, nachdem eine Reihe von Encephalitiden bei Menschen auf Infektionen mit BoDV-1 zurückgeführt werden konnten. Die humanen Infektionen traten in den gleichen Gebieten auf, in denen auch Pferde erkranken. Die Verantwortlichkeit der Erkrankung für die Ausprägung psychiatrisch definierter Erkrankungen ist jedoch weiterhin ungeklärt, wie von *Jürgen Schlegel* in dieser Übersicht dargestellt.

Bis zum Ende des 19. Jahrhunderts lagen neurologische Auffälligkeiten bei jungen Säuglingen kaum im Interesse der Medizin. Sie galten als unklar und wegen der fehlenden Funktion des Großhirns glaubte man, dass die Entwicklung des Menschen von kaudal nach kranial verlaufe. Anfang des 20. Jahrhunderts dann jedoch versuchte man einerseits in Tierversuchen regelhafte Verhaltensweisen nach Ausschaltung höherer Hirnfunktionen zu beschreiben. Und von Autoren wie Ernst Moro, Albrecht Peiper, Georg Schaltenbrand u. a. wurden andererseits neue Reflexphänomene bei Säuglingen beschrieben. Wie *Hans Michael Straßburg* in seinem Beitrag zur Geschichte der Entwicklungsneurologie zeigen kann, spielte die reflex-basierte Entwicklungsdiagnostik des jungen Säuglings ab den 1970er Jahren in der kinderärztlichen Praxis eine bedeutende Rolle. Sie wurde therapeutisch etwa als zentrale Grundlage für die Verordnung physiotherapeutischer Maßnahmen angesehen. Sonographische Beobachtungen junger Feten und die Analyse der Spontanmotorik von Säuglingen leiteten dann einen Paradigmenwechsel ein, der dem Großhirn und seinen Funktionen eine hinsichtlich der Entwicklung frühere, als bis dato angenommene Bedeutung zumaßen, was sich bis in die Gegenwart am deutlichen Einfluss auf die Entwicklung von Therapiekonzepte bei entwicklungsauffälligen Säuglingen zeigen lässt.

Ein weiterer Beitrag dieser Sektion führt uns in die frühneuzeitliche Medizin. Philipp Melanchthon (1497–1560) ist hier bekannt für seine führende Rolle in der protestantischen Reformation. Jedoch ist auch seine Rolle als Reformer der universitären Lehre, obwohl weit weniger im Blickpunkt, nicht unbedeutend. *Hans Dieter Mennel* geht in seinem Beitrag zur cerebralen Lokalisationslehre und Neurophysiologie Melanchthons einerseits dem Aspekt der Tätigkeit Melanchthons als Professor an der Universität Wittenberg nach, sowie andererseits der von Melanchthon mitgetragenen Neuausrichtung der gesamten Hochschullehre einschließlich der Medizin, im Wesentlichen also der Anatomie und Physiologie. Hier waren besonders Fachtexte zur Struktur des Nervengewebes sowie die sogenannte Zellenlehre, also Studien zur Verortung verschiedener ‚Seelenfähigkeiten' in die unterschiedlichen Hirnventrikel, im Zentrum von Melanchthons Aufmerksamkeit, die hier kritisch besprochen werden.

IX. Geschichte der Neurochirurgie

Die beiden Beiträge dieser Sektion wurden verlässlich seitens eines Autorenteams in wechselnder Erstautorenschaft betrieben: *Detlef Ernst Rosenow, Michael Synowitz* und *Hans Joachim Synowitz* widmen sich zunächst der hundertjährigen Geschichte der Entwicklung von Pagets „case report" 1853 über Babinskis „névrites" hin zum „nerve entrapment syndrome". Die Debatten um die Diagnostik, Nosologie und Begriffsfindung solch zentraler Begriffe wie desjenigen der „Neuritis" als Sammelbegriff für *alle* Nervenläsionen, oder desjenigen der „névrite", werden seitens der Autoren, nicht allein aufgrund semantischer Unschärfen und Fehlzuschreibungen, erläutert und kritisch diskutiert, historische (wissenschaftliche) Argumente revidiert und kontextualisiert.

Michael Synowitz, Detlef Ernst Rosenow und *Hans Joachim Synowitz* widmen sich in einem eher biografisch fokussierten Beitrag in der Folge dem neurochirurgischen Akteur Heinrich Pette (1887–1964), einem der Verfechter der operativen Neurologie. Als Befürworter des Anspruchs, dass das Profil des Faches Neurologie auch operative Tätigkeit einschließen müsse, konnte Heinrich Pette in der von ihm geleiteten Klinik 1936/37 bereits eine operative Abteilung, leitend besetzt mit dem Chirurgen Otto Voss (1902–1968), etablieren. Die hier stattgehabte Entwicklung hatte international jedoch bereits 1935 den Widerspruch der chirurgischen Fachvertretungen provoziert, die ihrerseits die Einigkeit des Faches Chirurgie beschworen und vor einem Herauslösen der Neurochirurgie warnten. Wiederum divergierende historische Haltungen und Entscheidungen der „Gesellschaft Deutscher Neurologen und Psychiater" (GDNP) der frühen 1930er Jahre werden ebenso untersucht, wie politische

Einflussnahmen im Jahr des Kriegsbeginns der Zweiten Weltkriegs 1939, oder die spannende, sehr divergent verlaufende institutionelle Entwicklung an relevanten akademischen Standorten wie München, Hamburg, Breslau, Frankfurt am Main u. a.

X. Zur Geschichte der Psychiatrie in der DDR

Anne Gevatter, Kathleen Haack, Ekkehardt Kumbier berichten von einer Auswertung zur Rolle ausländischer Ärzte in der ehemaligen DDR. Die Unterstützung des Gesundheitswesens der Deutschen Demokratischen Republik (DDR) durch Ärzte aus anderen Staaten wurde hierbei erstmals untersucht. Das Erkenntnisinteresse bestand in der Frage nach den Gründen, dem Umfang und den Bedingungen im Rahmen der Einstellungen von Ärztinnen und Ärzten. Auch die Lebensbedingungen der ausländischen Ärztinnen und Ärzte sind Gegenstand der Recherche, die diesem Beitrag vorausging. Die Bedeutung der Einsätze ausländischer Ärztinnen und Ärzte zur Sicherstellung der medizinischen Versorgung der DDR-Bevölkerung vor dem Hintergrund des herrschenden Fachkräftemangels gegen Ende der 1950er und zu Beginn der 1960er Jahre konnte herausgearbeitet werden, auch die Lebens- und Arbeitsbedingungen ausländischer Ärztinnen und Ärzte in der DDR werden dargelegt.

XI. Überblicksarbeiten

Oleksandr Shevchenko ist Autor zweier Überblicksbeiträge zum Thema „Gehirn und Gehirnfunktionen im Wandel der Zeit. Von der Antike bis zur Renaissance“, deren Interesse auf die Auswirkungen auf die moderne neurologische Wissenschaft abzielt. Der hier aufgenommene Teil I dieses Beitrags stellt wichtige historische, medizinische und wissenschaftliche Aspekte, auch Meilensteile und bedeutende Beiträge herausragender Akteurinnen und Akteure der Wissenschaften und der Künste zur Entwicklung der Neuroanatomie und Neurophysiologie dar. Diese Menschen gehörten zu den Ersten, die versuchten, Gehirnfunktionen zu beschreiben und zu lokalisieren. Hierzu gehörten etwa auch die ersten Beschreibungen und Abbildungen der Hirnnerven, der wichtigsten Strukturen des zentralen und peripheren Nervensystems, die ersten Beschreibungen des Rückenmarks u. v. a. mehr. Auch zentrale Themen, wie die sogenannte ‚Ventrikeltheorie' und die ventrikuläre Lokalisierung höherer Hirnfunktionen waren von der Antike bis zur Renaissance, wie gezeigt wird, Fragen hoher Relevanz in Fachkreisen – dies in der westlichen Welt wie auch etwa in arabischen Ländern. Die Beiträge dieser Wissenschaftler, den Anstoß zu weiteren Entdeckungen und Entwicklungen auf dem Gebiet der Neuroanatomie und Neurophysiologie, die diese gaben, sind Gegenstand dieses Doppelbeitrags.

XII. Diskussionsbeiträge

Louis Soutter (1871–1942) war als Künstler und Maler ein Einzelgänger, der seit 1915 unter Kuratel stand und seit 1923 in einem Altersheim lebte, in dem er bis zu seinem Tod 1942 malte. *Stephan Jaster* gibt im Rahmen seines Beitrags einen Überblick über Soutters Leben und Werk und diskutiert dessen fragliche Krankheit. Zur Diskussion gestellt wird eine Autismus-Spektrum-Störung, nicht jedoch eine primäre psychiatrische Erkrankung. Interessanterweise finden sich Soutters Werke auch in renommierten künstlerischen Sammlungen, wie der in 1976 in Lausanne eröffneten ‚Collection de L'Art brut', die mit dem Namen Jean Dubuffet (1901–1985) verbunden ist. Der französische Maler Dubuffet entwickelte eine neue Sicht auf den Kunstbetrieb seiner Zeit. Er fand den Begriff L'Art brut, wörtlich: rohe Kunst, mit dem er die Werke von Künstlerinnen und Künstlern bezeichnete, die scheinbar nicht von den etablierten Konzepten der Kunst ihrer Zeit beeinflusst waren. Jaster diskutiert im Rahmen dieses Diskussionsbeitrags auch die Frage, ob die häufig als Erfolg apostrophierte Aufnahme von Kunstwerken in diese und ähnliche Sammlungen im Umkehrschluss allerdings auch die Frage aufwirft, inwieweit hiermit eine Stigmatisierung einhergeht – ob also die Assoziierung mit der (institutionalisierten) ‚L'Art brut' auch Ausdruck der Einordnung der Kunstschaffenden in den Kreis psychisch Erkrankter meint.

Ein in Bezug auf die klassischen geographischen Untersuchungsräume der vorliegenden Schriftenreihe annähernd ‚exotisch' anmutender Beitrag wurde von *Erich Gütinger* beigesteuert. Gütinger führt in Leben und Werk des Hirnforschers Gü NGOWYANG (1898–1954) ein. Dieser Diskussionsbeitrag ist ein Versuch, das Leben und die Karriere von Dr. Gü NGWOYANG, alias OU-YANG Zhu, zu skizzieren. Dieser Forscher war einst der Pionier der Hirnforschung in

China, oder zumindest einer von deren Pionieren. Wichtige Grundlagen für seine Arbeit als Forscher erwarb NGOWYANG durch Studienaufenthalte im Ausland: Ab Sommer 1929 zunächst in Paris und von 1930 bis 1932 an der Universität Berlin und am Kaiser-Wilhelm-Institut für Hirnforschung, ebenfalls in Berlin. Dort arbeitete er mit Cecilie und Oskar Vogt zusammen, bis er im Sommer 1934 nach China zurückkehrte. In den 1930er und 1940er Jahren erlangte NGOWYANG durch seine Studien zum Vergleich chinesischer und europäischer Gehirne national und international einige Bekanntheit. Während des Zweiten Weltkriegs half er seinem Land im Kampf gegen die japanischen Invasoren in zentraler und verantwortungsvoller Position, indem er die Nationale Zentraluniversität (NCU) von Nanking nach Sichuan evakuierte. Nach dem Zweiten Weltkrieg engagierte sich NGOWYANG für die Verlegung der NCU nach Nanking. Inmitten des Bürgerkriegs in China (1945–1949) versuchte dieser Professor, die NCU und insbesondere die Fakultät für Biologie am Leben zu erhalten. Trotz des Wissens um die Gefahr, sich gegen die siegreiche Kommunistische Partei Chinas zu stellen, bezog NGOWYANG Stellung gegen sie. Im Sommer 1953 stellte er sich offen gegen Lyssenko und dessen Theorie.

XIII. Rezensionen

Den Abschluss des Bandes bilden wie auch bisher der Rezensions-Teil der Schriftenreihe sowie das Verzeichnis der Autorinnen und Autoren des vorliegenden Bandes, das die spontane Aufnahme der Kommunikation unter den Leserinnen und Lesern erleichtert.

Im **Kapitel XV** werden die Anschriften der Autorinnen und Autoren alphabetisch aufgelistet.

Im **Kapitel XVI** werden die Zusammenfassungen der Beiträge im Sonderheft der Deutschen Gesellschaft für die Geschichte der Nervenheilkunde in der Zeitschrift „Nervenheilkunde" 2025 vorgestellt.

I.

Zur Medizingeschichte Kölns

Silent suicide – Selbstmord im Stummfilm und der Weimarer Suizidfilm

von Dennis Henkel

Silent Suicide – Suicide in Silent Cinema and the Weimar Suicide Film
Summary: Whether suicide is necessarily the result of medical conditions is still a subject of debate. However, there is little disagreement that suicide is invariably a consequence of personal drama and tragedy. Therefore, it is hardly surprising that early filmmakers also followed this long tradition – already cultivated by greats such as Goethe and Shakespeare – and chose this motif for their art. Despite its significance in art, suicide has not been systematically studied in past and current research. This paper attempts to close this gap. Through detailed research and screening, 79 films from a span of 34 years (1899-1933) were identified, which feature the theme of suicide in a dramatically relevant manner. This substantial number of identified films makes it possible – probably for the first time – to provide a representative overview of the suicide-themed films in early cinema. The works are analyzed in terms of their artistic, medical and cultural-historical context, with a special focus on the representation of suicidal individuals, physicians and the act of suicide itself. As a result, various tendencies, clichés and trends were identified and a new movement defined: the "German suicide film" of the Weimar period.
Keywords: Suicide, history of medicine, film history, medical humanities, suicide.

Zusammenfassung: Der Selbstmord bzw. der Versuch, das eigene Leben zu beenden, ist häufig die fatale Konsequenz persönlicher Tragödien und Ausdruck größter Not. So verwundert es wenig, dass das Kino die künstlerische Tradition, die schon Literaten wie Goethe oder Shakespeare pflegten, aufgriff und das Motiv des Suizids für ihre fiktionale Kunst nutzte. Der Beitrag gibt einen Überblick über 34 Jahre (1899–1933) Filmgeschichte, eine Spanne, für die 78 Werke mit Suizid-Darstellung identifiziert werden konnten. Die wichtigsten Erkenntnisse um die Darstellung von Suizid, die Beweggründe für den Sterbewunsch als auch die Rolle von Medizin und medizinischer Krisenintervention werden aufgearbeitet. Dies illustriert, wie untrennbar Gesellschaft, Kultur, Medizin und Kunst miteinander verstrickt sind und Filmschaffen als Zeitzeuge ersten Ranges dienen kann.

Schlüsselwörter: Suizid, Medizingeschichte, Filmgeschichte, medical humanities, Selbstmord.

Einleitung

Die Auseinandersetzung mit den Anfängen des Kinos erfordert ein Umdenken, da die Unterschiede größer sind, als das reine Fehlen aufgezeichneten Tons impliziert („Stummfilm"). Der frühe Film war jedoch nie wirklich „stumm". Vielmehr wurde er von Musikern, Orchestern oder auch Erzählern begleitet, wobei insbesondere in Japan eine eigene Form des künstlerischen Ausdrucks – der Benshi[1] – entstand. Was dem Stummfilm jedoch fehlte, war die technische Möglichkeit, den Ton auf der Filmrolle aufzunehmen. Diesen scheinbaren Nachteil machte er durch eine ausdrucksstarke Bildsprache und eine Symbolik wett, die auch von Analphabeten verstanden wurde. Zudem waren die frühen Filme für heutige Zuschauer ungewohnt kurz, da in den ersten zwei Jahrzehnten meist sogenannte „One-Reeler" produziert wurden, die nur Sekunden bis Minuten dauerten. Eine weitere Besonderheit war die Art der Filmvorführung: Erst ab den 1910er Jahren wurden Filme in festen, immobilen Kinos gezeigt, davor war das Kino eher eine Jahrmarkts- bzw. Wanderattraktion, vergleichbar mit der Commedia dell'Arte[2]. Erst die Etablierung des stationären Kinos verschaffte dem Film langsam künstlerische Anerkennung. Das „nomadische Kino" hatte jedoch eine gestalterische Freiheit, die zunehmend verloren ging, als der Tonfilm und die damit verbundene (umfassende und verpflichtende) staatliche Zensur (wie der Hays-Code) aufkam. Diese weniger regulierten Bedingungen und die geringen finanziellen Erwartungen der frühen Produktionen machten den frühen Film zu einer fast unzensierten Ausdrucksform der „Generation Jahrhundertwende". Mit diesem

1 Der Benshi war eine Form des Erzählers, der die Filmhandlung mit Worten (und gelegentlich auch Musikanten) begleitete. Die Benshi waren oft berühmter als Filmschauspieler, doch mit dem Aufkommen des Tonfilms wurde die Kunstform zu einer Nische. Dennoch wird die Kunstform in Japan bis heute gepflegt.

2 Die Commedia dell'arte war ein Wanderkino, dass im Italien des 16. Jahrhunderts entstand. Wiederkehrende Figuren, ausfällige Masken und komödiantische Improvisation prägten diese frühe, einflussreiche Form des Volks- bzw. Wandertheaters.

Hintergrundwissen wird schnell ersichtlich, warum diese filmische Epoche als Epoche mit außergewöhnlichen Zeitzeugen und somit auch als bedeutende Quelle für die Medizingeschichte betrachtet werden muss. Die Art und Weise, wie kinematografische Zeitzeugen etwa den tragischen Akt des Suizids inszenierten, eröffnet interessante Perspektiven, aus denen wertvolle medizin-, film- wie zeitgeschichtliche Schlussfolgerungen gezogen werden können.

Menschen, die sich scheinbar freiwillig das Leben nehmen, begehen die Tat meist aus tiefer Verzweiflung und Ausweglosigkeit, die eine ergiebige Quelle für Drama und Tragödie darstellten. Diese Eigenschaften erklären, warum der sogenannte Freitod für große Schriftsteller wie Dante Alighieri, William Shakespeare oder Johann Wolfgang von Goethe immer wieder Inspirationsquelle für die Erschaffung ihrer schriftstellerischen Werke war. Auch für die Filmemacher der Stummfilmzeit stellte so der Suizid ein bedeutendes Thema dar, was zu einer Vielzahl von Regiearbeiten führte, die alle dieses Motiv aufgriffen.

In dieser Arbeit wurden ausschließlich Werke berücksichtigt, bei denen der Suizid dramaturgisch eine wesentliche Rolle spielt. Damit ist gemeint, dass der Suizid für die Hauptfigur (oder für wichtige Nebenfiguren) ein Ereignis darstellt, welches die Handlung voranbringt, eine entscheidende Wendung (die Peripetie) erzeugt oder einen Höhepunkt (die Klimax) bildet. Ein weiteres, auf den ersten Blick ungewöhnliches Ausschlusskriterium ist durch die häufige Präsenz suizidaler Figuren in den Werken des englischen Nationaldichters William Shakespeare bedingt. Aufgrund der Vielzahl von filmischen Adaptionen seiner Werke würde eine ausführliche Behandlung dieses Themas den Rahmen dieser Arbeit sprengen. Daher wird an dieser Stelle auf eine spezielle Arbeit zu diesem Topos verwiesen (Ball 1968). Dennoch finden sich in der Filmliste einige exemplarisch gewählte Adaptionen (F8, F34, F36 und F44[3]), die als geeigneter Einstieg in das Thema „Suizid in Filmadaptionen Shakespeares" dienen können.

[3] Für weitere Informationen zu den verwiesenen Filmen die den entsprechenden Eintrag in Tabelle 1.

Bestandsaufnahme

Insgesamt wurden 78 Filme identifiziert und 75 davon gesichtet, die drei übrigen konnten – obwohl sie als verschollen gelten – anhand von Datenbankrecherchen rekonstruiert werden. Die Werke werden anhand der Suizidursachen in acht Kategorien eingeteilt und systematisch in Bezug auf die Darstellung des Freitods analysiert. Die Kategorien umfassen Beweggründe wie Liebeskummer, Fremdbestimmung, Trauer nach einem Todesfall, gesellschaftlicher Gesichtsverlust, Kriminalität, finanzielle Not, Selbstaufopferung und medizinische Gründe.

Die erstgenannte Ätiologie ist aufgrund ihrer ambivalenten Natur sowohl in der Lage, das Leben zu versüßen als auch in den Abgrund zu reißen: L'amour.

1. Cupidos Schattenseiten

Es ist wenig überraschend, dass die Liebe mit 22 Filmen die Liste der Suizidursachen anführt. Liebeskummer ist wahrscheinlich jedem Kinobesucher bekannt, kann in Extremsituationen jedoch zum Äußersten führen. Diese „Vertrautheit" macht den Herzschmerz für die Zuschauer zu einem der weniger bedrohlichen Gründe, sich das Leben zu nehmen – was zugleich zwei auffällige Beobachtungen erklärt: Zum einen finden sich in dieser Kategorie relativ viele Komödien und zum anderen bleibt der Suizidversuch häufig erfolglos. Ein frühes Beispiel hierfür stammt aus der Feder des berühmten Slapstick-Komikers Max Linder, der, als Akteur, in seinem Kurzfilm *Le Pendu* (1906) von seiner Geliebten abgewiesen wird und sofort versucht, sich an nahegelegenem Geäst zu erhängen. Die grotesk-komische Figur, die unfähig zum Suizid zu sein scheint, entwickelte sich schnell zu einem Klischee, das von anderen Komikern in den folgenden Jahren strapaziert wurde (F13, F33). Daraufhin entstanden zahlreiche Filme, in denen wiederholte, erfolglose Selbstmordversuche zur Haupthandlung avancierten (F29, F30, F42). Dieser humorvolle Ansatz zeigt, wie der Suizid zu einem festen Bestandteil des Komödienrepertoires wurde und weit mehr im Zuschauerraum bewirken konnte, als allein Mitleid und Schaudern zu erzeugen.

Ein wenig ernster wird es in der scharfsinnigen Satire *Foolish Wives* (1922) von und mit Erich von Stroheim (1885–1957) (siehe Abb. 1), der als gerissener Verführer ahnungslose Frauen um ihr Geld betrügt. Eines seiner Opfer ist seine Haushälterin, die nach vielen unehrlichen Heiratsversprechen jegliche Hoffnung aufgibt und sich ins Meer stürzt. Stroheim inszeniert diese Szene äußerst dramatisch: Die Kamera verweilt auf der stürmischen See, die in tiefes Blau getaucht den Höhepunkt des Films bildet. Auch die Rezeption des Films war stürmisch, denn die Figur des europäischen Frauenverführers, der US-amerikanische Damen ausnimmt, rief den Nationalstolz der Amerikaner auf den Plan, was zu umfangreichen Kürzungen durch die Zensur führte (Toeplitz 1979: 291 f.). Wohldosierte Portionen grotesker Komik bietet auch *Chemi bebia* (1929, von Kote Mikaberidze [1896–1973]) aus dem heutigen Georgien. In dieser Mischung aus Tragik und Absurdität entfaltet Mikaberidze scharfsinnige Gesellschaftskritik: Die Kombination aus ernster Thematik und grotesk-komischen Elementen stellt die absurd-düstere Realität der damaligen Bürokratie in einem bizarren, aber gleichzeitig tiefgründigen Licht bloß. Gleich zwei Figuren, die das Leben satt haben, bietet der Film: Ein Vorarbeiter (eine Nebenfigur) zieht zu Beginn der Handlung eine Waffe, nachdem seine Annäherungen von einer Mitarbeiterin abgewiesen werden. Später, nachdem die Hauptfigur seine Arbeitsstelle verliert, versucht diese, ihrem Leben mit dem Strang ein Ende zu setzen – nur um daraufhin von seiner Frau aus der dürftig möblierten Wohnung gejagt zu werden.

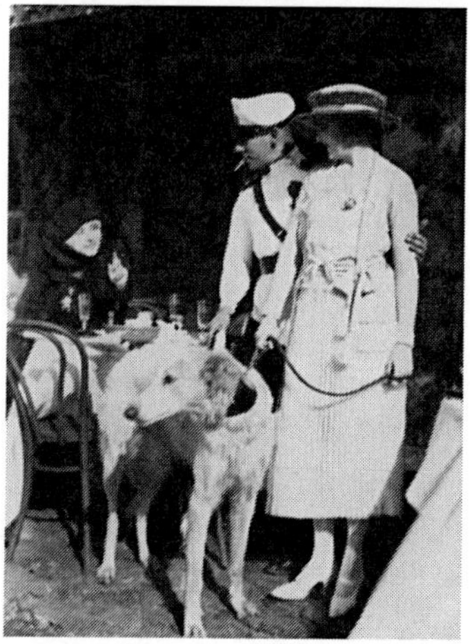

Abb. 1: Der Schürzenjäger (Erich von Stroheim) lässt seinen Charme bei einer Dame spielen. Aus: *Foolish Wives.*

Ausgerechnet Charlie Chaplin (1889–1977), eigentlich Slapstick-Komiker ersten Ranges, markiert den Übergang zum ernsteren Lichtspiel: Im Jahre 1923 versuchte der Komödiant mit *A Woman of Paris: A Drama of Fate* sein erstes handfestes Drama auf die Leinwand zu bringen. Der Film war bei seiner Veröffentlichung kein durchschlagender Erfolg, doch aus heutiger Perspektive beeindruckt das Werk durch sein zurückhaltendes Schauspiel, seine geschickt aufgebaute Dramaturgie und seine Authentizität. Die Handlung dreht sich um eine Frau aus der Provinz, die in der hektischen Großstadt Paris auf die schiefe Bahn gerät und den Mann aus ihrer idyllischen Heimat nicht für sich gewinnen kann – was sie zur Waffe greifen lässt. Das hier aufflackernde Thema der Urbanisierung samt ihrer negativen Folgen für das Zusammenleben zieht sich durch viele Filme dieser Zeit: Das pulsierende Nachtleben schädigt in *Mid-Channel* (1920) die Ehe der Protagonistin auf irreversible Weise und obwohl ihr Verhalten letztlich nur die Folge eines unerfüllten Kinderwunsches ist, stürzt sie sich verzweifelt aus dem Fenster. In zwei Adaptionen der Oper „Madama Butterfly", *Harakiri* (1919) und *The Toll of the Sea* (1922), bringt ein US-amerikanischer Navy-Offizier mit den moralischen Vorstellungen der industrialisierten Welt Lebensverdruss in ein japanisches Dorf. *Piccadilly* (1929) zeigt, wie eine alternde Pariser Tänzerin bereit ist, einen Mord zu verüben, weil sie sowohl künstlerisch als auch in der Liebe von einer jüngeren Rivalin ausgebootet wird – welche schließlich von einem abgewiesenen Verehrer erschossen wird. Im Gerichtssaal spitzen sich die dramatischen Ereignisse zu, bis es zum Suizid des Mörders kommt. Der Selbstmord einer Haushälterin in *Tagebuch einer Verlorenen* (1929) führt ein unschuldiges Mädchen auf die schiefe Bahn: In der Großstadt, wo nur Geld, Macht und Sex zu zählen scheinen, wird der Verlust eines erhofften Vermögens für eine Nebenfigur zum Grund, den Sprung aus dem Fenster als Lösung zu sehen. Dann gibt es noch das Klischeebild des lebensmüden Zirkusclowns, der im Verlauf noch einmal auftauchen wird: In *Klovnen* (1926) wird ein ehrgeiziger Zirkusartist in die große Stadt gelockt, doch mit Ruhm und Reichtum beginnt zugleich das Privatleben des Bajazzos zu zerbrechen: Es folgen Untreue, Scheidung und schließlich der Sturz der Verflossenen in tödliche Gewässer.

Besonders interessant ist *Scar of Shame* (1927), dessen Protagonistin Lucretia eine Mitschuld an der Haftstrafe des begehrten Mannes trägt und mit den Worten „God forgive me" Gift trinkt. Was diesen kraftvollen Film besonders auszeichnet, ist seine Produktionsgeschichte: Er gehört zu den sogenannten „race movies“[4], einem Kino von, mit und für Afroamerikaner, das bis in die 1960er Jahre existierte, heute jedoch kaum noch bekannt ist. Ein Grund dafür ist, dass diese Filme in den Kinos „weißer“ Amerikaner nicht gezeigt wurden und so kaum Resonanz von Filmwissenschaftlern bzw. -historikern erfuhren – die „race movies“ waren eine Parallelwelt, für die Regisseur Frank Peregini (1888–?) als Wegbereiter gilt. Auch abseits urbaner Gefahren finden wir Figuren, die freiwillig aus dem Leben scheiden: Die Prärie in John Fords (1894–1973) frühem, verschollenem Western *A Woman's Fool* (1918) wird zur Kulisse für einen Gifttod und im Cowboy-Streifen *The Mating Call* (1928) foltert der Ku-Klux-Klan einen vermeintlich untreuen Mann, dem die Schuld am Suizid einer jungen Frau gegeben wird. Fritz Langs (1890–1976) herausragender Film *Der müde Tod* (1921) inszeniert den Giftbecher als Mittel, um in das Reich der Toten einzutreten und einen Verstorbenen ins Leben zurückzuholen – die einzig rein positive Darstellung eines Suizids, wenn auch ohne Frage mit viel Phantastik aufgelockert. Die Handlung, die an Orpheus und Eurydike erinnert, hat Lang in eindrucksvoll düsteren Bildern umgesetzt, die seinen Ruf als großer Filmemacher unterstreichen. Mystisch bleibt es in *The Soul of the Cypress* (1921), in dem ein junger Maler nach einer mythisch-transzendenten Verbindung mit einer Zypresse strebt. Diese erwacht zwar zum Leben, was den Liebestollen jedoch vor Schreck ins Meer springen lässt. Fatalerweise verliebt sich in *Posle smerti* (1915) ein introvertierter Student in eine Schauspielerin, um nach drei Monaten von ihrem Selbstmord zu erfahren. Die Gründe für ihren Schritt erfährt er durch die Klage der Mutter: *„Because of unrequired love?“*. Der Student kann daraufhin nicht aufhören, an die Verblichene zu denken und scheint unter Wahnvorstellungen seinen Verstand zu verlieren.

---

4 Auch „Racefilm“, dessen Blütezeit ca. 1915-1950 umfasst, wurde schon 1904 als Reaktion auf stereotype Blackface-Schauspieler (hellhäutige Schauspieler, die dunkel geschminkt wurden, um wie Afroamerikaner auszusehen) entworfen. Die Filme wurden von Afroamerikanern produziert, vertrieben und waren – insbesondere in den Südstaaten den USA – für nicht-afroamerikaner unzugänglich.

2. *In den Suizid getrieben – fremdbestimmter Selbstmord*

In diesem Abschnitt geht es um jene sadistisch-manipulativen Verbrecher, die ihre Mitmenschen in den Selbstmord treiben, sei es durch Hypnose, psychischen Terror oder andere Art der Fremdmanipulation. Der erste Film, der dieses Thema aufgreift, ist *A Fool There Was* (1915), in dem Theda Bara (1885–1955) eine verführerische wie skrupellose Frau gibt, die Männer emotional und finanziell ausweidet. Ihre Darstellung des „Vamps“ – einer gewissenlosen Verführerin – hat maßgeblich dazu beigetragen, dieses heute zum Klischee gewordene Rollenschema populär zu machen (Klepper 2005: 45). Im Werk zerstört Baras Figur einer solchen Frauenfigur das Leben eines Juristen, indem sie ihn alkoholabhängig macht, materiell ausnimmt und zwischenmenschlich gnadenlos erniedrigt. Am Ende hinterlässt sie einen apathisch-depressiven Advokaten, dessen Selbstmord angedeutet wird. In der bereits erwähnten Parallelwelt des „race films“ geht es ebenso wenig zimperlich zu: *The Homesteader* (1919), das Regiedebut von Oscar Micheaux (1884–1951) – der dank seines 1924 entstandenen *Body and Soul* noch heute unter Cineasten bekannt ist – gilt als verschollen. Die Rekonstruktion offenbart jedoch, dass ein Prediger aus religiösen Gründen die Liaison seiner Tochter ablehnt. Er verfolgt das Paar unerbittlich und bahnt den Weg zum Selbstmord seiner Tochter mit einer öffentlichen Verleumdungskampagne.

Im späten 19. Jahrhundert erlebte die Hypnose einen ersten, regelrechten „Boom“. Der renommierte Nervenarzt Jean-Martin Charcot (1825–1893) brachte das Thema in aller Munde und auch Sigmund Freud (1856–1939) beschäftigte sich mit dieser zunächst umstrittenen Methode. Bekannte Regisseure wie Fritz Lang integrierten diese Thematik in ihre Werke. In seiner expressionistisch gestalteten Verbrechergeschichte *Dr. Mabuse, der Spieler* (1922) zeigt er, wie das kriminelle „Mastermind“ Dr. Mabuse einen unliebsamen Ehemann unter Hypnose dazu bringt, sich selbst die Halsschlagadern aufzuschlitzen. Im 1927 entstandenen *London After Midnight*, von dem nur noch eine Rekonstruktion erhalten ist, verwenden die Protagonisten eine andere betrügerische List: Um eine verworrene Verschwörung aus Vampiren und politischen Machenschaften zu verschleiern, wird ein Mordopfer mit einer Waffe in der Hand als angeblicher Selbstmörder dargestellt. Eigentlich handelt es sich hier also gar nicht um einen Suizid, der Regisseur Tod Browning (1880–1962) zeigt mit diesem Motiv – dem vorgetäuschte Selbstmord – jedoch, wie früh dieses Verschleierungs-Manöver seinen Weg in die Filmkunst fand.

Julien Duviviers (1896–1967) eindrucksvoller *Poil de carotte* (1925) führt uns zurück in realistischere Gefilde. In diesem bewegenden sowie künstlerisch überzeugenden Werk wird die Geschichte des rothaarigen François erzählt. Der Junge leidet unter seiner grausamen und übergriffigen Mutter, die ihn ohne Grund bestraft, quält und herabwürdigt. Der psychische Druck wird so belastend, dass der Junge keinen Ausweg mehr sieht und sein Leben zuerst mit einem Wassereimer, nach Misserfolg mittels eines Strickes zu beenden versucht: „Die Scheune [...] ein Balken [...] ein Seil". Am Ende gelingt es dem normalerweise eher desinteressierten Vater durch ein Gespräch, seinem Sohn wieder Lebensmut zu schenken. Max Macks (1884–1973) *Zweimal gelebt* (1914) ist ebenfalls beachtenswert: Obwohl der Film noch stark von einer theatralen Ästhetik geprägt ist (die Szenenanalyse zeigt 396 Long-Shots, nur 83 Medium Long-Shots und keine Close-Ups), wird er als ein bedeutender Ursprung des deutschen Autoren- oder Kunstfilms angesehen (Salt 2002: 327 f.). Der Film erzählt von einem Arzt und dessen Beziehung zu einer retrograd amnestischen Patientin: „Einige Tage später [...] der Arzt hat sich leidenschaftlich in seine Patientin verliebt". Er entführt die Unwissende und täuscht ihr eine gemeinsame Ehe vor. Doch ihre illusorische Welt zerbricht, als das Paar zufällig auf die wahre Familie der Nichtsahnenden trifft: Völlig überfordert von der Situation findet sie letztlich Frieden im „ewigen Meer". Der Film zeichnet ein nicht gerade vorteilhaftes Bild der Medizin und die erste relevante Arztfigur, die im Suizidkino historisch zu eruieren ist, treibt seine Patientin sogleich durch Täuschung in den Selbstmord – eine maligne Verzerrung des Heilungsauftrags.

3. Selbsttötung als Todesfolge

Was kann passieren, wenn der Tod geliebter Menschen nicht verkraftet wird? Die Hinterbliebenen reagieren mit übersteigerter Trauer und folgen den Verstorbenen ins Jenseits, zumindest implizieren dies die folgenden Werke. Ein prägnantes Beispiel für diese Kurzschlussreaktion bietet ein Vater aus Georges Méliès' (1861–1938) *Il y a un dieu pour les ivrognes* (1908): wähnend, seine Tochter sei aus dem Fenster gestürzt, versucht der verzweifelte Mann, sich das Leben zu nehmen, wird jedoch von seiner totgeglaubten Tochter gerettet. *Die Augen der Mumie Ma* (1918), Ernst Lubitschs (1892–1947) erster Langfilm, zeigt die Schauspiellegende Emil Jannings (1884–1950) als unbarmherzigen Verfolger der flüchtigen Ma. Nachdem er sie gestellt hat, bricht sie vor Schreck tot zusammen, und der Täter, von Schuldgefühlen geplagt, greift reuevoll zum Dolch. Wer in diesem ernsten Werk die später bekannte Ironie des Regisseurs vermisst, kann erste Anzeichen bereits im eröffnenden Zwischentitel entdecken: „This Film had a big budget, that is two palm trees [...]".

4. Soziale Ausgrenzung und gesellschaftliche Schande

Nach dem Philosophen Thomas Hobbes (1588–1679) ist die Gesellschaft ein System aus Gesetzen und einem Souverän, das die Individuen davor schützt, dem anarchischen Naturzustand ausgeliefert zu sein. Die folgenden Filme verdeutlichen allerdings, wie gnadenlos diese gesellschaftlichen Strukturen werden können, wenn man gegen die zugrunde liegenden Prinzipien verstößt. Georges Méliès schildert einen solchen Vorfall in *L'affaire Dreyfus* (1898). Der Film zeigt, wie Colonel Henry, dessen Fälschungen den Dreyfus-Skandal[5] auslösten, Selbstmord begeht. In der Welt des Militärs, wo Ehre und Ansehen von größter Bedeutung sind, ist dieser Ehrverlust nicht mit dem Leben kompatibel. Méliès' Werk ist für diese Zeit außergewöhnlich, ein 11-teiliger Film, der ganz ohne die bekannten Spezialeffekte des Regisseurs auskommt. Allerdings ist das Werk wenig eingängig, da es eine gründliche inhaltliche Kenntnis der historisch sehr bedeutsamen Dreyfus-Affäre in Frankreich voraussetzt, die damals einen aufsehenerregenden öffentlichen Disput auslöste.

Zwei Werke befassen sich mit dem damals heiklen Thema Homosexualität und spiegeln durch ihre gegensätzlichen Botschaften den ambivalenten Zeitgeist wieder: *Geschlecht in Fesseln* (1928) fordert eine Reform des Gefängnissystems, die es Ehepartnern (siehe Abb. 2) ermöglichen soll, ungestörte Besuche abhalten zu können, was verhindern soll, dass Gefangene in „die Abart der Homosexualität" abgleiten. Für das Paar im Film kommt diese vermeintliche Lösung jedoch zu spät: die Scham ist zu groß und der Gastod erscheint als einzig valide Lösung. Im Gegensatz dazu stellt *Anders als die Anderen* (1919) Homosexualität als eine natürliche Variante der Norm dar und inszeniert den Suizid als Mahnmal für mehr Toleranz. Im Film spielt der berühmte, am Drehbuch beteiligte Sexualwissenschaftler Dr. Magnus Hirschfeld (1868–1935) sich selbst und legt den Eltern des „Andersartigen" eine überraschend liberale Sichtweise nahe: Die Veranlagung sei „völlig unverschuldet" und eine zu Unrecht verachtete „Normvariante". Ein mutiger Film!

---

5 Die Dreyfus-Affäre war ein Justizskandal aus dem Jahre 1894, in dem der jüdische Hauptmann Alfred Dreyfus zu Unrecht wegen Landesverrats verurteilt wurde. Für viele Historiker ist der damals aufflammende Antisemitismus ein Hauptgrund hinter dem Skandal.

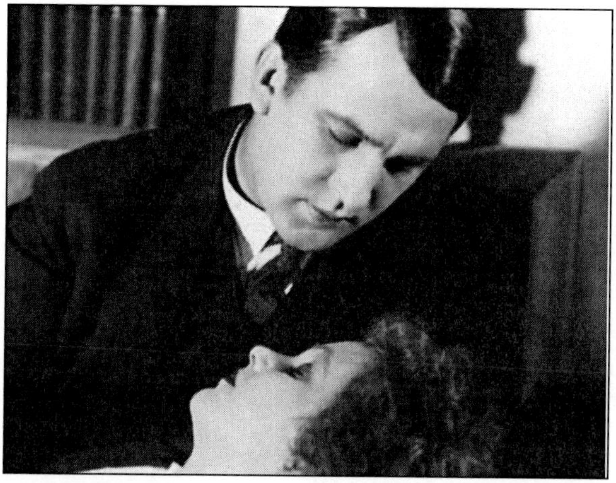

Abb. 2: Hier noch vereint, umarmt sich das durch zu strenge Besuchsregeln (vermeintlich) pervertierte Ehepaar. Aus: *Geschlecht in Fesseln.*

Der japanische *Tokyo no Onna* (1933) gewährt uns Einblick in uns fremde Kulturen und deren „Ehr"-Begriff. Hier begeht ein Student die unumkehrbare Tat, weil seine Schwester zu einer Prostituierten geworden ist. Der Bruder „übernimmt" als Familienoberhaupt die Schande und zieht deshalb die fatale Konsequenz. Regisseur Yasujirô Ozu (1903–1963) gelingt ein lyrisches Meisterwerk mit meditativen Szenen, symbolträchtiger Bildkompositionen, zurückhaltender Dramaturgie und meisterhaft eingesetzter Kameraarbeit, die diesen späten Stummfilm als kleines Meisterwerk hervorheben. Die Selbsttötung des jungen Manns wird von der Presse, der Polizei – im Grunde vom gesamten gesellschaftlichen Umfeld – als völlig unbedeutend abgetan, sodass man fast von einer suizidalen Grundstimmung der japanischen Gesellschaft sprechen könnte. Dieser Eindruck von den Zwischentiteln untermauert: „No need to make a lot of fuss about it" – Suizid als beiläufige Alltäglichkeit.

5. Suizid als Ausweg

Die rechtlichen Folgen für verurteilte Verbrecher können so unheilvoll erscheinen, dass Delinquenten den Tod der juristischen Konsequenz vorziehen:

So entgeht der wahnsinnige Bösewicht in Fritz Langs *Spione* (1928) seiner gerechten Strafe mittels gezielten Schusses in den Kopf, auch der Mörder in *The Ocean Waif* (1916) entscheidet sich für die „einfachere" Lösung. Die Protagonistin in *The Prairie Pirate* (1925) entkommt mittels Freitod einer drohenden Vergewaltigung. Ähnliches widerfährt auch der Figur von Mae Marsh (1894–1968) in dem als rassistisch verrufenen *The Birth of a Nation* (1916): Der Vergewaltiger ist dunkelhäutig, was die Schande des Missbrauchs potenziert – so die Aussage des Films – und den Akt der Verzweiflung als heroische Tat darstellt: „Um sie, die die harte Lektion der Ehre gelernt hatte, sollten wir nicht trauern, weil sie die opalenen Tore des Todes bevorzugte," heißt es in einem Zwischentitel. Auch einer amerikanischen Ureinwohnerin aus *The Squaw Man* (1914) wird Opfer rassistischer Vorurteile und kann – zu Unrecht unter Anklage stehend – keinen gerechten Prozess erwarten: Sie nimmt die Pistole und damit ihr Schicksal selbst in die Hand. Ein entkommener Strafgefangener, dessen kriminelle Laufbahn durch seine Alkoholkrankheit maßgeblich befeuert wurde, verbleibt in *Alkohol* (1920) lieber in einem brennenden Gebäude, anstatt in das Gefängnis zurückzukehren. Auch der Trickfilm hat eine Konsequenz-Vermeidung in Petto: Otto Messmer (1892–1983) lässt seinen animierten Kater Felix in *Feline Follies* (1919) Gas einatmen, weil er eine Streunerin gedeckt hat – Lieber tot – als Vater!

6. Verarmung und der sozioökonomische Selbstmord

Angesichts der vielen suizidalen Sprünge von Wall-Street-Arbeitern während des Finanzcrashs 1929, der dem „Black Thursday" seinen Namen gab, ist es naheliegend, dass auch zahlreiche Filmfiguren ähnliche Schicksale teilten: An die schon erwähnten Beispiele (F74, F76) reiht sich eine Liste von Werken, die dieses Motiv bedienen (F35, F53, F58). Besonders eindrucksvoll hat dies Jean Epstein (1897–1953) inszeniert: In seinem kunstvoll gestalteten *El Dorado* (1921) wird eine Frau schwanger und umgehend vom Vater im Stich gelassen. Da sie dem ungeborenen Kind ein Leben in Armut ersparen möchte, nimmt sie sich das Leben. Einen anders gearteten, ebenfalls sozioökonomisch prekären Zustand bringen die folgenden Werke auf die Leinwand: Im kapitalismuskritischen *The Usurer* (1910) treiben Kredithaie einen verschuldeten Familienvater zum Äußersten, dem chronisch arbeitslosen Helden in *The Crowd* (1928) widerfährt ein ähnliches Schicksal, bis er beinahe von einer Brücke in die Erlösung springt.

Mutter Krausens Fahrt ins Glück (1929) ist ein Protest gegen soziale Ungerechtigkeit in der Weimarer Republik. Der Film lässt sich als politische Propaganda interpretieren und schildert das Schicksal einer verarmten Familie, deren Mutter schließlich den fatalen Entschluss trifft. Neben seiner filmhistorischen Bedeutung stellt das Werk eine besonders schockierende Form des Suizids dar: Mutter Krause (siehe Abb. 3) nimmt die Kinder ihrer Tochter mit auf die Reise ohne Wiederkehr. Somit ist *Mutter Krausens Fahrt ins Glück* der einzige dokumentierte Film eines erweiterten Suizids aus der Zeit des Stummfilms.

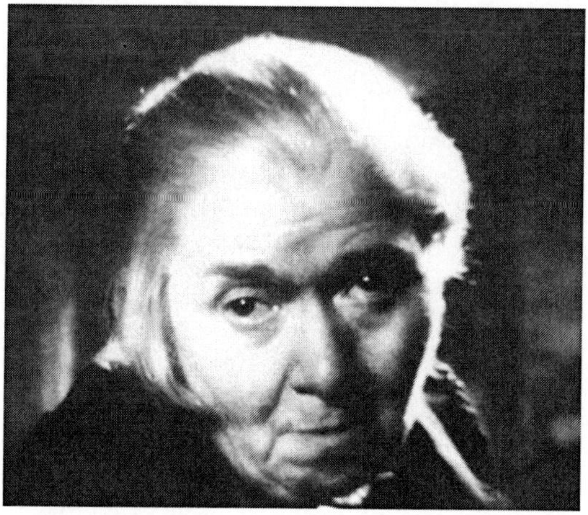

Abb. 3: Das Antlitz Mutter Krausens ist gezeichnet von Armut und Verzweiflung. Aus: *Mutter Krausens Fahrt ins Glück.*

7. Rebellion und Opferbereitschaft

Ob Geistliche, die sich aus Protest verbrennen, oder Attentäter, die auf ihre politischen Absichten aufmerksam machen wollen: Selbstmord aus scheinbar ideellen Gründen ist auch bereits in der Stummfilmzeit keine Seltenheit. Ein häufiges Motiv ist der Freitod im Rahmen politischer Unruhen, Usurpationen und anderen Umstürzen (F11, F17, F47). Der verschollene Antikriegsfilm *War Brides* (1916) soll einen besonders tragischen Suizid aus Protest (gegen den

Ersten Weltkrieg) dargestellt haben, denn die Lebensmüde nimmt ihr ungeborenes Kind mit in den Protesttod: „If you will not give us women the right to vote for or against war, I shall not bear a child for such a country!".

Laugh, Clown, Laugh (1928) präsentiert erneut den lebensmüden Clown, der seine Adoptivtochter liebt (sie ihn ebenfalls) und sie durch seinen absichtlich herbeigeführten Sturz während eines Hochseilaktes vor einer Zukunft mit ihm bewahren möchte (das Motiv der Selbstopferung findet sich auch in F21, F62, F72). In *The Ace of Hearts* (1921) gibt Lon Chaney senior (1883–1930) eine erschreckend modern entworfene Figur, die Mitglied einer Selbstmordattentäter-Gruppe ist, jedoch einen Gesinnungswandel durchmacht und die gesamte Gruppe mit (um den Leib gebundenem) Sprengstoff in die Luft jagt.

Bemerkenswert ist F. W. (auch Friedrich Wilhelm) Murnaus (1888–1931) *Der Gang in die Nacht* (1921), in dem die Zuschauer die Taten eines Augenarztes verfolgen, der – wie in *Zweimal gelebt* (F7) – seine ethische Verantwortung als Koryphäe des Heilberufs über Bord wirft: Der erblindete Liebhaber seiner Frau kann nur durch ihn operiert und sein Augenlicht wiederhergestellt werden. Der Mediziner stellt seine untreue Frau vor die Wahl: „[...] töte dich, dann werde ich ihn heilen." – die Gattin gehorcht. Am Ende sehen wir den Mediziner, zusammengesunken in einem pompösen Ledersessel, mit Einsamkeit gestraft.

8. Krankheit und Medizin

An dieser Stelle könnten freilich auch jene Filme angeführt werden, in denen Mediziner Suizide herbeiführen (F7, F37), da diese jedoch schon an anderer Stelle besprochen wurden, wird der Fokus dieses Abschnitts auf Krankheiten und Therapeutika gelegt. Den Einstieg macht *Wolfblood* (1925), in dem ein Forstarbeiter zunehmend den Bezug zur Realität verliert, weil er wähnt, ein Wolf zu werden. Diese Wahnidee, die im Suizidversuch kulminiert, wird von einem bekannten Arzt angeheizt, der ein Auge auf die Frau des Lykanthropen geworfen hat. Bevor es jedoch zu einem tragischen Ende kommt, besinnt sich der Arzt und klärt die paranoide Episode als wahnhaften Trugschluss auf. Ähnlich ergeht es dem Protagonisten in *The Avenging Conscience; Thou Shalt Not Kill* (1914), einer Adaption von Edgar Allan Poes (1809–1949) „The Tell-Tale Heart". Nachdem der Protagonist seinen Onkel getötet hat, verfällt der Mörder in paranoide Halluzinationen und Verfolgungswahn. Obwohl niemand ihm die Tat vorwirft und kein belastender Verdachtsmoment besteht, verschlimmern sich seine wahnhaften Zustände, bis er im psychotischen Schub (unfreiwillig) ein Geständnis ablegt. Dies führt dazu, dass sich nicht nur der umnachtete Mörder, sondern auch die Frau, wegen der er den Mord beging, das Leben nimmt.

Die tödlichen Risiken von Medikamentenmissbrauch bzw. Überdosierung werden in drei Werken aus unterschiedlichen Blickwinkeln behandelt: Im polnischen *Mocny czlowiek* (1929) injiziert sich ein verarmter Autor eine Morphium-Überdosis ins Herz, nachdem sein einziges Manuskript von einem Betrüger gestohlen wird (der Dieb nimmt sich später ebenfalls das Leben). Die Handlung des nur teilweise erhaltenen *If My Country Should Call* (1916) wiederum ist schwierig zu rekonstruieren, thematisiert aber in jedem Fall die Nebenwirkungen einer kardiodepressiven Arznei. Diese wird von einer pazifistischen Mutter missbraucht, um ihren Sohn vor dem Kriegsdienst (dank einer vermutlich bradykardisierenden Nebenwirkung) zu bewahren. Als ein Kardiologe dieses Täuschungsmanöver aufdeckt, nimmt die Mutter aus Scham eine tödliche Dosis des Therapeutikums. In *Lucretia Lombard* (1923) wird ein Pharmazeutikum unbewusst in tödlicher Dosis verabreicht: Ein schwerkranker Mann tauscht absichtlich die Deckel seiner Medikamente, was zu einer tödlichen Überdosis des Medikaments führt, die seine ahnungslose Ehefrau ihm im Rahmen der häuslichen Pflege anreicht – dies könnte als unfreiwillige Sterbehilfe interpretiert werden. In Konsequenz wird die Ehefrau vor Gericht gezerrt und nach einem langen Prozess freigesprochen. Ein bemerkenswerter Film, der zwar schnell in einen mittelmäßigen Gerichtsthriller übergeht, jedoch in Ansätzen die Problematik der aktuellen Debatte um Sterbehilfe vorwegnimmt.

Ein zentrales medizinisches Thema im frühen Film ist die Sucht (Henkel 2019), die oft im Freitod der erkrankten Figuren mündet. Schon 1902 sehen wir in *Revolver et Absinthe* (und dessen US-amerikanischem Remake *Burlesque Suicide No. 2*) einen Mann, der zwischen Selbstmord durch Pistolenschuss und einem Glas Absinth abwägt. Er wählt die langsamere Methode des Absinths – eine mit Augenzwinkern inszenierte Warnung vor den verheerenden Folgen der „Grünen Fee". In *Death's Marathon* (1913) begegnet der Zuschauer einer anderen Art von Abhängigkeit: dem pathologischen Glücksspiel. In für diesen Regisseur gewohnt hoher künstlerischer Qualität erzählt das Werk, wie die Spielsucht den Protagonisten in finanzielle Nöte bringt, die schnell zu einer unüberwindbaren existentiellen Krise führen – der Spielsüchtige sieht keinen Ausweg und schießt sich in die Schläfe. Zurück zur Drogensucht: Ein junges Paar zieht voller Hoffnung vom Lande in die Großstadt und gerät in die titelgebende Geschwindigkeit der Großstadt – *The Pace That Kills* (1928) –, der die Beiden in die Opiumsucht treibt. Das Unglück nimmt seinen Lauf, als die drogenabhängige Frau schwanger wird und sich von einer Brücke stürzt – ihr desillusionierter Partner folgt ihr. Ähnlich geht es einer Gouverneursfrau im effekthascherischen *Narcotica* (1924), die von ihrem Dealer gezwungen wird, Morphium zu verkaufen. Als ein junger Maler, dem sie das Gift verkaufen muss, fast stirbt, nimmt sie aus Reue eine Überdosis des Gifts.

Eine weitere Form des Drogenmissbrauchs, die mittlerweile als Klischee einzuordnen ist, wird in *Laster der Menschheit* (1927) dargestellt: der Erfolgsdruck im Showgeschäft und der damit verbundene Missbrauch von leistungssteigernden Substanzen. Asta Nielsen (1881–1972) verkörpert in *Laster der Menschheit* eine Sängerin, die von ihrem Manager zu immer höheren Leistungen getrieben und „ge-doped" wird – selbst als ihre Gesundheit sichtlich in Mitleidenschaft gezogen wird. Kurz vor ihrer verzweifelten Tat äußert die Süchtige resignierend: „Ich will nicht mehr – Alles habe ich seinen Giften geopfert – mein Kind, meinen Mann – mein Heim." Die Handlung selbst wird mit einer Schusswaffe vollzogen. Dieser leider viel zu selten gezeigte Klassiker nimmt die Drogenprobleme von Stars und Prominenten vorweg: Berühmtheiten wie Miles Davis, Charlie Parker, Marilyn Monroe, Michael Jackson oder Amy Winehouse werden dieses Schicksal teilen – ein kinematografisches Mahnmal, dessen Relevanz noch heute imponiert.

Auswertung

Bevor die dargestellten Suizidwege einer Auswertung unterzogen werden, sollte darauf hingewiesen werden, dass einige Werke gleich zwei Suizide enthalten (z. B. F12, F70 oder F76) oder nicht eindeutig zu kategorisieren sind. Aus diesem Grund stimmen die Statistiken nur selten mit der tatsächlichen Gesamtzahl von n=78 überein.

Betrachtet man die Produktionsländer der einzelnen Werke, zeichnet sich eine klare Dominanz der USA und Europas ab: Die USA stehen mit 44 Filmen an erster Stelle, gefolgt von Deutschland (n=15), Frankreich (n=7) und der Sowjetunion (n=3), dazu treten verschiedenen Einzel- bzw. Koproduktionen. Diese Statistik unterstreicht die größeren Produktionskapazitäten und vor allem besseren Archivierungsmöglichkeiten bestimmter Länder – ein Rückschluss auf die tatsächliche Länderverteilung ist daher spekulativ. Die US-amerikanische Überzahl erklärt zudem eine weitere Feststellung: Soweit ermittelt werden konnte, wurden 40 der 67 filmischen Selbstmorde von Angehörigen der Oberschicht verübt. Dies könnte darauf hindeuten, dass Menschen, die gesellschaftlich erfolgreich sind, eine höhere Wahrscheinlichkeit haben, Selbstmord zu begehen. Bedenkt man jedoch, dass das klassische US-amerikanische Kino fast ausschließlich reiche Figuren als Protagonisten entworfen hat, scheint eine derart intendierte Aussage unwahrscheinlich.

Eine überwiegend positive Darstellung (57/72) charakterisiert fast alle suizidalen Figuren. Bevor deshalb eine schopenhauersche Verherrlichung von Melancholie in Betracht gezogen wird, sei eine rein dramaturgische Intention dieser Positivzeichnung als plausiblere Deutung angeboten: Die Figuren sollen Mitgefühl wecken und als Identifikationsfiguren dienen, was sich ohne eine positive Konnotation der Figuren äußerst schwierig gestaltet. Die Ärzteschaft und das Gesundheitssystem werden hingegen ambivalent bis negativ in Szene gesetzt: Ein Arzt erscheint nur zehn Mal und ist in keinem Fall in der Lage, einen der Suizide zu verhindern. In nur drei von den sechs positiven Darstellungen hat der Arzt eine tatsächlich helfende Funktion (F26, F51, F67), während er in allen vier negativen Darstellungen absichtlich massiven Schaden anrichtet (F7, F37, F54, F70). Insgesamt lässt sich daher ein quantitativ leicht positiver, qualitativ aber überwiegend negativer Eindruck des Berufsstandes auf der Leinwand feststellen, was nicht zuletzt durch die geringe Inanspruchnahme unterstrichen wird. Alternative Heilmethoden, die in Suchtfilmen dieser Zeit eine prominente Rolle spielten (vgl. Henkel 2017), sind nicht zu finden.

Die Selbsttötungen sind in der Regel erfolgreich (62 von 75), wobei Männer öfter als Frauen den Suizidversuch unternehmen, was als realistisch angesehen werden kann (Ott 2005). Überraschenderweise stammen nur drei der 13 misslungenen Suizidversuche von Frauen, was wenig mit der aktuellen Forschung übereinstimmt, die Männern aufgrund der „härteren Suizide" eine höhere Erfolgsrate zuschreibt (Universität Münster 2017). Die Beweggründe für Selbstmorde wurden in den verschiedenen Abschnitten ausführlich behandelt. Es sei jedoch angemerkt, dass Auslöser wie Sucht, Depression und (schizophrener) Paranoia durchaus realitätskonform gewählt wurden.

Auffällig ist zudem, dass unabhängig von der Einteilung in Beweggründe das Thema der Urbanisierung immer wieder auftaucht – selten in vorteilhaftem Licht (z. B. F25, F59, F71). Betrachtet man die Lebensverhältnisse der Menschen jener Zeit, ist diese negative Darstellung kaum überraschend: In einer Epoche, in der die weiterhin fortschreitende Industrialisierung die Lebensgeschwindigkeit in ungekanntem Maße steigerte, Fabriken durch neuartige Maschinen und Fließbandarbeit die Lebensgeschwindigkeit bestimmten, wurde der Puls der Zeit exorbitant beschleunigt – zu stark für den Menschen seiner Zeit, so die Quintessenz der Werke. Dazu trat mit dem graduellen Verlust des spirituellen Überbaus (man bedenke die Inzisuren durch das Gedankengut Nietzsches, Freuds oder Darwins) sowie den hinzutretenden historischen Wendepunkten (wie dem Ersten Weltkrieg oder dem ersten deutschen Versuch einer Demokratie) ein Gefühl der Perspektivlosigkeit und Unsicherheit auf. Diese dystopische Sichtweise auf Metropolen – die als Zentren von Beschleunigung und Säkularisierung angesehen wurden – spiegelt die damaligen Herausforderungen wider, sich an die neuen Lebensumstände anzupassen.

Der Weimarer Suizidfilm

Die Wechselwirkung historischer Ereignisse und der Filmkunst werden durch die folgende Beobachtung in besonderem Maße hervorgehoben: Betrachtet man die Verteilung der Veröffentlichungsjahre, zeigen sich drei Anstiege von Filmveröffentlichungen zu den Jahren 1914/15, 1919-21 und 1928/29 (vgl. Diagramm 1). Der erste Peak lässt sich ohne Schwierigkeiten mit dem Leid des Ersten Weltkriegs in Verbindung bringen, während der dritte auf die verheerende Weltwirtschaftskrise zum Ende der 1920er Jahre hinweist (dem „Black Thursday“). Nebulös erscheint auf den ersten Blick der Höhepunkt um 1920, da hier keine globalen Ereignisse zu eruieren sind, die das Ausmaß der oben genannten Katastrophen erreicht. Betrachtet man die Verteilung der Veröffentlichungsjahre jedoch kombiniert mit denen der Produktionsländer, wird ein weiterer Umstand augenscheinlich: Der zweite Peak besteht primär aus deutschen Produktionen. Dies wird umso eindrücklicher, wenn man berücksichtigt, dass acht der 15 deutschen Produktionen aus dem insgesamt knapp 35 Jahre umfassenden Betrachtungszeitraum in diese kurze Zeitspanne (um 1920) fallen. Führt man sich die nationalen Krisen (wie die Folgen des Versailler Vertrags oder die Rheinlandbesetzung der Alliierten) dieser Zeit vor Augen, ist angesichts von empfundener Not und scheinbarer Ausweglosigkeit der Menschen ein durchaus plausibler Grund für das gesteigerte Interesse am Thema Suizid im Deutschland jener Zeit identifiziert. Dies verdeutlicht, wie die Filmgeschichte, ähnlich der Schriftsstellerei, in der Lage ist, das kollektive wie individuelle Leid tragischer Ereignisse klarer in den Fokus zu rücken, als es die globale Resonanz bzw. Geschichtsschreibung vermag. Zur Verdeutlichung: Nicht viele würden das harte Schicksal der Gesellschaft in den Anfangsjahren der Weimarer Republik mit dem des Ersten Weltkrieges oder der Weltwirtschaftskrise gleichsetzen – und damit auch indirekt dessen zeithistorischen Einfluss. Setzt man jedoch eine adäquate Repräsentation der Stimmungslage einer bestimmten Gesellschaft durch die Kinematografie voraus – im Falle von Peak eins und drei ist dies ohne Frage angebracht – weisen die Daten auf eine mögliche Marginalisierung der Pein in den Anfangsjahren der jungen Republik von Seiten der internationalen Geschichtsschreibung hin. Diese Neubewertung kollektiven Leids durch Kontextualisierung und Analyse historischen Filmmaterials ist bemerkenswert, sodass diese Gruppe von Filmen in Zukunft als eigenständige Filmströmung angesehen und als „Weimarer Suizidfilm" bezeichnet werden sollte.

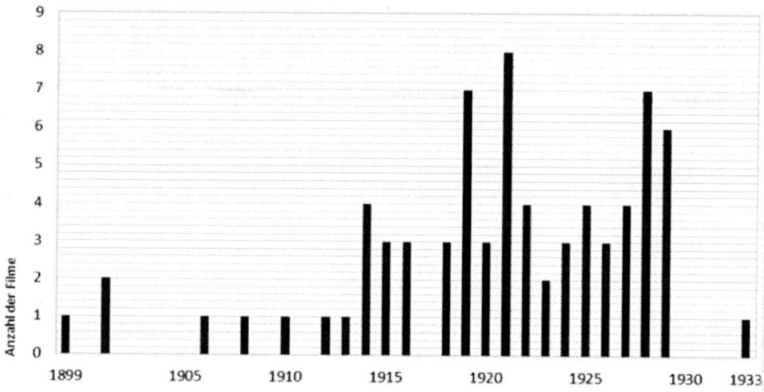

Diagramm 1.

Ein Blick auf die Regiestühle deutet auf eine weitere Intention hin, die erklärt, weshalb das Thema Suizid so häufig im frühen Film zur Anwendung kam. Eruiert man, ob bestimmte Filmschaffende eine besondere Affinität zum Thema hatten, stechen zwei Namen hervor: Fritz Lang (fünf Suizidfilme) und D. W. (auch David Wark) Griffith (1875–1948), der sogar mit sechs Werken vertreten ist. Ob man Lang hier eine persönlich motivierte Neigung zum Thema zuschreiben kann, scheint fraglich, wenn man bedenkt, dass viele seiner Suizidfilme auf literarischen und mythologischen Vorlagen basieren. Anders verhält es sich bei Griffith, dessen Werke realitätsnahe Dramen um aktuelle Themen waren. Darüber hinaus litt er selbst unter einer der häufigsten Ursachen für

Suizid, der Alkoholsucht (Brownlow 1984), was den Rückschluss zulässt, dass auch er, wie Lang, die psychischen Zustände seiner Figuren aus eigener Erfahrung kannte. Es ist daher plausibel, dass er seine eigenen Erfahrungen in kreativem Schaffen verarbeitete und so (bewusst oder unbewusst) eine frühe Form der Kreativtherapie anwandte.

Fazit

Der klassische Suizident im Stummfilm ist statistisch gesehen und in Bezug auf das dieser Studie zugrunde legende Quellenmaterial also zumeist männlich, erschoss sich oder stürzte sich aus großer Höhe in den Tod. Frauen, die sich das Leben nehmen, greifen ebenfalls häufig zum Sprung in die Tiefe oder vergiften sich. Dabei setzen sie die Tat häufiger erfolgreich um, obwohl es insgesamt weniger weibliche Suizidversuche gibt. Zu den häufigsten Ursachen zählen für beide Geschlechter der Herzschmerz, schwierige sozioökonomische Umstände sowie der Einfluss von Krankheit, Medikamenten und Medizin. Die künstlerische Qualität der Filme reicht von einflussreichen Meisterwerken bis hin zu weniger bedeutender Massenware, wobei Produktionen aus den USA dominieren.

Kulturhistorische Parallelen verdeutlichen zudem, wie nationale und internationale Tragödien im Kino der Zeit verarbeitet wurden und wie der Suizid-Film als Spiegelbild einer maroden Gesellschaft fungieren kann – besonders bemerkenswert im „Weimarer Suizidfilm". Die Frage nach der Rolle der Heilkunde wird wenig schmeichelhaft beantwortet: Mediziner werden kaum zu Rate gezogen und haben wenig therapeutische Wirkmacht, zudem tragen sie in fast der Hälfte der Fälle sogar zur Entstehung des Konflikts bei. Ebenso war im frühen Kino kein Platz für eine präventive oder interventionistische Vorgehensweise bei suizidalen Krisen. Abschließend lässt sich festhalten: Suizid war der häufigste medizinische Topos im Stummfilm (78/313, vgl. Henkel 2025: 177), was auf eine enorme suizidale Grundstimmung der Zeit hinweisen könnte. Zumindest für die das Deutschland seiner Zeit existieren Forschungsergebnisse, die diesen Rückschluss stützen (vgl. Goeschel 2011: 24-27).

Titel	Produktionsland	Erscheinungsjahr
L'affaire Dreyfus	Frankreich	1899
The Burlesque Suicide, No. 2	USA	1902
Revolver et absinthe	Frankreich	1902
Le Pendu	Frankreich	1906
Il y a un dieu pour les ivrognes	Frankreich	1908
The Usurer	USA	1910
Zweimal gelebt	Deutschland	1912
Deaths Marathon	USA	1913
The Squaw Man	USA	1914
Cabiria	Italien	1914
The Avenging Conscience; Thou Shalt Not Kill	USA	1914
Cruel, Cruel Love	USA	1914
A Fool There Was	USA	1915
The Birth of a Nation	USA	1915
Nach dem Tode	Russland	1915
Intolerance	USA	1916
The Ocean Waif	USA	1916
War Brides (lost)	USA	1916
If My Country Should Call	USA	1916
Stella Maris	USA	1918
A Woman's Fool (lost)	USA	1918
Die Augen der Mumie Ma	Deutschland	1918
The Homesteader	USA	1919
Broken Blossoms	USA	1919
Anders als die Andern	Deutschland	1919
Feline Follies	USA	1919
The Mid-Channel	USA	1920

Hard Luck	USA	1920
Haunted Spooks	USA	1920
Harakiri	Deutschland	1919
Ring Up the Curtain	USA	1919
Alkohol	Deutschland	1919
The Conquering Power	USA	1921
Der Gang in die Nacht	Deutschland	1921
The Soul of the Cypress	USA	1921
The Ace of Hearts	USA	1921
Eldorado	Frankreich	1921
The Affairs of Anatol	USA	1921
Never Weaken	USA	1921
Der müde Tod	Deutschland	1921
Dr. Mabuse, der Spieler	Deutschland	1922
The Toll of the Sea	USA	1922
The Young Rajah	USA	1922
Foolish Wives	USA	1922
Lucretia Lombard	USA	1293
A Woman of Paris: A Drama of Fate	USA	1923
Narcotica – Die Welt der Träume und des Wahnsinns	Österreich	1924
Die Nibelungen	Deutschland	1924
Dante's Inferno	USA	1924
Wolfblood	USA	1925
The Prairie Pirate	USA	1925
Stella Dallas	USA	1925
Poil de carotte	Frankreich	1925
The Temptress	USA	1926
Klovnen	Dänemark	1926
Six et Demi, Onze	Frankreich	1926

The Scar of Shame	USA	1927
Children of Divorce	USA	1927
London after Midnight	USA	1927
Laster der Menschheit	Deutschland	1927
Sadie Thompson	USA	1928
The Crowd	USA	1928
Lach, Clown, lach!	USA	1928
Spione	Deutschland	1928
The Mating Call	USA	1928
Geschlecht in Fesseln	Deutschland	1928
The Pace That Kills	USA	1928
Zhivoy trup	Deutschland / Sovietunion	1929
Piccadilly	England	1929
Tagebuch einer Verlorenen	Deutschland	1929
Mocny czlowiek	Polen	1929
Chemi bebia	Georgien	1929
Mutter Krausens Fahrt ins Glück	Deutschland	1929
Women of Tokyo	Japan	1933

Tab. 1: Filmografie Suizid im Stummfilm.

Literaturverzeichnis

Ball, Robert Hamilton (1968) Shakespeare on Silent Film: A Strange Eventful History. George Allen and Unwin LTD, London.

Brownlow, Kevin (1984) The Man Who Made The Movies. Washingtonpost.com https://www.washingtonpost.com/archive/entertainment/books/1984/04/01/the-man-who-made-the-movies/c922d5fe-1f0e-4302-b146-b14382e8f196/ (11. Februar 2025).

Goeschel, Christian (2011) Selbstmord im Dritten Reich. Surkamp Verlag, Berlin.

Henkel, Dennis (2017) Die mediale Präsentation von Abhängigkeit im frühen Kino: Ein Streifzug. Rausch – Wiener Zeitschrift für Suchttherapie 6: 84–98.
Henkel, Dennis (2019) Silent Craving. Sucht und Drogen im Stummfilm (1890–1931). Kassel University Press, Kassel.
Henkel, Dennis (gepl. 2025) Medizin und Krankheit im frühen Kino: Eine Erschließung des Stummfilms als primär-medizinhistorische Quelle. Springer Verlag, Berlin.
Klepper, Robert K. (2005) Silent Films, 1877–1996. A Critical Guide to 646 Movies. McFarland & Company, Inc., London.
Ott, Christina (2005) Suizidrate bei Männern ist höher als bei Frauen. Forschung und Praxis ÄrzteZeitung.de. https://www.aerztezeitung.de/medizin/krankheiten/neuro-psychiatrische_krankheiten/depressionen/article/349141/suizidrate-maennern-hoeher-frauen.html (11. Februar 2025).
Salt, Berry (2002) Der frühe deutsche Film. Stilmerkmale im internationalen Vergleich. In: Elaesser, Thomas, Wedel, Michael (Hrsg.) Kino der Kaiserzeit. Zwischen Tradition und Moderne. edition text + kritik, München, S. 327–336.
Toeplitz, Jerzy (1979) Geschichte des Films 1895–1928. Rogner und Bernhard, München.
Universität Münster (2017) Geschlechterunterschiede bei Suizid und Suizidalität. gendermedwiki.uni-muenster.de https://gendermedwiki.uni-muenster.de/mediawiki/index.php?title=Geschlechterunterschiede_bei_Suizid_und_Suizidalit%C3%A4t/Fachartikel. (11. Februar 2025).

Abbildungsverzeichnis

Abb. 1: *Foolish Wives* © Kino Video / Quelle Filmbild Fundus.
Abb. 2: *Geschlecht in Fesseln* © Kino Video / Quelle Filmbild Fundus.
Abb. 3: *Mutter Krausens Fahrt ins Glück* © Filmmuseum München / Quelle Filmbild Fundus.

Das Thema der „NS-Psychiatrie“ und die Herausforderung des Gegenwartsbezugs in studentischer und klinischer Aus- und Fortbildung. Ein Beispiel aus Baden-Württemberg

von Thomas Müller

The Topic of 'Nazi Psychiatry' and its Contemporary Relevance in Student and Clinical Education and Training: An Example from Baden-Württemberg

Zusammenfassung: Der vorliegende Beitrag zeigt am Beispiel eines Denkmals zur Erinnerungs- und Gedenkkultur bezüglich der Psychiatrie in den Jahren des Nationalsozialismus. Dieses Denkmal wurde in einem psychiatrischen Krankenhaus in Baden-Württemberg errichtet. Inhalte des Themengebiets der Psychiatrie im Nationalsozialismus, für das das genannte Denkmal inhaltlich steht, können vermittels zugehöriger Aufklärungsarbeit, auch jenseits der gesamtgesellschaftlichen Erinnerungskultur, auch an junge Auszubildende in den Gesundheitsberufen einerseits, sowie an medizinische Laien andererseits vermittelt werden kann. Aus Anlass der diesem Band vorausgehenden Tagung wird bezüglich des dargestellten, seinem besonderen Charakter nach „wandernden“ Denkmals der Standort Köln gewählt.

Schlüsselwörter: Nationalsozialismus, Psychiatrie, „Euthanasie“, Gedenkkultur, Köln.

Summary: This paper uses the example of a monument to the culture of remembrance and commemoration of psychiatry during the years of National Socialism – first erected in a psychiatric hospital in Baden-Württemberg – to show how the content of this subject area, which is represented by the aforementioned monument, can also be communicated to young trainees in the healthcare professions on the one hand, and to medical laypersons on the other, beyond the culture of remembrance. On the occasion of the conference preceding this volume, Cologne is chosen as the location for this 'travelling' memorial, which until today has travelled to more than 20 destinations in the Federal Republic of Germany (FRG) and abroad.

Keywords: National Socialism, Psychiatry, „Euthanasia“, Memorial culture, Cologne.

Einführung

Am 18. April 2012 wurde vor dem Landeshaus des Landschaftsverbands Rheinland in Köln-Deutz in Erinnerung an die Opfer der „Euthanasie" ein 60 Tonnen schweres Denkmal errichtet.[1] Bewegt man sich zu Fuß über die Rheinbrücke, die vielen Menschen im Land als Ort bekannt ist, an dem Paare sich ihrer Zweisamkeit rückversichern, in dem sie an einem Geländer neben den Zuggleisen ein Schloss anbringen, in Richtung Rhein, und überquert den Fluss, so ist dieses Landeshaus fußläufig in wenigen Minuten erreichbar. Bei dem Denkmal handelt es sich um einen, den Bussen der Deportation der sogenannten zentralen „Euthanasie" – nach Ende des Zweiten Weltkriegs und der Nazi-Herrschaft auch als „Aktion T4" bezeichnet – nachempfundenen Bus. Die Künstler Horst Hoheisel und Andreas Knitz übergaben dieses „doppelte Denkmal" am 27. Januar 2007 zunächst und zuerst der Ravensburger Öffentlichkeit. Dieses Mahnmal erinnert also an die Patientinnen und Patienten, die Opfer der sogenannten „zentralen Euthanasie" wurden, und die in den Transportbussen der nationalsozialistischen Organisation GEKRAT (Gemeinnützige Krankentransportgesellschaft m. b. H.) deportiert wurden. Ihnen soll gedacht werden.

Die Künstler nutzen die in der Erinnerung von Zeitzeugen lebendigen und historischen, vormals oft reichspost-roten, später oft „grauen Busse" in ihrer Umsetzung des Denkmals als Transportmittel der Erinnerung. Auch die Verantwortung der Täterinnen und Täter wird durch das Denkmal der grauen Busse, durch dessen wechselnde Aufstellung im öffentlichen Raum, reflektiert. Seit Ende des Nationalsozialismus sind 80 Jahre vergangen. Aber der Mord an hilfsbedürftigen Patientinnen und Patienten gehört bis heute zu denjenigen Kapiteln der nationalsozialistischen Geschichte, denen man sich in der Erinnerung nur schwer und vor allem sehr spät zu nähern vermochte. In nicht einmal zwei Jahren, zwischen Januar 1940 und August 1941, wurden in Deutschland über 70.000 psychisch kranke und geistig behinderte Menschen ermordet, weitere starben durch Hunger und schlechte Versorgung. Insgesamt fielen den Nationalsozialisten bis zum Ende ihres Regimes mehr als 300.000 psychisch Kranke und geistig Behinderte zum Opfer. Obwohl die Aktion zunächst unter Vorgabe strengster Geheimhaltung durchgeführt wurde, wussten schon bald alle in der Psychiatrie Tätigen und auch viele Bürgerinnen

[1] Ferreau 2017.

und Bürger, was vor sich ging. Zuletzt ahnten auch Patientinnen und Patienten ihr Schicksal. In Omnibussen mit (grau) verblendeten Fenstern wurden die Patientinnen und Patienten deportiert.

Hoheisel und Knitz gestalteten zwei identische Busse. Bleibender Standort des ersten Denkmalbusses ist die ehemalige Pforte des heutigen Zentrums für Psychiatrie Südwürttemberg in Ravensburg-Weissenau. Durch dieses Tor wurden die Patienten damals in den Bussen der GEKRAT transportiert. Heute ‚blockiert‘ das Denkmal die damalige Einfahrt der Ravensburger Klinik. Beide grauen Busse aus Beton wurden in zwei gleiche Segmente aufgeteilt, sodass ein Mittelgang entsteht. Die Innenseite der Segmente wurde mit dem paraphrasierten Patienten-Zitat ‚Wohin bringt ihr uns?‘ beschriftet, welches die Verunsicherung der betroffenen Kranken in der Situation der als „Verlegung“ bezeichneten Deportation transportieren möchte. Der zweite, regelmäßig versetzte Bus wurde inzwischen an über zwanzig Standorten in Deutschland (und Polen) aufgestellt. Damit trägt das mobile Denkmal, das in Württemberg entstand, die Erinnerung auch in andere Regionen, in denen ebenfalls Todestransporte stattfanden. Städte wie Berlin, Brandenburg, Braunschweig, Pirna und Stuttgart gingen Köln voraus. Andere Orte, wie Zwiefalten, München, Kassel, Frankfurt, Emmendingen, Erlangen oder aktuell die Kulturhauptstadt Europas 2025: Chemnitz, folgten. Mit dem zweiten Bus wird, so die Künstler, die Erinnerung also in andere Regionen, im Jahr 2014 erstmals auch ins europäische Ausland „transportiert“: Auf dem Gebiet des heutigen Polen, nahe der Stadt Poznań, fanden die ersten von nationalsozialistischen Deutschen durchgeführten Todestransporte von Menschen mit geistigen Behinderungen und psychischen Erkrankungen statt.

Doch noch einmal zurück: Ehe im April 2012 eine Kopie des Denkmal-Busses bleibend vor dem Landeshaus errichtet wurde, stand eines der beiden Originale vom 1. September 2011 bis zum 18. April 2012 an der gleichen Stelle, und alle Beteiligten gingen davon aus, dass es sich „um eine Präsentation auf Zeit handeln würde“.[2] Doch der Landschaftsverband Rheinland (LVR) befand sich spätestens in diesen Jahren in einer vertieften Aufarbeitung seiner Geschichte während der Jahre des Nationalsozialismus: Fast 1.700 Patientinnen und Patienten der Rheinischen Provinzial-Heil- und Pflegeanstalt Bedburg-Hau[3] bei Kleve mussten im Frühjahr 1940 wegen der Einrichtung eines Marinelazaretts an diesem Ort „weichen“. Für den überwiegenden Teil dieser

2 Ebd.

3 Schmidt-Michel 2017.

Menschen, wie auch derjenigen, die zu dieser Zeit in der Provinzial-Heil- und Pflegeanstalt Bonn untergebracht bzw. behandelt worden waren, endeten die Verlegungstransporte in Tötungsanstalten. In der Obhut des Provinzialverbands Rheinland alleine verstarben etwa 10.000 Patientinnen und Patienten von (Stand 1939) insgesamt 24.000 Menschen in der Psychiatrie.[4]

Die politische Vertretung des LVR, die Landschaftsversammlung Rheinland, beschloss in einer Sitzung am 13. Februar 2012 einstimmig,[5] die Bemühung um eine ständige Erinnerung an diese Taten, und verhandelte mit Künstlern und Eignern des Denkmals die Aufstellung einer Kopie dieses Kunstwerks vor dem oben erwähnten Landeshaus in Köln-Deutz. Durch den LVR initiierte wissenschaftliche Studien, Ausstellungen und Projekte widmeten sich seither der Aufarbeitung der Zeit des Nationalsozialismus – der Ereignisgeschichte, als auch den Verflechtungen des ehemaligen Leitungspersonals mit dem NS-Regime.

Der vorliegende Beitrag zeigt am Beispiel eines Denkmals zur Erinnerungs- und Gedenkkultur bezüglich der Psychiatrie in den Jahren des Nationalsozialismus – zuerst errichtet im ZfP Südwürttemberg am Standort Ravensburg-Weissenau als psychiatrischem Krankenhaus Baden-Württembergs – wie Inhalte dieses Themengebiets, an Menschen in den Gesundheitsberufen und medizinische Laien gleichermaßen vermittelt werden kann. Aus Anlass der diesem Band vorausgehenden Tagung wurde bezüglich des dargestellten, „wandernden" Denkmals der permanente Standort Köln gewählt.

Bei der eben eingeführten Klinik handelt es sich um ein psychiatrisches Fach-Krankenhaus in Baden-Württemberg, das zugleich Klinik für Psychiatrie und Psychotherapie I der Universität Ulm ist, neben seinen Aufgaben als staatliches Krankenhaus der psychiatrischen Pflichtversorgung. Der Klinikstandort verfügt unter anderem über einen Forschungsbereich für Geschichte und Ethik der Medizin, ein Psychiatriemuseum an zwei Standorten sowie einen historischen Fachverlag. Die Arbeit des Forschungsbereichs umfasst eine ganze Reihe von Tätigkeiten.

Doch wie kann eine deutsche psychiatrische Klinik heute mit ihrer eigenen Geschichte während der Jahre des Nationalsozialismus umgehen? Mit welchem Selbstverständnis tritt man der Geschichte seiner Einrichtung entgegen? Was bedeutet es für die gegenwärtige therapeutische Behandlung von Patientinnen und Patienten, für die Ausbildung junger Menschen in einer ganzen Reihe von seitens der Klinik angebotenen Ausbildungen, dass man von

---

4 Ferreau 2017: 226.

5 Ebd.: 227.

historischen Verbrechen gegen die Menschlichkeit am „eigenen", heutigen Tätigkeitsort weiß, die den traditionellen Zielen medizinischer Wissenschaft zu allen Zeiten diametral entgegen standen und stehen?

Die Medizingeschichte im Nationalsozialismus, auch die im negativen Sinne dominante Rolle, die das Fach Psychiatrie hier spielte, die Gleichschaltung der Psychotherapie, all dies wurde sehr lange verdrängt, also erst spät ein Forschungsthema. Es ist daher bis heute keinesfalls vollends aufgearbeitet. Die ersten Publikationen zur NS-Medizingeschichte, aus deutschen Universitäten beispielsweise, erschienen kaum vor 1980.[6] Sehr spät. Das war beschämend und erhellend zugleich. Die Forschung der letzten gut vierzig Jahre ist daher ohne Zweifel von hoher Bedeutung.

Aus Sicht der mit der historischen Aufarbeitung Betrauten an der Klinik in Ravensburg, an der das „Denkmal der grauen Busse" als Ergebnis eines Kunstwettbewerbs entstand, gibt es in erster Näherung drei Motivationsbündel,[7] sich aktiv mit der Geschichte der NS-Krankenmorde zwischen 1940 und 1945 zu befassen:

Erstens erleben es viele Verantwortliche in den Einrichtungen seit den 1980er Jahren quasi als ethisches Gebot, die Verbrechen der Psychiatrie im Nationalsozialismus aufzuarbeiten und, soweit möglich, nachvollziehen zu können. Viele Berufsgruppen waren an diesen Verbrechen beteiligt. Sie alle kennen dieses emblematische Foto aus unserer Region.

Zweitens: Bei Medizinverbrechen handelt es sich nicht etwa um einmalige, viele Dekaden zurückliegende Ereignisse, deren erneutes Auftreten in der Gegenwart oder Zukunft naturgemäß unwahrscheinlich ist. Vielmehr ergibt eine Recherche über die Zeit, dass sich seit den Verbrechen der NS-Zeit auch in nachfolgenden Jahrzehnten in *vielen* Teilen der Welt, auch in Europa, Beispiele für gravierendes ärztliches Fehlverhalten oder Verbrechen gegen die Menschlichkeit finden lassen. Ich komme gleich darauf zurück. Das ernüchternde Ergebnis vorweg: Mit Medizinverbrechen ist offenbar, zumal in nicht-demokratischen Gesellschaften, bleibend zu rechnen. Das Zurückdrängen dieser möglichen Bedrohung muss also allerorten ein ethisches Ziel der Ausbildung in allen medizinischen Berufen sein.

Und eine dritte Motivation, sich etwa der Geschichte der sog. „Euthanasie", auch in der Geschichte der eigenen Einrichtung, zu stellen, wird von außen an die Nachfolgeeinrichtungen ehemaliger Heil- und Pflegeanstalten

6 Baader u. Schultz-Venrath 1980/1989.
7 Mueller 2018; Müller et al. 2017.

herangetragen: In Form von Anfragen seitens Familienangehöriger, Forschungseinrichtungen oder kommunaler Verwaltungen nämlich: und zwar sehr häufig bezüglich biografischer Informationen zu den Opfern. Diese Nachfragen nehmen unserer Erfahrung nach in der dritten Generation stark zu.

Sie erreichen uns durchschnittlich einmal pro Kalenderwoche, auch in den Jahren 2023, 2024 oder 2025. Von einem „Schlussstrich" unter die Beschäftigung mit diesem Thema, kann also keine Rede sein.

Die Verantwortlichen thematisieren in unseren Aus- und Fortbildungsveranstaltungen die Psychiatriegeschichte, auch diejenige der Jahre des Nationalsozialismus, vor dem Hintergrund des nationalen Kontextes bevorzugt an unserer süddeutschen Regionalgeschichte. Im Rahmen dieses Kurzbeitrags darf hier also auf die Ereignisgeschichte der 1930er und 1940er Jahre, über deren bekannte Aspekte vielfach publiziert wurde, hinweg gegangen werden. Nur so viel: In den Jahren 1940/41 war auch die Klinik, deren Rechtsnachfolger die Ravensburger Klinik ist, Ort der Deportation im Rahmen der zentralen „Euthanasie" von 691 Patientinnen und Patienten. Deportationszielort war überwiegend die Tötungsanstalt Grafeneck bei Münsingen. Man kooperiert heute eng mit dem dort eingerichteten Lern- und Erinnerungsort

Untersucht werden auch die Ereignisgeschichte und der Kontext dieser Verbrechen. Beispielsweise in biografischen Studien zum ärztlichen Personal: Etwa zu der Ärztin Dr. Martha Fauser (1889–1975)[8] oder zu dem Arzt Maximilian Sorg (1877–1954).[9] Diese Biografien sind Gegenstand von akademischen Qualifikationsarbeiten und freien Forschungspublikationen unseres Forschungsbereichs für Geschichte und Ethik der Medizin. Ebenso Biografien der Opfer und der Umgang der Täter mit den Angehörigen der Opfer.[10]

Auch das ärztliche Leitungspersonal in der Tötungsanstalt Grafeneck, wie beispielsweise Horst Schumann (1906–1983) als erster ärztlicher Leiter Grafenecks, später der T4-Tötungsstätte Pirna-Sonnenstein, steht im Fokus des Interesses: Schumann war später in den nationalsozialistischen Vernichtungslagern des Holocaust bzw. der Shoah in Osteuropa auch für diese Verbrechen mitverantwortlich.

Interessierte wollen in zwei Richtungen durch uns adressiert sein: klinikintern sowie in die klinikexterne Öffentlichkeit hinein. 4.000 Mitarbeiterinnen und Mitarbeiter im Verbund der Klinik sowie jährlich dreistellige Zahlen an

8 Pollmann u. Müller 2011. Zu Fauser siehe auch bei Mueller and Reichelt 2019.
9 Henzi u. Müller 2011.
10 Schmidt-Michel u. Müller 2018.

Menschen, die stationär und ambulant behandelt werden, „begegnen“ uns bereits klinikintern. Die klinikinternen Anfragen werden durch Forschungsbereich und Museum beantwortet. Zudem nehmen Interessierte an sogenannten Klinik-Spaziergängen teil.[11]

Historische Themen sind in unserer Klinik darüber hinaus und in angemessenem Anteil regelhaft Gegenstand der seitens der Landesärztekammer zertifizierten Fort- und Weiterbildungsveranstaltungen der Klinik. Also Bestandteil der KLINISCHEN Fortbildung – in jedem Semester. Nicht nur an Gedenktagen. Der Klinikverbund bildet auch eine große Zahl an jungen Menschen in anderen Gesundheits-, Verwaltungs- und technischen Berufen aus. Als regional bedeutender Träger von Bundes-Freiwilligendiensten bieten wir für etwa 140 junge Menschen in jedem Jahr einschlägige Seminare und Besuche in unseren Museen, in der Gedenkstätte Grafeneck oder derjenigen des ehemaligen Konzentrationslagers in Ulm an.

Die Funktion des genannten Klinikstandorts als Psychiatrischer Klinik der Universität Ulm bringt darüber hinaus mit sich, dass etwa 60 bis 80 Studierende der Medizin in jedem Semester ein Psychiatrie-Blockpraktikum mit Residenzpflicht in der Klinik absolvieren. In der Schriftenreihe der DGGN findet sich hierzu bereits ein retrospektiver Beitrag.

Dieses Praktikum beinhaltet neben der Vielzahl psychiatrischer Unterrichtsinhalte ebenfalls eine Veranstaltung zur Psychiatrie im Nationalsozialismus.

Insbesondere mit dieser Zielgruppe kann im Unterricht sehr gut eine Diskussion zum Thema von Medizinverbrechen in verschiedenen europäischen oder globalen Kontexten der 1950er bis 2020er Jahre initiiert werden. Diese befördert dabei auch den seit langem geforderten Aspekt einer vergleichenden europäischen Erinnerungskultur. Eine derart geweitete Perspektive gewinnt auch vor dem Hintergrund der demographischen Veränderungen in einer Migrationsgesellschaft ihre (weiterhin zunehmende) Plausibilität, für die inzwischen Generationen hierzulande ausgebildeter Studierender und bereits Arbeitstätiger in der Medizin und Psychologie selbst stehen. Als Streiflicht einige thematische Eindrücke:

Da also ganz offensichtlich ärztliches Fehlverhalten wohl auch in Zukunft möglich ist, hat das Argument Gewicht, dass der historisch informierte und kritische Umgang mit solchen Fällen unsere Reflexionsfähigkeit erweitert und zu einer wachen und kritischen Haltung bei den medizinisch Tätigen selbst beitragen kann.

---

11 https://www.forschung-bw.de/history/content/zwiefalten/2009index.html (25. Mai 2025).

Ein wesentlicher Anteil der genannten Gruppen Auszubildender besucht im Rahmen der skizzierten Veranstaltungen unsere Museumsstandorte Zwiefalten (seit 2003) sowie Bad Schussenried (seit 2010). Beim Württembergischen Psychiatriemuseum können auch Wechsel- und Wanderausstellungen entliehen werden.[12]

Neben der Möglichkeit, die musealen Einrichtungen des Klinikverbunds für die Verbreitung von Wissen zu den NS-Medizinverbrechen zu nutzen, nehmen Veranstaltungen mit 9./10. Klassen örtlicher Schulen seit 1996 einen hohen Stellenwert ein.[13] An diesen Veranstaltungen allein nehmen in jedem Jahr 200-300 Schülerinnen und Schüler teil. Sie finden am außerschulischen Lernort und in den historischen Räumlichkeiten der alten Klinik statt. Stadt und Klinik begehen alljährlich zum 27. Januar eine mit Fachvorträgen integrierte, gemeinsame Gedenkfeier.

Erstmals 2006 begleitete Klinikpersonal auch Schulklassen auf Busfahrten entlang der Deportationsstrecke der „Euthanasie" – Transporte von Ravensburg-Weissenau nach Grafeneck.

Seit 2019 werden solche Busfahrten von uns – in Zusammenarbeit mit dem gemeindepsychiatrischen Verbund – für alle in der Psychiatrie der Region tätigen Berufsgruppen, zusammen mit interessierten Patientinnen und Patienten, angeboten.

Ein bedeutender Teil der externen Öffentlichkeit, die an uns herantritt, sind, wie erwähnt, die Angehörigen von Opfern, aber auch Gemeindevertreter oder akademische Forschungsgruppen. Die Zahl der Anfragen nach Schicksalen von Patientinnen und Patienten seitens Angehöriger stieg seit 2007 stark an.

Wir erklären uns dies auch mit dem beschriebenen, an unserer Klinik 2007 etablierten „Denkmal der grauen Busse", dessen Existenz auch Gesprächsbereitschaft der Klinik zu transportieren scheint.

An unserem Forschungsbereich entstand eine Reihe an Publikationen in Fachzeitschriften. Unser klinikeigener Verlag „Psychiatrie und Geschichte" ergänzt das Gesamt-Spektrum unserer Publikationen. Ein aus dem Italienischen übersetztes Theaterstück zur „Euthanasie" im nationalsozialistischen Deutschland etwa, das in Hamburg spielt (Müller/Floridia 2016), sei hier, pars pro toto, als eine der Publikationen im eigenen Verlagshaus genannt.

---

12 Näheres zu den Museumsstandorten Zwiefalten und Bad Schussenried sowie zu Wechsel- und Wanderausstellungen siehe unter: https://www.forschung-bw.de/history/psychiatricmuseum.php (27. Mai 2025).

13 Engelhardt u. Tenter 2017.

Die Verantwortlichen im Verlag hatten das Theaterstück zunächst 2020, zusammen mit einem Theaterpädagogen, mit Laienschauspielerinnen aus dem Pflegepersonal inszeniert und gefilmt, um es bei der Arbeit mit Schulklassen einsetzen zu können. Es wurde im Jahr 2023 im Berliner „Theater unterm Dach“ im Stadtteil Prenzlauer Berg, uraufgeführt, jetzt also im professionellen Theatersegment.

Im zweijährlichen Turnus organisiert unser Forschungsbereich Fachtagungen zur Geschichte des Nationalsozialismus, die Forschungs- und Gedenk- wie auch museale Initiativen zur Geschichte des Nationalsozialismus in der Region zusammenbringen und vernetzen – im Sinne dessen, was im Angelsächsischen als *Public Outreach* bezeichnet wird.

Die mit der Historischen Forschung und Gedenkkultur vor Ort Betrauten treibt hierbei der folgende Gedanke an – und um: Auch das Gesundheitswesen einer Gesellschaft mit freiheitlich-demokratischer Grundordnung muss immer wieder aufs Neue gesichert und weiterentwickelt werden. Der bewusste und historisch informierte Umgang mit der (eigenen) Vergangenheit ist hierfür Voraussetzung. Es ist eminent wichtig, dass Hochschulmedizin und *Academia* auch hier einen historisch informierten Beitrag leisten, auch außerhalb ihrer direkten Verpflichtungen und ihres institutionellen Rahmens – in der Gesellschaft.

Literaturverzeichnis

Baader, Gerhard; Schultz-Venrath, Ulrich (1989) (erstmals erschienen 1980) Medizin und Nationalsozialismus: tabuisierte Vergangenheit – ungebrochene Tradition? (=4. Aufl.). Verlagsgesellschaft, Berlin.

Engelhardt, Heike; Tenter, Jochen (2017) Gedenken mit Jugendlichen. Eine subjektive Chronik der Jahre 2004 bis 2016. In: Müller, Thomas; Kanis-Seyfried, Uta; Reichelt, Bernd: Schepker, Renate (Hrsg.) Psychiatrie in Oberschwaben. Die „Weissenau“ bei Ravensburg zwischen Versorgungsfunktion und universitärer Forschung. Verlag Psychiatrie und Geschichte, Zwiefalten, S. 376–388.

Ferreau, Christine (2017) Das Denkmal in Köln. In: Müller, Thomas; Schmidt-Michel, Paul-Otto; Schwarzbauer, Franz (Hrsg.) Vergangen? Spurensuche und Erinnerungsarbeit. Das Denkmal der grauen Busse. Verlag Psychiatrie und Geschichte, Zwiefalten, S. 226–227.

Henzi, Martina und Müller, Thomas (2011) Die NS- Psychiatrie in Württemberg. Das Beispiel des Psychiaters Maximilian Anton Sorg. In: Holdorff, Bernd; Kumbier, Ekkehardt (Hrsg.) Schriftenreihe der Deutschen Gesellschaft für die Geschichte der Nervenheilkunde (=Bd. 17). Königshausen und Neumann, Würzburg, S. 43–61.

Mueller, Thomas (2018) Remembering psychiatric patients in Germany murdered by the Nazi regime. The Lancet – Psychiatry 5 (Oct. 2018): 789–790 (web appendix).

Mueller, Thomas; Reichelt, Bernd (2019) The 'Poitrot Report', 1945. The first public document on Nazi Euthanasia. History of Psychiatry 30: 314–324. DOI: https://doi.org/10.1177/0957154X19842017.

Müller, Thomas; Kanis-Seyfried, Uta und Reichelt, Bernd (Hrsg.) (2022) Psychiatrie und Nationalsozialismus im deutschen Südwesten und angrenzenden Gebieten (I). Verlag Psychiatrie und Geschichte, Zwiefalten.

Müller, Thomas; Schmidt-Michel, Paul-Otto; Schwarzbauer, Franz (Hrsg.) (2017) Vergangen? Spurensuche und Erinnerungsarbeit – Das Denkmal der Grauen Busse. Verlag Psychiatrie und Geschichte, Zwiefalten.

Pollmann, Iris; Müller, Thomas (2011) Dr. Martha Fauser – eine württembergische Psychiaterin in der NS-Zeit. In: Holdorff, Bernd; Kumbier, Ekkehardt (Hrsg.) Schriftenreihe der Deutschen Gesellschaft für die Geschichte der Nervenheilkunde (=Bd. 17). Königshausen und Neumann, Würzburg, S. 63–76.

Schmidt-Michel, Paul-Otto (2017) Post wohin? Briefe von Angehörigen an Opfer der Aktion T4. In: Müller, Thomas; Schmidt-Michel, Paul-Otto; Schwarzbauer, Franz (Hrsg.) Vergangen? Spurensuche und Erinnerungsarbeit – Das Denkmal der Grauen Busse. Verlag Psychiatrie und Geschichte, Zwiefalten, S. 71–91.

Schmidt-Michel, Paul-Otto; Müller, Thomas (2018) Der Umgang mit Angehörigen der Opfer der „Aktion T4" durch die NS-Behörden und die Anstalten in Württemberg. Psychiatrische Praxis 45: 126–132.

II.

Zur Methodologie der Geschichte der Nervenheilkunde

Viktor Kafka, die psychiatrische Serologie in Hamburg-Friedrichsberg und die Abderhaldensche Reaktion 1913 bis 1928

von Kai Sammet

Viktor Kafka, Psychiatric Serology in the Hamburg-Friedrichsberg Asylum, and the Abderhalden Reaction, 1913 to 1928

Summary: To date, the history of psychiatric serology remains largely unexplored. This paper aims to sketch the history of serology in psychiatry, beginning with the establishment of a serologic laboratory in the Hamburg-Friedrichsberg Asylum. It will then present a brief biography of Viktor Kafka (1881–1955), who was the head of the laboratory. The paper then proceeds to describe the so-called Abderhalden reaction, along with the theory of autointoxication and discusses the introduction of the Abderhalden reaction in psychiatry by August Fauser (1856–1938). This is followed by a description of Kafkas scientific publications about the Abderhalden reaction. The paper concludes with some reflections on the historical controversies associated with the Abderhalden reaction.
Keywords: history of psychiatric serology, Viktor Kafka (1881–1955), Abderhalden Reaction, August Fauser (1856–1938), autointoxication, psychoses.

Zusammenfassung: Die Geschichte der psychiatrischen Serologie ist wenig untersucht. Der Beitrag gibt Hinweise auf die Einführung der Serologie in die Psychiatrie, die Etablierung eines serologischen Labors in Hamburg-Friedrichsberg. Ebenso wird die Biographie des Leiters der Serologie, Viktor Kafka (1881–1955), skizziert. Anschließend stelle ich die Abderhaldensche Reaktion (A.R.), die Theorie der Autointoxikation und die Einführung der A.R. in die Psychiatrie durch August Fauser (1856–1938) vor. Es folgt die Beschreibung der Forschungen Kafkas zur A.R. Schließlich wird auf die wissenschaftshistorische Problematik der A.R. eingegangen.
Schlüsselwörter: Geschichte der psychiatrischen Serologie, Viktor Kafka (1881–1955), Abderhaldensche Reaktion, August Fauser (1856–1938), Autointoxikation der Psychosen.

Einleitung: Fragment einer Fallgeschichte

Am 21. Dezember 1925 schrieb der Hamburger Kaufmann Adolf R. an Wilhelm Weygandt (1870–1939), Leiter der Staatskrankenanstalt Friedrichsberg, dass er ihm auf Empfehlung seines Hausarztes seinen Neffen zur Untersuchung sende.[1] Was war passiert? Sein Neffe, Hans K., Landwirt, gerade 25 Jahre alt geworden, fühle sich seit Ende November „nicht mehr wie früher". Wie R. weiter berichtete, habe er Hans, der im Rheinland lebte, wegen jener Veränderung nach Hamburg kommen lassen: „Der junge Mann wurde im September auf Grund einer Anonce von einem angeblichen Direktor nach Köln zur Besichtigung eines Motorpflugs eingeladen, dort soll er hypnotisiert worden sein". In Hamburg angekommen, hatte er tags darauf „einen heftigen Anfall, ich kam durch Zufall nach Hause, er war weggelaufen und redete irre". Hans K. kam noch am selben Tag, dem 21. Dezember, in die Privatbehandlung Weygandts. Am 28. Dezember wurde K. in die Offene Abteilung in Friedrichsberg aufgenommen. Für solch eine Aufnahme war ein Attest nötig. Interessanterweise berief sich Weygandt zur Begründung neben einer klinischen Schilderung – K. glaube sich „seit einigen Monaten psychisch beeinflusst und verändert, vermeintlich durch Hypnose" – auf den Ausfall einer Blutuntersuchung, deren Ergebnis sehr gut zur paranoiden Symptomatik passte. Im „Dialysierversuch nach Abderhalden" ergaben sich „Abbaureaktionen von Cortex und Testikel". Es kommt hier nicht darauf an, dass der Fall uneindeutig blieb – die experimentalpsychologische Untersuchung wies eher auf hysterische Reaktionen oder einen depressiven Hemmungszustand hin – noch ist der weitere Verlauf relevant, K. wurde schon am 7. Januar 1926 entlassen, seine Spur verliert sich. Vielmehr ist diese Fallgeschichte aus mehreren Gründen instruktiv: (1) geht es um Weygandts Rekurs auf den sogenannten Dialysierversuch nach Abderhalden, der Beweiskraft für das Vorliegen einer psychischen Erkrankung haben sollte; das verweist (2) auf die noch junge Entwicklung der psychiatrischen Serologie. (3) Damit verbunden ist die Frage nach der Rolle endokriner Drüsen in der Pathogenese psychischer Erkrankungen.

Ich gebe zuerst Hinweise auf die Geschichte der psychiatrischen Serologie. In Hamburg sollte diese schon früh, um 1910, in einem eigenen Labor etabliert werden. Es folgt also eine Skizze zur Entwicklung derselben in Hamburg-Friedrichsberg. Deren erster Leiter, Viktor Kafka (1881–1955), gehört zur ersten Generation spezialistisch arbeitender Serologen. Dieser Aufsatz ist Teil

1 Das Folgende nach: Patientenakte Friedrichsberg 57115, Hans K.

einer größeren biographischen Arbeit über Kafka, der nicht nur wissenschaftshistorisch von Interesse ist, sondern auch von daher historisch relevant, da Kafka aufgrund seiner jüdischen Abstammung während der NS-Zeit verfolgt und vertrieben wurde. Als ersten Zugang zu seiner Tätigkeit als Serologe werden zunächst Kafkas Forschungen zur Abderhaldenschen Reaktion beschrieben.

Notizen zur Entwicklung der psychiatrischen Serologie um 1900

In einem kurzen historischen Abriss aus dem Jahr 1924 holte Viktor Kafka weit aus. Meist werde die Serologie auf das hippokratische Konzept der Humoralpathologie zurückgeführt, doch habe es sich dabei „um rein theoretische Spekulationen" gehandelt.[2] Nach einem Parforceritt durch die Jahrhunderte identifizierte Kafka die Paradigmen der Bakteriologie, Immunologie und Endokrinologie als wichtige Bau- und Meilensteine für die Hinwendung der Psychiatrie zur Erforschung von Körperflüssigkeiten. Zentraler Ausgangspunkt war die Entwicklung der Wassermann-Reaktion zur Diagnose der Syphilis im Jahr 1906. Für die psychiatrische Serologie spielte überdies die Einführung der Lumbalpunktion im Jahr 1891 eine wichtige Rolle wie auch insgesamt Entwicklungen im Wissen um die Proteinbiochemie.

Die Etablierung des bakteriologisch-serologischen Labors in Friedrichsberg seit 1909

Auf- und Ausbau der serologisch-bakteriologischen Abteilung in Friedrichsberg gehören in einen größeren Kontext. Als Wilhelm Weygandt 1908 zum Direktor Friedrichsbergs ernannt worden war, wollte er die Psychiatrie modernisieren. Dazu gehörte die Etablierung von vier Forschungsabteilungen: Anatomie, Serologie, Experimentalpsychologie und Erblichkeitsforschung.[3]

Das Gehirn stellt für die Psychiatrie, didaktisch vereinfacht gesprochen, sozusagen die *hardware* der Psyche dar, daher war die Neuropathologie

2 Kafka 1924, Zitate: 2, 8.

3 Zum nachfolgenden Sammet 2019.

Grundlage der Erforschung psychischer Abweichung. Nach rudimentären Anfängen um 1900 holte Weygandt 1911 Alfons Jakob (1881–1930) nach Hamburg. Verzögert durch den Krieg konnte Jakob erst 1918 eine ausgebaute Abteilung übernehmen. Neben dem Leichenhaus (Sektionen) bestand die Abteilung u. a. aus einem Arbeitssaal mit 20 Arbeitsplätzen, einem Arbeitsraum für Laboranten, Tiersektions- und -operationsraum.

Seit 1909 entwickelte sich das Psychologische Labor. Erst nach der Einstellung einer „Hilfskraft" 1920, die die zeitintensiven Tests machte, lief der Betrieb aber an. Es gab sechs Räume mit einer Fülle von Testapparaten- und -materialien. Die Psychologie diente der „Ergänzung des Krankenstatus", besonders bei forensischen Gutachten, der experimentellen Erforschung der Psychopathologie sowie psychologischer Phänomene bei Gesunden und der Ausbildung. Wegen Zeit-, Personal- und Ressourcenmangel wurden nur etwa jeweils 200 der jedes Jahr ca. 2.000 in Friedrichsberg Aufgenommenen getestet.

Idealiter wäre ein Patient in Friedrichsberg klinisch beobachtet worden, zugleich hätten psychologische Tests die dem groben ärztlichen Blick entzogenen Geheimnisse des diffizilen Funktionierens der Seele ans Licht gebracht. Vielleicht lieferte auch eine Blutuntersuchung einen Hinweis (z. B ein positiver Wassermann-Test als Hinweis auf eine progressive Paralyse) Schließlich hätte – Tod sei Dank – eine Hirnsektion die destruierte *hardware* hinter all dem präsentiert. Doch war das Individuum nicht nur Individuum, sondern Ausprägung überindividueller (pathologischer) Erbmasse: 1918 wurde die Abteilung für psychiatrische Erblichkeitsforschung gegründet. Sie umfasste Karteikarten aller seit 1864 Aufgenommenen sowie Familientafeln und Stammbäume: *big data* zur Erforschung ‚minderwertig' verbildeter Erbmasse.

Die Anfänge der serologisch-bakteriologischen Abteilung in Friedrichsberg gehen bis ins Jahr 1909 zurück.[4] Die Serologie war ursprünglich der Anatomie angegliedert. Es gab eine Nische im späteren Hauptraum der anatomischen Abteilung. Ein Assistenzarzt führte dort vor allem die Wassermann-Reaktion durch. Im Juli 1911 wurde Viktor Kafka, seit 1907 an der Deutschen Psychiatrischen Klinik in Prag, „auf Wunsch von *Weygandt* zur Begründung eines serologischen Labors" nach Hamburg geholt. 1916 bezog die Serologie eigene Räume. Das Personal umfasste einen Assistenzarzt, drei ausgebildete, zwei in Ausbildung befindliche Hilfskräfte. Der Wassermann-Test war anfangs die wichtigste Untersuchung. Dann erweiterte sich das Repertoire. Einige Zahlen zeigen die zunehmende Bedeutung: 1912 wurden 1.050 Untersuchungen

[4] Das Folgende nach Kafka 1930.

jährlich durchgeführt, 1928 circa 36.000, bis 1928 erschienen 135 Publikationen. Allerdings blieben die Serologie, wie auch die anderen Laboratorien, aufgrund der Zeitläufte in ihrer Entwicklung begrenzt. Es gab immer wieder Pläne zum Neubau der Abteilung, die nie ausgeführt wurden. Auch eine Personalvermehrung fand nicht statt, 1930 waren genauso viele Hilfskräfte tätig wie 1920. Ziel der Abteilung war es, alle für Psychiatrie und Neurologie wichtigen serologischen Methoden anzuwenden sowie auch wissenschaftlich zu arbeiten – und eine der wichtigsten Forschungsgegenstände stellte die Abderhaldensche Reaktion dar.

Emil Abderhalden und die Abderhaldensche Reaktion seit 1909 – eine sehr kurze Skizze[5]

Der Schweizer Emil Abderhalden (1877–1950) studierte von 1895 bis 1901 Medizin in Basel. Abderhalden begann mit Forschungen zur Analyse von Mineralstoffen verschiedener Blut- und Milcharten, des Weiteren forschte er über die Eisenaufnahme im Darm. Im Jahr 1902 wechselte er nach Berlin, wo er über die Biochemie der Proteine und Fragen der Ernährung arbeitete. Die zentrale Grundidee bestand darin, dass Nahrungsstoffe im Darm fermentativ in ihre Bestandteile zerlegt werden, um resorbierbar zu sein, ein Thema, das er auch in seiner Habilitation 1904 bearbeitete: das Nahrungseiweiß werde bis zu Aminosäuren zerlegt, resorbiert und dann wieder zum Aufbau der Körperzellen verwendet. 1908 wurde Abderhalden Professor für Physiologie an der Tierärztlichen Hochschule in Halle.

Im Folgenden geht es um sein „Lieblingsforschungsobjekt“, die sogenannten Abwehr- oder Schutzfermente, die immunologisch tätig sein sollten, aber nicht existieren, eine Tatsache, die gegenüber Abderhalden 1998 zum Vorwurf des Wissenschaftsbetrugs, also absichtlicher und bewusster Täuschung, führte.[6]

Hier sind zuerst einige Bemerkungen nötig, zum einen begrifflicher Natur, zum anderen muss die Abderhaldensche Reaktion (ab jetzt: A.R.) dargestellt werden. Anschließend widme ich mich der A.R. in der Psychiatrie zwischen

5 Das Folgende nach: Kaasch 2000; ebenfalls sehr hilfreich Fattahi 2005.

6 „Lieblingsforschungsobjekt“: Kaasch 2000: 149. Zu weiteren Tätigkeiten, so u. a. als Präsident der Leopoldina siehe insgesamt Kaasch 2000. Zum Vorwurf des Wissenschaftsbetrugs: Müller-Hill/Deichmann 1998, siehe unten.

circa 1912 und 1928. En passant werde ich einige epistemologische und wissenschaftstheoretische Gründe ergänzen, die helfen sollen, den langjährigen Erfolg der A.R. vielleicht besser zu verstehen.

Ich beschränke mich in der vorliegenden Studie dabei auf die Psychiatrie und hier wiederum auf die Forschungen Kafkas, eine umfassende historische Aufarbeitung der A.R. ist an anderer Stelle vorgesehen.

Zur Begrifflichkeit sind drei Bemerkungen hilfreich: (1) Ursprünglich sprach Abderhalden von Schutzfermenten, dann von Abwehrfermenten, schließlich nur noch von der Abderhaldenschen Reaktion. Des Weiteren wird oft vom „Dialysierversuch" oder vom „Dialysierversuch nach Abderhalden" gesprochen.[7] (2) Ein begriffliches Problem stellt der Ausdruck *Fermente* dar. Zum einen war man sich (siehe weiter unten) über die Natur dieser vermeintlichen Schutzmechanismen nicht einig. Zum anderen wäre es merkwürdig, von nicht-existenten Entitäten zu sprechen, so, als wären sie existent. Man würde derart die Sprachregelung der Quellentexte übernehmen. Ich habe daher die Lösung gewählt, die vermeintlichen *Fermente* in einfache Anführungszeichen zu setzen: ‚Ferment'. (3) Ein weiteres begriffliches Problem: die ‚Fermente' sollten, so die Annahme (siehe dazu gleich) zu einem enzymatischen *Abbau* von Proteinen führen. Daher wurde oft der Kürze halber, zum Beispiel in der Psychiatrie, von „Abbau von Gehirn" oder „Abbau von Geschlechtsdrüse" gesprochen. Wiederum: wo ein vermeintlich existentes Agens keine Wirkung entfalten kann, kann man auch nicht von Abbau sprechen. Wieder übernähme man die Sicht der Quellen. Ich werde also erneut hier einfache Anführungszeichen setzen: ‚Abbau'.

Worum handelt es sich bei der A.R.? Hier ist instruktiv, was Abderhalden 1913 selbst über Entwicklung und Grundannahmen der A.R. schrieb. Seit etwa 1906 nahm er an, dass körpereigene Zellen zur Abwehr körperfremder Zellen oder von deren Produkten Mechanismen benutzten, die ihnen biochemisch-physiologisch „bekannt" waren. Daher untersuchte er, ob sich im Blutplasma „normalerweise bestimmte Fermente" fanden und ob vielleicht „nach Zufuhr" fremden Materials sich im Plasma solche ‚Fermente' „nachweisen lassen, die vorher fehlten". Ganz offensichtlich arbeitete Abderhalden hier mit einer Analogie zum Immunsystem. Die Ähnlichkeit besteht darin, dass die Immunabwehr *fremd* von *eigen* unterschied. In ähnlicher Weise konnte das vom Verdauungssystem gesagt werden. Bei Lebewesen, die ein Darmrohr entwickelt hatten, stand nur dieses mit der Außenwelt „in Beziehung": Der Zweck

7 Kafka 1924: 39.

der Verdauung bestand in der Perspektive Abderhaldens darin, „zu verhindern", dass Stoffe in den Körper gelangten, „die weder dem Blute noch den Körperzellen angepaßt sind". In den Organismus via Darmrohr kamen also körperfremde Stoffe, die dann körpereigen gemacht, „vollständig umgeprägt" wurden. Abderhalden nahm weiters an, dass jede Zelle verdauen könne. Folglich gab es auch organeigene/-fremde, zelleigene/-fremde sowie bluteigene/-fremde Stoffe, wobei dann zum Beispiel „die spezifisch aufgebauten Stoffe des Blutes [...] als **zellfremd"** und „umgekehrt die zelleigenen Substanzen als **blut-**oder noch besser **plasmafremd**" anzusehen seien.

Welche Maßnahmen ergriff also der Organismus, wenn Stoffe in ihn gelangten, die zum Beispiel blutfremd waren? Hatten die „Körperzellen auch jenseits des Darmkanals" die Fähigkeit, „zusammengesetzte Stoffe, die dem Organismus fremd sind, durch weitgehenden Abbau in indifferente Bruchstücke zu zerlegen, die dann die Zellen zum Aufbau neuen Materials oder als Energiequelle benutzen können?" Ja, so Abderhalden, es unterliege „keinem Zweifel mehr", dass ein erheblicher Teil der „Zellstoffwechselprozesse durch Fermente" bewerkstelligt wird. Es sei „somit bewiesen", dass jede Körperzelle „verdauen" könne.[8]

Zunächst war für eine größere (wissenschaftliche) Öffentlichkeit Abderhaldens Theorie nicht relevant. Erst als Abderhalden, stets an der praktischen Anwendbarkeit seiner Forschung interessiert, die (weitreichende) Idee äußerte, seine ‚Entdeckung' könne u. a. für die Diagnose der Schwangerschaft oder den Nachweis von Krebszellen verwendet werden, entwickelte sich, salopp gesagt, ein regelrechter *hype* in diesem Bereich der Wissenschaft. Als Abderhalden dann im Oktober 1913 über die glänzenden Aussichten der A.R. sprach, kannte die Begeisterung keine Grenzen. Die Presse berichtete über Abderhaldens „'sensationellen Vortrag'", ab jetzt finde die Diagnose nicht mehr am Krankenbett, sondern „'in der Retorte des Chemikers'"[9] statt.

Die Untersuchung selbst war in ihren Grundzügen einfach. Am Beispiel der Schwangerschaftsdiagnostik exemplifiziert, hieße dies etwa: im Körper einer Schwangeren ist die Plazenta ein *fremdes* Organ. Folglich müsste sich im Blut der Schwangeren eine Reaktion *gegen* Plazentaprotein nachweisen lassen. Und wie ließ sich das ‚nachweisen'? Man gab Plazentagewebe in eine Dialysierhülse, diese war für Protein undurchlässig, für Proteinspaltprodukte

---

8 Abderhalden 1913, Zitate: V, 11, 16, 22, 23, 41, 49.

9 Zit. nach Kaasch 2000: 150.

durchlässig. Wenn sich in einem Serum ‚Schutzfermente' gegen Plazentamaterial fanden, dann sollten diese das fremde Protein ‚verdauen', abbauen, die Proteinspaltprodukte passierten die Dialysierhülse, gelangten in die Außenflüssigkeit, wo sie durch die Ninhydrin-Reaktion nachweisbar wurden – 1911 hatte der Chemiker Siegfried Ruhemann (1859–1943) eher zufällig entdeckt, dass Ninhydrin sich mit Aminosäuren und Peptiden blauviolett färbt.[10] Interessanterweise stammte der Ausdruck Ninhydrin nicht von Ruhemann, sondern scheint von Abderhalden eingeführt worden zu sein. Kurz nach Ruhemanns Entdeckung erhielt er eine Probe und spielte einen „important part in popularizing the use of the reagent on the continent".[11] Praktisch wie faktisch funktionierte die A.R. also so, dass man Organbestandteile und Serum miteinander in Kontakt brachte und dann ablas, ob sich eine blauviolette Färbung ergab oder nicht.

‚Nachgewiesen' wurden also nicht ‚Fermente', sondern die Wirkung ihrer (behaupteten) Tätigkeit: das Vorhandensein von Proteinspaltprodukten. Dazu zwei Anmerkungen: (i) eine solche Vorgehensweise findet sich oft in medizinisch-biologischen Experimenten: man weist nicht das kausale Agens nach, sondern dessen Wirkung; (ii) es handelt sich um eine spezifische Fassung eines (wissenschaftstheoretischen) Entitäten-Realismus: Elektronen sind nicht (direkt) beobachtbar, aber wir schließen von ihren Wirkungen auf ihre Existenz.[12] Das Problem im Fall der A.R. bestand in der Nachweisreaktion – aber nicht allein darin.[13] Erklärlich wird die Faszination der Psychiatrie für die A.R., wenn man eine um 1900/1920 heiß gehandelte Ansicht über die Ätiologie von Geisteskrankheiten in den Blick nimmt. Verkürzt formuliert: die nicht-existenten Fermente ‚bestätigten' eine zeitgenössische Theorie, die wiederum die Existenz der ‚Fermente' bestätigte. Um welche Theorie handelte es sich hierbei?

---

10 Ruhemann 1910. Siehe dazu auch West 1965.

11 West 1965: 387. Siehe dazu: Abderhalden/Schmidt 1911.

12 Ich vereinfache natürlich sehr: eine eingehende Diskussion findet sich bei: Hacking 1996.

13 Siehe dazu meine Schlussbemerkungen.

Die Autointoxikationshypothese[14]

Soweit ersichtlich, geht die Vorstellung, Erkrankungen könnten durch eine ‚Selbstvergiftung' entstehen, auf den Berliner Mediziner Hermann Senator zurück. Dieser hatte zum Beispiel 1883 das diabetische Koma untersucht und behandelt. „Dyscrasien" könnten entstehen „durch Resorption von im Körper selbst gebildeten abnormen (giftigen) Umsetzungsproducten", die aus dem Verdauungssystem stammten, sich aber im Nervensystem bemerkbar machten.[15] Bei diesen Überlegungen stand die Entwicklung der Bakteriologie Pate. Mikroorganismen konnten in jedem Organ Erkrankungen auslösen. Allerdings waren dafür nicht die Bakterien selbst, sondern von diesen gebildete Toxine verantwortlich – und diese konnten insbesondere im Darm endogen entstehen. Diese intestinale Autointoxikationstheorie wurde in der Folge von einigen französischen Physiologen weiter ausgebaut. Schnell liebäugelten Psychiater mit dieser Idee. Schon 1896 ging Kraepelin davon aus, dass die Dementia praecox durch eine Autointoxikation zustande käme. Allerdings spielte hier weniger der Darm eine Rolle als vielmehr andere, gewissermaßen neu entdeckte Organe: Das Aufkommen endokrinologischer Vorstellungen „added a new endogenous etiological hypothesis".[16] 1904 bemerkte Kraepelin, man sehe bei der Dementia praecox „greifbare Zerstörungen der Hirnrinde", für ihn lag es „bei den Beziehungen der Krankheit zum Entwicklungsalter, zu Menstruationsstörungen, zum Fortpflanzungsgeschäfte, zum Klimakterium" „wohl am nächsten, an eine *Selbstvergiftung* zu denken", die irgendwie im Zusammenhang „mit Vorgängen in den Geschlechtsorganen stehen könnte".[17] Ohne Weiteres identifizierte man (1) *psychische* Symptome, die als defizitäres Denken und Fühlen aufgefasst wurden, mit einem die Hirnrinde zerstörenden Prozess der (2) auf eine den „ganzen Organismus treffende Stoffwechselstörung" zurückgehe. Diese Stoffwechselstörung wurde auf eine

---

14 Einschlägig für die Autointoxikations-Hypothese sind die Arbeiten von Richard Noll. Siehe besonders: Noll 2004.

15 Senator 1883: Zitat 259.

16 Noll 2004: 68.

17 Kraepelin 1904: 270.

Schädigung endokriner Organe, besonders der Geschlechtsdrüsen zurückgeführt.[18] Kurz: wenn bei Geistesstörungen endogene Stoffe/'Toxine' (vergleichbar der Plazenta) agierten, dann müssten sich durch die A.R. ebenfalls ‚Fermente' nachweisen lassen, die gegen die vergiftenden Organe agierten.

Eine Art *gatekeeper*-Funktion, der die A.R. in die Psychiatrie einführte, hatte August Fauser (1856–1938), seit 1907 Direktor der Irrenabteilung des Stuttgarter Bürgerhospitals. Zentral für seine Funktion waren seine Ergebnisse, die sowohl den Wert der A.R. für die Psychiatrie wie auch die Autointoxikationshypothese ‚bewiesen'.

August Fauser und die Einführung der A.R. in die Psychiatrie

Fauser hatte schon länger nach einer laborchemischen Methode zur Diagnose und Differentialdiagnose der Dementia praecox gesucht. Doch alle seine Versuche seit 1909 scheiterten, so dass er weitere Versuche fürs Erste aufgab. Es erstaunt also wenig, wenn er von Abderhaldens Ergebnissen fasziniert war. Im Jahr 1912 bemerkte er, er fände besonders dessen Idee relevant, dass es nicht nur ‚arteigene/artfremde', sondern auch „blutfremde" oder „organfremde" Substanzen gebe. Fauser begann mit Schwangerschaftstests bei Kühen: Es kam „nie" eine „Fehldiagnose" vor. Dann untersuchte er Patienten mit einer Dementia praecox. Er fand in acht von elf Fällen ‚Hirnabbau', bei fünf von acht Untersuchten wurde Hoden ‚abgebaut'. Dabei hatte er nur Fälle untersucht, die er „mit erheblicher Sicherheit diesen „endogenen Verblödungsprozessen" zurechnen durfte", er blieb in stetem Kontakt mit Abderhalden, stets fanden sich Übereinstimmungen.[19] Hatte er 1912 55 Fälle untersucht, so berichtete er Anfang 1913 über weitere 33 Fälle.[20] Schon im Juli 1913 konnte Fauser auf 436 Fälle mit insgesamt 2.225 Einzeluntersuchungen verweisen, wieder überzeugten die Resultate. Gemäß der Theorie der endokrinen Autointoxikation ging er bei Dementia praecox von einer primären Dysfunktion der Geschlechtsdrüsen aus. Der Eiweißabbau dort führe zu toxischen Substanzen, die das Gehirn angriffen. Bei sogenannten „funktionellen

18 Weygandt 1920: 224.
19 Fauser 1912 Zitate: 2446, 2447, 2449.
20 Fauser 1913a: 304.

Psychosen" (wie der manisch-depressiven Erkrankung) konnte Fauser „niemals Schutzferment gegen Hirnrinde" finden.[21]

Überlegungen wie Resultate Fausers sind instruktiv: (1) übernahm er die nie problematisierte Behauptung, es gebe neben ‚artfremden' Substanzen auch solche, die ‚blutfremd' oder ‚organfremd' waren. (2) Seine Untersuchungen dienten nicht dazu, die endokrine Autointoxikations-Hypothese zu hinterfragen, er ging davon aus, dass sie bewiesen war. (3) Fauser erhob keine Zufallsstichprobe. Er ging von der klinischen Diagnose aus. Damit war der Suggestion Tür und Tor geöffnet. Zwei Punkte sind hier zu ergänzen: a) in fast keinem der für diese Studie untersuchten *paper* lässt sich erkennen, ob eine Zufallsstichprobe gezogen wurde. Hingegen scheint dies zumeist nicht der Fall gewesen zu sein, muss hinsichtlich präziser Quantifizierung hier jedoch offen bleiben; b) Die Ergebnisse, die Fauser erzielte, wenn er doppelt-blind vorgegangen wäre (wie es heute Standard ist), zeigen, dass seine eigenen Resultate wenig überzeugen: Felix Plaut (1877–1940), Leiter der Serologie an der Deutschen Forschungsanstalt für Psychiatrie in München,[22] berichtete 1914, dass er u. a. Fauser gebeten hatte, Sera von Kranken der Münchener Klinik *„ohne vorherige Mitteilung* der Diagnose zu untersuchen" (meine Hervorhebung).[23] Fauser erhielt Sera von insgesamt 15 Fällen. Darunter waren vier Fälle mit Dementia praecox. Fausers Ergebnisse: drei zeigten ‚Hirnabbau', einer nicht; ‚Abbau' von Hoden: zweimal positiv, zweimal negativ. In vier Fällen von hysterischer Psychopathie (bei der theoriegerecht kein ‚Abbau' hätte stattfinden dürfen) ‚bauten' zwei Hirnrinde ‚ab', zwei nicht, desgleichen bei Prüfung auf Hoden. Zwei Patienten litten an manisch-depressivem Irresein, wiederum hätte sich stets ein negatives Resultat ergeben müssen, doch beide Fälle waren positiv auf ‚Hirnabbau', Hoden war einmal positiv, einmal negativ. Bei drei Fällen von Paralyse reagierte ein Fall positiv, zwei Fälle negativ auf ‚Hirnabbau', ein Fall von Alkoholismus ‚baute' Hirn ‚ab', ebenso Hoden. Kurz: die ‚geblindeten' Resultate bewiesen nichts.

21 Fauser 1913b: 731.

22 Zu Plaut: Kreuter 1996: 1110.

23 Plaut 1914; Zitat und Resultate Fausers: 56.

Zur Biographie Viktor Kafkas[24]

Viktor Kafka wurde am 12. Oktober 1881 in Karlsbad/Böhmen, heute Karlovy Vary in Tschechien, geboren und starb am 5. Mai 1955 in Bad Wildungen. Kafka, der aus einer jüdischen Ärztefamilie entstammte – Vater, Großvater und Urgroßvater waren ebenfalls Ärzte –, studierte Medizin in Prag und Wien und erhielt am 1. Juni 1906 seine Approbation. Nach seinem zweiten Militärhalbjahr wurde er am 1. Juni 1907 Assistent an der Deutschen Psychiatrischen Klinik in Prag, wo er bis 30. Juni 1911 blieb, die letzten beiden Jahre als erster Assistent. Zum 1. Juli 1907 wechselte Kafka nach Hamburg, am 9. November 1912 erhielt er die Approbation für das Deutsche Reich. In Friedrichsberg war Kafka klinisch tätig und baute das serologische Labor auf. 1915 konvertierte er zum evangelischen Glauben. Im Ersten Weltkrieg leitete er in Friedrichsberg die Frauenaufnahmeabteilung, eine Frauenabteilung und ein Militärlazarett. Im Jahr 1917 erhielt Kafka eine Stelle als Abteilungsarzt, er habilitierte sich im Dezember 1919 und wurde im Juni 1924 zum Professor ernannt.

Im Juni 1933 wurde Kafka die Lehrbefugnis entzogen, im Juli 1939 wurde ihm nach dem bekannten gesetzlichen Vorgang die Approbation entzogen und er ‚bekam', wie jüdische Ärzte und Ärztinnen, allein die Genehmigung als sogenannter „Krankenbehandler" zu arbeiten (also allein jüdische Patientinnen und Patienten behandeln zu dürfen), meldete sich aber im August 1939 wieder ab. 1939 gelang ihm mit seiner zweiten Frau die Flucht nach Norwegen, wo er in Oslo als Arzt tätig war. Nach der Besetzung Norwegens durch Nazi-Deutschland mussten die Kafkas im Dezember 1942 erneut fliehen, diesmal nach Schweden, wo Kafka 1943 die Leitung eines Krankenhauslabors übernahm. Nach dem Krieg besuchte Kafka häufiger Hamburg, wo er an der Universitätsklinik Hamburg-Eppendorf Vorträge hielt, verblieb aber in Schweden, und kehrte wie viele geflüchtete Überlebende nie mehr ganz nach Deutschland zurück.

24 Die folgenden Angaben nach: Schwoch 2018 sowie Staatsarchiv der Freien und Hansestadt Hamburg (=StAHH): Begutachtung der Bewerbungen um Arztstellen bei den staatlichen Irrenanstalten, 352-3 Medizinalkollegium I H 3 c, 1858–1920.

Viktor Kafka und die Abderhaldensche Reaktion 1913 bis 1928

Im Folgenden geht es um Kafkas Forschung zur A.R. Ich kann den komplexen Diskussionskontext, in dem seine Arbeiten standen, im begrenzten Rahmen dieser Studie hier dabei lediglich streifen. Kafkas Publikationen zur A.R. konzentrieren sich auf die Jahre 1913 bis 1921, seine Beiträge im *Handbuch der Psychiatrie* von 1924 respektive dem *Handbuch der Geisteskrankheiten* von 1928 sind kritische Diskussionen der Literatur bis 1924 respektive 1928, sie werden auch herangezogen.[25]

Ende März 1913 stellte Kafka in Friedrichsberg zwei Patientinnen vor, bei denen sich Zeichen der Akromegalie und zugleich einer manisch-depressiven Erkrankung zeigten. Kafka referierte die Theorie der Akromegalie als einer Hypophysen-Erkrankung. Die eine Patientin ‚baute' Schilddrüse ab, jedoch nicht Substanz der Hypophyse, bei der anderen war es umgekehrt. Kafka war noch vorsichtig: „Weitere Prüfungen" müssten ergeben, inwieweit die A.R. geeignet sei, „in die Pathogenese der Störungen der Drüsen mit innerer Sekretion Licht zu bringen".[26]

Im April 1913 sprach Kafka über Schwangerschaftstests mittels der A.R. Ihn interessierte auch, ob sich ‚Ferment' auch im Liquor nachweisen ließ.[27] Zwar reagierte das Blut einer Schwangeren positiv, doch der Liquor blieb negativ, ebenso wie der Liquor von Paralytikern, offensichtlich traten keine ‚Fermente' in den Liquor über.

Zusammenfassend berichtete Kafka erstmalig in einem Vortrag im Juni 1913 im Hamburger Ärztlichen Verein. Inzwischen hatte er sich in Halle bei Abderhalden zur Erlernung der Technik aufgehalten.[28] Im Juli 1913 verwies Kafka auf 120 untersuchte Fälle. Er sprach von den „bedeutsamen Entdeckungen und Methoden" Abderhaldens und lobte Fauser. Kafka vertrat die endokrine Autointoxikationstheorie der Psychosen. Bisher sei wenig auf die Technik der Untersuchung eingegangen worden, obwohl diese doch eine „Hauptrolle" in der Frage des Werts der A.R. spiele. Problematisch waren: (1) die „Beschaffung und Bearbeitung der Organe", (2) die Ablesung des Tests, (3) die Güte der Dialysierhülsen, (4) die Frage, wie viel Serum nötig war, um eine einwandfreie Untersuchung durchführen zu können (eigentlich waren

25 Kafka 1924; Kafka 1928.
26 Kafka 1913a, Zitat: 184.
27 Kafka 1913b.
28 Kafka 1913c.

1,5 ccm vorgesehen, da in Friedrichsberg oft zu wenig Serum für Test und Kontrollen vorhanden war, ging Kafka auf 1,0 ccm herunter). Dann diskutierte er die erwähnten 120 Fälle „normaler sowie geisteskranker Individuen". Siebzehn Gesunde rekrutierten sich aus Wärtern und Wärterinnen sowie Ärzten aus Friedrichsberg. Es scheint keine Zufallsstichprobe gezogen worden zu sein, es wurde *unter Kenntnis* der „Normalität" respektive des Krankheitszustands getestet. So überrascht es nicht, dass Gesunde durchweg negativ reagierten, nur dreimal zeigte sich eine positive Reaktion auf Milz. Es sei nicht sicher, „ob dieser Abbau auf internen Störungen" beruhe (die beiden Wärterinnen, die positiv auf Milz reagierten, seien „anämisch" gewesen) oder ob Milzgewebe „anders präpariert werden" müsse als andere Organe. Wie zu erwarten, reagierten Kranke mit einer Dementia praecox-Diagnose anders. Insgesamt wurden 38 Fälle untersucht, in 20 von 32 getesteten Patienten fand sich eine positive Reaktion auf Gehirn. ‚Abbau' der Schilddrüse war bei 38 Fällen in 20 Proben positiv, drei fraglich, 15mal „sicher negativ". Gegen Hoden fanden sich bei zwölf Fällen sieben positive Reaktionen, gegen Ovar bei 16 Fällen fünf positive. Überzeugend fand Kafka, dass diese Befunde im Wesentlichen mit Fausers Resultaten übereinstimmten. Bei zwei Fällen manisch-depressiver Erkrankung reagierte der eine negativ, wie zu erwarten, der andere positiv auf Gehirn – und zwar als Blut im Zustand „starke(r) manische(r) Erregung" abgenommen worden war. Es sei wohl zu einem „temporären" ‚Gehirnabbau' gekommen. Wiederum theoriekonform reagierten sieben von acht Fällen progressiver Paralyse positiv bei ‚Gehirnabbau', einer war negativ. Hier handelte es sich um eine Patientin mit schwerer Paralyse, die einen Monat später starb – ob hier der moribunde Körper „nicht mehr fähig" gewesen sei, „Schutzfermente zu bilden"?

Zusammenfassend wies Kafka darauf hin, dass sich die Frage „nach der Konstanz der Befunde" in einem bestimmten Krankheitsfall noch nicht beantworten ließ. Ebenso wenig wollte er etwas über die Spezifität der ‚Fermente' sagen, eine Diskussion, die für Unruhe sorgte. Wenn die ‚Fermente' spezifisch reagierten, zielgenau, dann ließen sich weitreichende Aussagen zu Pathogenese und Ätiologie treffen. Waren sie unspezifisch, stellten sie also eine diffuse immunologische Antwort dar, dann verwischte sich das Bild erheblich und die Ergebnisse der Ninhydrin-Reaktion ließen sich kaum verwerten. Für die „bedeutsamste Entdeckung" allerdings hielt Kafka, dass sich bei Dementia praecox ‚Fermente' gegen Geschlechtsdrüsen finden ließen.[29]

[29] Kafka 1913d, Zitate: 341, 343, 344, 346, 349, 350, 351, 353, 360.

Im November 1913 wurde in Friedrichsberg über eine Patientin berichtet, die wohl an einer atypischen Dementia praecox litt, hier fand sich ‚Abbau' von Hirn und Schilddrüse. Überdies wurde ein Fall vorgestellt mit den Diagnosen Imbecillität, Dementia pracox, Lues, Alkoholmissbrauch, hier fand sich ‚Abbau' von Gehirn und Schilddrüse, ‚Abbau' von Hoden und Nebenniere waren wahrscheinlich positiv. Kafka bemerkte zu diesen beiden Fällen, dass offensichtlich, was die A.R. angehe, „die Praxis die Theorie zu überflügeln scheine", es seien „noch sehr viel theoretische Fragen" zu klären. Er bemerkte weiter, dass es weniger auf den ‚Abbau' eines Organs ankomme, sondern vielmehr um „Gruppierungen". So ließ sich im ersten Fall feststellen, dass sich „die Korrelation Gehirn-Schilddrüse" besonders bei atypischen Dementia-praecox-Fällen fand.[30]

Im Januar 1914 ordnete[31] Kafka Serologie und A.R. in die Problematik psychiatrischen Wissens ein: „Wer die Entwicklung" der Psychiatrie verfolge, bemerke, „daß bei dem Mangel an objektiven Untersuchungsmethoden" sich die Forschung „meist einer bestimmten Hilfswissenschaft" zuwende, sei es die Experimentalpsychologie oder die Anatomie. Nun weckte die Serologie weitreichende Hoffnungen. Die A.R. könne „eine große Lücke in unsern Untersuchungsmethoden" ausfüllen. Anschließend ging Kafka auf die Frage nach der Natur der ‚Fermente' ein. Einige Autoren glaubten, es handele sich tatsächlich um Fermente, andere nahmen an, diese Substanzen hätten Amboceptor-Eigenschaft: Das Immunsystem reagierte mit der Produktion von Antikörpern (Amboceptoren) auf ein Antigen. Diese waren aus zwei Anteilen aufgebaut, der zytophile band an die Zelle, Komplement band an den komplementophilen. Komplement wiederum besaß zwei Gruppen, die haptophore dockte an die entsprechende komplementophile Gruppe des Amboceptors an, während die zymotoxische Gruppe die „Trägerin der eigentlichen Komplementwirkung" war.[32] Wieder berührte Kafka die Frage der Spezifität der ‚Fermente' – eine Frage, die sich seines Erachtens nur durch den Tierversuch beantworten ließ. Ende 1913 spielten Kafka und Otto Pförringer (?–1917),[33] seit 1910 Assistent in Friedrichsberg, zwei Versuchsanordnungen durch. Kaninchen wurde intraperitoneal eine Organemulsion, zum Beispiel aus Menschen- oder Kaninchengehirn gespritzt. Nach einigen Tagen wurde

30 Kafka 1913e.
31 Kafka 1914a, Zitat: 153.
32 Ehrlich 1903, Zitat: 509 f.
33 Zu Pförringer: Kreuter 1996: 1091.

deren Serum als Testreagens für die A.R. benutzt. In einer zweiten Versuchsreihe wurde einigen Kaninchen Thorium X, eine radioaktive Substanz, die zur Verminderung weißer Blutkörperchen führte, injiziert.[34]

Diese Tierversuche waren für Kafka zentral, denn nur im Tierversuch gab es seiner Ansicht nach keine Verwischung der Resultate durch Störfaktoren. In der ersten Versuchsreihe gab es nur positive, die A.R. bestätigende Resultate, der Tierversuch war einer der „wichtigsten Bausteine" der A.R, ja, die „Grundlage der Lehre" der A.R., für ihn das „Experimentum crucis".[35] Diese fehlerlos positiven Tests waren ein überzeugender Beweis für die Richtigkeit der A.R.: durchweg ergab sich, dass sich „proteolytische Fermente" nachweisen ließen, „die in absolut spezifischer Weise auf das eingeführte Organ eingestellt sind". Damit war auch die Frage der Spezifität der ‚Fermente' beantwortet. Die Thorium X-Versuche schließlich gaben Hinweise auf die Natur, den Ursprung der ‚Fermente'. Thorium-Kaninchen reagierten fast nicht mit der Bildung von ‚Schutzfermenten', folglich mussten Leukozyten „eine Rolle bei der Entstehung der Abwehrfermente" spielen.[36]

Anfang 1914 war die Zahl der untersuchten Fälle in Friedrichsberg auf 250 angewachsen, davon litten 70 an einer Dementia praecox, die bisherigen Befunde bestätigten sich: Die A.R. sei „eine sehr feinfühlige Methode, sie „zeige „mit großer Präzision gewisse Organveränderungen und" deren „Korrelationen an".[37]

Im März und Juli 1914 berichtete Kafka über Versuche, ‚Fermente' auch im Urin nachzuweisen – was gelang. Das war nicht aus praktischen Gründen wichtig, vielmehr diente die Urinuntersuchung als Kontrolle der Blutuntersuchung.[38] „Vor allem" sei es „theoretisch wichtig", dass ‚Fermente' auch im Harn vorhanden seien. Dadurch werde die „Annahme ihrer Fermentnatur weiter gefestigt".[39]

„Der vor dem Krieg so rege Streit der Meinungen" über die A.R., so Kafka im September 1915, sei „aus äusseren Gründen fast verstummt". Es sei „erklärlich", dass viele, die die A.R. nicht selbst durchführten, „ein unklares Bild" über deren Wert haben mussten, daher berichtete er jetzt über nun insgesamt 600 Fälle erneut. „Vor allem" müsse die Frage beantwortet werden, warum es bisher in der Psychiatrie „zu so widersprechenden Resultaten" gekommen sei. Kafka führte wieder technische Probleme an. (1) wie bei anderen

34 Siehe z. B. Arneth 1913.
35 Kafka 1921: 55; Kafka 1924: 46; Kafka 1928: 230.
36 Kafka u. Pförringer 1914: 1258.
37 Kafka 1914a, Zitate: 155, 153.
38 Kafka 1914b.
39 Kafka 1914c, Zitat: 1275.

chemisch-biologischen Reaktionen setze auch diese Reaktion „eine optimale Menge des Reaktionskörpers“ voraus. (2) sei die Frage, ob der Reaktionskörper einfach oder komplex aufgebaut sei. Sei er komplex aufgebaut (darauf wies neuere Forschung hin), dann ergäben sich zum Beispiel negative Reaktionen, wenn ein bestimmter Teil des Reaktionskörpers fehle. (3) wieder kam es auch auf das als ‚Antigen‘ wirkende Gewebe an. Hier gab es verschiedene Störfaktoren: „Menge, Beschaffenheit und Reaktionsfähigkeit“ spielten eine Rolle (5) Die Reaktion leide leicht unter technischen Fehlern: Beschaffenheit der Dialysierhülsen, „schwere Beurteilbarkeit ganz schwacher Farbtöne der Ninhydrinreaktion“.[40] Erneut diskutierte Kafka die Frage, inwieweit man mit der A.R. „schon zu brauchbaren Resultaten gelangt“ sei und „ob diese in Einklang besonders mit bisher bekannten Ergebnissen der modernen, vor allem somatischen Untersuchungsmethoden“ stünden. Ja, es sei genügend Material beisammen, um schlussfolgern zu können: (1) Gesunde bildeten keine ‚Schutzfermente‘; (2) in Einklang mit der Autointoxikations-Hypothese ließ sich sagen, dass sich bei Schizophrenie (die Bezeichnung der Erkrankung hatte gewechselt) „giftige Eiweissspaltprodukte im Blute“, vor allen Dingen der inneren Sekretion und hier wieder besonders den Geschlechtsdrüsen entstammend, finden ließen, die das Gehirn angriffen. Bei Manisch-Depressiven wiesen die Befunde darauf hin, dass kein ‚Abbau‘, z. B. von Gehirn, stattfinde, außer bei starker Erregung. Kafka blieb, vermeintlich, vorsichtig. Die A.R. stelle nach wie vor einen „wissenschaftlichen Versuch“ dar. Die Reaktion „allein“ dürfe „weder bei der Diagnosestellung“ noch bei „forensischen Gutachten bestimmend“ sein, sie sei nur „unterstützend“.

1916 wollte Kafka mit einer vertrackten Versuchsanordnung genauer in den „Mechanismus“ der A.R. eindringen. Er erkannte, dass der Salzgehalt von Serum und Dialysat am Ende des Tests „ziemlich gleich, und zwar sehr niedrig“ sei. Das kam teils durch Osmose zustande. Wichtiger war, dass sich durch die „Wasseraufnahme und Salzarmut des Serums“ bisher unbekannte „biologische Veränderungen“ zeigten: der hämolytische „Normalamboceptor“ bleibe „intakt“, während das Komplement „nicht mehr oder nur in Spuren nachweisbar“ sei. Die Ursache dieses „Komplementtod(s)“ war neben Salzarmut des Serums „auch die langdauernde Einwirkung der Temperatur von 37°“. Das Komplement spielte bei der A.R. keine Rolle, was wiederum den Fermentcharakter des ‚wirksamen Agens‘ bestätigte.[41]

40 Kafka 1915, Zitate: 1317, 1318, 1319.
41 Kafka 1916a, Zitate: 293, 294, 299 sowie Kafka 1916b.

Der Erste Weltkrieg lieferte interessante Befunde für die weitere Untersuchung des Verfahrens der A.R. Im Juli 1917 berichtete Hellmuth Rautenberg (1879–1966), Arzt in Friedrichsberg, über 1.000 militärärztliche Fälle.[42] Einige seiner Ausführungen sind ebenfalls instruktiv. Serologe und Kliniker müssten völlig unabhängig voneinander arbeiten, die Nachprüfung aber gemeinsam vornehmen. Nur so könne sich der Kliniker über den Wert der Reaktion und die Zuverlässigkeit des Serologen ein Urteil bilden. Die Kriegszeit sei deshalb für „eine kritische Nachprüfung" gut geeignet, weil man ja viele exogene Faktoren ‚gesehen' habe. Wieder zeigte sich, dass funktionelle, also das Gehirn nicht destruierende Fälle, meist negativ waren. „Demgegenüber" stünde „unbestreitbar die Tatsache der überwiegend pluriglandulären (Hirn + Geschlechtsdrüse) Abbauerscheinungen" bei Dementia praecox fest – wobei nur 7 Prozent in dieser Weise positiv reagiert hatten. Unter den 1.000 Militärfällen gab es 100 Kriegsgerichtsfälle. Für die „forensische Beurteilung" sei die A.R. unbedingt brauchbar, „weil eine Dysfunktion" u. a. von Gehirn und Drüsen „tatsächlich nachgewiesen" sei.

In der ersten zusammenfassenden Darstellung von 1924 notierte Kafka, dass bis dato, bis Juli 1923 6.251 Fälle untersucht worden seien. Er notierte, dass er viele Fälle, die er untersucht habe, „selbst nie zu Gesicht bekommen" habe, es läge „nun am subjektiven Faktor des Klinikers", wie dieser die Befunde einschätze. Kafka wiederholte seine Ansicht, dass die der A.R. „zugrundeliegenden Körper" als „Fermente aufzufassen" seien. Wiederum verwies er darauf, dass der Tierversuch alles am besten zeige, denn am „Krankenbett" käme es zur Verwischung aufgrund verschiedener Ursachen, so sei die Reaktion eigentlich spezifisch, aber am Krankenbett liefen oft nicht „organspezifische proteolytische Fermente" mit.[43]

Kafkas Darstellung aus dem Jahr 1928 brachte zum einen nur Bestätigendes. Allerdings geriet Kafka durch die Einführung eines neuen Verfahrens, die sogenannte Alkoholextrakt-Reaktion wieder in Zweifel über den ‚Ferment'-Charakter des Agens, denn dieser Test reagierte so schnell, dass die Bildung von ‚Fermenten' – was einige Zeit erforderte – fast ausgeschlossen schien.[44]

---

42 Zum Folgenden: Rautenberg 1918, hier: 162, 163, 164, 166, 168. Zu Rautenberg: StAHH 352-10 Gesundheitsverwaltung Personalakten 344.

43 Kafka 1924: 54, 58.

44 Kafka 1928.

Schlussbemerkungen: Zur wissenschaftshistorischen und wissenschaftstheoretischen Problematik der A.R.

Das als kausal behauptete Agens der A.R. existiert nicht. Also sind alle mit ihr erzielten ‚Befunde' ohne jeden Sinn. Ist die A.R. ein *fake,* Schwindel, Wissenschaftsbetrug? Oder kollektive Täuschung? Es ist kompliziert. Ich gehe abschließend auf einige Punkte ein, erbringe allerdings keine finale Bewertung. (1) Betrug setzt Absicht voraus. Absichten lassen sich nicht erkennen, bestenfalls aus Verhalten erschließen. Welche Absicht hatte Abderhalden? Gibt es *Beweise* für die *Fälschung* von Daten? Dafür liegen keine Belege vor. Deshalb sind die beiden ausführlichsten Darstellungen zu dieser Frage zurückhaltend. (2) Fattahi diskutierte 2005 den Stand der Eiweißchemie um 1900/1910: Die Proteinchemie sei nicht ausreichend entwickelt gewesen, „um eine solide Basis" für die A.R. „zu liefern". Fattahi sieht „starrsinniges Festhalten" an einer Idee - für den Nachweis des Betrugs reiche das „nicht aus".[45] (3) Kaasch sah im Nachlass Abderhaldens Daten aus den 1940er Jahren ein. Das ergab einen „sehr überraschenden Einblick" in Abderhaldens Auswertungsmethodik. Zwar könnten „keine eigentlichen Fälschungen [...] im (unvollständig vorhandenen) Material bisher nachgewiesen werden", doch seien die Resultate „nicht geeignet", Abderhaldens „Schlussfolgerungen zu stützen". (a) Die Ninhydrin-Reaktion als Farbreaktion erlaubt es, auch schwache Färbungen als ‚positiv' zu werten. Das öffnet Willkür Tür und Tor (b) Abderhalden benutzte keine *quantitativen* Verfahren, (c) die „große Streuung der Parallelversuche" gestatte „keine Schlussfolgerung", dennoch (d) seien „zahlreich von Klinikern [...] ausgefüllte Fragebogen vorhanden, die einen Nutzen der entsprechenden Befunde formal zu bestätigen scheinen", die Resultate seien aber „bei kritischer Betrachtung – nicht nur aus heutiger Sicht – wertlos, wenn man angesichts einer gewissen „Auswertewillkür" nicht darüber hinausgehende Schlüsse ziehen" wolle.[46] (4) Abderhalden sah die Verdauung, u. a. die Proteinzerlegung zu resorbierbaren Bruchstücken *in Analogie* zum Immunsystem. Ein Analogieschluss ist kein gültiger logischer Schluss: A hat Ähnlichkeit mit B. B hat die Eigenschaft C. Folglich hat auch A die Eigenschaft C. Ein Analogieschluss besteht aus zwei Teilen. Hier: System A (Immunabwehr) hat Ähnlichkeit mit System B (Verdauung/Stoffwechsel: Stoffabbau zur Resorbierbarkeit). Also müssen sie

45 Fattahi 2005: 41.
46 Kaasch 2000: 182.

identisch sein, so ‚schloss' Abderhalden. Die Ähnlichkeit/Identität bestand darin, dass die Immunabwehr *fremd* von *eigen* unterschied. Das aber ist nicht die Funktion der Verdauung. Des weiteren ‚erfand' Abderhalden anhand der Semantik von ‚fremd'/'eigen' das Begriffspaar ‚plasmafremd'/'zellfremd'. (5) Diese Vorstellung war äußerst suggestiv. Sie wird für die damalige Psychiatrie ‚beweisend' - zusammen mit der Theorie der Autointoxikation. Hier wurde der Fehler begangen, dass man die Theorie durch die Ergebnisse bewiesen fand und *gleichzeitig* die Ergebnisse durch die (nicht bewiesene) Theorie. Das war u. a. möglich dadurch, dass keine Zufallsstichprobe gezogen wurde *und* durch die Problematik der qualitativen Ninhydrin-Reaktion (6) ‚Fehler', d. h. nicht theoriekonforme Resultate konnten leicht hinwegerklärt werden: ‚Verunreinigung' von Organsubstraten ‚führte', wenn eigentlich ein negatives Ergebnis zu erwarten war, zur Violettfärbung. Oder die Güte der Dialysierhülsen war nicht genügend überprüft worden. Stets ließ sich eine ‚Erklärung' finden. (7) Aber war nicht Kafkas Tierversuch eindeutig verlaufen? Ja. Ohne Versuchsprotokolle kann man vielleicht mutmaßen, dass die Ninhydrin-Reaktion tatsächlich stets positiv ausfiel – aber aufgrund völlig anderer Mechanismen als jenen, die Kafka unterstellte. (8) Durchmustert man die Zahlen, fällt auf, dass statistisch wenig überzeugende Resultate als Bestätigung aufgefasst wurden. Zwei Beispiele hierfür: Bei den im Juli 1913 dargestellten Fällen von Dementia praecox wurden 38 Fälle auf Schilddrüse getestet, 20 waren positiv, also etwas mehr als die Hälfte. Bei 16 Fällen, die auf Ovar getestet worden waren, waren fünf positiv – also nur ein Drittel. Ein weiteres Beispiel: Rautenberg verwies darauf, dass bei den Kriegsfällen 7 Prozent der Dementia praecox-Fälle positiv auf Gehirn und Geschlechtsdrüse reagierten – das kann man kaum als Bestätigung einer Hypothese bezeichnen. (9) Manchmal wurden Fälle, die nicht theoriekonform ‚funktionierten' mit einer nicht bewiesenen Hypothese ‚erklärt'. Ein Beispiel: in einem Fall reagierte eine manisch-depressive Patientin mit ‚Hirnabbau' – und zwar war das in einem Anfall manischer Erregung: hier musste also temporär Gehirn abgebaut worden sein.

Also kollektive Täuschung? Immerhin wurden ja allein in Friedrichsberg bis 1924 mehr als 6.000 Fälle untersucht. Eine validere historische Aufarbeitung der A.R. wird darauf vielleicht Antwort geben.

Quellenverzeichnis

Patientenakte Friedrichsberg 57115, Hans K.

Staatsarchiv der Freien und Hansestadt Hamburg (=StAHH):
Begutachtung der Bewerbungen um Arztstellen bei den staatlichen Irrenanstalten, 352–3 Medizinalkollegium I H 3 c, 1858–1920.
StAHH 352–10 Gesundheitsverwaltung Personalakten 344: Friedrich Hellmuth Rautenberg.

Literaturverzeichnis

Abderhalden, Emil (1913) Abwehrfermente des tierischen Organismus (=2. Aufl.). Springer, Berlin.
Abderhalden, Emil; Schmidt, Hubert (1911) Über die Verwendung von Triketonhydrindenhydrat zum Nachweis von Eiweißstoffen und deren Abbaustufen. Zeitschrift für physiologische Chemie 72: 37–43.
Arneth, ? (1913) Die Thorium X-Wirkung auf das Blutzellenleben. Deutsche medizinische Wochenschrift 39: 733–787.
Ehrlich, Paul (1903) Betrachtungen über den Mechanismus der Ambozeptorwirkung und seine teleologische Bedeutung. Festschrift zum 60. Geburtstag von Robert Koch. Hrsg. Von seinen Schülern. Fischer, Jena, S. 509–526.
Fattahi, Mir Taher (2005) Emil Abderhalden (1877–1950): Die Abwehrfermente. Ein langer Irrweg oder wissenschaftlicher Betrug? Diss. med. Bochum.
Fauser, August (1910) Die sog. „Psychoreaktion“ und einige andere damit zusammenhängende serologische Reaktionen. Deutsche medizinische Wochenschrift 36: 1013.
Fauser, August (1912) Einige Untersuchungsergebnisse und klinische Ausblicke auf Grund der Abderhaldenschen Anschauungen und Methodik. Deutsche medizinische Wochenschrift 38: 2446–2451.
Fauser, August (1913a) Weitere Untersuchungen (3. Liste) auf Grund des Abderhaldenschen Dialysierverfahrens. Deutsche medizinische Wochenschrift 39: 304–306.
Fauser, August (1913b) Pathologisch-serologische Befunde bei Geisteskranken auf Grund der Abderhaldenschen Anschauungen und Methodik. Allgemeine Zeitschrift für Psychiatrie 70: 719–733.

Hacking, Ian (1996) Einführung in die Philosophie der Naturwissenschaften. Reclam, Ditzingen.

Kaasch, Michael (2000) Sensation, Irrtum, Betrug? – Emil Abderhalden und die Geschichte der Abwehrfermente. Acta Historica Leopoldina 36: 145–210.

Kafka, Viktor (1913a) Akromegalie und Psychose. Hamburger Ärzte-Correspondenz 16: 183 f.

Kafka, Viktor (1913b) Schwangerschaftsdiagnostik. Hamburger Ärzte-Correspondenz 16: 171.

Kafka, Viktor (1913c) Vortrag. Hamburger Ärzte-Correspondenz 16: 260 f.

Kafka, Viktor (1913d) Über den Nachweis von Abwehrfermenten im Blutserum vornehmlich Geisteskranker durch das Dialysierverfahren nach Abderhalden. Zeitschrift für die gesamte Neurologie und Psychiatrie 18: 341–363.

Kafka, Viktor (1913e) Diskussionsbemerkung, Hamburger Ärzte-Correspondenz 16: 565 f.

Kafka, Viktor (1914a) Die Abderhaldensche Dialysiermethode in der Psychiatrie. Medizinische 10: 153–155.

Kafka, Viktor (1914b) Ueber den Nachweis von Abwehrfermenten im Urin. Medizinische Klinik 10: 502.

Kafka, Viktor (1914c) Ueber den Nachweis von sogenannten Abwehrfermenten im Urin. Medizinische Klinik 10: 1274 f.

Kafka, Viktor (1915): Zur Frage der Bedeutung des Dialysierverfahrens nach Abderhalden für die Psychiatrie. Münchener medizinische Wochenschrift 62: 1316–1320.

Kafka, Viktor (1916a) Serologische Studien über die Vorgänge beim Ablauf des Dialysierversuchs nach Abderhalden. Zeitschrift für immunologische Forschung 25: 266–300.

Kafka, Viktor (1916b) Über das Schicksal des Komplements während des Dialysierversuchs nach Abderhalden. Münchener medizinische Wochenschrift 63: 825.

Kafka, Viktor (1921) Zur Frage des Abderhaldenschen Dialysierverfahrens. Monatsschrift für Psychiatrie und Neurologie 50: 49–58.

Kafka, Viktor (1924) Serologische Methoden, Ergebnisse und Problem in der Psychiatrie (Aschaffenburg, Gustav [Hrsg.] Handbuch der Psychiatrie, Allgemeiner Teil, 1. Abt., 2. Teil). Deuticke, Leipzig, Wien.

Kafka, Viktor (1928) Serologie der Geisteskrankheiten (Bumke, Oswald [Hrsg] Handbuch der Geisteskrankheiten, Dritter Band, Allgemeiner Teil III. Springer, Berlin, S. 219–315.

Kafka, Viktor (1930) Die Entwicklung der serologisch-bakteriologisch-chemischen Abteilung der Staatskrankenanstalt Friedrichsberg. Zeitschrift für die gesamte Neurologie und Psychiatrie 128: 189–197.

Kafka, Viktor; Pförringer, Otto (1914) Experimentelle Studien zur Frage der Abwehrfermente. Deutsche medizinische Wochenschrift 40: 1255–1258.

Kraepelin, Emil (1904) Klinische Psychiatrie (=7. Aufl.). Barth, Leipzig.

Kreuter, Alma (1996) Deutschsprachige Neurologen und Psychiater: Ein biographisch-bibliographisches Lexikon. KG Saur, München.

Müller-Hill, Benno; Deichmann, Ute (1998) The fraud of Abderhalden's enzymes. Nature 393: 109–111.

Noll, Richard (2004) Historical review: Autointoxication and focal infection theories of dementia praecox. World Journal of Biological Psychiatry 5: 66–72.

Plaut, Felix (1914) Das Abderhaldensche Dialysierverfahren in der Psychiatrie. Zeitschrift für die gesamte Neurologie und Psychiatrie. Referate und Ergebnisse 10: 55–57.

Rautenberg, Hellmuth (1918) Über den klinischen Wert der Blutreaktion nach Abderhalden, insbesondere auf Grund kriegsforensischer Begutachtung. Allgemeine Zeitschrift für 74: 162–168.

Ruhemann, Siegfried (1910) Cyclic di- and tri-ketones. Journal of the chemical Society Transactions 97: 1438–1449.

Sammet, Kai (2019) Die Staatskrankenanstalt Friedrichsberg unter Wilhelm Weygandt 1908 bis 1934. Karenberg, Axel; Haack, Kathleen (Hrsg.) Schriftenreihe der Deutschen Gesellschaft für Geschichte der Nervenheilkunde, Bd. 25. Königshausen & Neumann, Würzburg, S. 41–74.

Schwoch, Rebecca (2018) Jüdische Ärzte als Krankenbehandler in Berlin zwischen 1938 und 1945. Mabuse, Frankfurt am Main.

Senator, Hermann (1883) Ueber Selbstinfection durch abnorme Zersetzungsvorgänge und ein dadurch bedingtes (dyscrasisches) Coma (Kussmaul'scher Symptomencomplex des „diabetischen Coma"). Zeitschrift für klinische Medicin 7: 235–259.

West, Robert (1965) Siegfried Ruhemann and the Discovery of Ninhydrin. Journal of Chemical Education 42: 386 f.

Weygandt, Wilhelm (1920) Erkennung der Geistesstörungen. JF Lehmanns, München.

III.

Geschichte der Psychologie und Psychotherapie

Zwischen Forschungsfreiheit und religiösem Bekenntnis: Psychologie an evangelikalen Colleges in den USA nach 1945

von Stefanie Coché

Between Freedom of Research and Religious Confession

Summary: Today it is possible to study psychology from a decidedly evangelical perspective at 21 evangelical colleges and universities in the US, while also being able to obtain an educational degree recognized by the American Psychological Association (APA). In my paper, I examine the origins of this phenomenon in the 1950s, 1960s, and early 1970s. In my paper I take a two-step approach: First, I explore how evangelical colleges became interested in investing significant resources in a discipline they perceived primarily as illegitimate competition to their own offerings. Second, I argue that accreditation by the APA was a result of a negotiation process that reflected a shift in the relationship between academic and educational criteria.

Keywords: History of higher education, Psychology, Evangelicals.

Zusammenfassung: Heute ist es in den USA an 21 evangelikalen Colleges und Universitäten möglich, Psychologie aus einer dezidiert evangelikalen Perspektive zu studieren und zugleich einen von der American Psychological Association (APA) anerkannten Bildungsabschluss zu machen. In meinem Beitrag untersuche ich die Ursprünge dieses Phänomens in den 1950er, 1960er und frühen 1970er Jahren. Ich gehe in meinem Vortrag in zwei Schritten vor: (1) Zunächst erkläre ich, wie es dazukam, dass sich evangelikale Hochschulen überhaupt dafür interessierten, mit viel Aufwand und Ressourcen eine Disziplin einzuführen, die sie vor allem als illegitime Konkurrenz zu ihren eigenen Angeboten wahrnahmen. Anschließend (2) argumentiere ich, dass die Akkreditierung durch die APA ein Ergebnis eines Aushandlungsprozesses war, der eine Verschiebung im Verhältnis von wissenschaftlichen zu bildungspolitischen Kriterien spiegelt.

Schlüsselwörter: Universitätsgeschichte, Psychologie, Evangelikale.

Heute ist es in den USA an 21 evangelikalen Colleges und Universitäten möglich, Psychologie aus einer dezidiert evangelikalen Perspektive zu studieren und zugleich einen von der American Psychological Association (APA) anerkannten Bildungsabschluss zu machen.[1]

In meinem Beitrag untersuche ich die Ursprünge dieses Phänomens in den 1950er, 1960er und frühen 1970er Jahren. Ich gehe in meinem Vortrag in zwei Schritten vor: (1) Zunächst erkläre ich, wie es dazu kam, dass sich evangelikale Hochschulen überhaupt dafür interessierten, mit viel Aufwand und Ressourcen eine Disziplin einzuführen, die sie vor allem als illegitime Konkurrenz zu ihren eigenen Angeboten wahrnahmen. Anschließend (2) argumentiere ich, dass die Akkreditierung durch die APA ein Ergebnis eines Aushandlungsprozesses war, der eine Verschiebung im Verhältnis von wissenschaftlichen zu bildungspolitischen Kriterien spiegelt.

Embracing Psychology: Von der Konkurrenz zur Vereinnahmung

In der 1956 von Billy Graham (1918–2018), einem US-amerikanischen Baptistenpastor und Erweckungsprediger des Evangelikalismus, gegründeten federführenden evangelikalen Zeitschrift *Christianity Today* finden sich ab dem Jahr 1958 Artikel zum Verhältnis von Religion und Psychologie. Die frühesten Artikel beschreiben Psychologie als Konkurrenzprodukt zum evangelikalen Glauben. So verstanden, schien die Psychologie christliche Konzepte von „richtig und falsch“ zu reinterpretieren oder auszulöschen.[2] Arthur De Kruyter, ein Theologe der Christian Reformed Church, erklärte Psychologie im April 1958 sogar zur „antithesis of the principles of Christianity“.[3] Evangelikale Christen beobachteten zudem wie Mental Health-Angebote Kernaufgaben

---

1 Vgl. American Psychological Association, Accredited Doctoral Programs for Training in Health Service Psychology: 2022. https://irp.cdn-website.com/a14f9462/files/uploaded/2022%20APA%20Accredited%20Doctoral%20Programs.pdf (20. Februar 2024).

2 De Kruyter 1958.

3 Ebd. Unter dem Artikel ist angegeben, dass De Kruyter seit 1951 Pastor in der Western Springs Christian Reformed Church in Illinois war. Seine theologische Ausbildung absolvierte er am Calvin College (heute Calvin University) und am Princeton Seminary.

der Kirchen übernahmen, nämlich dem Menschen in Krisensituationen beizustehen.[4] Mitunter sahen sie Psychologie auch als direkte Gefahr, weil diese versuchte, religiöse Erlebnisse wissenschaftlich erklärbar zu machen und damit ihres religiösen Charakters zu entledigen. Nur einen Monat nach De Kruyter forderte der Theologe Bernard Ramm (1916-1922) ebenfalls in der *Christianity Today* daher, „that all efforts of psychologists to explain away religious experience must be resisted".[5] Diese Befürchtung, von einer neuen Wissenschaft weg erklärt zu werden, trat hier nicht zum ersten Mal auf, sondern war im späten 19. Jahrhundert etwa auch in Reaktion auf den Darwinismus zu beobachten.[6] Darüber hinaus hing der skeptische Blick der Evangelikalen auf die Psychologie, die nach dem Zweiten Weltkrieg in ihre Blütezeit eintrat, unmittelbar mit einem spezifisch evangelikalen Verhältnis zur Wissenschaft zusammen: Die Evangelikalen teilten die Grundannahme der liberalen Protestanten nicht, dass Religion und Wissenschaft nebeneinander existieren können, aber sich nicht vermischen dürfen.[7] Vor diesem Hintergrund ist auch die Entstehung eines eigenen evangelikalen Hochschulkosmos in Reaktion auf die Säkularisierung der amerikanischen Universitäten zu verstehen. Denn die Fundamentalisten und Evangelikalen sahen die säkularen Universitäten als Gefahr für den Glauben ihrer heranwachsenden Kinder.[8] Trotz dieser temporären Ablehnung und dem Versuch, eine eigene religiöse Collegewelt aufzubauen, eigneten sich evangelikale Bildungseinrichtungen säkulare Disziplinen aber dennoch erfolgreich an: Ein Interesse an der Disziplin Psychologie verkündeten selbst die frühen kritischen Artikel in der *Christianity Today*: De Kruyter konstatiert in seinem erwähnten psychologiekritischen Artikel, „that psychiatry has often brought immeasurable relief is the testimony of multitudes" und so kommt er gegen Ende des Artikels zu dem Schluss:

---

4 Fuller Theological Seminary, David Allan Hubbard Library, Archive and Special Collections 146, Box 6, Folder 7, Report of the Fact Finding Committee, 05.02.1962, Pasadena, Kalifornien, S. 4.

5 Bernard Ramm, Christian Experience and Psychology, in Christianity Today, May 1958. Ramm war laut der unter dem Artikel gegebenen Informationen Professor of Religion an der Baylor University Graduate School, der während seines Forschungssemesters in Basel „European theological trends" studierte.

6 Vgl. Hardin et al. 2018: 3.

7 Diese Perspektive vertraten auch die Liberal neo-orthodoxy: Vgl. Roberts 2018: 143–162.

8 Vgl. zum evangelikalen Hochschulkosmos: Laats 2018.

> „Christian psychiatrists and psychologists must lead the way scientifically and clinically. (And our national leaders must not fail to preserve our cherished freedoms lest the minds of men be enslaved to the self-appointed gods of mental health.)"[9]

Mit der Idee, christliche – und gemeint waren hier evangelikale – Psychologen auszubilden, war de Kruyter nicht allein und auch das Interesse an Psychologie kam nicht aus dem Nichts heraus:

An einigen evangelikalen Colleges konnten Studenten in den 1940er Jahren bereits Kurse in Psychologie besuchen. Denn in der Zwischenkriegszeit begann sich eine neue übergreifendere Vorstellung von *christian education* durchzusetzen. Bezeichnet als „integrated" education begann diese seit 1945 die überdenominalen evangelikalen Colleges zu dominieren. Hierbei handelt es sich letztlich um eine praktische Umsetzung der in Teilen des konservativen Protestantismus bereits etablierten Überzeugung, dass Wissenschaft und Religion zusammengehörten und dass Religion in diesem Bund immer die Leitfunktion zukam[10]: Diese Leitvorstellung führte zu dem Ansatz, dass evangelikale Colleges im Prinzip alle Fächer anbieten konnten und sollten. Von zentraler Bedeutung ist hier, dass diese neuen Disziplinen nicht als säkulare Fächer neben dem religiösen Curriculum unterrichtet werden sollten, sondern aus einer dezidiert christlichen-konservativen Perspektive.[11]

Wo und wie begann sich, dieses Ideal nun in der Praxis zu manifestieren? Als erstes evangelikales College unterhielt das Gordon College in Massachusetts in den 1950er Jahren ein Department of Psychology.[12] Dieses bestand allerdings lediglich aus zwei Professoren. Der Head of Department, Donald Tweedie, hatte nach einem theologischen Studium (A.B.) am Gordon College an der Boston University in Philosophie promoviert und der zweite Professor,

---

9 De Kruyter 1958.

10 Zur Vorstellung einer „union of science and religion" im frühen Fundamentalismus siehe: Gundlach 2018: 173. Diese Vorstellung schloss an solche der Antebellumperiode an: Howe 2019: 119.

11 Zu den Ursprüngen dieses Ansatzes und seinen frühen prominenten Vertretern Abraham Kuyper und Gresham Machen vgl.: Ostrander 2014: 362.

12 Erste Psychologiekurse lehrte Prof. Theodor T. Thienemann 1949: Gordon College, Gordon College Archives, 1 (A8) Gordon Catalog 1942/3-1955-56, 1 (A8)/1949-50 Gordon Catalog, Gordon College Catalog 1949-1950, 1949, Wenham, Massachusetts, S. 16; David L. Franz, Reflections on the Growth of the Social Sciences at Gordon College, 1889–1989, in: A. Ferguson (ed.) Shaping a Heritage: Celebrating the Centennial, Wenham 1989, S. 83–97, hier: S. 88–92.

Theodor T. Thienemann, hatte ausgehend von Religion und Linguistik ein Interesse für Psychologie entwickelt.[13] Das Department of Psychology näherte sich der Psychologie also nicht von der medizinischen Seite, sondern von einer christlich-philosophischen Seite: Weder Tweedie noch Thienemann hatten Psychologie studiert. Hiermit einherging, dass am Gordon College und an anderen evangelikalen Colleges im Fachbereich Psychologie nur *undergraduate work* gemacht werden konnte. Weil die Einstellungskriterien im Bereich Psychologie mindestens einen Master, in der Regel jedoch einen Doktorgrad erforderten, reichte ein Bachelorabschluss für den Berufseinstieg in Psychologie jedoch bei weitem nicht aus.[14] Daher produzierten die evangelikalen Colleges der 1930er bis 1950er Jahre keine Absolventen, die tatsächlich direkt nach ihrem Abschluss als Psychologen tätig waren. Wollten die evangelikalen Absolventen als Psychologen tätig werden, mussten sie ihre Studien an einer nicht-evangelikalen Hochschule fortsetzen.

Vor dem Hintergrund dieses bereits vorhandenen Interesses evangelikaler Colleges an Psychologie ist es zu verstehen, dass am *Fuller Theological Seminary* in Pasadena in Kalifornien 1961 der Psychologe John G. Finch (1914-2004) drei Vorlesungen zu psychologischen Themen hielt, in deren Anschluss erste Ideen zu einer evangelikalen *school of psychology* am *Fuller Theological Seminary* entwickelten wurden.[15] Das konkrete Interesse, einen berufsqualifizierenden Abschluss in Psychologie am *Fuller Theological Seminary* in Pasadena einzurichten, hing mit zwei Faktoren zusammen.

(1) Zum einen war das Interesse der Evangelikalen an Psychologie bedingt durch ein gestiegenes Interesse der Evangelikalen an diesseitigen Problemen nach dem Zweiten Weltkrieg. Bekannte Führungspersönlichkeiten, wie Billy Graham, setzten sich viel konkreter mit dem Alltag ihrer Anhänger und deren kleineren und größeren Krisen auseinander als dies die meisten Fundamentalisten der Zwischenkriegszeit getan hatten.[16] Eben hiermit korrelierte der erweiterte Anspruch evangelikaler Colleges, junge Leute in jederlei Hin-

13 Zu Thienemann vgl.: Fogarasi 2019.
14 Vgl. Pickren u. Rutherford 2010: 212.
15 Zu den ereignisgeschichtlichen Abläufen vgl.: Malony: 1995.
16 Vgl. Wacker 2014: 59; Coché 2019: 70–101; Coché 2025: 345–368.

sicht evangelikal auszubilden und den Glauben als Ausgangspunkt für jegliches Handeln in der Welt zu sehen.[17] Psychologie war in diesem Sinne einerseits eines unter mehreren Fächern, welches sich evangelikal angeeignet wurde. Andererseits stach es heraus, weil die Psychologie wie beschrieben als säkulare Konkurrenz für die Kernaufgaben der Kirche gesehen wurde und ihre evangelikale Übernahme daher besonders wichtig erschien.

Zum anderen **(2)** beklagten die Evangelikalen eine ständige Überlastung ihrer Pastoren. Deswegen wollten sie diese durch ein zugleich professionelles psychologisches und evangelikales Zusatzangebot entlasten: Als zwei der federführenden Theologen in der Einrichtung der *school of psychology* am *Fuller Theological Seminary*, der oben erwähnte John G. Finch und Paul Fairweather, in einem Interview im *Christian Herald* im April 1963 erklärten, warum eine evangelikale *School of Psychology* notwendig sei, erläuterten sie, dass die Pastoralseelsorge mit schwierigeren Fällen überfordert sei.[18] Es fehle den Pastoren zum einen an Zeit. Zum anderen seien Pastoren keine Psychologen.[19] Hier differenzierten Finch und Fairweather also klar zwischen *pastoral counselling* und *clinical psychology*. Auch an anderer Stelle betonten die Theologen, die in die Gründung der ersten *school of psychology* involviert waren, die dringende Notwendigkeit professioneller psychologischer Hilfe, die über *pastoral counseling* hinausging. Dies hing damit zusammen, dass sie in ihrem persönlichen und professionellen Umfeld Christen kannten, denen *pastoral counselling* alleine nicht mehr geholfen hatte. Als im Frühjahr 1961 die Überlegungen für einen Studiengang in *Clinical Psychology* in Pasadena aufkamen, befand sich der frühere President Fullers, Edward John Carnell (1919-1967), gerade in psychiatrischer Behandlung und er war nur einer unter mehreren Kollegen in der Fuller community.[20] Ein auf zwei Ebenen erkenntniserweiternder Fall ist zudem die Behandlung der evangelikalen Philanthropin Annette Weyerhaeuser.[21] Sie litt an ausgeprägter Höhenangst, die der evangelikale

---

17 Dies galt zunächst besonders für evangelikale Colleges im Norden und Nordosten, die auch neugegründete evangelikale Colleges im Westen stark beeinflussten. Vgl. Ostrander 2014: 359–362.

18 Why Do Christians Crack Up? A Conversation on Christianity and Psychology. In: Christian Herald April 1963, Fuller Theological Seminary, Archives and Special Collections, Archival Collection 146, Box 4, Folder 2, S. 3.

19 Ebd.

20 Vgl. Malony 1995: 2.

21 Annette Weyerhaeuser förderte gemeinsam mit ihrem Mann C. Davis Weyerhaeuser zahlreiche Projekte am Fuller Theological Seminary. C. Davis Weyerhaeuser war zu-

Psychologen John G. Finch geheilt hatte. Auf einer realgeschichtlichen Ebene trug die erfolgreiche Behandlung dazu bei, dass die *Weyerhaeuser Foundation* anbot, sich großzügig an der Finanzierung einer evangelikal ausgerichteten *school of psychology* zu beteiligen. Dieses Angebot war ein wesentlicher Anstoß dafür, die Idee strategisch anzugehen und in die Tat umzusetzen.[22] Zugleich nutzte Fuller die Geschichte um Annette Weyerhaeuser als einigendes und sinnstiftendes Element. Über Jahrzehnte erzählte Weyerhaeuser jeder neuen Kohorte Erstsemestern die Geschichte, wie ein evangelikaler Psychologe sie von ihrer Höhenangst befreit habe, indem er ihr geholfen habe „the voice of the Spirit, calling me back to truth" zu hören und dieser Stimme des Heiligen Geistes in ihr zu folgen.[23]

Achieving Accreditation

Um Psychologie in Fuller gewinnbringend zu etablieren, waren die regionale Akkreditierung durch den Staat Kalifornien und die fachliche Akkreditierung durch die APA notwendig.[24] Beide zusammen bildeten die Voraussetzungen für den Erhalt der lukrativen staatlichen Förderungen, die in den beiden Jahrzehnten nach dem Zweiten Weltkrieg sehr großzügig verteilt wurden.[25] Während Fuller die regionale Akkreditierung 1969 einwerben konnte, gestaltete sich die Akkreditierung durch die APA schwieriger und darf zugleich als besonders wegweisend verstanden werden:

dem langjähriges Mitglied des Fuller Board of Trustees, und taucht in der Korrespondenz häufiger auf als Annette, jedoch ist ihre Teilnahme an Planungskonferenzen ebenfalls belegt. Vgl. ebd.: 4–8; Fuller Theological Seminary, David Allan Hubbard Library, Archive and Special Collections 146, Box 6, Folder 6, Protokoll: Meeting of the Study Committee vom 21.12.1963, Pasadena, Kalifornien.

22 Es ist nicht mehr genau zu rekonstruieren, ob die angebotene Finanzierung allein den Anstoß zur Umsetzung gab, oder einer unter mehreren Faktoren war wie die hauseigene Geschichtsschreibung nahelegt: ebd.: 9.

23 Ebd.: 6.

24 Die folgenden Ausführungen beruhen auf Archivrecherchen, die Sophia Egbert im Rahmen der von mir geleiteten Forschungsgruppe „Religion und Moderne in den USA" durchgeführt hat.

25 Vgl. Crawford 2018: 217, 220.

Die Akkreditierung der psychologischen Studiengänge des *Fuller Theological Seminary* ebnete den Weg für zahlreiche andere erfolgreiche Akkreditierungen evangelikaler Hochschulen bei der APA. [26] Nicht ohne Grund stellte Fullers Akkreditierung durch die APA Mitte der 1970er-Jahre einen zentralen Punkt in der Selbstdarstellung der Einrichtung dar, auf den die Hochschule wiederkehrend hinwies.[27] Aus Sicht der kalifornischen Einrichtung selbst gab es zwei maßgebliche Hindernisse auf dem Weg zur Akkreditierung: Fuller war keine eigenständige, große Universität und Fuller forderte von Mitarbeitenden und Studierenden ein unterschriebenes Glaubensbekenntnis, ein *Statement of Faith*.[28] Der Umgang mit diesen beiden Problematiken zeigt, dass der erste evangelikale Studiengang in *clinical psychology* zum einen auf weniger Probleme stieß als die in evangelikalen Zeitschriften popularisierte Vorstellung einer scharfen Konkurrenz zwischen säkularer Psychologie und evangelikalem Glauben nahelegte. Zum anderen verweist er auf eine geschickte und zeitgemäße Identifikation der Evangelikalen als *minority*, die ihnen half, einen dezidiert evangelikalen Studiengang bei der APA zu akkreditieren.

Bis Mitte der 1970er-Jahre vertrat die Akkreditierungskommission der APA die Haltung, dass Psychologieprogramme zur Wahrung der Qualität und zum Erhalt der notwendigen Ressourcen unabdingbar an eine Universität angebunden sein mussten.[29] Dies stieß bereits in den 1960er-Jahren innerhalb

---

26 Im Jahr 2022 führte die American Psychological Association in ihrer Liste akkreditierter Einrichtungen insgesamt acht überdenominale evangelikale Hochschulen (Seattle Pacific University, Regent University, George Fox University, Wheaton College, Pepperdine University, Fuller Theological Seminary, Biola University, Azusa Pacific University), darüber hinaus acht weitere Institutionen, die entweder selbst denominal gebunden sind, oder sich als „christ-centered“ oder ähnliches beschreiben. Neben zahlreichen staatlichen wie privaten Einrichtungen sind katholische oder jesuitische Einrichtungen überraschend häufig vertreten.

27 Sie listen es etwa in der Geschichte des Seminary online auf, aber vor allem haben sie der Gründung ihrer School of Psychology ein eigenes Buch gewidmet, dass deren frühe Geschichte kurz nach der ersten Akkreditierung 1974 endet, und damit von ihnen als die zu erklimmende Hürde schlechthin präsentiert wird: Malony 1995.

28 Ebd.: 115: "They [the APA accreditation committee evaluating Fuller, S.C.] felt that the program lacked depth and that the faculty was still too small. [...] The question of academic freedom was also raised in light of the requirement that faculty sign the seminary Statement of Faith each year."

29 Tatsächlich war Fuller das erste akkreditierte Programm, das nicht an eine Universität angebunden war. Die California School of Professional Psychology wird erst ab 1979 in den APA-Listen geführt: Unbekannt, APA-Approved Doctoral Programs in Clinical,

der Disziplin auf zunehmenden Widerstand, weil das Fach sich gleichzeitig im Prozess einer weiter ausgreifenden Spezialisierung einerseits und Anwendungsbezogenheit andererseits befand. In diesem Zuge entstanden sukzessive kleinere spezifischere Institute, die *professional psychology* anboten, etwa 1969 die California School of Professional Psychology.[30] Diese Einrichtungen strebten gleichermaßen nach der Anerkennung der APA, wie Fuller. In diesem Kontext einer sich wandelnden Bildungslandschaft überarbeitete die APA ihre Richtlinien und ihre Kriterien wandelten sich. [31] Die neuen Kriterien berücksichtigten die wachsende Bedeutung kleiner, unabhängiger Forschungseinrichtungen, wie sie seit Mitte der 1960er-Jahre landesweit aus dem Boden sprossen.[32] Das heißt, in die Entstehung und Revision von Akkreditierungskriterien flossen nicht nur wissenschaftliche Überlegungen mit hinein, sondern gleichermaßen zeitgenössische bildungspolitische Erwägungen. Hiervon profitierte Fuller als evangelikale Einrichtung ebenso, wie zahlreiche säkulare kleinere Institutionen.

Fullers eigenem Narrativ folgend stellte die fehlende Universitätsanbindung zunächst ein größeres Problem als das *Statement of Faith* in den Akkreditierungsverhandlungen dar. [33] Diese Darstellung kann als ein Versuch gelesen werden, die Gemeinsamkeiten des eigenen Instituts in ihrem frühem Stadium mit nicht-evangelikalen *schools of professional psychology* hervorzuheben und damit die eigene Professionalität zu unterstreichen. Darüber hinaus

Counseling, and School Psychology: 1979, in: American Psychologist 34.12 (1979), S. 1149–1151, 1150.

30 Vgl. Crawford 2018: 218.

31 Die Überarbeitung drückt sich etwa in Resolutionen oder Entwürfen aus, die im Archiv der APA überliefert sind, oder in der Veröffentlichung wichtiger Beschlüsse im Verbandsjournal *American Psychologist*, siehe: Library of Congress, APA Records, 1917–1986, Box 348, Folder: E+T Committees on Accreditation, 1970–1972, The Plan For Implementation of the Recommendation of the APA Commission of Accreditation To Accredit Program Trainings For Professional Practice in Psychology, 1970, Washington D.C.; Library of Congress, APA Records, 1917–1986, Box 348, Folder: E+T Committees on Accreditation, 1970–1972, Resolution on Accreditation Policy and Procedure, 05.12.1971, Washington D.C.; Education and Training Board, Accrediting Procedures of the American Psychological Association, in: American Psychologist 25.1 (1970), S. 100–102.

32 Vgl. Crawford 2018: 173–226, hier: 218.

33 Malony 1995: 117: "All in all, the response of the faculty contended that the site visitor's report was biased in favor of a university-based model. It asserted that Fuller training was producing superior clinical psychologists from a different approach which the site visitors failed to grasp and which they discounted. The validity of the report was, therefore, seriously questioned."

deutet die Einschätzung, dass das *Statement of Faith* nicht das Hauptproblem in den Akkreditierungsverhandlungen gewesen sei, auf die vergleichsweise verbreitete Toleranz gegenüber evangelikaler Religiosität in der amerikanischen Psychologie bereits in den frühen 1960er-Jahren hin. Dies wird auch durch die Konsultationen und Interviews gestützt, die Fairweather und Finch in Vorbereitung der Fullerschen School of Psychology führten: Denn viele ihrer Interviewpartnern kritisierten gerade nicht die avisierte Verschmelzung theologischer und psychologischer Inhalte, sondern betrachteten ein evangelikal ausgerichtetes Psychologiestudium als ein attraktives zusätzliches Angebot innerhalb eines sich ausdifferenzierenden Feldes.[34] In diesem Sinne war das Schreckgespenst vermeintlich intoleranter, atheistischer Psychologie, das evangelikale Psychologen als Legitimierung für ihre Studiengänge heraufbeschworen, eine Übertreibung. Im Gegenteil waren Fullers Vertreter offenbar in der amerikanischen Psychologie gut vernetzt und es gab sogar einzelne namhafte, einflussreiche Psychologen wie Paul Meehl (1920-2003), seines Zeichens ein ehemaliger APA-Präsident, oder Gordon Allport (1897-1967), ein berühmter Vertreter der Persönlichkeitspsychologie, die sich als evangelikal verstanden.[35]

Anders als die fehlende universitäre Anbindung war die Verhandlung des *Statements of Faith* ein Problem, das allein evangelikale Colleges betraf. Deswegen ist es auch von übergreifender Relevanz, wie in dieser ersten Akkreditierung eines evangelikalen Psychologiestudiengangs dieses grundsätzliche Problem wegweisend zwischen der APA und einem evangelikalen College geklärt wurde: Das *Statement of Faith* stellte aus Sicht der APA einen entscheidenden und in unterschiedlichen Akkreditierungsverhandlungen immer wieder aufkommenden Kritikpunkt dar.[36] Das *Statement of Faith* war aus der Perspektive der APA in zweifacher Hinsicht problematisch. Zum einen stand es der Freiheit der Forschung im Weg – denn es besagte, dass Forschung und Lehre im Einklang mit einem wörtlichen Verständnis der Bibel stehen mussten –

---

34 Fuller Theological Seminary, David Allan Hubbard Library, Archive and Special Collections Box 7, Folder 9, Report of the Meeting of the Psychology Committee, 29.05.1963, Pasadena, California, S. 4, 7.

35 Myers-Shirk 2009: 214: "To underline the possibility of combining high professional standards and committed faith, evangelical psychologists were quick to point out past presidents of the APA who were outspokenly Christian, such as Paul Meehl and Gordon Allport."

36 Dies wird in einem Report des damaligen Dekans des Psychologiedepartments von 1979 deutlich: Report of Neil C. Warren, 1979, Fuller Theological Seminary, David Allan Hubbard Library, Archive and Special Collections 146, Box 12, Folder "Warren et al. 01-08-1981".

und zum anderen führte es zur religiösen Diskriminierung von Lehrenden und Studierenden ohne evangelikalen Hintergrund. Innerhalb der evangelikalen Community hingegen kam das *Statement of Faith* für die Mitarbeiter aber beinahe dem Status einer religiösen Akkreditierung gleich: Damit signalisierte Fuller unmissverständlich, dass Studierende hier in einem gesicherten, evangelikalen Rahmen ihre Ausbildung genießen würden.[37] Das *Statement* gegen die fachliche Akkreditierung einzutauschen war für Fuller nicht denkbar. Ohne die fachliche Akkreditierung waren die beruflichen Chancen in der klinischen Psychologie aber schlecht: von nicht-akkreditierten Studiengängen konnten Studierende nicht in akkreditierte wechseln, die Praktika waren weniger angesehen, die Einrichtungen erhielten weniger und schlechtere Förderungen.[38]

Fuller löste diese Problematik, indem die Einrichtung der APA in Teilen entgegenkam. Das College behielt das *Statement of Faith* für die Mitarbeiter, schaffte es jedoch für die Studierenden ab und öffnete sich damit zumindest auf dem Papier zum Beispiel katholischen oder jüdischen Studierenden.[39] Zudem bemühte sich Fuller seit 1978/79 im Vorlauf der Reakkreditierung durch die APA seine Mitarbeiter im Sinne der APA-Richtlinien diverser aufzustellen und suchte explizit nach Frauen und People of Color.[40] Die Bemühungen der APA um Diversität in den 1970er Jahren sind als Resultat der bildungspolitischen Reformen, die in den USA in Reaktion auf die Bürgerrechts- und Frauenbewegungen auf den Weg gebracht wurden, zu verstehen. Die sozialen Bewegungen erstritten somit erfolgreich, dass der Berücksichtigung von und dem Streben nach Gleichstellung und -berechtigung im US-amerikanischen Hochschulwesen mehr Bedeutung beigemessen wurde.[41]

---

37 Vgl. Laats 2018: 124.

38 Ebd.: 165.

39 Fuller Theological Seminary 1982–83 Catalogue for the Graduate Schools of Theology, Psychology and World Mission, 1982, Fuller Theological Seminary, David Allan Hubbard Library, Archives and Special Collections, Digital Archives, URL: <https://cdm16677.contentdm.oclc.org/digital/collection/p16677coll15/id/177/rec/1> [20. Januar 2022], S. 17; Fuller Theological Seminary 1990–91 Catalog, Fuller Theological Seminary, David Allan Hubbard Library, Archives and Special Collections, Digital Archives, URL: <https://cdm16677.contentdm.oclc.org/digital/collection/p16677coll15/id/212/rec/34> [21. April 2021], S. 14. Siehe zu den Akkreditierungsverhandlungen auch: Coché, Egbert u. Monissen 2022.

40 Jahresbericht 1978–1979, 1979, Fuller Theological Seminary, David Allan Hubbard Library, Archive and Special Collections 150, Box 185, S. 27.

41 Vgl. Kruse u. Zelizer 2019: 45, 61; Loss 2012: 4.

Evangelikale Wissenschaftler versuchten in diesem Kontext schnell, sich als Opfer von Diskriminierung im öffentlichen Bildungsraum zu inszenieren. Sie regten etwa an, auch innerhalb der APA die religiöse Affiliation anzugeben und die religiöse Vielfalt und damit auch ihre eigene Position innerhalb der APA zu stärken.[42]

Ausblick

Abschließend ist zu betonen, dass die Akkreditierung der psychologischen Studiengänge bei Fuller eine Signalwirkung entfaltete. Hier hatte die APA einen psychologischen Studiengang einer Hochschule fachlich akkreditiert, in dessen Rahmen der Besuch theologischer Kurse obligatorisch vorgeschrieben wurde und in denen ausschließlich Inhalte gelehrt werden durften, die mit einem protestantisch konservativen Bibelverständnis vereinbar waren. Wenngleich Fuller in den 1970er- und 1980er-Jahren zunehmend als vergleichsweise progressive evangelikale Einrichtung wahrgenommen wurde, verstand die evangelikale Community diese Akkreditierung als Türöffner und Präzedenzfall. Es erschien von nun an wahrscheinlicher, dass die APA auch die Programme anderer evangelikaler Hochschulen absegnen würde. Und so kam es auch: Es haben sich seitdem Dutzende andere evangelikale Colleges und Universitäten – auch konservativere – erfolgreich um eine Akkreditierung bei der APA bemüht.[43]

---

42 Joseph K. Neumann, The American Psychological Association and Value Pluralism, in: Journal of Psychology and Theology 14, 1986, S. 185–193, hier: S. 190: "[…] APA's publication manual (American Psychological Association, 1983) should be amended to require an author value listing of all articles, particularly those involving or related to humans. The value listing would specify the general value system of the article's first author (e.g., evangelical Christian, atheistic humanist) in the methods section of the paper".

43 In der Regel nahm die erfolgreiche Akkreditierung mehrere Jahre der strategischen Vorbereitung in Anspruch. Das evangelikale Flagship-College Wheaton erreichte diesen Status etwa erst 1998, fünf Jahre nach Einsetzen des Studiengangs: Wheaton College, Graduate School, Degrees, PhD in Clinical Psychology, URL: <https://www.wheaton.edu/graduate-school/degrees/phd-in-clinical-psychology/> [21.10.2022]; Catalog of Wheaton College 1999–2000, 1999, Wheaton College, Buswell Library, Special Collections, URL: <https://archives.wheaton.edu/repositories/2/digital_objects/1918> [21. Oktober 2022], S. 154.

Quellenverzeichnis

Zeitschriftenartikel:

De Kruyter, Arthur H. (1958) Do Humanists Exploit Our Tensions? Christianity Today, April.

Neumann, K. Joseph (1986) The American Psychological Association and Value Pluralism. Journal of Psychology and Theology 14: 185–193.

Ramm, Bernard Christian (1958) Experience and Psychology. Christianity Today, May.

Unbekannt (1979) APA-Approved Doctoral Programs in Clinical, Counseling, and School Psychology. American Psychologist 34.12: 1149–1151.

Archives and Special Collection des Fuller Theological Seminary:

Studienkataloge

Jahresberichte

Report of the Meeting of the Psychology Committee

Gordon College Archives:

Studienkataloge

Library of Congress:

APA Records

Literaturverzeichnis

Coché, Stefanie (2019) Vom protestantischen „Beichtvater“ zum Verhaltenstherapeuten. Überzeugungsstrategien und Kommunikationsmuster bei Fundamentalisten und New Evangelicals (ca. 1920–1970). Historische Zeitschrift 309: 70–101.

Coché, Stefanie (2025) Religiöse Erweckung und irdische Macht. Religion und Demokratie in den USA. Hamburger Edition, Hamburg.

Coché, Stefanie; Egbert, Sophia; Monissen, Stephan (2022) Evangelikale Hochschulen in den USA: Zur Entstehung, Integration und Aushandlung wissenschaftlicher Standards an religiös-konservativen Colleges und Universitäten. Archiv für Sozialgeschichte 62: 203-2019.

Crawford, Meredith P. (2018) Rapid Growth and Change at the American Psychological Association: 1945 To 1970. In: Pickren, Wade E.; Rutherford, Alexandra (Hrsg.) 125 Years of the American Psychological Association. American Psychological Association, Washington D.C., S. 173–226.

Fogarasi, György (2019) Idioms and Idiotisms: Theodore Thass-Thienemann's The Interpretation of Language and Spectral Inheritance. Hungarian Cultural Studies 12: 78–91.

Gundlach, Bradley J. (2018) Protestant Evangelicals. In: Hardin, Jeff; Numbers, Ronald L.; Binzley, Ronald A. (Hrsg.) The Warfare between Science & Religion (The Idea That Wouldn`t Die). Johns Hopkins University Press, Baltimore, S. 163–183.

Hardin, Jeff; Numbers, Ronald L.; Binzley, Ronald A. (Hrsg.) (2018) The Warfare between Science & Religion: The Idea That Wouldn't Die. John Hopkins University Press, Baltimore.

Howe, Daniel Walker (2009) Making the American Self. Jonathan Edwards to Abraham Lincoln. Oxford University Press, Oxford.

Kruse, Kevin M.; Zelizer, Julian E. (2019) Fault Lines. A History of the United States since 1974. WW Norton & Co, New York.

Laats, Adam (2018) Fundamentalist U. Keeping the Faith in American Higher Education. Oxford University Press, Oxford.

Loss, Christopher P. (2012) Between Citizens and the State. The Politics of American Higher Education in the 20th century. Princeton University Press, Princeton.

Malony, Newton H. (1995) Psychology and the Cross: The early history of Fuller Seminary's School of Psychology. Fuller Seminary Press, Pasadena.

Myers-Shirk, Susan (2009) Helping the Good Shepherd. Pastoral Counselors in a Psychotherapeutic Culture 1925–1975. John Hopkins University Press, Baltimore.

Ostrander, Rick (2014) The Southernization of the Evangelical Mind. In: Dochuk, Darren; Kidd, Thomas; Peterson, Kurt (Hrsg.) American Evangelicalism: George Marsden and the State of American Religious History. University of Notre Dame Press, Notre Dame, S. 357–378.

Pickren, Wade E.; Rutherford, Alexandra (2010) A History of Modern Psychology in Context. Wiley, Hoboken.

Roberts, John H. (2018) Liberal Protestants. In: Hardin, Jeff; Numbers, Ronald L.; Binzley, Ronald A. (Hrsg.) The Warfare between Science & Religion: The Idea That Wouldn't Die. John Hopkins University Press, Baltimore, S. 143–162.

Wacker, Grant (2014) America's Pastor. Billy Graham and the Shaping of a Nation. Harvard University Press, Cambridge.

Ludwig Hopf (1884–1939) – Identifizierung eines Außenseiters beim III. Psychoanalytischen Kongress 1911 in Weimar

von Werner Felber

Ludwig Hopf (1884–1939): The Identification of an Outsider at the Third Psychoanalytic Congress in Weimar in 1911

Summary: At the third Psychoanalytic Congress held in Weimar, a highly meaningful group photo was taken with many of the most important early psychoanalysts – a picture like no other. The congress was attended by 57 participants known by name, 48 of whom appear on the photograph. Until this day, four individuals have yet to be identified. We recently have been able to identify another participant: Ludwig Hopf. He had a wide range of interests, primarily in music and philosophy. However, he studied mathematics and physics and became an assistant to Albert Einstein in 1909, with whom he co-authored publications and made music. In Zurich, out of personal interest, he sought contact with Carl Gustav Jung and joined the local psychoanalytic group there in 1910. A year later, he attended the above-mentioned third Psychoanalytic Congress in Weimar. In 1914, Hopf completed his habilitation and, in 1923, was appointed full professor of mathematics and mechanics at the Technical University Aachen. His interest in psychoanalysis lasted three decades. In 1933, as a Jewish scholar, his teaching license was revoked and, despite repeated protests, he received his official dismissal notice in 1934. In 1939, he was offered a professorship at Cambridge University and emigrated to England under dramatic circumstances. He soon moved to Dublin, where he died of acute thyroid failure that same year.

Keywords: Ludwig Hopf, Psychoanalytic Congress 1911, group picture, Weimar.

Zusammenfassung: Auf dem III. Psychoanalytischen Kongress 1911 in Weimar wurde ein hochbedeutsames Gruppenbild mit vielen der wichtigsten frühen Psychoanalytiker aufgenommen, wie es kein zweites gibt. Den Kongress besuchten 57 namentlich bekannte Teilnehmer, von denen 48 auf der Fotografie abgelichtet sind. Bis heute wurden vier von ihnen noch nicht erkannt. Jüngst konnten wir einen weiteren Teilnehmer identifizieren, es handelt sich um Ludwig Hopf. Hopfs breites Interessenspektrum galt primär der Musik und der Philosophie. Er studierte jedoch Mathematik und Physik, wurde 1909 Assistent von Albert Einstein, mit dem er zusammen publizierte und musizierte. In Zürich suchte er aus persönlichem Interesse Kontakt zu Carl Gustav Jung und trat 1910 in die dortige psychoanalytische Ortsgruppe ein. Ein Jahr später nahm er am nämlichen III. Psychoanalytischen Kongress in Weimar teil. 1914 habilitierte er sich und wurde 1923 zum ordentlichen Professor für Mathematik und Mechanik an der Technischen Hochschule (TH) Aachen berufen. Sein Interesse für die Psychoanalyse währte mehr als drei Jahrzehnte. 1933 wurde ihm als jüdischer Wissenschaftler die Lehrerlaubnis entzogen, 1934 erhielt er trotz mehrfacher Proteste seinen Entlassungsbescheid. 1939 erhielt einen Ruf an die Universität Cambridge und emigrierte unter dramatischen Umständen nach England, ging aber bald nach Dublin und verstarb noch im gleichen Jahr an einem akuten Schilddrüsenversagen.
Schlüsselwörter: Ludwig Hopf, psychoanalytischer Kongress 1911, Gruppenfoto, Weimar.

Einleitung

Als am 21. September 1911 in Weimar im Hotel „Erbprinz“ eine internationale Schar von Psychoanalytikern aus den Niederlanden, der Schweiz, Österreich, Ungarn, der Tschechoslowakei, Polen, Litauen, Deutschland und den USA unter der präsidialen Leitung von Carl Gustav Jung (1875–1961) und der organisatorischen Leitung von Karl Abraham (1877–1925) einen Kongress eröffnete, ging ein Raunen durch das eher verschlafene Weimar, obwohl die Presse vorsorglich weitgehend ausgeschaltet worden war. Der „Erbprinz“ galt als eine renommierte Adresse. In dem Gebäude hatte Johann Sebastian Bach (1685–1750) von 1708 bis 1717 seine Dienstwohnung; später, zum Hotel umgebaut, verkehrte dort die Crème de la crème der Welt der Dichter, Musiker, Theaterleute und Politiker.[1] Inzwischen ist der Niedergang dieses Hauses zu verzeichnen: Im Winter 1989/90 wurden letzte, existierende Teile des Gebäudes wegen Baufälligkeit abgerissen.

Auf diesem 3. Psychoanalytischen Kongresses in Weimar (genau: Kongress der Internationalen Psychoanalytischen Vereinigung) wurden an zwei Tagen elf Vorträge gehalten. Ausführliche Darstellungen zum Kongress und dessen nähere Umstände sind von Andreas Peglau und Michael Schröter verfasst worden (Peglau 2012; Peglau u. Schröter 2013) und können im Korrespondenzblatt der Internationalen Psychoanalytischen Vereinigung 1910–1941 (Giefer 2007: C/II/1912/100 ff.; C/II/1912/231 ff.) detailliert nachgelesen werden.

Gruppenfoto und Identifizierungen

Am Ende des zweiten Kongresstages entschied man sich, ein Gruppenfoto der Kongressteilnehmer im Hotelgarten aufzunehmen (siehe Abb. 1), bei dem aber nicht mehr alle Teilnehmer anwesend waren: Albert Willem van Renterghem, Niederlande, war bereits abgereist; der Berliner Sexologe Prof. Magnus Hirschfeld war wegen Ferenczis Vortrag über die Nosologie der männlichen Homosexualität verärgert und von Jung wegen seiner Homosexualität öffentlich beleidigt worden, weswegen er ebenfalls abgereist war und in der Folge aus der Psychoanalytiker-Vereinigung austrat. Peglau berichtet außerdem, dass auch Heinrich Koerber und Otto Juliusburger wahrscheinlich von Jung brüskiert worden seien und möglicherweise deshalb auf dem Foto fehlen (Peglau u. Schröter 2013; Peglau 2012).

Auch sonst gab es mehrere atmosphärische Differenzen, die die Veranstaltung trübten: Alfred Adler hatte kurz vorher mit Freud gebrochen, 1912 folgte die Trennung von Wilhelm Stekel; aber auch Freud und Jung bildeten bereits eine „fragile Männerfreundschaft“ (Peglau 2012: 4), die bald zerbrach.

55 Teilnehmer waren offiziell angemeldet, tatsächlich waren es aber wohl 57. Denn Karl Landauer und Hanns Sachs standen nicht auf der Teilnehmerliste (Giefer 2007: C/II/1912/231 f.), wiewohl Landauer auf dem Foto zu

[1] Z. B. Johann Wolfgang Goethe (1749–1832), Jakob Michael Reinhold Lenz (1751–1792), Friedrich Schiller (1759–1805), Napoleon (1769–1821), Richard Wagner (1813–1883), Leo Tolstoi (1828–1910), Johannes Brahms (1833–1897), Gerhart Hauptmann (1862–1946), Richard Strauß (1864–1949) u. v. a.

sehen ist und Sachs zwar seinen Vortrag von Otto Rank hat halten lassen, mit Ernest Jones aber die Schwester Nietzsches in Weimar besucht hatte:

> „While at Weimar, Sachs and I took the opportunity of calling on Nietzsche's sister and biographer, Frau Elisabeth Förster-Nietzsche. Sachs told her about the Congress and commented on the similarity between some of Freud's ideas and her famous brother's" (Jones 1961: 363).

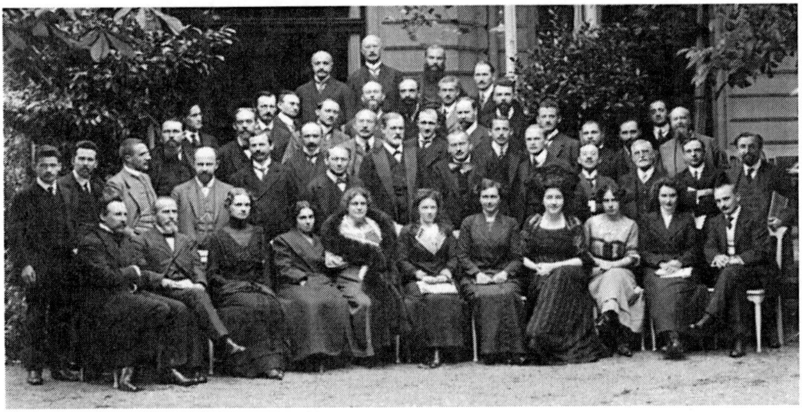

Abb. 1: Gruppenfoto, Psychoanalytischer Kongress 1911.

Das Gruppenfoto erschien erstmals im 2. Band von Ernest Jones' großer Sigmund-Freud-Biografie, London 1954–1957, mit kleinen Änderungen dann im Briefwechsel Freud/Jung (Freud u. Jung 1976: Tafel VI) sowie in der Psychologie des 20. Jahrhunderts (Eicke 1976: 687 f.). Im Ergebnis wurden 40 Namen der dargestellten Kongressteilnehmer in einer Legende benannt (siehe Abb. 2).

Später konnten zusätzlich drei Teilnehmer identifiziert werden:

(1.) In der Dokumentation zur Geschichte der Psychoanalyse in München (Brundke et al. 1996: 11) findet sich das Gruppenbild von Weimar und ein Umrissbild, unter dem als Fußnote zu Emil V. Frhr. von Gebsattel und Arthur Ludwig, beide München, steht: „identifiziert und ergänzt von Dr. Karin A. Dittrich"; Stephan von Minden hat die erkannten Teilnehmer von Gebsattel und Marie von Stach weiter konkretisiert (von Minden 2011); **(2.)** einen wesentlich ergänzenden Beitrag hat Stephan von Minden zu Arthur Ludwig verfasst (von Minden 2016) und **(3.)** konnte Reinhard Lampe (Lampe 2016) den Königlichen Hofrat Dr. Ernst Rehm identifizieren, über dessen zwiespältige Haltung im Nationalsozialismus er später eine Monografie verfasste (Lampe 2024).

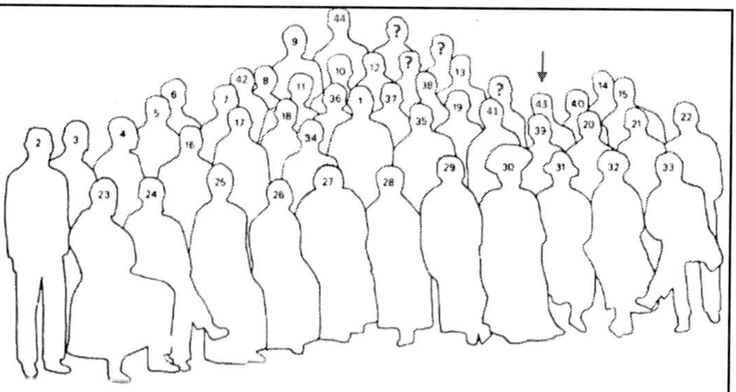

1 Freud S, Wien
2 Rank O, Wien
3 Binswanger L, Kreuzlingen
4 Rothenhäusler O, Rorschach
5 Nelken J, Zürich/Paris
6 Förster R, Berlin
7 Jekels L, Bistrai
8 Brill AA, New York
9 Hitschmann E, Wien
10 van Emden JEG, Leiden
11 Maeder A, Zürich
12 Federn P, Wien
13 Keller A, Wien
14 von Winterstein A, Wien
15 Marcinowski JJ, Hamburg
16 Sadger I, Wien
17 Pfister O, Zürich
18 Eitingon M, Berlin
19 Abraham K, Berlin
20 Putnam JJ, Boston
21 Jones E, Toronto
22 Stekel W, Wien
23 Bjerre P, Stockholm
24 Bleuler E, Zürich
25 Moltzer Ma, Zürich
26 Gincburg Mi, Schaffhausen
27 Andreas-Salome Lo, Göttingen
28 Hinkle Be, New York
29 Jung Em, Küsnacht
30 von Stach Ma, Berlin
31 Wolff An, Zürich
32 Böddinghaus Ma, München
33 Riklin F, Küsnacht
34 Ferenczi S, Budapest
35 Jung CG, Küsnacht
36 Seif L, München
37 Landauer K, Frankfurt
38 Stegmann A, Dresden
39 Wittenberg W, München
40 Brecher G, Meran
41 Frh.v. Gebsattel, EV, München*
42 Ludwig, A, München **
43 Hopf, L, Aachen***
44 Rehm, Ernst ****

*identifiziert von K.A. Dittrich
**identifiziert von S. von Minden
***identifiziert von W. Felber
****identifiziert von R. Lampe

Abb. 2: Umrissbild der Kongressteilnehmer in Weimar.

Eine weitere Erkennung eines Kongressteilnehmers ist Gegenstand dieses Artikels: Bei der Beschäftigung mit Flüchtlingsschicksalen zur Zeit des Nationalsozialismus (Felber 2020 / 2021) verwendete ich die Gruppe der Teilnehmer des 3. Psychoanalytischen Kongresses für eine prospektive Analyse ihrer weiteren Schicksale und stieß dabei auf Ludwig Hopf, dessen Ganzkörper-Porträt (siehe Abb. 3) mir in einem Artikel des Goethe Instituts Irland über ihn begegnete (Goethe Institut o. J.). Auch im Internet-Portal Geni, MyHeritage Company (Geni o. J.) war neben einer Biografie von ihm und denjenigen seiner Familie ein Kopf-Porträt von ihm, offensichtlich ein Detailabbild des vorigen, zu finden. So konnte er als Nr. 43 im Gruppenbild zweifelsfrei identifiziert werden (siehe Abb. 1, Abb. 2 mit Pfeil versehen). Die in der Biographie von Ludwig Hopf begründete doppelte Identität besteht darin, dass er Mathematiker und Psychoanalytiker – wohl eher Psychoanalyse-Interessierter und -Eingeweihter, jedenfalls nicht praktizierender Analytiker – war. Das hat seine Erkennung offensichtlich erheblich erschwert.

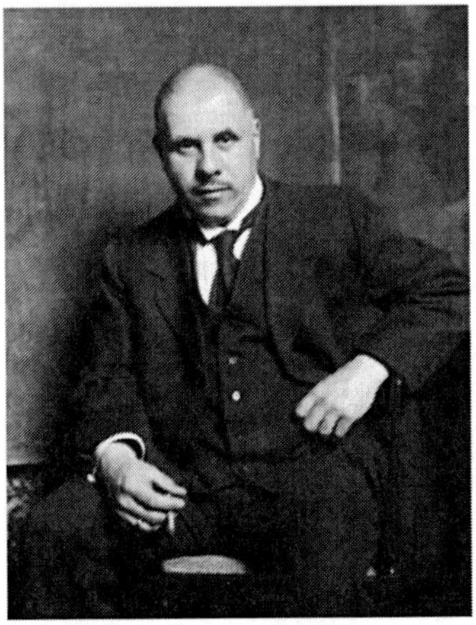

Abb. 3: Ludwig Hopf.

Vier Teilnehmer konnten auf dem Foto bisher nicht identifiziert werden, sie sind auf dem Schattenriss markiert mit einem Fragezeichen. Von zwei, wahrscheinlich eher vier Teilnehmern ist bekannt, dass sie abgereist waren (van Renterghem, Hirschfeld, Koerber und Juliusburger, siehe oben), wir wissen aber nicht, wer noch dem Fototermin fern blieb. Zwei Ausnahmen davon sind: **(1.)** Dr. Hanns Sachs, Wien, von dem wir zwar Bilder kennen, der auf dem Foto aber nicht abgelichtet ist; **(2.)** Dr. Georg Wanke, Friedrichroda, der als treue Randfigur recht ausführlich von Maren Holmes und Thomas Müller geschildert wurde (Holmes u. Müller 2011), dessen Konterfei dann Michael Schröter publizieren konnte, der daraufhin auszuschließen vermochte, dass Wanke bei dem Gruppenfoto anwesend war; möglicherweise auch deshalb, weil er zu der Zeit noch keiner psychoanalytischen Vereinigung als Mitglied angehörte und den Weimarer Kongress als Gast beiwohnte (Schröter 2016).

Es bleiben jedenfalls neun unidentifizierte Teilnehmer, von denen offenbar sechs nicht anwesend waren, nur vier von ihnen sind unerkannt auf dem Foto; wir wissen aber nicht sicher, welche von den neun es sind: Dr. Ames, Thaddeus (New York City); Dr. Hollerung, Edward (Graz); Dr. Juliusburger, Otto (Berlin); Dr. Koerber, Heinrich (Berlin); Dr. Mensendieck, Otto (Zürich); Dr. Reiss, Eduard (Tübingen); Dr. Steiner, Maximilian (Wien); Dr. Stockmayer, Wilhelm (Kreuzlingen) oder Dr. Vollrath, Ulrich (Jena).

Biografie Ludwig Hopf (1884–1939)[2]

Ludwig Hopf, am 23. Oktober 1884 in Nürnberg in ein jüdisches Elternhaus geboren, war ein außerordentlich interessanter, vielseitiger und hochbegabter Mensch. Er entwickelte frühzeitig Interesse für Musik und spielte ausgezeichnet Klavier, wollte nach dem Abitur Philosophie studieren, entschied sich 1904 aber für ein Mathematikstudium in Berlin und wurde 1906 Schüler von Arnold Sommerfeld (1868–1951) in München. Sommerfeld galt mit Max Planck (1858–1947), Niels Bohr (1885–1962) und Albert Einstein (1879–1955) als einer der Gründungsväter der modernen theoretischen Physik. Hopf entwickelte eine intensive fachliche und persönliche Beziehung zu Sommerfeld und wurde 1909 bei ihm promoviert. Sein Selbstbewusstsein und die tatkräftige Unterstützung seiner Familie gaben wohl den Anstoß dazu, sich als 24-Jähriger von dem fast gleichaltrigen, in der Münchner Kulturszene aufstrebenden Maler Max Unhold (1885–1964), der später einer der bedeutendsten deutschen Vertreter der Neuen Sachlichkeit wurde, als Halbbild porträtieren zu lassen (siehe Abb. 4).

1909 stellte Sommerfeld ihn auf der 81. Versammlung deutscher Naturforscher und Ärzte in Salzburg Albert Einstein vor. Noch im gleichen Jahr ging Hopf als Assistent zu Einstein nach Zürich und folgte ihm bald darauf als Lieblings- oder sogenannter Privatassistent nach Prag, wo er nachdrückliche Beziehungen zur Künstlerszene, u. a. zu Franz Kafka (1883–1924) und Max Brod (1884–1968) pflegte. Gemeinsame Publikationen mit Einstein, wie „Statistische Untersuchungen der Bewegung eines Resonators in einem Strahlungsfeld“ und „Über einen Satz der Wahrscheinlichkeitsrechnung und seine Anwendung in der Strahlungstheorie“, wurden in den Annalen der Physik, Band

2 Der Mathematiker Hopf sollte, wie oft geschehen, nicht mit dem Mediziner Ludwig Hopf (1838–1924) verwechselt werden.

33, 1910, veröffentlicht. Auch fand Hopf, den Einstein aus gegebenem Anlass um Überprüfung seiner Dissertation von 1905 gebeten hatte, darin einen Fehler, der das Ergebnis erheblich verfälscht hatte, worüber Einstein 1911 eine eigene kurze Publikation in den Annalen der Physik verfasste (Einstein 1911). Ihre intensive persönliche Beziehung fand u. a. ihren Ausdruck im häufigen gemeinsamen Musizieren: Einstein mit der Geige, der talentierte Hopf am Klavier.

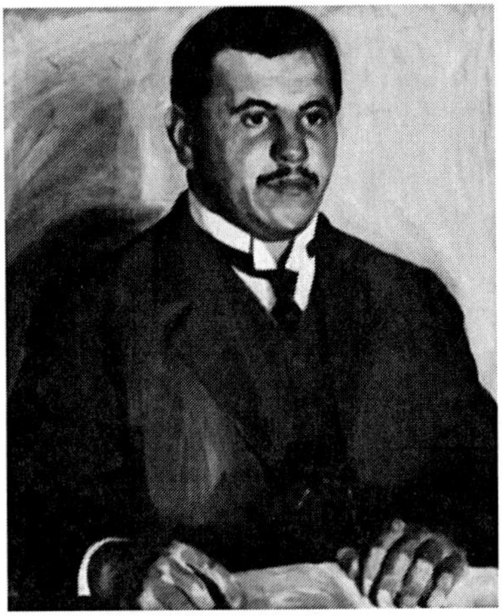

Abb. 4: Porträt von Ludwig Hopf (Max Unhold, 1908).

In Zürich hatte Hopf aus Interesse an den „dunklen Seiten des Seelenlebens" (Sommerfeld u. Seewald 1952/53) sowie durch Vermittlung von Einstein die Nähe zu Carl Gustav Jung (1875–1961) gefunden und sich 1910 an der Gründung der Ortsgruppe Zürich der Internationalen Psychoanalytischen Vereinigung beteiligt (Wieser 2001: 75, 95; Gieser 2007: CB/I/1910/3).

Seit dem Jahr 1911, als Einstein von Prag nach Zürich zurückging, widmete sich Hopf seiner weiteren akademischen Qualifizierung in Aachen, wo er in den Folgejahren eine mustergültige Karriere hinlegte. 1912 heiratete er Alice Goldschmidt, mit der zusammen er fünf Söhne und eine Tochter hatte – und eine glückliche Familie pflegte. 1914 habilitierte Hopf bei Theodore von Kármán (1881–1963) und lehrte bis 1916 als Privatdozent. Nach seiner Einberufung zur Kriegsteilnahme im Mai 1916 war er als Kraftfahrer an der Sommeschlacht beteiligt, vier Monate später aber erfolgte seine Beförderung als

Aerodynamiker und damit als kriegswichtiger Konstrukteur von Militärflugzeugen (wie beispielsweise den bekannten Doppeldecker des „Roten Barons") an die Prüfanstalt und Werft der Fliegertruppe nach Berlin-Adlershof.

1921 wurde er zum außerordentlichen, 1923 zum ordentlichen Professor für Mathematik und Mechanik an der TH Aachen ernannt, nachdem 1922 sein epochales Buch „Aerodynamik", gemeinsam mit Richard Fuchs, erschienen war (Fuchs u. Hopf 1922). 1925/26 bekleidete er das Amt des Dekans der Fakultät für Allgemeine Wissenschaften, 1927/28 war er Vorsitzender eines Außeninstituts der Hochschule.

Es spricht für Hopfs Beständigkeit hinsichtlich seiner Nähe zur psychoanalytischen Bewegung und der Wahrnehmung des psychoanalytischen Gedankengutes, dass er bis 1914 als Mitglied der Ortsgruppe Zürich geführt wurde, als er schon in Aachen habilitiert war. Er meldete sich dann 1929 zurück mit der Publikation seiner Arbeit „Exakte Naturwissenschaft und Psychoanalyse", erschienen im Almanach des Internationalen Psychoanalytischen Verlages (Hopf 1929), in der er sich mit der Übertragung des Geistes der Naturwissenschaften auf die Seelenforschung, explizit mit der Psychoanalyse beschäftigt (s. u.).

1933 setzten an der Technischen Hochschule Aachen die ersten denunzierenden Provokationen durch den AStA (Allgemeiner Studenten-Ausschuss) ein, wonach Dozenten und Professoren sogenannter „nichtarischer" Abstammung und politisch Unerwünschte angeprangert wurden. 1934 wurde Hopf gegen seinen Willen vorzeitig in den Ruhestand versetzt. Es folgte ein politischer Zermürbungsprozess, in dem Hopf nachhaltig um seinen Statuserhalt kämpfte, in dem auch gute Beurteilungen für seine herausragenden Leistungen im Ersten Weltkrieg abgegeben wurden; letztlich aber unterlag er in diesem unwürdigen Kampf (Müller-Arends u. Kalkmann 1995). Nach der Reichspogromnacht im November 1938 konnte Hopf mittels eines dramatischen Auftritts nur knapp der Verhaftung durch die Nazis entkommen, was Bernd Neumann im Kapitel 18.1 „Einsteins ‚Privatassistent' Ludwig Hopf als Mediator" eindrücklich schildert und auch auf sein letztliches Schicksal hinweist:

> „Als die SS ihn holen kam, täuschte sein ältester Sohn die anrückenden Schergen, indem er sich als sein Vater verkleidete. Was dann wiederum den Sohn ins KZ brachte, dem er später nur mit Glück noch entrinnen konnte (da er Papiere für seine Emigration nach Kenia vorlegen konnte, W. F.). Ludwig Hopf seinerseits

> emigrierte nach England. Er wurde Professor in Cambridge,[3] um dann im Juli 1939 ans Trinity College in Dublin zu wechseln, in ehrenvoller Verbesserung seines akademischen standings (als Lecturer für Höhere Mathematik, W. F.). Dort verstarb der Mann plötzlich am Versagen der Thymosdrüse (sic!),[4] an einem der letzten Dezembertage des gerade ausgebrochenen Zweiten Weltkriegs. Kein Geringerer als Erwin Schrödinger erklärte ihn posthum […] zu einem der bedeutendsten Männer seiner Zeit“ (Neumann 2021: 262).

Es gab Erwägungen darüber, inwieweit dieser frühe Tod von Hopf im Zusammenhang mit seiner Verfolgung und Flucht zu sehen ist (Siegmund-Schultze 2009: 148).[5]

Gisela Holfter, die schon 2015 eine ausführliche Lebensbeschreibung von Hopf veröffentlicht hatte (Holfter 2015), würdigte ihn in der repräsentativen Monografie über deutschsprachige Flüchtlinge in Irland 1933 bis 1945, gemeinsam mit Horst Dickel als Ko-Autor, mit einem eigenen Kapitel (Holfter u. Dickel 2017: 289–299). Sommerfeld und Seewald stellten in ihrem Gedächtnis-Artikel ein Verzeichnis von 31 wissenschaftlichen Veröffentlichungen Hopfs zusammen, in dem seine Auseinandersetzung mit der Psychoanalyse allerdings fehlt (Sommerfeld u. Seewald 1952/53). Im März 1940 erschien in *Nature* eine Würdigung seines Lebens und Werks, die mit den Worten endet: „The many friends of this genial and kind-hearted mathematician will deeply regret the loss they have suffered“ (Anonymus 1940).

---

3 Ludwig Hopf berichtet am 9. Februar 1939 nach Deutschland an Arnold und Johanna Sommerfeld über „ein research-grant in Cambridge mit Existenzminimum“ für vier Monate (Archiv: München, Dt. Museum [Archiv HS 1977-28/A,148]).

4 Zu Hopfs Todesursache gibt es differierende Angaben. Neumann (2021) spricht von Versagen der Thymusdrüse; Holfter (2015) berichtet von „undiagnosed thyroid failure“; Müller-Arends und Kalkmann (1995) gehen von einer Blutkrankheit und einem Versagen der Schilddrüse aus, was offensichtlich eine Übernahme der (gleichen) diagnostischen Zuordnung von Sommerfeld und Seewald (1952/53) war.

5 Herrn Reinhard Siegmund-Schultze, Professor für Wissenschaftsgeschichte an der Universität Agder in Kristiansand, Norwegen, verdanke ich wertvolle Hinweise zur Mathematikgeschichte und zu Ludwig Hopf.

Hopf, Ludwig (1929): „Exakte Naturwissenschaft und Psychoanalyse"

Als sich Hopf auf dem Höhepunkt seiner wissenschaftlichen Laufbahn als Mathematiker befand, trat er überraschend mit einer Arbeit an die Öffentlichkeit, in der er sich als Naturwissenschaftler mit psychoanalytischem Gedankengut methodisch auseinandersetzte (Hopf 1929).

Einleitend stellte er in dem Artikel fest, dass der Forscher in den exakten Naturwissenschaften zwar ein Mensch sei, dessen Gedanken im Unbewussten verankert seien und dessen psychische Energie aus dem Libidostrom fließe, wie bei anderen Menschen auch. Sein wissenschaftlicher Gegenstand und dessen wissenschaftliches Ergebnis aber stünden für sich allein.

> „[...] das Gravitationsgesetz ist unabhängig von Newtons oder Einsteins unbewußtem Seelenleben. Seine Begrenztheit ist nicht durch eine Zensur bedingt, die Newton persönlich verhindert zu erkennen, was Einstein erkennen kann".

Vielmehr sei es die neue Messtechnik und die Erfahrung der Zeit, die nach zwei Jahrhunderten eine Neufassung des Gravitationsgesetzes notwendig machten. Die Kernaussage einer exakten Wissenschaft sei „[...] von der Forscherpersönlichkeit unabhängig, und somit auch der Wissenschaft vom unbewußten Seelenleben entzogen" (ders.: 80 f.).

Die Verbindung zwischen exakter Wissenschaft und Psychoanalyse liege vielmehr „im gleichen Streben, in der Übertragung des Geistes der Naturwissenschaften auf die Seelenforschung." Hopf räumte ein, dass auch andere psychologische Richtungen sich einer wissenschaftlichen Methodik bedienten.

> „Aber die Gesamtheit der psychischen Vorgänge ist nirgends so energisch mit dem Geiste der exakten Naturwissenschaften angegangen wie in der Psychoanalyse; nirgends eröffnet sich eine so weitreichende Aussicht der Zusammenfassung und Einordnung in das System der Naturwissenschaften als in der Psychoanalyse, deren erster Schöpfer besonders vollgesogen vom Geiste der exakten Wissenschaften erscheint" (ders.: 81).

Der große Schritt zu einer Naturwissenschaft, weg von der Psychologie des Bewusstseins, liegt für Hopf in dem „Begriff des Unbewußten und seine radikale Fassung". Das physikalische Beispiel der Wandlung des Gesetzes von der Erhaltung der Energie zum (modernen) Gesetz von der Erhaltung der Summe von Energie und Materie überträgt er auf die Seelenerscheinungen in Form einer Wandlung der „bewußten Gedanken und Gefühle in der Seele“ als scheinbar „unübersteigliche Grenze für ein naturwissenschaftliches ‚Weltbild‘“ (Psychologie des Bewusstseins) zum Übersteigen dieser Grenze mit dem Begriff des Unbewussten (Psychoanalyse) (ders.: 83).

> „Man läßt der Psychoanalyse die rechte Gerechtigkeit nur widerfahren, wenn man sie in erster Linie als Naturwissenschaft betrachtet; in dieser Hinsicht ist ihre Schöpfung eine Großtat; in einem Gebiet, das vorher nur Dichter und Schwärmer anrühren konnten, hat sie eine Fülle von Tatsachen, die zum Teil gut reproduzierbar sind, ans Licht gebracht [...]“ (ders.: 85).

So habe die Psychoanalyse psychische Erscheinungen nur wieder auf psychische zurückgeführt; habe psychische Zusammenhänge aufgedeckt, wie die zwischen Kindheitserlebnissen und Träumen Erwachsener; habe mit dem Begriff der Sexualität eine Systematik neuer Phänomene, wie die mächtigen Faktoren im bewussten Triebleben ermöglicht; habe den Begriff der Libido erweitert, die Hopf dem Energiebegriff der Physik sich anzunähern meint und Energieumwandlungen träten in den späteren Arbeiten Freuds als Lebens- und Todestriebe hervor. In der Arbeit werden vielerlei Parallelen zur Mathematik und modernen Physik gezogen, Hopf spricht schließlich von einer Brücke, „welche von Einstein zu Freud führt“ (vgl. ders.: 85 ff.; Hervorhebungen im Original).

Schlussbetrachtung

Die ausschließlich und rundum bestätigende Meinung Hopfs, die Psychoanalyse sei eine exakte Naturwissenschaft, reiht sich ein in einen umfangreichen Wissenschaftsdiskurs zum Thema, in dem zustimmende, ablehnende und unentschiedene, dazwischen liegende Haltungen bedeutender Methodiker, wie Jaques Lacan (1901–1981), Karl Popper (1902–1994), Jürgen Habermas (geb. 1929), Helmut Dahmer (geb. 1937) u. v. a., zu finden sind – ein ganz eigenes Kapitel zur Geschichte der Psychoanalyse unter dem Stichwort „Szientistisches Selbstmißverständnis der Metapsychologie“ (Habermas 2008: 292), in dem sich Habermas methodenkritisch mit der Psychoanalyse auseinandersetzt. Erwähnt sei hier aber, dass Christfried Tögel als glühender Befürworter der Psychoanalyse als Naturwissenschaft in seinem Artikel „‘Eine grobe Ungerechtigkeit': Psychoanalyse keine Naturwissenschaft? Zu Freuds Verständnis von Theorie und Empirie" Ludwig Hopf als einen der wenigen erwähnt, die Freuds eigenes lebenslanges Einstehen für die Psychoanalyse als Naturwissenschaft teilt (Tögel 2005).

Die Veröffentlichung zeigt uns auch, dass Hopf sich tiefgreifend, nämlich mehr als 30 Jahre lang zur Psychoanalyse bekannt und inhaltlich intensiv mit ihr beschäftigt hat. Ein Briefwechsel mit Freud bestand von 1925 bis 1936. Hopf bemühte sich mehrfach um eine Brücke zwischen Einstein und Freud, und umgekehrt.

In der Library of Congress, Washington, D. C., findet sich ein für unser Anliegen hoch interessanter Brief Freuds an Ludwig Hopf vom 27.09.1931 (siehe Freud 1931), aus dem sich rückschließen lässt, dass Hopf ihm vorausgehend sowohl seinen oben besprochenen Artikel als auch seine eben erschienene berühmte allgemeinverständliche Darstellung der Einstein'schen Relativitätstheorie (Hopf 1931) mitgesandt hatte. Freud antwortet darauf (Transkript W. F.):

> „Sehr geehrter Herr Professor
> warmen Dank für ihren Brief und die wertvollen Zusendungen! Ich meine, Sie haben so klar wie sonst kaum jemand den Wesenskern der Psychoanalyse und die Begründung Ihres Anspruchs auf dauernde Geltung erkannt.
> Mit der Relativität will ich es also nochmals in Ihrer Darstellung versuchen. Ich habe mich schon oft um sie bemüht, aber immer vergeblich. Jedesmal kam ich an einen Punkt, wo mir alles entschwand. Ich bin allerdings an das mathematische Denken sehr wenig gewöhnt.
> Nur, wenn Sie rühmen, daß Sie Einstein zur Psychoanalyse bekehrt haben, trenne ich mich von Ihnen. Ein langes Gespräch mit ihm vor einigen Jahren hat mir gezeigt, daß ihm die Analyse ebenso unzugänglich ist wie mir die Relativitätstheorie. Es war fast ein Trost für mich. Aus brieflichen Äußerungen seinerseits weiß ich, daß er seither nicht weiter gekommen ist. Er lobt meinen Stil – an dem ich wirklich nichts finde – erwartet aber sonst das Verständnis der seelischen Phänomene von der - Endokrinologie! In die innere Notwendigkeit der analytischen Denkweise hat er keine Einsicht. Er braucht es ja nicht, zum Glück für uns alle.
> In herzlicher Ergebenheit
> Ihr Freud."

Es ist nicht auszuschließen, dass Hopf dennoch den Anstoß gegeben hat zu dem zehn Monate später stattgehabten Briefwechsel zwischen Einstein und Freud zum Thema „Warum Krieg?" (Einstein u. Freud 1933), der weltweit berühmt und bis in die Gegenwart immer wieder neu publiziert wurde.

Literaturverzeichnis

Anonymus (1940) Prof. Ludwig Hopf. Nature 145: 379 f.

Brundke, Astrid; Dittrich, Karin; Hamburger, Andreas; März, Marianne; Peyerl Christine (1996) Vom Reichsinstitut zur Akademie – Dokumente und Bilder zur Geschichte der Psychoanalyse in München. Abschnitt: Vorläufer, II. Die Gründung der Ortsgruppe München durch Leonhard Seif. Akademie für Psychoanalyse und Psychotherapie e. V., München. www.psychoanalyse-muenchen.de/images/pdf/Geschichte/Akademie-Ausstellung_50-Jahre_1996.pdf (20. März 2025).

Eicke, Dieter (Hrsg.) (1976) Die Psychologie des 20. Jahrhunderts (=Bd. 2). Freud und die Folgen: Teil 1.: Legende zum Foto mit Namenszuordnungen. Kindler, Zürich.

Einstein, Albert (1911) Berichtigung zu meiner Arbeit: „Eine neue Bestimmung der Moleküldimensionen". Annalen der Physik 34: 591 f.

Einstein, Albert; Freud, Sigmund (1933) „Warum Krieg?" Internationales Institut für geistige Zusammenarbeit, Völkerbund, Paris. Siehe auch in: Deutsche Geschichte in Dokumenten und Bildern (=Bd. 6). Die Weimarer Republik. https://ghdi.ghi-dc.org/sub_document.cfm?document_id=3864&language=german (14. März 2025).

Felber Werner (2020/2021) Erinnerungen an Suizide von Flüchtlingen vor dem Nazi-Terror. Suizidprophylaxe 47, Teil 1, Heft 1: 5–9; Teil 2, Heft 2: 35–40; Teil 3, Heft 3: 77–83; Suizidprophylaxe 48, Teil 4, Heft 1: 4–10.

Freud, Siegmund (1931) Brief an Hopf. Library of Congress, Washington, D. C., Manuscript/Mixed Material, Sigmund Freud Papers: General Correspondence, 1871–1996; Hopf, Ludwig, 1925–1936, Box 30, Folder 3, Image 3 + 4. https://www.loc.gov/resource/mss39990.03003/?st=gallery (15. März 2025).

Freud, Sigmund; Jung, Carl Gustav (1976) Briefwechsel. McGuire, William; Sauerländer, Wolfgang (Hrsg.). Buchclub Ex Libris, Zürich.

Fuchs, Richard; Hopf, Ludwig (1922) Aerodynamik. Handbuch der Flugzeugkunde (=Bd. 2). Schmidt & Co., Berlin.

Geni, MyHeritage Company (o. J.) Prof. Dr. Ludwig Hopf (1884–1939). www.geni.com/people/Ludwig-Hopf/6000000003495136149 (30. Januar 2025).

Giefer, Michael (Hrsg.) (2007) Korrespondenzblatt der Internationalen Psychoanalytischen Vereinigung 1910–1941. Ursprünglich publiziert als CD-ROM im Selbstverlag.

https://www.luzifer-amor.de/fileadmin/bilder/Downloads/korrespondenzblatt_1910-1941.pdf (20. Januar 2025).

Goethe Institut Irland (o. J.) Deutsche Spuren in Irland – „Spuren in Dublin. Ludwig Hopf: Mathematiker, Physiker und Dozent am Trinity College". www.goethe.de/ins/ie/de/kul/sup/deutsche-spuren-in-irland/26356380.html (30. Januar 2025).

Habermas, Jürgen (2008) Erkenntnis und Interesse. Im Anhang: „Nach dreißig Jahren. Bemerkungen zu `Erkenntnis und Interesse´". Mit einem Nachwort von Anke Thyen. Felix Meiner, Hamburg. (orig. 1968).

Holfter, Gisela (2015) Ludwig Hopf. In: Wallace, Ian (Hrsg.) Voices in Exile, Amsterdamer Beiträge zur Germanistik. Brill/Rodopi, Leiden/Boston, S. 113–140.

Holfter, Gisela; Dickel, Horst (2017) An Irish sanctuary: German-speaking refugees in Ireland 1933–1945. De Gruyter Oldenbourg, Berlin.

Holmes, Maren; Müller, Thomas (2011) Ein Brief vom Außenposten der psychoanalytischen Bewegung: Georg Wanke an Max Eitingon, 2. April 1926. Luzifer-Amor - Zeitschrift zur Geschichte der Psychoanalyse 24: 75–83.

Hopf, Ludwig (1929) Exakte Naturwissenschaft und Psychoanalyse. Almanach des Internationalen Psychoanalytischen Verlages 4: 80–88.

Hopf, Ludwig (1931) Die Relativitätstheorie. Verständliche Wissenschaft (=Bd. 14). J. Springer, Berlin.

Jones, Ernest (1961) Life and Work of Sigmund Freud. Edited and abridged in one Volume by Lionel Trilling and Steven Marcus. Penguin Books in ass. with Hogarth Press, Harmondsworth, Middlesex.

Lampe, Reinhard (2016) Ernst Rehm und die Kuranstalt Neufriedenheim. Neuentdeckungen und Ergänzungen zum III. Psychoanalytischen Kongress in Weimar (1911). Luzifer Amor – Zeitschrift zur Geschichte der Psychoanalyse 29: 158–165.

Lampe, Reinhard (2024) Moritz Bendit und die Kuranstalt Neufriedenheim. Der Psychiater Ernst Rehm und sein jüdischer Patient. Studien zur Jüdischen Geschichte und Kultur in Bayern (=Bd. 15). De Gruyter Oldenbourg, Berlin.

Minden, Stephan von (2011) Viktor Emil v. Gebsattel und Maria v. Stach: Neue Aufschlüsse über zwei Teilnehmer am 3. Psychoanalytischen Kongress in Weimar. Luzifer Amor – Zeitschrift zur Geschichte der Psychoanalyse 24: 99–105.

Minden, Stephan von (2016) „Der unvergleichliche Doktor Arthur Ludwig". Eine biographische Skizze. Neuentdeckungen und Ergänzungen zum III. Psychoanalytischen Kongress in Weimar (1911). Luzifer Amor – Zeitschrift zur Geschichte der Psychoanalyse 29: 153–158.

Müller-Arends, Dietmar; Kalkmann, Ulrich (1995) Ludwig Hopf 1884–1939. In: Habetha, Klaus (Hrsg.) Wissenschaft zwischen technischer und gesellschaftlicher Herausforderung: die Rheinisch-Westfälische Technische Hochschule Aachen 1970 bis 1995, Vertriebene Professoren. Einhard, Aachen, S. 208–215.

Neumann, Bernd (2021) Umrisse einer Dritten Kultur im interdisziplinären Zusammenspiel zwischen Literatur und Naturwissenschaft. Jahrbuch des Instituts für moderne Fremdsprachen an der Naturwissenschaftlich-Technischen Universität Norwegens (NTNU) in Trondheim. Springer, Berlin.

Peglau, Andreas (2012) Sigmund Freud in Weimar. Ein Foto aus dem Jahr 1911 – und eine Momentaufnahme der psychoanalytischen Bewegung. Weimar-Jena. Die große Stadt 5: 228–238. Am 30.09.2012 eingestellt ins Internet. andreas-peglau-psychoanalyse.de/sigmund-freud-in-weimar/ (15. Januar 2025).

Peglau, Andreas; Schröter, Michael (2013) Relative Ruhe nach und vor dem Sturm. Der III. Psychoanalytische Kongress in Weimar. Luzifer Amor – Zeitschrift zur Geschichte der Psychoanalyse 26: 126–158.

Schröter, Michael (2016) Neues über Georg Wanke. Luzifer-Amor – Zeitschrift zur Geschichte der Psychoanalyse 29: 171–175.

Sommerfeld, Arnold; Seewald, Fritz (1952/53) Ludwig Hopf zum Gedächtnis. Jahrbuch der Rheinisch-Westfälischen Technischen Hochschule Aachen 5: 24–26.

Siegmund-Schultze, Reinhard (2009) Mathematicians Fleeing from Nazi Germany – Individual Fates and Global Impact. Princeton University Press. Princeton & Oxford.

Tögel, Christfried (2005) „Eine grobe Ungerechtigkeit“: Psychoanalyse keine Naturwissenschaft? Zu Freuds Verständnis von Theorie und Empirie. Zeitschrift für Psychoanalytische Psychotherapie 27: 39–45.

Wieser, Annatina (2001) Zur frühen Psychoanalyse in Zürich 1900–1940. Inaugural-Dissertation, Medizinische Fakultät der Universität Zürich.

Franz Kafka aus psychiatrisch-psychotherapeutischer Perspektive

von Tobias Wustmann

Franz Kafka from a Psychiatric-Psychotherapeutic Perspective
Summary: In 2024, the 100th anniversary of Franz Kafka's (1883–1924) death was commemorated. Against this background, this paper provides an overview of the literature on the poet's psychological complaints and postulated illnesses. In conclusion, a hypothesis is put forward as to how we would assess Franz Kafka today from a psychiatric-psychotherapeutic perspective.
Keywords: Franz Kafka, novelist, literature, mental health, illness, metamorphosis.

Zusammenfassung: 2024 wurde des 100. Todestages von Franz Kafka (1883–1924) gedacht. Vor diesem Hintergrund wird in dieser Arbeit eine Übersicht über die Literatur zu psychischen Beschwerden und postulierten Krankheiten des Dichters gegeben. Zusammenfassend wird eine Hypothese aufgestellt, wie wir Franz Kafka heute aus psychiatrisch-psychotherapeutischer Perspektive beurteilen würden.
Schlüsselwörter: Franz Kafka, Romanautor, Literatur, psychische Gesundheit, Krankheit, Verwandlung.

Vorbemerkungen

Franz Kafka ist einer der bedeutendsten Dichter der Weltliteratur. Am 3. Juni 2024 jährte sich sein Todestag zum 100. Mal. Aus diesem Anlass fanden 2024 diverse Veranstaltungen rund um den Globus statt. Kafka bleibt modern. Kunstschaffende aller Couleur beziehen sich auf ihn und verarbeiten sein Werk weiter. Kafka neu zu editieren, zu interpretieren und auf die Bühne zu bringen (z. B. in Halle *Der Prozess* am WUK-Theater 2024 und *Die Verwandlung* am Puppentheater 2025) ist weiterhin attraktiv. Mancherorts wird er zu einer Ikone stilisiert (Robertson 2024). Bis in unsere Gegenwart des 21. Jahrhunderts haben seine Romane, Parabeln, seine Tagebücher, Briefe und Zeichnungen „nichts von ihrer originellen oder verstörenden, berührenden und immer auch tröstlichen Wirkung eingebüßt" (Guggolz 2024). Kafkas Dichtung, so der Literaturnobelpreisträger von 2023, Jon Fosse, „ist [...] schlicht und einfach eine Voraussetzung für meine eigene [...]" (ders. 2024: 16). Lesebegeisterte haben Kafka kanonisiert, seine Texte sind zentral und sogar „heilig" (ders. 2024: 107). Für heute Schreibende und Lesende ist Franz Kafka ungebrochen ein Fixpunkt der Moderne.

Auch die Wissenschaft kann sich Kafkas magischer Anziehungskraft bis heute nicht entziehen. Allein zwei aktuelle Handbücher über den „wirkungsmächtigsten deutschsprachigen Schriftsteller des 20. Jahrhunderts" existieren (Jagow u. Jahraus 2008; Engel u. Aurochs 2010). Im Lexikon *Literatur und Medizin* ist Kafka eine der am häufigsten genannten Personen (Jagow u. Steeger 2005: 892). Aber was ist es? Seine Person, sein Werk? Die Vereinigung dessen? Eigens für dieses Besondere, das Entrückte, Rätselhafte, Unheimliche, Bedrohliche, das Absurde in den Schilderungen Kafkas wurde irgendwann das Wort „kafkaesk" geschaffen. Er „ist der Meister der Groteske" (Kehlmann, taz 01.06.2024). Ein Beitrag in der *Süddeutschen Zeitung* (SZ, Borchers) war unlängst mit dem Titel „Was Kafka-Lektüre mit der Psyche macht" überschrieben (SZ 31.05.2024). Unvermeidlich ist da der Blick hinter die Kulissen. Was für ein Mensch war Kafka? Welche psychischen Eigenschaften muss jemand gehabt haben, der Figuren wie Gregor Samsa (der Protagonist in *Die Verwandlung*) schuf? Mittlerweile existiert jedenfalls eine nicht geringe Zahl an Publikationen auch *über* Kafka und im Speziellen die Facetten seiner Psyche.

In der hier vorgelegten Arbeit wird versucht, eine Übersicht über die Literatur zu psychischen Beschwerden und postulierten Krankheiten des Dichters zu geben. Wie in früheren Arbeiten ist es nicht die Absicht des Autors, im Nachhinein zu pathologisieren, sondern aus faszinierter Grundhaltung heraus eine Annäherung an das Leben und Werk Kafkas aus psychiatrisch-psychotherapeutischer Perspektive zu wagen. Der für diese Schriftenreihe gebotene, begrenzte Umfang macht die Erstellung einer umfassenderen Abhandlung unmöglich, weswegen eine detaillierte Pathographie inklusive ausführlicher Textanalysen weder vom Autor dieses Textes beabsichtigt wurde noch von den Lesenden erwartet werden kann. Stattdessen sollen hier eher essayistische Einblicke zum Thema gegeben werden.

Kafkas Leben, Werk und Wirkung

Über das Leben und Werk von Franz Kafka ist viel veröffentlicht worden. Allein im Jubiläumsjahr 2024 erschienen diverse neue Bücher: Hervorzuheben sind an dieser Stelle insbesondere die biografischen Publikationen von Rüdiger Safranski und (umfangreichst bebildert) Hartmut Binder. Unangefochten – nicht allein im Umfang – ist die dreiteilige, in achtzehnjähriger Arbeit entstandene Biografie des Kafka-Experten Reiner Stach. Eine darüber hinaus sehr lesenswerte historisch-kritische Annäherung an Franz Kafka als den „Dichter der Scham und der Schuld" ist auch das Buch des renommierten, in Prag gebürtigen Historikers Saul Friedländer aus dem Jahre 2012. Nicht vergessen und deswegen hier auch erwähnt werden sollen zudem die herausragenden, bereits 2009 und 2005 veröffentlichen Biografien von Thomas Anz und Peter-André Alt. Als ein weiteres Standardwerk über Kafka ist die in einer überarbeiteten und erweiterten Neuausgabe 2006 erschienene Monografie *Franz Kafka. Eine Biographie seiner Jugend* von Klaus Wagenbach zu nennen. Der US-amerikanische Literaturwissenschaftler Stanley Corngold dürfte mit seiner 1988 erschienenen Monografie *Franz Kafka: The Necessity of Form* und weiteren Veröffentlichungen (vgl. unten) ebenfalls als eine Koryphäe der Kafka-Forschung gelten. Sein erster Biograf überhaupt war Max Brod, der erstmals 1937 *Franz Kafka, eine Biographie* publizierte und seinen Freund als „den größten Dichter unserer Zeit" rühmte. Eine österreichische Fernsehserie (Drehbuch unter anderem von Daniel Kehlmann) thematisierte 2024 als Filmbiografie in sechs Episoden vor allem Kafkas Verhältnis zu seinem Vater und seine Liebesbeziehungen. Hier soll im Folgenden nur ein kurzer Abriss der Lebensstationen von Franz Kafka gegeben werden.

Franz Kafka wurde am 3. Juli 1883 in Prag, damals Teil des österreichisch-ungarischen Kaiserreichs, geboren. Er war der Sohn einer wohlhabenden jüdischen Familie und wuchs in einer Umgebung auf, die von hohen Erwartungen und einem schwierigen Verhältnis zu seinem Vater geprägt war, was sein späteres Schreiben stark beeinflusste. Von den fünf jüngeren Geschwistern überlebten die drei Schwestern „Elli", „Valli" und „Ottla" das Kindesalter, während die Brüder Georg und Heinrich jeweils im Alter von 15 bzw. sechs Monaten starben. Von 1893 bis 1901 besuchte Kafka zunächst die Deutsche Knabenschule und anschließend auf Wunsch des Vaters das deutschsprachige Staatsgymnasium in Prag, wo er gute schulische Leistungen zeigte. Er galt als

„Vorzugsschüler". Dennoch hatte er aber bereits in der Schulzeit mit Versagensängsten, mit Gefühlen der Entfremdung und Unsicherheit zu kämpfen. Kafkas intensivste Freizeitbeschäftigung bereits seit der Kindheit war das Schwimmen, was er bis in spätere Lebensjahre regelmäßig beibehielt. Ab 1901 studierte Kafka Rechtswissenschaften an der Deutschen Universität in Prag und schloss 1906 sein Studium – damals programmgemäß – mit der Promotion zum Doctor iuris ab. Bereits während der Schulzeit entwickelte er Interesse an Literatur und begann, eigene Texte zu schreiben.

Nach seinem Universitätsabschluss absolvierte Kafka 1906 zunächst ein Volontariat in einer Rechtsanwaltskanzlei und begann im Herbst des gleichen Jahres eine einjährige Rechtspraxis zunächst am Land- und dann am Strafgericht. Danach arbeitete Kafka hauptsächlich als Versicherungsangestellter zunächst in einer privaten Versicherungsanstalt und schließlich von 1908–1922 in der halbstaatlichen Arbeiter- und Unfallversicherungsanstalt des Königreichs Böhmen in Prag. Obgleich beruflich anerkannt und erfolgreich, fand Kafka in dieser Arbeit jedoch nur wenig Erfüllung. Seine Arbeit als Versicherungsangestellter bezeichnete er mehrfach als „Brotberuf" (vgl. insbesondere Brod 1986, Stach 2023).

1908 und 1909 wurden erste Texte Kafkas in der Literatur- und Kunstzeitschrift *Hyperion* gedruckt (*Betrachtung, Gespräch mit dem Beter, Gespräch mit dem Betrunkenen*). Ab 1909/10 begann er mit dem Schreiben der *Tagebücher*. Kafka widmete sich fortan und in seiner Freizeit überwiegend dem Schreiben und schuf einige der bedeutendsten literarischen Werke des 20. Jahrhunderts, darunter *Die Verwandlung* (1915), *Der Prozess* (1925, posthum veröffentlicht) und *Das Schloss* (1926, posthum veröffentlich). 1926, ebenfalls posthum, wurde *Amerika* (oder *Der Verschollene*) veröffentlicht, das wahrscheinlich als sein erster Roman anzusehen ist und ab 1912 entstand. Ab 1916 schrieb er in mehreren Phasen an den *Landarzt*-Novellen. Überliefert ist, dass er aufgrund seiner hauptamtlichen Tätigkeit tagsüber als Versicherungsangestellter oft nachts schriftstellerisch arbeitete. So gelang es Kafka z. B. in nur einer Nacht, vom 22. auf den 23. September 1912, in nur 8 Stunden seine berühmte Erzählung *Das Urteil* in einem Zuge zu Papier zu bringen.

Fast jeder Schülerin und jedem Schüler dürften bis in unsere Zeit Kafkas Parabeln als zu interpretierende kurze Erzählungen im Deutsch-Unterricht der Oberstufe bekannt sein. Genannt werden sollen hier insbesondere *Eine kaiserliche Botschaft* (1917 entstanden, 1920 in dem Sammelband *Ein Landarzt* veröffentlicht), *Auf der Galerie* (1919 erschienen), *Das Stadtwappen, Der Steuermann, Nachts, Bei den Toten zu Gast, Zur Frage der Gesetze, Die*

Truppenaushebung, *Die Prüfung*, *Der Kreisel*, *Kleine Fabel*, *Poseidon* und *Der Geier* (allesamt in kurzer Folge 1920 entstanden, posthum veröffentlicht und teilweise derart erst von Max Brod betitelt) sowie *Der Aufbruch* (1922 verfasst, 1936 von Max Brod veröffentlicht), eher selten interpretiert dürfte dagegen Kafkas *Prometheus* von 1918 sein. Wie auch seine anderen Werke zeichnen sich diese durch eine einerseits klare alltägliche Sprache aus, andererseits kombinierte Kafka mit seinem Schreibstil Elemente insbesondere sowohl des Expressionismus als auch des Surrealismus.

Auch der Philosophie wurde mit Kafka ein Faszinosum für metaphysische Fragestellungen hinterlassen (*Der unendliche Kafka*, 2024). Die sich mit ihm und seinem Werk beschäftigt haben, lassen sich wie eine Liste der ganz Großen aneinanderreihen: Von Walter Benjamin (*Bei Kafka schweigen die Sirenen*, 1934) und Theodor Adorno (*Aufzeichnungen zu Kafka*, veröffentlicht 1953) über Hannah Arendt (*Franz Kafka*, ursprünglich in *Sechs Essays, Schriften der Wandlung*, 1948, zuletzt in *Die verborgene Tradition*, 2016) und Albert Camus (*Der Mythos des Sisyphos*, 1948), Gilles Deleuze und Félix Guattari (*Kafka. Für eine kleine Literatur*, 1976), Jacques Derrida (*Préjugés, Vor dem Gesetz*, 1985, zuletzt 2017 erschienen), Giorgio Agamben (*Homo sacer. Die souveräne Macht und das nackte Leben*, 2002) bis Judith Butler (*Who Owns Kafka*, 2011). Und die philosophische Exegese Kafkas ist ungebrochen aktuell: Im Sommersemester 2025 bietet Anne Elsterschulte an der Freien Universität Berlin ein Hauptseminar mit dem Titel *Kafka in der Philosophie* an.

Dem historischen Kafka dürfen wir dank jüngerer Forschung nicht nur als Schriftsteller begegnen, sondern auch als Schöpfer diverser Zeichnungen. Bis vor einigen Jahren waren nur ein Bestand von etwa 40 Skizzen zugänglich und davon nur einige wenige allgemeiner bekannt, vor allem als Illustrationen von Kafka-Taschenbuchausgaben seit den 1950er Jahren (Kilcher 2022). Umso mehr ist es insbesondere das Verdienst des Kafka-Forschers Andreas Kilcher, dass mit der Herausgabe von *Franz Kafka. Die Zeichnungen* 2021 diesem „Konvolut" als „letzte große Unbekannte von Kafkas Schaffen" (ders.: 8) mehr Bedeutung beigemessen wird. In dem ausgesprochen ästhetisch editierten Sammelband sind Kafkas Zeichnungen in drei Gruppen, ausgehend von verschiedenen zeitlichen Schaffensperioden bzw. Manuskripten mit Ornamenten und Mustern, gegliedert präsentiert und mit den so gezeigten 163 Tafeln „wahrlich eine Sensation" (Martini 2021).

Kafka hatte zeitlebens mit gesundheitlichen Problemen zu kämpfen, darunter Tuberkulose, die schließlich zu seinem frühen Tod im Alter von 40 Jahren am 3. Juni 1924 in Kierling, Österreich, führte. Obwohl er zu Lebzeiten nur wenige Werke veröffentlichte, hat sein literarisches Erbe einen enormen Einfluss auf die moderne Literatur und das Verständnis von Existenzialismus und Absurdität. Die meisten seiner Werke wurden posthum veröffentlicht und haben ihn zu einem der bedeutendsten Schriftsteller des 20. Jahrhunderts gemacht.

Maßgeblich dem schon mehrfach erwähnten Max Brod (ders. 1986), einem der engsten Freunde Kafkas, der schon früh das Genie von Kafka erkannte und nach dessen Tod zu seinem (nicht unumstrittenen) literarischen Nachlassverwalter und posthumen Herausgeber seiner Werke wurde, ist es zu verdanken, dass das Werk Kafkas in der Fülle ausgehend von seiner kurzen Lebens- und Schaffenszeit überhaupt publiziert und so berühmt wurde. Brod erschuf „ebenso hingebungsvoll wie vereinnahmend“ einen wahren „Kafka-Kosmos“ (Ludewig 2023: 273).

Kafkas Beziehungen und Sexualität

Kafkas Beziehungen zu Frauen waren von Ambivalenz geprägt. Obwohl er mehrere Verlobungen einging, wurde keine von ihnen vollzogen. Kafka hatte offenbar Schwierigkeiten, enge und dauerhafte Bindungen einzugehen, was auf tiefe Bindungsängste hindeuten kann. Seine ambivalente Haltung zu Sexualität und Nähe könnte mit einer tief verwurzelten Angst vor Intimität und Ablehnung zusammenhängen. Aus einer psychodynamischen Perspektive könnte man dies als Ausdruck eines ungelösten inneren Konflikts deuten, der zwischen dem Wunsch nach Nähe und der Furcht vor Vereinnahmung schwankt.

Dass die romantische Liebe bei Kafka aber nicht nur melancholisch angestrichen, sondern durchaus auch von Glück beseelt war, haben Literaten für unsere heutige Zeit mehrfach in lebensgeschichtlichen und romanhaften Darstellungen rezipiert. So beschreibt Alois Prinz in seinem erstmals 2005 erschienenem „idealen Einstieg“ in Kafkas Werk mit dem Titel *Auf der Schwelle zum Glück* über Kafka und die Frauen, die er liebte, – Felice Bauer, Julie Wohryzek, Milena Jesenská und Dora Diamant – den Dichter als einen Mann, der nicht nur „Charme und Humor“ hatte, sondern auch „Liebesfähigkeit und Sanftmut“ (Prinz 2024: 2). Im Zeitraffer zu diesen Beziehungen:

Felice Bauer und Kafka lernten sich 1912 kennen. Es entwickelte sich eine wechselvolle Beziehung. Kafka widmete ihr die 1913 veröffentliche Erzählung *Das Urteil* (Untertitel: Eine Geschichte für Felice B.). Wir interessierten Nachfolgenden sind in dem glücklichen Umstand, den umfangreichen Briefwechsel zwischen beiden, zumindest in großen Teilen – ursprünglich sollen es mehr als 500 Briefe und Postkarten gewesen sein –, erhalten zu wissen. Bauer und Kafka verlobten sich erstmals Ende Mai 1914, noch im gleichen Jahr kam es zur Entlobung, die zweite Verlobung zwischen beiden erfolgte im Juli 1917, der wiederum nach wenigen Monaten bereits im Dezember des gleichen Jahres die erneute Entlobung folgte. Dass Felice Bauer nicht nur einen enormen Einfluss auf Kafka hatte, es für sie später nach der endgültigen Trennung unter anderem auch ein glückliches Familienleben mit Heirat und zwei Kindern gab und vor allem welche weiteren Wege Bauer nach Emigration mit ihrer Familie in die USA vor dem Hintergrund des Verlusts der Heimat ging, erzählt der jüngst erschienene halb fiktive Roman *Leben nach Kafka* (Platzová 2024).

Von 1919 bis 1920 war Julie Wohryzek die zweite Verlobte von Kafka. Viel ist nicht über diese Beziehung bekannt geworden. Briefe zwischen beiden sind nicht erhalten. Die für November 1919 geplante Heirat sei von Kafkas Eltern strikt abgelehnt worden. Im Juli 1920 löste Kafka selbst die Beziehung auf, auch weil sich offenbar bereits die nächste Liaison anbahnte. Mit *Es waren wunderbare Zeiten. Ein Kafka-Roman* erschien kürzlich eine Darstellung der Liebesgeschichte dieses jüdischen Paares, Wohryzek und Kafka, im tschechischen Nachkriegs-Prag (Feiler 2018).

Bereits ab 1919 übersetzte Milena Jesenská mehrere Texte Kafkas, unter anderem *Der Heizer* (ursprünglich 1913 erschienen), vom Deutschen ins Tschechische, worauf sich ab 1920 eine Liebesbeziehung entwickelte. Aus der allerdings hauptsächlich aus Briefen und wenigen persönlichen Begegnungen bestehenden Beziehung ist ein umfangreicher Briefwechsel erhalten, den ein Zeitgenosse Jesenskás und Kafkas in einem Nachwort zu *Franz Kafka: Briefe an Milena* kommentierte mit den Worten „erschütternder Liebesroman, eine Orgie an Verzweiflung, Seligkeit, Selbstzerfleischung und Selbsterniedrigung" (Haas 1952: 271). Kafka beendete diese Beziehung im November 1920, womit auch der Briefwechsel abrupt endete, beide hatten aber auch in den folgenden Jahren bis zu Kafkas Tod Kontakt und Kafka überließ ihr zuletzt sogar einen Teil seiner Tagebücher. Die Bedeutung von Jesenská als Feuilletonistin und Journalistin jenseits ihrer Beziehung zum (später) berühmten Kafka wurde jüngst in dem Buch *Prager Hinterhöfe im Frühling* herausgestellt (Wagnerová 2020).

Die letzte Lebensgefährtin Kafkas war dann Dora Diamant. Sie lernten sich 1923 kennen, sie zum damaligen Zeitpunkt 25, er 40 Jahre alt. Beide zogen zusammen in Berlin in eine gemeinsame Wohnung, für Kafka war es „die größte Leistung" seines Lebens, sich damit endlich von seiner Familie in Prag losgelöst zu haben. In ihren späteren Aufzeichnungen widersprach Diamant

„dem Bild vom neurotischen, sexuell anormalen Dichter“ (Sari u. Ercan 2010: 13). Sie bezeichnete Kafka als „sinnesfreudig wie ein Tier (oder wie ein Kind)“ und beschrieb seine „Heiterkeit, Spielfreude und Lebenslust“ (vgl. Diamant, K. 2014; zit. nach Pfohlmann 2014). In der Zeit der Beziehung zwischen Diamant und Kafka entstand u. a. im Oktober 1923 *Eine kleine Frau* als eine der vier Novellen, die posthum im August 1924 im Sammelband, dem letzten Buch Kafkas *Ein Hungerkünstler* erschien.

Bis heute hält sich die Mär, dass es Kafka insgesamt mit den Frauen nicht leicht hatte. Oder sie mit ihm. Offenbar hatte er ein „schwieriges Verhältnis zur Sexualität“, „ein „ambivalentes Verhältnis zu Frauen“ (Millán 2024). „Kafka war auch im Bett Kafka“ (ebda.). Sein umfänglichster Biograf Reiner Stach hat bereits darauf verwiesen, dass Kafka zwischen Frauen mit echten und solchen ohne Gefühle zu unterscheiden versuchte und Ersteren gegenüber eine Art Respekt empfand, wodurch er sie völlig vom sexuellen Bereich abzutrennen schien:

> „Typisch für neurotische Männer ist, dass sie Frauen in zwei Gruppen einteilen, nämlich in sexuell begehrenswerte und in zuneigungswürdige Frauen. Kurz gesagt: die Mutter und die Prostituierte“ (Stach 2023, zit. nach Millán 2024).

Wahrscheinlich deswegen war es für ihn überhaupt erst möglich, regelmäßig Prostituierte aufzusuchen, obgleich er diesbezüglich offenbar ein von Schuldgefühlen geplagter Mensch im ständigen inneren Konflikt zwischen Sehnsucht und Reue blieb.

Ob der auf manchen Fotos nicht nur geheimnisvoll, sondern auch androgyn wirkende Kafka tatsächlich aus heutiger Perspektive als eine Person mit (etwa gehemmten, also unterdrückten) homoerotischen, polyamorösen oder transsexuellen Neigungen bzw. als Queer („Pink Kafka“, Scholz 2016) verstanden werden kann, bleibt wahrscheinlich selbst nach eingehenderer Analyse seiner Lebensgeschichte und seiner Texte immer einer Frage der Interpretation (Anderson 1996; Friedländer 2012; Giordano 2018; Safranski 2024). Offenbar bleibt es bis in unsere Gegenwart interessant, Fragen der sexuellen Orientierung auch am Beispiel berühmter Persönlichkeiten zu erörtern und progressive Geister der Historie auch in diesem Sinne weiterhin transzendent zu verhandeln.

Kafkas Krankheiten

Kafka litt an Tuberkulose, die 1917 diagnostiziert wurde, seine Lebensqualität deutlich beeinträchtigte und zu seinem frühen Tod im Jahr 1924 führte (Krämer 2014). Er verbrachte mehrere Aufenthalte in Sanatorien. Dokumentiert in seinen Briefen sind insbesondere Aufenthalte in einer Kurklinik in Matliary in der Hohen Tatra. Seine körperlichen Beschwerden könnten jedoch auch psychosomatische Komponenten gehabt haben. Viele Forscher spekulieren, dass die Tuberkulose in gewisser Weise symbolisch für seine innere Schwächung und den ständigen psychischen Druck stand, dem er ausgesetzt war. Kafkas Werk spiegelt oft das Leiden eines Körpers wider, der deformiert oder zerstört wird, wie in *Die Verwandlung* (die Verwandlung in ein Insekt) (vgl. Beveridge 2009; Koven 2023) oder *In der Strafkolonie* (der Folterapparat, der den Körper des Verurteilten zerstört), gleichsam als „Lust an der Verwandlung als Quelle des Schreibens“ (Safranski 2024: 13).

Wer über Kafkas Gesundheit oder Krankheit schreibt, kommt um eine weitere wichtige Person an Kafkas Seite nicht herum: Robert Klopstock (1899–1972). Kafka und Klopstock hatten einige biografische Gemeinsamkeiten. Beide waren jüdischer Herkunft, liebten Literatur und beide erkrankten an Tuberkulose. Auch Klopstock musste sein sonstiges Leben, in seinem Fall das Medizinstudium in Budapest, unterbrechen und begegnete so 1921 im Sanatorium Matliary in der Hohen Tatra dem Mitpatienten Kafka. Es entwickelte sich eine intensive Freundschaft, wobei Kafka auch die literarischen Ambitionen Klopstocks förderte. Und Klopstock wiederum soll Kafka – gemeinsam mit Dora Diamant – bis zu seinem Tod im Sanatorium Kierling betreut haben. Wahrscheinlich ist, dass „Kafkas letzter Freund“, der spätere, in eigener Praxis in New York arbeitende Lungenchirurg Klopstock, durch die Gabe von Morphium (es sei ihm Pantopon verabreicht worden) Kafka im Sanatorium in Kierling (heute würde würden wir sagen) palliativmedizinisch begleitete und sein Sterben so erleichterte (Wetscherek 2003) und derjenige war, „in dessen Armen Kafka“ starb (ebda., zit. nach Schmitt 2003). Der „Mediziner“, wie Kafka Klopstock wohl auch genannt habe, sei somit zuletzt Kafkas „Vater, Richter und Gott“ geworden (vgl. Pawel 1986). Später soll Klopstock dem opioidabhängigen Klaus Mann, den er bereits seit den 1930er Jahren bei Entzügen unterstützt habe, durch Zusenden von „Entwöhnungsmitteln“ zu dessen Suizid 1949 in Cannes verholfen haben, weswegen er auch als „Todesengel der deutschen Literatur“ bezeichnet wurde (Just, Weltwoche, 05.11.2022).

Kafkas Psyche

Man kann Kafka heute auch anders kennenlernen, einerseits als einen

> „scharfsinnige[n] Zeitkritiker, der in seinem Werk die Strukturen und Übel des Seins- und Todesvergessenheit/ des Kapitalismus/ der verwalteten Welt/ der Moderne/ der Familie/ des Kolonialismus/ der ‚Machtapparate' im Allgemeinen oder der ‚Biopolitik' im Besonderen bloßgelegt – oder prophetisch den Holocaust/ die totalitären Systeme/ alle Katastrophen des 20. Jahrhunderts vorweggenommen hat" (Engel u. Auerochs 2010: XIII). „Ein anderer Kafka scheint dagegen in völliger Wertlosigkeit immer nur mit sich selbst beschäftigt gewesen zu sein: ein ewiger Sohn im Schatten eines übermächtigen Vaters/ ein vom Ödipus-Komplex/ von einer schizoiden Persönlichkeit/ von abgrundtiefer Misogynie/ von Ess- und Schlafstörungen geplagter Psychotiker und Neurotiker" (ebda.). Ein „dritter Kafka muss ein asketischer Gottessucher gewesen sein [...], der unter seinem Judentum in jüdischem Selbsthass litt und eben deswegen zum großen Hypochonder wurde" (ebda.: XIV).

Bereits seit langem liegen psychoanalytische Deutungen zu Kafka vor (vgl. Anz 2008, 2010) – in beide Richtungen: die Psychoanalyse im Werk Kafkas und der Dichter selbst auf der Couch. „Ohne die Rezeptionsgeschichte der Psychoanalyse ist die Literaturgeschichte des 20. Jahrhunderts nicht angemessen zu begreifen" (Kanz 2013: 364). Unter dem Titel „Kafka und die Psychoanalyse" wurde zuletzt im Mai 2024 sogar eine ganze Tagung an der Universität Köln veranstaltet. Der Begründer der Psychoanalyse, geborener Sigismund Schlomo Freud (1856–1939), hätte – wenn man sich begegnet wäre – sicher großes berufliches Interesse an dem Dichter gehabt. Möglicherweise wäre es für beide, trotz des Altersunterschieds, sowohl in Bezug auf die eigene jüdische Herkunft, spannende Übertragungs- und Gegenübertragungsphänomene, künstlerisch-literarische Aspekte als auch im Dialog über die Atmosphäre in Österreich um die Wende zum 20. Jahrhundert gewinnbringend gewesen. Aus heutiger Sicht kann es als höchst bedauerlich bezeichnet werden, dass es nie zu einer solchen Begegnung kam, auch nicht zu einem Briefwechsel, wie etwa zwischen dem psychoanalytischen Godfather und einem anderen Großen der Literatur, Sigmund Freud und Rainer Maria Rilke (1875–1926), wie aktuell neu herausgegeben (von Bülow 2025). Obwohl Kafka nicht zur Wiener Moderne gehörte, wurde sein Werk jedenfalls „stark von den Themen der Epoche beeinflusst", „wie sein intensives Interesse an den inneren Vorgängen und Wahrnehmungen des modernen ‚unrettbaren Ichs' beweist" (Paumgardhen 2024: 101).

Bekanntlich hat Kafka selbst Bezug auf den Zeitgenossen und die psychoanalytischen Theoreme genommen. So formuliert er in seinem Tagebuch am 23. September 1912 nach der nächtlichen Niederschrift der Erzählung *Das Urteil* „Gedanken an Freud natürlich" (Anz 2008). Schon vorher, am 10. Juli 1912, findet sich in einer beiläufigen Tagebuchnotiz Kafkas ein Hinweis darauf, dass er sich mit Freud beschäftigte; die zweite, neun Tage später in einem Brief an Willy Haas, der ihm offenbar begeistert von seiner Lektüre eines Buchs von Freud berichtet hatte (ebda.). Kafka antwortete ihm:

> „Von Freud kann man Unerhörtes lesen, das glaube ich. Ich kenne leider nur wenig von ihm und viel von seinen Schülern und habe deshalb nur einen großen leeren Respekt vor ihm. Wenn es sich um das Buch von Freud handelt, das Sie in Ihrer Bibliothek hatten, so verdanken Sie eigentlich die Lektüre mir, denn ich hatte, als ich bei Ihnen war, die Hand schon danach ausgestreckt" (ebda.: 65).

Kafkas Erwähnungen der Psychoanalyse häuften sich dann in Briefen erst ab 1917,

> „dem Jahr, in dem er den in Bohemekreisen berühmt-berüchtigten Psychoanalytiker Otto Gross persönlich kennen lernte, Hans Blühers psychoanalytisch orientierte Schrift *Die Rolle der Erotik in der männlichen Gesellschaft* las und in dem die mit einem Blutsturz zu Tage tretende Lungentuberkulose sein Leben veränderte. Er interpretierte sie als psychosomatisches Phänomen und folgte damit Wahrnehmungsmustern, in die auch seine Auseinandersetzungen mit der Psychoanalyse involviert waren" (Anz 2008: 67).

Dennoch ist das „Verhältnis Kafka – Freud" bis in unsere Zeit „ein höchst intrikates und von der Forschung nach wie vor nicht eindeutig geklärtes, geht es doch oftmals nicht über Spekulationen hinaus" (Dolman 2022: 11).

> „Ungeachtet der Frage nach einer bewussten oder unbewussten Verhandlung Freud'scher Thesen" ergebe sich insbesondere z. B. bei eindringlicher Lektüre des *Prozess*-Romans „eine Art Kongenialität zwischen Kafka und Freud" (ebda.: 120).

Treffend ist wahrscheinlich schon die Bezeichnung Kafkas als „kreativer Psychoanalytiker" gewesen, „der das Wissen vom Unbewussten […] nicht zuletzt, vielmehr vornehmlich aus der Traumwelt mitsamt ihrer luziden Verarbeitung im reflektierten Wachtraum der Dichtungen (schöpft)“ (Dolman 2022: 121, vgl. Kaus 1998). Das schwierige Vater-Sohn-Verhältnis hat bereits auch Peter-André Alt mit deutlichem Bezug zur Psychoanalyse in seiner fundamentalen Biografie *Franz Kafka. Der ewige Sohn* 2005 (ders. 2023) beschrieben. In seiner jüngsten Essay-Sammlung über Kafka hat der US-amerikanische Literaturwissenschaftler Stanley Corngold dann passenderweise unter anderem auch über das „rhetorische Unbewusste“ bei Kafka geschrieben (ders. 2023: 107). Die Literarturwissenschaft scheint allgemein leidenschaftlichen Gefallen daran zu finden, Kafkas Texte auf psychoanalytische Aspekte hin zu untersuchen. So bezeichnete Heinz Politzer die Parabeln Kafkas, wie z. B. *Gibs auf* (1922, von Max Brod so betitelt 1936 veröffentlicht), bereits als „Rohrschachtests der Literatur“ (Politzer 1978). In jüngerer Vergangenheit veröffentlichte beispielsweise auch der Germanist Kacper Piontkowski unter Benutzung der Freud’schen Psychoanalyse als Methode der Literaturinterpretation eine Studie mit dem oben bereits erwähnten Tagebucheintrag Kafkas zitierenden Titel *Gedanken an Freud natürlich* (ders. 2014).

Kafkas 1919 geschriebener (und posthum 1953 veröffentlichter) *Brief an den Vater* ist nicht nur einer seiner berühmtesten Texte, sondern bietet zudem sicher eines der anregendsten Beispiele der literaturwissenschaftlichen und mehr noch der psychoanalytischen Deutungsgeschichte (Liebrand 2025).

> „Auf gewisse Weise setzt die Vater-Vorführung und Vater-Darbietung am Briefende Mimikry in Szene. Argumentiert der Sohn Seite für Seite, er habe sich nicht vom Vater lösen können, sei abhängige Figur geblieben, präsentiert der Briefschluss den Vater als textuellen Effekt, den der Autor Franz Kafka produziert hat: Der Sohn kann sich aus seiner Abhängigkeit vom Vater so wenig herausarbeiten wie der Vater sich aus anderen Abhängigkeiten befreien kann, aus jenem textuellen Bezugsrahmen lösen kann, in den der Sohn ihn einpasst. Der Vater erscheint als Marionette des Sohnes, der die Marionette des Vaters ist, der wieder die des Sohnes ist (die Reihe ließe sich fortführen) – ein Spiegelkabinett, ein Fall in den Abgrund“ (ebda.: 13).

Geht man nun den anderen Weg, nämlich unterzieht den Dichter selbst (und nicht „nur“ seine Texte) einer Analyse, wird man ebenso schnell bezüglich diverser Erklärungen fündig. Dann trifft man auf einen ganzen Blumenstrauß an diagnostischen Einschätzungen. So beschäftigen sich eine mittlerweile nicht geringe Anzahl an Arbeiten über Kafkas Psyche bisher vor allem mit den Themen Anorexie, Autismus, Insomnie, Sexualität (vgl. oben), (frühe) Traumatisierung (u. a. durch den Vater), den Ängsten des Dichters und nicht zuletzt dem Vorliegen einer psychotischen Störung. Salopp formuliert: Es fehlt eigentlich nur das Thema der Sucht, aber dafür war Kafka wahrscheinlich zu sehr Asket, jedenfalls scheint es für eine irgendeine Art von Suchterkrankung keine Belege zu geben (und im nächtlichen *Gespräch mit dem Betrunkenen* scheint er selbst ganz nüchtern zu sein).

Margarete Mitscherlich-Nielsen schreibt: „Am Beginn seiner neurotischen Entwicklung" hätten der frühe Tod der beiden Brüder und die darauf folgende „depressive Abkehr der Mutter" gestanden (dies. 1976: 60). „Angst und Einsamkeitsgefühle, innere Leere und sadomasochistische Fantasien" hätten Kafka ein Leben lang begleitet. Seine Versuche, so Mitscherlich-Nielsen weiter, dauerhafte Beziehungen zu Frauen einzugehen, „mussten scheitern, sofern sie der utopischen Suche nach einer alles verstehenden, bewundernden und schützenden Mutter galten" (ebda.: 60). Einzig im Schreiben habe Kafka Erleichterung und Befriedigung gefunden (siehe auch Safranskl 2024).

Kafkas Lebens- und Leidensgeschichte wurde hinsichtlich seiner Persönlichkeitsentwicklung bereits ausführlich psychosomatisch-psychoanalytisch untersucht (Klußmann u. Klußmann 2015). Kafkas „Krankengeschichte" sei demnach lang und er habe geglaubt, das 40. Lebensjahr nicht zu erreichen.

> „Schon für die Zeit vor Ausbruch der Tuberkulose [...] werden angeführt: konstitutionelle neurovegetative Instabilität und Überempfindlichkeit, ständige hypochondrische Selbstbeobachtung, phobische Ängste verschiedener Art [...]." (Klußmann u. Klußmann 2015: 255)

Darüber hinaus habe Kafka gelitten unter

> „einer leicht deformierten Zehe, gelegentlich rheumatischen Rückenschmerzen, schmerzhaften Verdauungsstörungen, gastrischen Beschwerden, Herzrhythmusstörungen mit Extrasystolen und Tachy[k]ardien, quälenden Kopfschmerzen, chronischer Schlaflosigkeit, vasomotorischen Störungen [...], Überempfindlichkeit gegen jede Art von Lärm, schweren Erschöpfungszuständen", ferner unter „Gefühlen von Beziehungslosigkeit, unter Ängsten und Depressionen" (ebda.: 255 f.).

Seine berufliche Tätigkeit habe er „verabscheut", 1916 eine „Herzneurose" gehabt, 1917 dann eine Lungenblutung infolge der Tuberkulose. Klußmann und Klußmann fassen zusammen, dass Kafka unter „zahlreichen somatoformen Störungen" gelitten habe, die „am ehesten der hypochondrischen Erkrankung zuzuordnen" seien (ebda.: 257). „Die extremen Schlafstörungen Kafkas sind mit seiner Depression und seinen Ängsten in Verbindung zu bringen" (ebda.: 258, vgl. unten). Kafka beeindrucke dabei die psychosomatisch Geschulten, weil er selbst „die Zusammenhänge von körperlichem und seelischem Geschehen erfasst und in beeindruckender Weise" dargestellt habe (ebda.: 262).

In dem aktuellen Beitrag der ärztlichen Psychotherapeutin und Psychoanalytikerin Dunja Voos wird Kafka selbst als Patient im Rahmen einer Kasuistik vorgestellt. „Herr K." sei als „Therapeutenkiller" bekannt. Die Beziehungsgestaltung sei schwierig gewesen. Die Therapeutin habe sich leer und zurückgewiesen gefühlt und daraus bei dem Patienten auf Negativsymptome wie bei einer Depression oder Schizophrenie geschlossen, diagnostisch auch an Autismus gedacht. Er sei möglicherweise ein früh traumatisierter Mensch gewesen, habe eine „schizophrenogene Mutter" gehabt und unter der konfliktreichen Beziehung zum Vater gelitten, aber am Ende nach einigen (fiktiven) Therapiesitzungen doch „recht gesund" gewirkt. „In psychotischen Phasen berichtet Herr K. in den Sitzungen, er sei ein Käfer". Sein Leben als Käfer passe zu dem von der Therapeutin bei der Mutter des Patienten vermuteten Dermatozoenwahn. Dennoch dürfte er „vielleicht nur knapp einer Psychose entgangen" sein und „durch die triangulierende Wirkung des Vaters und den Streit mit ihm ein starkes Selbst entwickelt" haben, mithin „dank des Schwimmens, des Schreibens und der konflikthaften Beziehung zum Vater" „seine achtsame Beziehung zum Körper [...] aufrechterhalten und weiterentwickeln" (Voos 2025).

In den letzten Jahren wurde speziell auch zu Kafkas Schlafstörungen publiziert. Kafka habe demnach an chronischer Insomnie gelitten und eine unzureichende Schlafhygiene gehabt, was zu chronischem Schlafmangel geführt habe. Das habe seine Lebensqualität beeinträchtigt (Iranzo et al. 2018). Interessant ist auch die Beobachtung, dass Kafkas Werke Charaktere enthalten, „die an einer Vielzahl von Schlafstörungen leiden" und deren Einbeziehung Kafka als literarische Ressource diente (Iranzo et al. 2019: 69). Beispielhaft ist hier Kafkas unvollendete Prosaskizze *Nachts* von 1920 zu nennen, in der sich ein – wie so oft bei Kafka – anonymer Erzähler in seine Gedanken über die Nacht vertieft, während ringsum die Menschen schlafen und die erzählende „du"-Person schließlich als „Wächter" über das schlafende Heer der Menschen erscheint (vgl. unten, Kafka 2008). Kafka habe überwiegend nachts geschrieben, offenbar nicht nur aus Zeitgründen, sondern weil er das Gefühl hatte, dass nachts „die seltsamsten Gedanken auftauchen und wieder verschwinden" und „ich besitze gewisse Kräfte, die sich in Literatur formen" (Perciaccante u. Corelli 2016: 1014). Seine Schlafstörungen machte er sich offenbar zunutze, in dem er in seinem Tagebuch klarstellte, dass „es die Kraft meiner Träume war, die ins Wache erstrahlte, noch bevor ich einschlief, die mich nicht schlafen ließ" (dies.). Dies ist als mögliche Parasomnie im Sinne hypnagogischer Halluzinationen erklärt worden (Perciaccante u. Coralli 2016). Es sei jedoch falsch, wie die vorgenannten Autoren zu dem Schluss zu kommen, Kafkas *Verwandlung* als Metapher für negative Auswirkungen von Schlaflosigkeit zu lesen; stattdessen wurde auch postuliert, dass die Insomnie Kafkas literarische Methode war, „in die Tiefen seines Unterbewusstseins vorzudringen" und „Elemente des Unterbewusstseins an die Oberfläche" zu bringen (Deo u. Charlier 2016: 1207).

Bereits 1988 wurde in einem Zeitschriftenbeitrag über Kafkas Magersucht berichtet und „der Nachweis geführt", dass er an einer atypischen Anorexia nervosa gelitten habe (Fichter 1988: 231). Er sei „untergewichtig" gewesen, von „asketischer Haltung", habe „jegliche körperliche Begierde" zurückgewiesen, in dem er fastete und Vegetarier gewesen sei und „sich weitgehende sexuelle Abstinenz auferlegte und exzessive körperliche Ertüchtigung betrieb" (ebda.: 231). Kafkas sei „leistungsorientiert" gewesen, habe „sadomasochistische Phantasien" berichtet und eine „depressiv-anankastische Persönlichkeit" gehabt. Daneben habe es „Anzeichen für Störungen in der psychosexuellen Entwicklung Kafkas" gegeben, wobei die Ergebnisse dieser Analyse „Kafkas Genie als Dichter in keiner Weise in Frage stellen" sollen (ebda.). Kafka schrieb 1922 seine sarkastische Erzählung *Der Hungerkünstler*, in der sein Protagonist am Ende in seinem Käfig vergessen wird und stirbt. Vor dem Hintergrund seiner Lebensgeschichte kann diese sicher sowohl mit dem großen Interesse Kafkas für Schaustellerei und Varieté sowie eben mit dem damals aufkommenden Phänomen „Hungern als Kunst" als auch mit Kafkas eigener (möglicher) Essstörung gelesen werden. Bis heute wird Kafka als „Prototyp berühmter (historischer) Persönlichkeiten" mit einer Anorexia nervosa angesehen (essstörung24.de).

„Kafka als Autist" ist in den letzten Jahren auch zum Thema gemacht worden (Stuger 2017, 2019). So wurde beispielhaft anhand einer Fallstudie über Kafka eine Beschreibung von religiösen Überzeugungen und dem inneren kognitiven Zustand von Menschen mit hochfunktionalem Autismus vorgenommen (Stuger 2019). Gleichwohl z. B. sein Biograf Reiner Stach meinte, dass Kafka „keineswegs autistisch" gewesen sei (Stach im Interview mit dem

SZ-Magazin 2015), wird Kafka heute gemeinsam mit anderen berühmten historischen und zeitgenössischen Persönlichkeiten wie z. B. Ludwig van Beethoven, Albert Einstein, Glenn Gould, Andy Warhol bzw. Julian Assange, Bill Gates und Greta Thunberg in eine Reihe als „geniale Menschen mit Autismus" gestellt (Merkl 2024).

Nicht nur literarisch, sondern auch im Hinblick auf seine Psyche hat Kafka einen großen Verwandten: Zur Beziehung zwischen Heinrich von Kleist („von der germanistischen Forschung bisweilen als Franz Kafka der Goethe-Zeit apostrophiert", Wustmann 2020: 245) und Kafka wurde schon viel Grundlegendes geschrieben (Binder 1979; Alt 1995; „'Blutsbrüder' unter sich", Neumann 2021: 69–94). Es gilt als sicher, dass Kafka „eine ernsthafte Beschäftigung, die auch das Studium von weiteren Lebenszeugnissen des Preussen mit eingeschlossen haben könnte", unternahm. „Dafür spricht ferner, dass der Name Kleist im Jahr 1911 gleich zwei Mal im Tagebuch des Pragers auftaucht" (Neumann 2021: 69). Um es hier so zu formulieren: Sowohl Kleist als auch Kafka sind vor dem Hintergrund ihrer jeweiligen Epoche und individuellen Lebensgeschichte zu lesende und verstehende Dichter, die neben ihrer schreibenden Kreativität auch eine Neigung zu psychischer Besonderheit, bisweilen insbesondere zu Depressivität hatten, wobei sie ihre emotionalen Schwankungen aber offenbar u. a. mit einem *Furor poeticus* (Kluwe 2007) literarisch produktiv kompensierten. Und das Kunst im Allgemeinen sowohl im Prozess des Erschaffens als auch Konsumierens einen (neurophysiologisch erklärbaren) rauschhaften Zustand erzeugen kann, ist heutzutage fast schon Allgemeinwissen.

Diskussion und Fazit

Das folgende Zitat von Sigmund Freud passt hier wieder: „Uns Laien hat es immer mächtig gereizt, woher diese merkwürdige Persönlichkeit, der Dichter, seine Stoffe nimmt" (Freud 1989: 171). Franz Kafkas Leben und Werk bieten zahlreiche Ansatzpunkte für eine psychiatrisch-psychotherapeutische Interpretation. Seine Texte lassen sich als Spiegel seines inneren psychischen Zustands lesen – als Ausdruck von Angst, Schuld, Isolation und existenzieller Verzweiflung. Ob aus psychoanalytischer, existenzpsychologischer oder sozialpsychologischer Perspektive: Kafka bleibt ein vielschichtiges psychologisches Rätsel, dessen Ergründung immer wieder neue Facetten offenbart. Seine

Werke bieten nicht nur tiefe Einsichten in seine eigene Psyche, sondern stellen auch universelle menschliche Erfahrungen von Angst, Schuld und Fremdheit dar. Dass dabei „Genie und Wahnsinn" ein häufig allgemein für berühmte Persönlichkeiten bemühter, bisweilen plakativer Konnex ist, wurde bereits anderenorts erörtert (vgl. Wustmann 2020), in Bezug auf Kafka aber auch beschrieben (Felisati u. Sperati 2005).

Zusammenfassend wird – ausgehend von dieser hier vorgelegten Übersichtsarbeit – die Hypothese formuliert, dass Franz Kafka aus psychiatrisch-psychotherapeutischer Perspektive ein Mensch war, bei dem wir nach den heute gültigen Klassifikationssystemen (ICD-10-GM 2025, DSM-5-TR 2025) möglicherweise eine hypochondrische Störung, eine atypische Anorexia nervosa, eine nichtorganische Insomnie, eine Cluster-C-Persönlichkeit und ein Asperger-Syndrom begleitet von einer Neigung zu depressiven Verstimmungen diagnostizieren könnten. Sichere Hinweise für eine Erkrankung aus dem schizophrenen Formenkreis mit, etwa, Erstrangsymptomatik (Schneider 2007) finden sich jedoch nicht. Die genannten Verdachtsdiagnosen sind allenfalls Annäherungen zum Verständnis von Kafkas Psyche, also wie er heute eventuell psychiatrisch eingeschätzt werden könnte. Es ist immanent, dass ohne das nach wie vor grundlegende Werkzeug unseres Fachgebiets, nämlich die psychopathologische Exploration in persönlichen Gesprächen, keine korrekte Diagnose gestellt werden kann. Zudem müsste Kafka ‚als Patient' selbstverständlich nach Ausschluss von organischen Ursachen einer weiteren sorgfältigen Evaluierung mittels psychometrischer Verfahren und longitudinaler Verlaufsbeurteilung unterzogen werden. Insofern können diagnostische Äußerungen jedweder Art bzw. in jede Richtung auf der Basis von Biografien bzw. Sekundärliteratur (die hier versucht wurde, darzustellen) allenfalls Zuschreibungen sein. Diagnostische Beurteilungen entspringen auch immer etwas dem Zeitgeist. Zu Lebzeiten wäre Kafka vielleicht auch mit Neurasthenie diagnostiziert worden, die weitere Betrachtung aus Sicht aktueller Konzepte, wie z. B. der Neurodiversität, bleibt abzuwarten. Wie einleitend bereits erwähnt, konnten auch aus Gründen des begrenzten Rahmens in diesem Beitrag keine ausführlichen Textanalysen zum tieferen Verständnis von Kafkas Psyche erfolgen, die aber zur Erstellung von retrospektiven Diagnosen im Sinne einer Psychopathografie (auch unter Berücksichtigung von zeitlichen Kriterien) essenziell wären. Dennoch soll Franz Kafka abschließend selbst noch einmal zu Wort kommen, auch weil die Nächte mit ihm zu kurz sind und der Beleuchtungsgrad des Mondes (hinter den Bäumen) gerade bei 99 Prozent liegen soll...

Nachts

> Versunken in die Nacht. So wie man manchmal den Kopf senkt, um nachzudenken, so ganz versunken sein in die Nacht. Ringsum schlafen die Menschen. Eine kleine Schauspielerei, eine unschuldige Selbsttäuschung, daß sie in Häusern schlafen, in festen Betten, unter festem Dach, ausgestreckt oder geduckt auf Matratzen, in Tüchern, unter Decken, in Wirklichkeit haben sie sich zusammengefunden wie damals einmal und wie später in wüster Gegend, ein Lager im Freien, eine unübersehbare Zahl Menschen, ein Heer, ein Volk, unter kaltem Himmel auf kalter Erde, hingeworfen wo man früher stand, die Stirn auf den Arm gedrückt, das Gesicht gegen den Boden hin, ruhig atmend. Und du wachst, bist einer der Wächter, findest den nächsten durch Schwenken des brennenden Holzes aus dem Reisighaufen neben dir. Warum wachst du? Einer muß wachen, heißt es. Einer muß da sein. (Kafka 2008: 357)

Literaturverzeichnis

Zeitschriftenbeiträge

Beveridge, Allan (2009) *Metamorphosis* by Franz Kafka. Advances in psychiatric treatment 15: 459–461.

Deo, Saudamini; Charlier, Philippe (2016) For Franz Kafka, insomnia was a literary method. Lancet Neurology 15: 1207.

Felisati, D.; Sperati, G. (Vornamen nicht eruierbar) (2005) History Corner: Franz Kafka (1883–1924). Acta Otorhinolaryngologica Italiaca 25: 328–332.

Fichter, Manfred M (1988) Franz Kafkas Magersucht. Fortschritte der Neurologie Psychiatrie 56: 231–238.

Giordano, Simona (2018) Understanding the emotion of shame in transgender individuals – some insight from Kafka. Life, Scienes, Society and Policy 14: 1–22.

Iranzo, Alex; Stefani, Ambra; Högl, Birgit; Santamaria, Joan (2018) The insomnia of Franz Kafka. Sleep Medicine 50: 24–28.

Iranzo, Alex; Stefani, Ambra; Högl, Birgit; Santamaria, Joan (2019) Sleep and sleep disorders in Franz Kafka's narrative works. Sleep Medicine 55: 69–73.

Koven, Suzanne (2023) Reading Kafka in the Hospital Cafeteria. The New England Journal of Medicine 389: 487–489.

Krämer, Sandra (2014) Franz Kafka (1883–1924). Ein Opfer der Tuberkulose. Deutsches Ärzteblatt 6: 276.

Ludewig, Anna-Dorothea (2023) „Es ist viel Liebenswürdiges darin". Max Brods Schreiben über Kafka. De Gruyter, Aschkenas 33: 273–286.

Perciaccante, Antonio; Coralli Alessia (2016) Focal point: Franz Kafka's insomnia and parasomnias. Lancet Neurology 15: 1014.

Sari, Ahmet; Ercan, Cermile A. (2010) Franz Kafka und seine Beziehungen zu den Frauen. Journal of Social Sciences 10: 1–19.

Stuger, Jerry (2017) Kafka and Autism: The Undisclosed Logic Behind Kafka's Work. Journal of Autism and Developmental Disorders 47: 2336–2347.

Stuger, Jerry (2019) Autism and Religious Beliefs: Clues from Kafka Research. Journal of Autism and Developmental Disorders 49: 1559–1569.

Monographien und Sammelbände

Agamben, Giorgio (2002) Homo sacer. Die souveräne Macht und das nackte Leben. Suhrkamp, Frankfurt am Main.

Ahrendt, Hannah (2016) Die verborgende Tradition. Acht Essays (=4. Aufl.). Suhrkamp, Frankfurt am Main.

Alt, Peter-André (2023) Franz Kafka. Der ewige Sohn. Eine Biographie. Sonderausgabe (=4. durchges. Aufl.). Beck, München.

American Psychiatric Association (2025) Diagnostisches und Statistisches Manual Psychischer Störungen – Textrevision (=1. Aufl.). Hogrefe, Göttingen.

Anz, Thomas (2009) Franz Kafka. Leben und Werk. C.H. Beck Wissen, München.

Binder, Hartmut (Hrsg.) (1979) Kafka-Handbuch in zwei Bänden. Verlag Alfred Kröner, Stuttgart.

Binder, Hartmut (2024) Franz Kafka. Ein Leben in Bildern. Verlag Vitalis, Haselbach.

Brod, Max (1937) Franz Kafka. Eine Biographie. Verlag Heinr. Mercy Sohn, Prag.

Brod, Max (1986) Über Franz Kafka. Fischer Taschenbuch Verlag GmbH, Frankfurt am Main.

Camus, Albert (2024) Der Mythos des Sisyphos (=33. Aufl.). Rowohlt Taschenbuch Verlag, Reinbek bei Hamburg.

Corngold, Stanley (1988) Franz Kafka: The Necessity of Form. Cornell University Press, Ithaca and London.

Corngold, Stanley (2023) Expeditions to Kafka. Selected Essays. Blumsbury Academic, New York, London, Dublin.

Diamant, Kathi (2014) Dora Diamant. Kafkas letzte Liebe. Onomato-Verlag, Düsseldorf.

Deleuze, Gilles; Guattari, Félix (1976) Kafka. Für eine kleine Literatur. Suhrkamp, Frankfurt am Main.

Derrida, Jacques (2017) Préjugés. Vor dem Gesetz (=5. durchges. Aufl.). Passagen Verlag, Wien.

Dolman, Anna Lynn (2022) „Kopfschmerzen, Familiensorgen“: Urszenen-Konfigurationen, Psychotherapie-Parodie und Sublimierungspraktiken in Kafkas „Proceß“. Arts & Sciences Electronic Theses and Dissertations. 2705, Washington University, St. Louis.

Engel, Manfred; Auerochs, Bernd (Hrsg.) (2010) Kafka-Handbuch. Leben – Werk – Wirkung. Verlag J.B. Metzler, Stuttgart, Weimar.

Feiler, Melanie (2018) Es waren wunderbare Zeiten. Ein Kafka-Roman. Independently published.

Freud, Sigmund (1989) Der Dichter und das Phantasieren (1908 [1907]). In: Bildende Kunst und Literatur (=Studienausgabe, Bd. 10). Mitscherlich, Alexander et al. (Hrsg.). S. Fischer, Frankfurt am Main.

Friedländer, Saul (2012) Franz Kafka. C.H. Beck, München.

Guggolz, Sebastian (Hrsg.) (2024) Kafka gelesen. Eine Anthologie. S. Fischer Verlag GmbH, Frankfurt am Main.

Haas, Willy (Hrsg.) (1952) Franz Kafka: Briefe an Milena. Fischer, Frankfurt am Main.

Von Jagow, Bettina; Jahraus, Oliver (2008) Kafka-Handbuch. Leben – Werk – Wirkung. Vandenhoeck und Ruprecht, Göttingen.

Von Jagow, Bettina; Steeger, Florian (2005) Literatur und Medizin. Ein Lexikon. Vandenhoeck und Ruprecht, Göttingen.

Kafka, Franz (1985) Erzählungen (=5. Aufl.). Verlag Philipp Reclam jun., Leipzig.

Kafka, Franz (1993) Das Schloss. Fischer Taschenbuch Verlag GmbH, Frankfurt am Main.

Kafka, Franz (2008) Die Erzählungen (=10. Aufl.). Fischer Taschenbuch Verlag GmbH, Frankfurt am Main.

Kafka, Franz (2020) Betrachtungen über Sünde, Leid, Hoffnungen und den wahren Weg. Zürauer Aphorismen. Edition Holbach, Martigny.

Kafka, Franz (2022) Amerika (=6. Aufl.). Suhrkamp Taschenbuch Verlag, Berlin.

Kafka, Franz (2022) Tagebücher. 1909–1912, 1912–1914, 1914–1923 (=Bd. 1–3). Originalfassung (=2. Aufl.). Fischer Verlag GmbH, Frankfurt am Main.

Kafka, Franz (2024) Der Prozess (=11. Aufl.). Suhrkamp Taschenbuch Verlag, Berlin.

Kafka, Franz (2024) Die Verwandlung. Illustrationen von Rosy Lilienfeld. Büchergilde Gutenberg, Frankfurt am Main.

Kafka, Franz (2024) Ein Landarzt. Illustriert von Kat Menschik (=1. Aufl.). Verlag Galiani, Berlin.

Kaus, Rainer J. (1998) Erzählte Psychoanalyse bei Franz Kafka: Eine Deutung von Kafkas Erzählung „Das Urteil“. Universitätsverlag Winter GmbH, Heidelberg.

Kilcher, Andreas (Hrsg.) (2021) Franz Kafka. Die Zeichnungen. C. H. Beck, München.

Merkl, Ulrich (2024) Die unglaubliche Welt genialer Menschen mit Autismus. Patmos Verlag, Ostfildern.

Pawel, Ernst (1986) Das Leben Franz Kafkas. Eine Biographie. Carl Hanser Verlag GmbH & Co. KG, München.

Philosophie Magazin (2024) Der unendliche Kafka. Sonderausgabe Nr. 29 / Frühling 2024, Philomagazin Verlag GmbH, Berlin.

Piontkowski, Kacper (2014) „Gedanken an Freud natürlich“. Zum psychoanalytischen Aspekt ausgewählter Texte von Franz Kafka. GRIN Verlag, München und Ravensburg.

Platzová, Magdaléna (2024) Leben nach Kafka. Balaena Verlag, Berlin.

Politzer, Heinz (1978) Franz Kafka. Der Künstler. Suhrkamp, Frankfurt am Main.

Prinz, Alois (2024) Auf der Schwelle zum Glück. Die Lebensgeschichte des Franz Kafka (=2. Aufl.). insel taschenbuch 5020, Insel Verlag Anton Kippenberg GmbH & Co. KG, Berlin.

Robertson, Ritchie (Ed.) (2024) Kafka. Making of an Icon. Bodleian Library Publishing, Oxford.

Safranski, Rüdiger (2024) Kafka. Um sein Leben schreiben. Verlag Carl Hanser, München.

Schneider, Kurt (2007) Klinische Psychopathologie (=14. unv. Aufl.). Thieme, Stuttgart.

Stach, Reiner (2023) Die Kafka-Biographie in drei Bänden. Fischer Taschenbuch Verlag (=1. Aufl.; Sonderausgabe). Frankfurt am Main.

Wagenbach, Klaus (2006) Franz Kafka. Biographie seiner Jugend. Neuausgabe, Verlag Klaus Wagenbach, Berlin.

Wagnerová, Alena (Hrsg.) (2020) Prager Hinterhöfe im Frühling. Wallstein Verlag, Göttingen.

Wetscherek, Hugo (2003) Kafkas letzter Freund. Der Nachlass Robert Klopstock (1899–1972), Inlibris, Wien.

Beiträge in Sammelbänden

Arlt, Peter-André (1995) Kleist und Kafka. Eine Nachprüfung. Kleist Jahrbuch 1995, S. 97–120.

Anderson, Mark M. (1996) Kafka, Homosexuality and the Aesthetics of Male Culture. In: Gender and Politics in Austrian Fiction. Austrian Studies VII, ed. by Ritchie Robertson and Edward Timms. Edinburgh University Press, Edinburgh, S. 79–99.

Anz, Thomas (2010) Psychoanalyse. In: Kafka-Handbuch. Leben – Werk – Wirkung. Verlag J.B. Metzler, Stuttgart, Weimar, S. 65–71.

Von Bülow, Ulrich (2025) Sigmund Freud, Rainer Maria Rilke. „Aber das Ärgste ist der Schutt über dem Gemüth". Briefwechsel 1916. und: Psychoanalyse und Krieg. Zum Briefwechsel zwischen Rainer Maria Rilke und Sigmund Freud. Sinn und Form, Siebenundsiebzigstes Jahr, Januar und Februar, Berlin, S. 5–15.

Butler, Judith (2011) Who Owns Kaka. London Review of Books. Vol. 33, No. 5.

Fosse, Jon (2024) Kafka ist Kafka. In: Guggolz, Sebastian (Hrsg.) (2024) Kafka gelesen. Eine Anthologie. S. Fischer Verlag GmbH, Frankfurt am Main, S. 15–19.

Kanz, Christine (2013) Die literarische Moderne (1890–1920). In: Beutin, Wolfgang; Beilein, Matthias; Ehlert, Klaus; Emmerich, Wolfgang; Kanz, Christine; Lutz, Bernd; Meid, Volker; Opitz, Michael; Opitz-Wiemers, Carola; Schnell, Ralf; Stein, Peter; Stephan, Inge (Hrsg.) (2013) Deutsche Literaturgeschichte. Von den Anfängen bis zur Gegenwart. 8., aktualisierte und erweiterte Auflage. J.B. Metzler Verlag, Springer, Stuttgart.

Klußmann, Rudolf; Klußmann, Barbara (2015) Franz Kafka. In: Konflikt – Krise – Krankheit. Psychosomatische Leiden historischer Persönlichkeiten. Pabst Science Publishers, Lengerich.

Liebrand, Claudia (2025) Widerreden. Kafkas Brief an den Vater. In: Liebrand, Claudia; Kaus, Rainer J. (Hrsg.) (2025) Kafka und die Psychoanalyse. Im Druck.

Neumann, Bernd (2021) Heinrich von Kleist und Franz Kafka. „Blutsbrüder" unter sich. In: Electrischer Prometheus. Umrisse einer Dritten Kultur im interdisziplinären Zusammenspiel zwischen Literatur und Naturwissenschaft. J. B. Metzler, Berlin, S. 69–94.

Paumgardhen, Paola (2024) Franz Kafka im Dialog mit Sigmund Freud. In: Paumgardhen, Paola; Pesnel, Stéphane (Hrsg.) (2024) Kafka in Österreich. Kafka und Österreich. Frank & Timme GmbH, Verlag für wissenschaftliche Literatur, Berlin, S. 101–126.

Setz, Clemens J. (2024) Die heilige Zwirnspule. In: Guggolz, Sebastian. (Hrsg.) (2024) Kafka gelesen. Eine Anthologie. S. Fischer Verlag GmbH, Frankfurt am Main, S. 107–112.

Voos, Dunja (2025) Kafka, Körper und die frühe Störung. In: Liebrand, Claudia; Kaus, Rainer J. (Hrsg.) (2025) Kafka und die Psychoanalyse. Im Druck.

Wustmann, Tobias (2020) Depression und Kreativität: Leben und Werk des Heinrich von Kleist. In: Karenberg, Axel; Haack, Kathleen (Hrsg.) Schriftenreihe der Deutschen Gesellschaft für Geschichte der Nervenheilkunde (Bd. 26). Königshausen und Neumann, Würzburg, S. 235–258.

Internetseiten

Anz, Thomas (2008) Die Leiden einer Generation. Kafka und die Psychoanalyse. literaturkritik.de. Erschienen am 22.07.2008 (08. Februar 2025).

Benjamin, Walter (1934) Bei Kafka schweigen die Sirenen. Franz Kafka. Zur zehnten Wiederkehr seines Todestages, glanzundelend.de (31. Januar 2025).

Borchers, Moritz (2024) Was Kafka-Lektüre mit der Psyche macht. Süddeutsche Zeitung, 31.05.2024 (02. Juni 2024).

Bundesinstitut für Arzneimittel und Medizinprodukte (2024) Internationale statistische Klassifikation der Krankheiten und verwandter Gesundheitsproblem, 10. Revision, German Modification, Version 2025 https://klassifikationen.bfarm.de/icd-10-gm/kode-suche/htmlgm2025/index.htm (15. Februar 2025).

Guggolz, Sebastian (2024) https://www.fischerverlage.de/buch/kafka-gelesen-9783103975796 (28. Februar 2024).

https://www.essstoerung24.de/essstoerung-a-z/arten-von-essstoerung/anorexia-nervosa/ (12. Februar 2025).

Just, Dagmar (2022) Todesengel der deutschen Literatur. https://weltwoche.de/story/todesengel-der-deutschen-literatur/ 05.11.2022 (28. Dezember 2024).

Kehlmann, Daniel (2024) Daniel Kehlmann über Kafka: „Er ist der Meister der Groteske“. taz, 01.06.2024 (02. Juni 2024).

Kluwe, Sandra (2007) Furor poeticus. Ansätze zu einer neurophysiologisch fundierten Theorie der literarischen Kreativität am Beispiel der Produktionsästhetik Rilkes und Kafkas. literaturkritik.de. Erschienen am 12.02.2007 (09. Februar 2025).

Millán, Victor (2024) Sexualität. Im Bett mit Kafka. Zeitgeister, Das Kulturmagazin des Goethe-Instituts, Januar 2024 (09. Februar 2025).

Pfohlmann, Oliver (2014) Kafkas kitschverdächtige Komplizin. Der Standard 26.09.2024 (09. Februar 2025).
Scholz, Anna-Lena (2016) Pink Kafka. blog feministische studien 16.03.2016 (09. Februar 2025).
Schmitt, Axel (2003) Orgien der „Fackel“ – Lektüre und leichtere hebräische Texte. Unbekannte Briefe Franz Kafkas an Robert Klopstock literaturkritik.de. Erschienen am 01.08.2003 (28. Dezember 2024).
Stach, Reiner (2015) https://sz-magazin.sueddeutsche.de/literatur/es-hatte-sich-einiges-aufgestaut-81047 Süddeutsche Zeitung Magazin 18.03.2015 (09. Februar 2025).

IV.

Zur Geschichte und Diversifizierung psychiatrischer Anstalten

Altscherbitz in den Vereinigten Staaten von Amerika – Zur Rezeption der Provinzial-Irren-Anstalt Altscherbitz im Ausland um 1900

von Henrik Döbold

Altscherbitz in the United States: On the Reception of the Provinzial-Irren-Anstalt Altscherbitz Abroad Around 1900

Summary: This paper examines the international "impact" of the "Provinzial-Irren-Anstalt Altscherbitz", in particular its role in the professional debate on the conception and modernization of psychiatric institutions in the United States around 1900. Opened in 1876 and built in the "pavillon style", the institution was considered exemplary for operating a colony, the high level of employment among its patients and a high degree of personal freedom. In the first decades of its existence, it attracted numerous visitors and delegations, both from Germany and abroad. Previous studies have thoroughly documented its influence on the design of asylums in Great Britain – particularly in Scotland –, and in Trieste in the Austro-Hungarian Empire. In the United States, Altscherbitz served as a model for the planning and redesign of asylums in line with the "cottage" or the "villa system" style. However, it was not replicated on a larger scale. It nonetheless had a direct influence on the design of a colony for the mentally ill on Long Island in New York – the "Central Islip Farm Colony"– that opened in 1889. The driving force behind the planning of this new type of institution was the entrepreneur and philanthropist William Pryor Letchworth (1823–1910), who had visited Altscherbitz during a trip to Europe in 1880–1881. He introduced the institution to the general public through his widely read publication "The insane in foreign countries" in 1889. Letchworth played a decisive role in the redesign and modernization of psychiatric institutions in New York around 1900. Based on the available literature and sources examined, it remains impossible to determine the extent to which the individual institutions adopted not only the structural and conceptual elements of the Altscherbitz model, but also the therapeutic

principles. The institution in Islip, inspired by Altscherbitz, seems to have been characterized by a comparatively high degree of patient occupation and personal freedom, as well as a broad range of therapeutic activities reminiscent of its model.
Keywords: Psychiatric hospitals, village asylums, 19th century, United States of America (USA), Altscherbitz.

Zusammenfassung: In der vorliegenden Arbeit wird der internationale „Impact" der „Provinzial-Irren-Anstalt Altscherbitz" und insbesondere ihre Rolle in der Fachdiskussion um die Konzeption und Modernisierung psychiatrischer Anstalten in den Vereinigten Staaten von Amerika um 1900 untersucht. Die 1876 eröffnete und im Pavillon-Stil errichtete Anstalt zeichnete sich durch den Betrieb einer als vorbildhaft geltenden Kolonie, einen hohen Beschäftigungsgrad unter den dort versorgten psychisch Kranken sowie durch ein hohes Maß an Freiheit aus. Durch bisherige Untersuchungen ist ihr Einfluss auf die Konzeption von Anstalten in Großbritannien, vor allem in Schottland, und in Triest im Kaiserreich Österreich-Ungarn bereits gut belegt. In den USA war sie als Vorbild bei der Planung und Umgestaltung von Anstalten nach Maßgabe des „cottage"- bzw. „villa"-Systems zwar durchaus präsent, fand jedoch nicht in einem größeren Maßstab Nachahmung. Einen nachweisbar direkten Einfluss hatte sie allerdings auf die Konzeption einer 1889 eröffneten Kolonie für psychisch Kranke auf Long Island im Staat New York – der „Central Islip Farm Colony". Der Akteur hinter der Planung dieser neuartigen Anstalt – der Unternehmer und Philanthrop William Pryor Letchworth (1823–1910) – hatte Altscherbitz während einer Europa-Reise in den Jahren 1880–1881 kennengelernt und die Anstalt durch eine Publikation im Jahr 1889 – „The insane in foreign countries" – einer breiten Öffentlichkeit bekannt gemacht. Ihm kommt eine entscheidende Rolle bei der Umgestaltung und Modernisierung der psychiatrischen Einrichtungen in New York um 1900 zu. Anhand der untersuchten Quellen lässt sich meist nicht feststellen, inwieweit bei der Ausrichtung am Altscherbitzer Vorbild die einzelnen Anstalten neben den baulich-konzeptionellen Elementen auch therapeutische Grundsätze übernahmen. Die Anstalt in Islip scheint sich zumindest durch einen vergleichsweise hohen Beschäftigungsgrad, ein hohes Maß an Freiheit und ein breites therapeutisches Angebot ausgezeichnet zu haben, die an Altscherbitz erinnern.
Schlüsselwörter: Anstaltspsychiatrie, agrikole Kolonien, 19. Jahrhundert, Vereinigte Staaten von Amerika (USA), Altscherbitz.

Das „Altscherbitzer Konzept“

Die „Provinzial-Irren-Anstalt Alt-Scherbitz“ (im Folgenden nach der aktuell üblichen Schreibweise: „Altscherbitz“) wurde 1876 unter Moritz Koeppe (1832–1879) im Kontext des Ausbaus der öffentlichen Irrenfürsorge in der damaligen preußischen Provinz Sachsen eröffnet. Koeppe war seit 1867 als Nachfolger Heinrich Damerows (1798–1866) Direktor der „Irren- Heil- und Pflegeanstalt“ in Nietleben bei Halle, die er modernisierte und milieutherapeutisch ausgerichtet und in der er das „non-restraint“ implementiert hatte.[1] Die Erbauung einer neuen Anstalt war durch die dauerhafte Überfüllung der Nietlebener Einrichtung notwendig geworden. Die Leitung der zunächst noch mit Nietleben verbundenen neuen Anstalt in Altscherbitz wurde Koeppe übertragen, der an der Planung maßgeblich beteiligt worden war. Sie besteht noch heute als psychiatrisches Krankenhaus unter dem Namen „Sächsisches Krankenhaus Altscherbitz“ fort und feiert 2026 ihr 150-jähriges Jubiläum.[2]

Bei der Konzeption kamen die zeitgenössischen Bestrebungen um die Etablierung alternativer, freierer Versorgungsformen außerhalb der konventionellen Anstalten zur Geltung: Unter den Psychiatern wurden damals vor allem die Ansiedlung von Kranken in landwirtschaftlichen Kolonien und die Unterbringung von Kranken in Familienpflege diskutiert.[3] Die neue Anstalt wurde diesen Prinzipien folgend im Pavillon-Stil und samt einer großen „agrikolen Kolonie“ auf dem sorgfältig ausgewählten Gelände eines ehemaligen Rittergutes an der Straße zwischen Halle und Leipzig errichtet. Der Pavillon-Stil (im englischsprachigen Raum „village-“ oder „cottage system“ genannt), hatte sich ab ca. 1870 zunehmend als Gegenkonzept zu den herkömmlichen monolithischen Anstalten im Korridorstil in der Folge von C.F.W. Rollers Illenau bei Achern in Baden zu Beginn der 1840er Jahre geformten Anstaltstyps etabliert und bot den Kranken zumindest innerhalb der Anstaltsordnung einen höheren Freiheitsgrad – mitunter zumindest auch den Anschein eines solchen.[4] Die einfache Bauweise im Landhausstil bot ein hausähnliches Umfeld, reduzierte aber auch erheblich die Baukosten. Die hierdurch freigesetzten

---

1 Marneros et al. 2012: 66–68.

2 Zur im Folgenden dargestellten Vorgeschichte von Altscherbitz vgl. Herting 1923 und Schmidt 1923. Eine kurze Darstellung zum langjährigen Direktor Albrecht Paetz (1851–1922) und den unter ihm verwirklichten Behandlungsprinzipien lieferte Müller 2008.

3 Vgl. Schmiedebach 2021: 53–61.

4 Topp 2017: 32 f.

Mittel konnten stattdessen für den Kauf eines möglichst attraktiven und landwirtschaftlich nützlichen Terrains verwendet werden.

Durch die das Grundstück durchquerende Landstraße zwischen Halle und Leipzig war die Anstalt gut aus den umgebenden Städten erreichbar. Nördlich der Straße wurde die sogenannte „Zentralanstalt“ mit Verwaltungsgebäuden, einem Lazarett sowie Villen zur Unterbringung von unruhigeren und besonders behandlungs- oder überwachungsbedürftigen Kranken errichtet. Südlich der Straße wurde der landwirtschaftliche Betrieb inklusive der Villen für jene Kranke angesiedelt, die weitgehend selbständig waren und unter Supervision auf den Feldern, in den Gärten oder Werkstätten arbeiten konnten. Durch gesetzliche Erweiterungen der Fürsorgeberechtigung nahm der Anteil chronisch kranker (alter) Menschen in den ersten Jahrzehnten ihres Bestehens zu. Ursprünglich noch für 450 Kranke konzipiert, nahm die Anzahl kontinuierlich zu und betrug in den ersten Jahren des 20. Jahrhunderts bereits über 1000.[5] Nach Koeppes Tod im Januar 1879 übernahm sein bisheriger Assistent Albrecht Paetz (1851–1922, Direktor: 1879–1922) die Leitung. Im selben Jahr wurde die Verbindung mit der Hallenser Anstalt endgültig aufgelöst und die Selbständigkeit der neuen „kolonialen Anstalt“ bestätigt.

Zentraler Kern des therapeutischen Konzepts war die Beschäftigungs- bzw. Arbeitstherapie. Die von den Kranken erbrachte Arbeit erfüllte – wie damals üblich[6] – sowohl einen therapeutisch-rehabilitativen als auch einen ökonomischen Zweck, indem die landwirtschaftlichen Produkte in der Anstalt verwertet oder nach außen verkauft wurden. Die Beschäftigungsrate galt im Vergleich zu anderen psychiatrischen Einrichtungen als ungewöhnlich hoch (1885–1892: 80,58 Prozent[7]), nahm aber ab Ende des 19. Jahrhunderts, offenbar vor allem aufgrund der Zunahme chronisch kranker und nicht arbeitsfähiger Pfleglinge ab. Die Kranken konnten sich nach Maßgabe des „Offen-Tür-Systems“ mit wenigen Einschränkungen (zum Beispiel die Isolierstationen, in denen unruhige oder gewalttätige Kranke untergebracht waren und geschlossen geführt wurden) offen auf dem Gelände bewegen, Mauern oder

---

5 Schmidt 1923: 41 f.

6 Vgl. hierzu (am Beispiel der Württembergischen Staatsirrenanstalt Zwiefalten) Müller 2015. Zur Arbeitstherapie in der 1894 eröffneten und ebenfalls in der preußischen Provinz Sachsen gelegenen Landes- Heil- und Pflegeanstalt Uchtspringe vgl. Urbach 2015.

7 Schmidt 1923: 38.

Zäune gab es keine. Auf mechanische Zwangsmittel wurde den zeitgenössischen Standards entsprechend und nach Maßgabe des „non-restraints“[8] weitgehend verzichtet, und auch medikamentös wurden die Pfleglinge offenbar eher zurückhaltend behandelt.[9] Die Grundlage für diesen ungewöhnlichen Grad an Freiheit bot die engmaschige und kontinuierliche Überwachung durch das Wart- und ärztliche Personal.

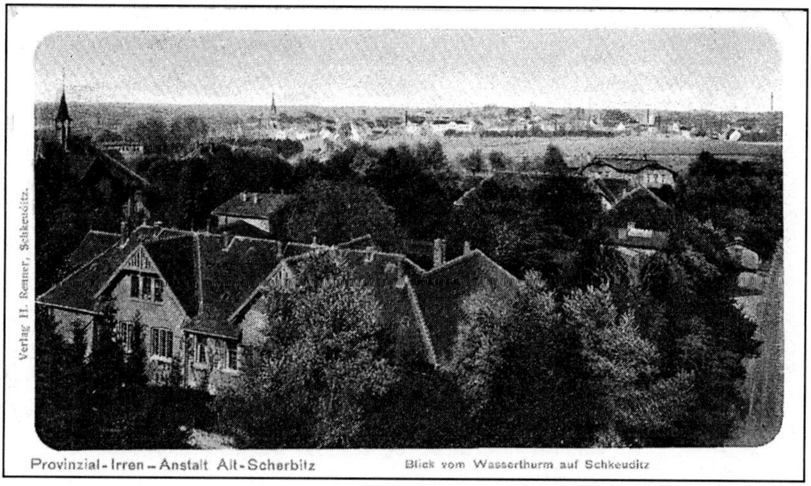
Verlag H. Renner, Schkeuditz.
Provinzial-Irren-Anstalt Alt-Scherbitz
Blick vom Wasserthurm auf Schkeuditz

Abb. 1: Ansichtskarte aus Altscherbitz. Blick vom Wasserturm (Anfang 20. Jh.).

Besucher und internationaler Einfluss

Die Altscherbitzer Anstalt galt international als vorbildhaft und trug erheblich zur Etablierung des „Villa-Systems“ als prädominantes Konzept bei der Errichtung neuer Anstalten in Zentraleuropa um 1900 bei.[10] Ihre Popularität war in der konsequenten Umsetzung der architektonischen und thera-

8 Zur Rezeption des „non-restraint“-Prinzips im deutschsprachigen Raum vgl. die bisher einzige ausführliche Untersuchung hierzu von Geduldig 1975.

9 Vgl. Paetz 1893: 221.

10 Topp 2017: 33.

peutischen Prinzipien begründet, aber auch in ihrer erfolgreichen „Vermarktung". Einem größeren Publikum wurde sie wenige Jahre nach ihrer Eröffnung auf der Hygiene-Ausstellung in Berlin 1882 vorgestellt, wofür ein Modell, Grundriss-Skizzen und Fotografien genutzt wurden. Im Jahr 1884 hielt Paetz Vorträge über den Betrieb „agrikoler Irrenanstalten" am Altscherbitzer Beispiel auf dem internationalen medizinischen Kongress in Kopenhagen und auf der „Versammlung Deutscher Naturforscher und Ärzte" (VDNÄ) in Magdeburg. Er beteiligte sich bei den Fachversammlungen in den Folgejahren vereinzelt mit weiteren Beiträgen und bei der Diskussion um die Einrichtung von Überwachungsstationen, wie sie auch in Altscherbitz realisiert worden waren,[11] bei der VDNÄ in Wiesbaden 1887. Paetz wurde auch über die preußisch-sächsischen Grenzen hinaus als Sachverständiger beim Bau und bei der Umgestaltung älterer Anstalten hinzugezogen, darunter in Twer in Südrussland, in Görz bei Triest und in Salzburg.[12]

Die Anstalt wurde in den ersten Jahren ihres Betriebs sehr häufig besucht. Ein ehemaliger Arzt erinnerte sich in einer Publikation von 1923 daran, dass Altscherbitz in der „Zeit der Hochflut" um 1889–1899 jede Woche, teilweise mehrmals wöchentlich, besuchende Ärzte oder Kommissionen zu Gast hatte. Die Führungen, die häufig von Paetz selbst geleitet wurden, boten eine Gelegenheit, sich mit den in- und ausländischen Kollegen auszutauschen und zu vernetzen und für das Altscherbitzer System zu werben.[13] Wie für die Zeit üblich wurden von der ärztlichen Direktion regelmäßig Anstaltsberichte veröffentlicht und der Fachöffentlichkeit zugänglich gemacht.[14] Paetz reagierte auf die große Nachfrage mit der Publikation eines umfangreichen, über 200 Seiten umfassenden Werks[15] im Jahr 1893, in der er das in Altscherbitz verwirklichte Konzept detailliert beschrieb und das sich eines großen „Impacts" in der Fachwelt erfreute.[16]

Bei den Besuchern handelte es sich nicht nur um einzelne Ärzte auf den im 19. Jahrhundert noch üblichen Bildungsgreisen, sondern auch um staatlich beauftragte Kommissionen im Kontext des Ausbaus der Irrenfürsorge in den

[11] Vgl Paetz 1893: 76–79.

[12] Herting 1923: 2.

[13] Ebd.: 3.

[14] Paetz 1893: V.

[15] Paetz (1893) Die Kolonisirung der Geisteskranken in Verbindung mit dem Offen-Thür-System, ihre historische Entwickelung und die Art ihrer Ausführung auf Rittergut Alt-Scherbitz.

[16] Müller 2008.

jeweiligen Ländern. Solche Reisen stellten ein zentrales Element im Wissenstransfer in der Psychiatrie in der zweiten Hälfte des 19. Jahrhunderts dar.[17] Leslie Topp stellte in einer Untersuchung fest, dass alle Anstaltsplaner in Österreich-Ungarn in dieser Zeit Altscherbitz entweder selbst besuchten oder sich zumindest im Zuge ihrer Planungen mit Paetz' Werk befassten.[18] Detailliert arbeitete Topp den architektonisch-konzeptionellen Einfluss von Altscherbitz auf die 1904–1908 erbaute Anstalt in dem damals Österreich-Ungarn zugehörigen Triest heraus, aus dem Kommissionen zuvor zweimal (1892 und 1902) Altscherbitz aufgesucht hatten.[19] Dem Vorbild folgte man in zentralen Gestaltungselementen („*dispersed human-scale buildings, allusions to ‚normal life'*").[20] Die Untersuchungen von Topp konzentrieren sich allerdings auf die kulturellen, politischen und architektonischen Implikationen, die Übernahme von Behandlungsprinzipien im engeren, medizinischen Sinn lassen sich hieraus nicht nachvollziehen.

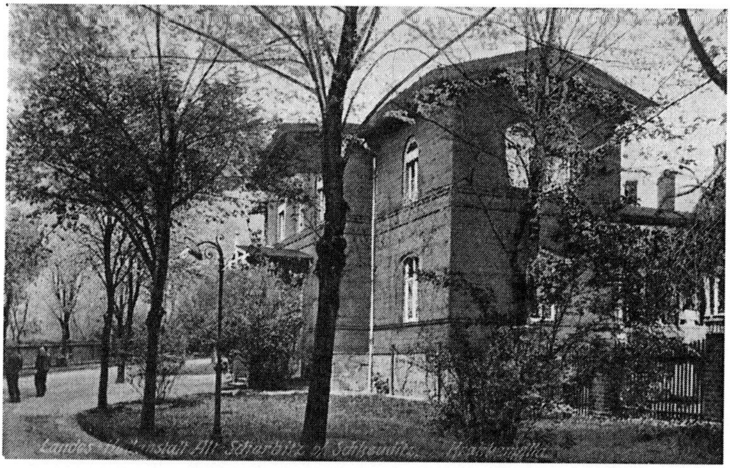

Abb. 2: Ansichtskarte aus Altscherbitz. Krankenvilla (Anfang 20. Jh.).

17 Müller 2004.

18 Topp 2017: 33.

19 Topp 2007.

20 Topp 2017: 49.

Ebenfalls gut durch eine Arbeit von Gillian Almond aus 2017[21] belegt ist der Einfluss des Altscherbitzer Vorbildes auf die Konzeption von „village asylums" in Großbritannien. Hier fand das neue System vor allem in Schottland Fuß. Die dort um 1900 eröffneten dorfähnlichen Anstalten gelten als direkt von Altscherbitz inspiriert.[22] In England und Wales setzte sich das System weniger durch. Die größte dieser neuartigen Anstalten in Schottland wurde das 1903–1908 erbaute „Bangour Village Asylum", das bei Eröffnung 766 Kranken Platz bot. Die koordinierende Behörde – das „Edinbourgh District Lunacy Board" – hatte zuvor eine Kommission mit der Musterung verschiedener europäischer Anstalten beauftragt, die auch Altscherbitz im Jahr 1897 besucht und sich in einem anschließenden Bericht sehr positiv über die dort herrschenden Verhältnisse geäußert hatte. Bei der Ausschreibung des Auftrags 1898 wurden die Architekten angewiesen, sich am Altscherbitzer Design zu orientieren. Der Gewinner besuchte für die Planung daraufhin selbst die Anstalt. Auch das „Lancashire Asylum Board", die für die Irrenfürsorge zuständige Behörde der Grafschaft Lancashire in Nordwesten Englands, entsandte im Kontext des geplanten Neubaus einer Anstalt eine Delegation auf den Kontinent, die ebenfalls Altscherbitz besuchte. Obwohl sich die Delegation sehr angetan gezeigt habe, wurde das „village"-Modell letztlich bei der neuen Anstalt in Whalley vor allem aus Kostengründen nicht realisiert. Auch Allmond fokussiert sich in ihrer Untersuchung auf die architektonisch-konzeptionellen Elemente und geht auf die in den verschiedenen Anstalten herrschenden medizinischen Behandlungsprinzipien nicht ein.

Zur Rezeption in den Vereinigten Staaten von Amerika

Auch in den Vereinigten Staaten von Amerika wurde ab der Mitte des 19. Jahrhunderts die bis dahin dort vorherrschende Bauweise großer zentralistischer Anstalten, in den alle Kranken unter einem Dach lebten (sogenanntes „congegrate system"), zunehmend hinterfragt.[23] Dies geschah im Zuge einer therapeutischen Zuwendung zu den psychisch Kranken, aber auch im Kontext eines erhöhten gesellschaftlichen Drucks zur Internierung chronisch kranker, oftmals alter Menschen, die zu einem starken Anwachsen der Populationen

21 Allmond 2017
22 Ebd.: 31.
23 Vgl. Yanni 2007: 51–78.

in den Einrichtungen führte. Diese bedurften eher einer Pflege und Unterbringung als medizinischer Interventionen. In der Fachöffentlichkeit wurde daher – analog zu den Diskussionen in Deutschland[24] – die Frage nach der möglichen Auftrennung der Krankenpopulationen in akute, potentiell heilbare Kranke und in chronisch Kranke, die es zu pflegen bzw. zu verwahren galt sowie nach der (auch nach ökonomischen Gesichtspunkten) optimalen Versorgung dieser Gruppen rege diskutiert.[25] Dies führte zur Entwicklung neuer architektonischer Konzepte, die das Aufbrechen der oftmals grandiosen Anstalten in kleinere Einheiten und hierdurch eine freiere und lebensnähere Atmosphäre zu schaffen suchten. Sie entwickelten sich regional unter dem Einfluss verschiedener Akteure sehr unterschiedlich. Als Inspiration diente die in der Fachöffentlichkeit sehr präsente und auch von amerikanischen Psychiatern im Rahmen von Bildungsreisen häufig aufgesuchte Psychiatrische Familienpflege[26] in Geel in Belgien[27], auch wenn in Fachkreisen Zweifel an der Übertragbarkeit des dort verwirklichten gemeindenahen Versorgungskonzepts herrschten und ein solches – zumindest in größerem Maßstab – zwar in Frankreich und Deutschland, in den USA allerdings daher nicht zur Erprobung kam. Der „cottage plan" bzw. das „segregate system" verdrängte das herkömmliche Anstaltsdesign zwar nicht, bildete mancherorts aber eine Ergänzung, indem beispielsweise in der unmittelbaren Nähe der bestehenden Anstalten kleinere Gebäude zur Unterbringung ruhigerer bzw. weniger überwachungsbedürftiger Pfleglinge errichtet wurden. Das erste größere Projekt, in dem diese Ideen konsequent zum Tragen kamen, war das 1879 eröffnete „Illinois Eastern State Hospital for the Insane" in Kankakee, in dem akut erkrankte und gewalttätige

24 In Deutschland wurde um die Mitte des 19. Jahrhunderts über die Trennung von Heil- und Pflegeanstalten diskutiert, ohne dass sich jedoch überzeugende und praktisch umsetzbare Konzepte erarbeiten ließen. Die gemischten Heil- und Pflegeanstalten blieben daher das prädominante Modell. Vgl. hierzu Schott u. Tölle 2006: 270–272.

25 Grob 1994: 103–128.

26 Heute bekannt als Betreutes (inzwischen „Begleitetes") Wohnen in Familien, BWF.

27 Im flämischen Dorf Geel hatte sich seit dem 15. Jahrhundert ein System der gemeindenahen Familienpflege herausgebildet, das ab dem 18. Jahrhundert zunehmend professionalisiert wurde und als einzigartig galt. Im Zuge der Bestrebungen um die Etablierung der Familienpflege als alternative, freiere (und kostengünstigere) Verpflegungsformen erweckte Geel daher um die Mitte des 19. Jahrhunderts das Interesse der psychiatrischen Öffentlichkeit und war Ziel zahlreicher internationaler Besucher und Kommissionen. Vgl. hierzu Schott u. Tölle 2006: 280–282; Schmiedebach 2021: 54–55, Müller 2004: 267 f.

Personen in der in einem größeren Gebäude angesiedelten Zentralanstalt untergebracht waren, der Rest der Pfleglinge aber kleinere, „häuslichere" Gebäude bezogen und in Werkstätten und Landwirtschaft beschäftigt wurden. Das Modell entwickelte sich in den Vereinigten Staaten zu einem überregional nachgeahmten Vorbild.[28] Zwar wurde hier durch die Unterbringung in einem hausähnlichen Umfeld das Leben in der Anstalt jenem in der Häuslichkeit angenähert, jedoch der in Altscherbitz offenbar verwirklichte Autonomiegrad der Kranken nicht erreicht. Aussagekräftige Quellen oder Arbeiten zu dem Innenleben dieser Einrichtung ließen sich nicht ermitteln, sodass ein differenzierter Vergleich hier nicht möglich ist.

Die Versorgung von psychisch Kranken in agrikolen Kolonien („colony system") nach dem europäischen Vorbild[29] wurde gegen Ende des 19. Jahrhunderts in den US-amerikanischen Fachgesellschaften diskutiert.[30] Eine solche Kolonie wurde in den Vereinigten Staaten erstmals 1885 in einem größeren Maßstab am „Kalamazoo State Hospital" geschaffen, als die bereits existierende konventionelle Anstalt um ein Terrain von 250 Acres (entsprechend circa 101 Hektar) ergänzt wurde. Nach mehreren Erweiterungen wohnten und bewirtschafteten hier unter Supervision gegen 1916 über 300 Kranke beider Geschlechter einen weitgehend autarken landwirtschaftlichen Betrieb, zu dem auch verschiedene Werkstätten und eine eigene Rinderherde gehörten. Eine Umfrage im Jahr 1912 zeigte, dass inzwischen in vielen anderen US-Staaten „farm colonies" entweder als eigene Einrichtung oder in Abhängigkeit einer konventionellen Anstalt betrieben wurden.[31] Neuere Arbeiten mit dem Fokus auf die weitere Entwicklung dieser Projekte konnten ebenfalls nicht erschlossen werden.

---

28 Yanni 2007: 79–95; Grob 1994: 113–115.

29 Als erste ihrer Art gelten die zwei landwirtschaftliche Kolonien „Fitz-James" und „Willers" bei Clermont (Oise) in Frankreich, die 1847 eröffnet worden waren und zum internationalen Vorbild avancierten. Als erste staatliche Einrichtung dieser Art in Deutschland gilt die Kolonie im hannoverschen Einum (1864), die der Kolonie„Fitz-James" nachempfunden war. Vgl. hierzu Schott u. Tölle 2006: 282 f.

30 Vgl. bspw. Ostrander 1900. Hierbei handelt es sich um einen verschriftlichen Vortrag eines US-amerikanischen Arztes, der bei einer Versammlung der „Association of Hospitals for the Insane" in Cleveland im Jahr 1899 gehalten wurde und in dem das „colony system" auch unter Bezugnahme auf Altscherbitz erläutert wird.

31 Hurd 1916: 156–162. Zur Kolonie in Kalamazoo vgl. Yanni 2007: 97–100.

Altscherbitz in der Fachdiskussion der Vereinigten Staaten von Amerika

In diesem Kontext erweckte auch die Altscherbitzer Anstalt das Interesse der amerikanischen Psychiater. Für einige US-Ärzte lassen sich Besuche in der deutschen Anstalt nachweisen. Belegbar ist beispielsweise eine Reise des New Yorker Arztes George Miller Beard (1839–1883, bekannt als Präger des „Neurasthenie"-Begriffs[32]), der auf Empfehlung des Berliner Professors und Direktors der Charité, Carl Westphal (1833–1890), bei einer Europa-Reise im Jahr 1880 auch Altscherbitz besuchte. Als er in einer später veröffentlichen Rede bei der Versammlung der „National Association for the Protection of the Insane" im November desselben Jahres in New York die aktuellen Fortschritte in der Irrenfürsorge aufzeigte, wozu er vor allem die zunehmende Öffnung der Anstalten und die Verbreitung der Arbeitstherapie zählte, führte er wiederholt Altscherbitz neben anderen vorbildhaften Einrichtungen an.[33] Auch in den amerikanischen Fachzeitschriften wird die deutsche Anstalt gelegentlich erwähnt, so zum Beispiel in einer Publikation der Ergebnisse einer Experten-Umfrage im „Journal of the American Medical Association" von 1896 im Kontext der Planung einer neuen Anstalt in Illinois. Das „State Board of Charities" als zuständige Behörde verschickte damals einen Fragebogen an nationale und internationale Autoritäten, in denen diese zu verschiedenen konzeptionellen Fragen – etwa zur Viabilität einer Trennung der Anstalten in Einrichtungen für akut und chronisch Kranke – Stellung nehmen sollten.[34] Eine Auswahl der Antworten wurde veröffentlicht, darunter auch jene des Altscherbitzer Arztes Johannes Herting. Eine der Fragen nahm dabei direkt Bezug auf Altscherbitz[35]. Der Referent kommt zu dem Schluss:

> „It will be observed that the prevailing thought is to [...] construct the buildings after the pattern of Alt-Scherbitz which tends to overcome the penitentiary appearance and impressions so painfully pronounced in most of our institutions. To replace in most instances methods of restraint by the substitution of means

[32] Goddemeer 2020.
[33] Beard 1881.
[34] Bettman 1896.
[35] "What percentage of patients do you judge fit for work on a farm (after the plan of Alt-Scherbitz in Germany)?" Ebd.: 278.

of employment and outdoor pursuits which are prone to stimulate into healthy activity all of the functions of the body."[36]

Bei der genannten Anstalt dürfte es sich um jene handeln, die schließlich ab 1895 in Peoria (Illinois) realisiert werden sollte – allerdings in Form einer großen, kreuzförmigen Zentralanstalt für 800 Kranke, die sich schnell als unzulänglich herausstellte und abgerissen wurde. Sie wurde daraufhin durch einen Neubau nach dem „cottage plan" ersetzt, bei dem man sich in Grundriss und Aussehen offenbar an jener in Kankakee orientierte.[37] Ohne sich durchgesetzt zu haben, dürfte das Altscherbitzer Vorbild zumindest die Entscheidung für einen Bau nach dem „segregate system" beeinflusst haben.

William Pryor Letchworth – The insane in foreign countries

Zur Popularität von Altscherbitz in den USA trug entscheidend der New Yorker Unternehmer und Philanthrop William Pryor Letchworth (1823–1910) bei. Dieser hatte sich aus einer erfolgreichen Karriere in der Industrie im Alter von etwa 50 Jahren zurückgezogen, um sich ehrenamtlich der öffentlichen Wohlfahrt zu widmen. Bekannt ist er – eigentlich ein medizinischer Laie – vor allem für seine Verdienste in der Epilepsiefürsorge, in der er in den Vereinigten Staaten als Pionier gilt. Er trieb die Gründung einer 1896 eröffneten und als vorbildhaft geltenden Kolonie für Epileptiker – der „Craig Colony" in Sonyea, New York – voran, für die er sich an der Epileptiker-Anstalt in Bethel bei Bielefeld orientierte, die er im Rahmen einer Europa-Reise 1880 /1881 kennengelernt hatte. Er leitete 1898 die konstituierende Sitzung der „National Association for the Study of Epilepsy", dessen Satzung er entworfen hatte, und veröffentlichte 1900 ein einflussreiches Werk über die Versorgung und Behandlung von Epilepsiekranken („Care and Treatment of Epileptics").[38]

Letchworth gehörte ab 1873 dem „New York State Board of Charities" an, einer koordinierenden Behörde der öffentlichen Wohlfahrt, in deren Zuständigkeitsbereich auch die Irrenfürsorge fiel. Er saß dieser von 1878 bis 1897 als „President" vor, womit ihm die Inspektion der Einrichtungen und die

---

36 Ebd.: 278 f.

37 Yanni 2007: 138–141.

38 Fine et al. 1993.

Erarbeitung von Konzepten zur Verbesserung der Versorgung psychisch Kranker oblag. Die Anstalten der New Yorker Bezirke („Countys") befanden sich damals offenbar größtenteils in einem bedauernswerten Zustand und waren regelmäßig überfüllt, mechanische Zwangsmittel noch verhältnismäßig weit verbreitet. In einem Bericht einer Kommission, der Letchworth im Jahr 1881 angehörte, kam diese nach dem Besuch einer größeren Anzahl an Anstalten in den 16 ‚Counties' zu dem Schluss, dass die insbesondere die Einrichtungen zur Behandlung chronisch Kranker bis auf wenige Ausnahmen den zeitgenössischen Anforderung nicht mehr genügten.[39] Bei dieser Einschätzung konnte Letchworth auf die Erfahrungen seiner Europa-Reise zurückgreifen, die er im Vorjahr (Juli 1880) auf eigene Kosten angetreten hatte und ihn für die Dauer von sieben Monaten in die renommierten Einrichtungen für psychisch Kranke und Anstalten für Kinder und Jugendliche des Kontinents führte. In der Schweiz besuchte der unter anderem das Burghölzli in Zürich, in Frankreich die Kolonie „Fitz-James" bei Clermont, in Belgien Geel. Während seines Aufenthaltes in den Teilstaaten des Deutschen Reichs zeigte er sich von der Altscherbitzer Anstalt am meisten angetan: Er widmete dieser in seinem Bericht, den er einige Jahre später (1889) veröffentlichte, als einzige Einrichtung neben dem Geeler „Irrendorf" ein ausführliches eigenes Kapitel, das er mit folgender Bemerkung einleitete:

> „Of the many asylums for the insane in Europe, there is none more interesting than that of Alt-Scherbitz [...]. Here has been wrought out a system in which are incorporated some of the best and most modern methods of caring for the insane in England, Scotland, France, and other countries."[40]

Unter Vorlage eines Grundplans und Skizzen der Gebäude und deren Grundrisse beschreibt er die Anstalt und den Anstaltsbetrieb detailliert auf etwa zwölf Seiten. Besonders hob er das hohe Maß an Freiheit, den hohen Beschäftigungsgrad, den restriktiven Einsatz von Isolierungen und den weitgehenden Verzicht auf mechanische Zwangsmittel hervor. Angetan zeigte er sich auch von der *„general atmosphere of cheerfulness and quiet, and the cleanliness and country-life aspect of the place"*.[41] Beim Besuch der Kranken-Villen und -Abteilungen beeindruckte ihn der Umstand, dass ein Arzt die abgeschlossene

39 Larned 1912: 263–277.
40 Letchworth 1889: 279.
41 Ebd.: 291.

Wohnung eines Pfleglings nicht ohne dessen Zustimmung betreten wollte[42] und dass die Besucher der Isolierabteilungen gebeten worden seien, auf das Anfertigen von Notizen vor den Kranken zu verzichten, um diese nicht zu beunruhigen.[43]

Die „Central Islip Farm Colony" auf Long Island

Nach seiner Rückkehr in die USA und unter dem Eindruck der festgestellten Defizite der New Yorker Anstalten einerseits, sowie der positiven Erfahrungen in Altscherbitz und anderen europäischen Einrichtungen andererseits, führte er 1882 zusammen mit zwei Mitgliedern des „State Board of Charities" eine Initiative an, die in der Einrichtung einer „farm colony" für psychisch Kranke und zur Entlastung einer der örtlichen psychiatrischen Großanstalten, dem „Ward's Island Hospital", mündete. Hierfür wurde 1887 eine Farm von über 900 Acres (circa 360 Hektar) in Islip auf der damals noch ländlich geprägten zum Staat New York gehörigen Insel „Long Island" im Suffolk County erworben. Sie eröffnete 1889 als „Central Islip Farm Colony" und wurde nach einer Fusion mit der Mutteranstalt auf Ward's Island wenige Jahre später (1896) zum „Manhattan State Hospital" zusammengelegt. Sie diente der konventionellen Großanstalt zunächst als Zweiganstalt an, ehe sie im Jahr 1900 wieder in den Rang eines eigenen Krankenhauses erhoben wurde und fortan unter dem Namen „Central Islip State Asylum" firmierte. Die ersten Gebäude dieser Einrichtung waren noch provisorisch – bis zur Bewährung des „Experiments" – aus Holz errichtet worden. Bald wurde dieses erste Ensemble durch weitere Gebäude aus Ziegelstein ergänzt und die Kapazitäten im Zuge eines zunehmenden Belegungsdrucks drastisch erhöht: wurden 1894 noch 300 Kranke gezählt, waren es Anfang der 1930er Jahre bereits mehr als 6.600.[44] In einem Bericht von 1909 beklagte die Leitung eine zunehmende Überfüllung und forderte weitere Erweiterungen. Aus dem Bericht geht auch hervor, dass ein hoher, hier nicht bezifferter Anteil der Kranken bei verschiedenen Arbeiten auf der Farm und in der Anstalt beschäftigt werde und dieses von therapeutischen als auch ökonomischen Nutzen sei. Daneben biete die Einrichtung den Kranken unter anderem durch das Ausrichten von Sportfesten, Tänzen und

---

42 Ebd.: 288.
43 Ebd.: 285.
44 Mills 1932.

Konzerten regelmäßig Unterhaltung. Überwachung und Kontrolle wurde offenbar durch eine straffe, militärisch anmutende Organisation ausgeübt, die zum Beispiel in Form von wöchentlichen „*semi-military inspections*" Ausdruck fand.[45]

Eine direkte Anlehnung der architektonischen Konzeption von Islip an Altscherbitz ist aus mehreren Quellen überliefert: Die Anstalt sei laut Letchworths Biographie „*on plans similar to those of the colony of Alt-Scherbitz, in the Prussian Province of Saxony*" errichtet worden.[46] In einer Kurzdarstellung der Altscherbitzer Anstalt in einem US-amerikanischen Fachjournal von 1891 wurden ebenfalls beide Anstalten in direkte Verbindung zueinander gebracht: „*It is a credit to the success of Alt-Scherbitz that the new asylum for New York City at Islip, Long Island, has been extensively modeled after it. Alt-Scherbitz has been in operation long enough to place it beyond an experiment.*"[47]

Aus den erschlossenen Quellen geht nicht hervor, ob sich die Ähnlichkeit nur auf architektonische Elemente beschränkte bzw. inwieweit auch die therapeutischen Elemente übernommen wurden. Aus den hier ausgewerteten Texten entsteht der Eindruck, dass die Kernaspekte der Altscherbitzer Anstalt, die Letchworth in seinem Bericht so anerkennend erwähnt hatte – die dorfähnliche Atmosphäre und der hohe Freiheitsgrad der dort Verpflegten – hier zwar initial und zu einem gewissen Grad verwirklicht worden waren, sich die Kolonie in Islip jedoch innerhalb weniger Jahrzehnte – den allgemeinen Tendenzen hin zu einer stärkeren Medikalisierung der psychiatrischen Anstalten folgend – in Form und Funktion einem konventionellen psychiatrischen Krankenhaus wieder annäherte. Hierzu trug auch der wachsende Belegungsdruck entscheidend bei. Sie zeichnete sich dabei aber offenbar weiterhin in den ersten Jahrzehnten ihres Bestehens durch einen ungewöhnlich hohen Beschäftigungsgrad aus.

Bei anderen Projekten konnte sich Letchworth mit seinen Plänen nicht durchsetzen, so zum Beispiel als er bei der Diskussion um die Errichtung einer neuen Anstalt im „Erie County" Ende der 1880er Jahre gegenüber den Behörden ebenfalls um einen an Altscherbitz angelehnten Neubau warb. Er verfügte zu diesem Zeitpunkt über die kompletten Baupläne der Altscherbitzer

---

45 Summary of the annual report of the board of managers and superintendent of the Central Islip State Hospital (1910).

46 Larned 1912: 278 f.

47 Hospital Notes (1891). Zum Zitat vgl. S. 644.

Anstalt. Das Projekt kam offenbar im Kontext einer Veränderung der gesetzlichen Rahmenbedingungen im Jahr 1890 nicht zur Verwirklichung, durch die die Selbstverwaltung der Countys in Angelegenheiten der Irrenfürsorge nach einer 1865 erfolgten Lockerung wieder eingeschränkt wurde. Die Unterbringung psychisch Kranker hatte nun wieder in designierten Anstalten in der Trägerschaft des Bundesstaates zu erfolgen. Belegbar ist auch, dass Letchworth 1888 für einen Umgestaltung des „Buffalo State Hospitals“ unter Errichtung von „cottages“ nach dem Pavillon-System eintrat, was aber ebenfalls nicht verwirklicht werden sollte.[48]

Mit der Einrichtung einer separaten „State Commission in Lunacy“ zur Förderung der Irrenfürsorge im Jahr 1889 verlor das „State Board of Charities“ – und somit Letchworth – schließlich an Einfluss in diesem Bereich. In der öffentlichen Fachdiskussion blieb er durch die Publikation seines Reiseberichts im selben Jahr trotzdem sehr präsent. Sein Werk gelangte in den Fachkreisen zu großer Bekanntheit und erhielt von vielen internationalen Akteuren positive Zuschriften, darunter auch von Albrecht Paetz. Es bildete die Grundlage für eine ebenfalls sehr einflussreiche ungarische Publikation aus dem Jahr 1905 aus der Hand des Direktors der Budapester Anstalt Kálman Pandy (1868–1944)[49], die wiederum nach Revision eines Altscherbitzer Arztes ins Deutsche übersetzt wurde.[50] Letchworth kommt hierdurch nicht nur bei der Propagierung des kolonialen und Pavillon-Systems in den Vereinigten Staaten von Amerika, sondern auch bei der internationalen Bekanntmachung des Altscherbitzer Systems eine entscheidende Rolle zu.

Literaturverzeichnis

Allmond, Gillian (2017) Liberty and the individual: the colony asylum in Scotland and England. History of Psychiatry 28: 29–43.

Beard, George (1881) The Asylums of Europe. Riverside Press, Cambridge.

[48] Larned 1912: 285–291.

[49] Kálman Pandy (1905) Ondoskodás az elmebetegekről más államokban és nálunk. Zu Deutsch in etwa: „Fürsorge für psychisch Kranke in anderen Ländern und bei uns“. Zu Pandy vgl. Müller 2004: 277–280.

[50] Larned 1912: 294–302.

Bettman, Boerne (1896) The necessity for constructing another hospital for the insane in Illinois. The Journal of the American Medical Association 26: 277–279.

Fine, Edward; Fine, Debra; Sentz, Lilli; Soria, Emilio (1993) William P. Letchworth: Philanthropist and Pioneer Epileptologist. Archives of neurology 50: 313–316.

Geduldig, Cordula (1975) Die Behandlung von Geisteskranken ohne physischen Zwang. Die Rezeption des Non-Restraint im deutschen Sprachgebiet. Inaugural-Dissertation, Zürich.

Goddemeer, Christof (2020) Leiden an Kultur und Zivilisation. Deutsches Ärzteblatt 2020 (Heft 1): 34 f.

Grob, Gerald (1994) The Mad Among US. A History of the Care of America's Mentally Ill. The Free Press, New York.

Herting, Johannes (1923) Alt-Scherbitz. Allgemeine Zeitschrift für Psychiatrie und psychisch-gerichtliche Medizin 79: 1–5.

Hurd, Henry (Hrsg.) (1916) The institutional care of the insane in the United States and Canada, Volume I. The Johns Hopkins Press, Baltimore.

Larned, Josephus Nelson (1912) The life and work of William Pryor Letchworth. Student and minister of public benevolence. Houghton Mifflin, Boston / New York.

Letchworth, William (1889) The insane in foreign countries. G. P. Putnam's Sons, New York, London.

Marneros, Andreas; Dorsch, Valenka; Gutmann, Philipp; Pillmann, Frank (2012) Reil und seine Nachfolger: Zwei Jahrhunderte Universitätspsychiatrie am Geburtsort der „Psychiatrie". ANA Publishers, Köln.

Mills, George (1932) The story of Central Islip State Hospital. Psychiatric Quarterly 6: 726–735.

Müller, Thomas (2008) Albrecht Paetz (1851–1922). Psychiatrische Praxis 35: 99.

Müller, Thomas (2004) Reisende Psychiater. Um Transfer medizinischen Wissens zwischen europäischen Ärzten im späten 19. Jahrhundert. In: Bauerkämper, Arnd; Bödeker, Hans Erich; Struck, Bernhard (Hrsg.) Die Welt erfahren. Reisen als kulturelle Begegnung von 1780 bis heute. Campus Verlag, Frankfurt, New York, S. 265–292.

Müller, Thomas (2015) Patientenarbeit in ländlichen psychiatrischen Anstalten im Spannungsfeld zwischen therapeutischem Zweck und ökonomischen Nutzen. In: Ankele, Monika; Brinkschulte, Eva (Hrsg.) Arbeitsrhythmus und Anstaltsalltag. Arbeit in der Psychiatrie vom frühen 19. Jahrhundert bis in die NS-Zeit. Franz Steiner Verlag, Stuttgart, S. 51–70.

Ostrander, Herman (1900) The colony system of caring for the insane. American Journal of Psychiatry 56: 443–455.

Paetz, Albrecht (1893) Die Kolonisirung der Geisteskranken in Verbindung mit dem Offen-Thür-System, ihre historische Entwickelung und die Art ihrer Ausführung auf Rittergut Alt-Scherbitz. Julius Springer, Berlin.
Schmidt, Karl (1923) Die Gründung und weitere Entwicklung der Landes-Heilanstalt Alt-Scherbitz. Allgemeine Zeitschrift für Psychiatrie und psychisch-gerichtliche Medizin 79: 6–46.
Schmiedebach, Heinz-Peter (2021) Psychiatrische Ordnung in Gefahr. „Irrenanstalten" um 1900 im Blick von Öffentlichkeit und Literatur (=Medical Humanities I). Schwabe Verlag, Berlin.
Schott, Heinz; Tölle, Rainer (2006) Geschichte der Psychiatrie. Krankheitslehren – Irrwege – Behandlungsformen. C. H. Beck, 2006.
Topp, Leslie (2017) Freedom and the Cage: Modern Architecture and Psychiatry in Central Europe, 1890–1914 (=Buildings, Landscapes, and Societies 10). Pennsylvania State University Press, University Park Pennsylvania.
Topp, Leslie (2007) Psychiatric institutions, their architecture, and the politics of regional autonomy in the Austro-Hungarian monarchy. Studies in History and Philosophy of Science 38: 733–755.
Urbach, Anna (2015) „Heilsam, förderlich, wirtschaftlich". Zur Rechtfertigung, Durchführung und Aneignung der Arbeitstherapie in der Landes- Heil- und Pflegeanstalt Uchtspringe 1894–1914. In: Ankele, Monika; Brinkschulte, Eva (Hrsg.) Arbeitsrhythmus und Anstaltsalltag. Arbeit in der Psychiatrie vom frühen 19. Jahrhundert bis in die NS-Zeit. Franz Steiner Verlag, Stuttgart, S. 71–102.
Yanni, Carla (2007) The Architecture of Madness. Insane Asylums in the United States. University of Minnesota Press, Minneapolis.

Ohne Angabe eines Autors

Summary of the annual report of the board of managers and superintendent of the Central Islip State Hospital. In: State Commission of Lunacy (eds.) Twenty-First Annual Report – October I, 1908 to September 30, 1909 (1910). J. B. Lyon Company, Albany, S. 274–277.
Hospital Notes (1891) The Alienist and Neurologist 12: 643 f.

Von der Außenfürsorge zum Sozialdienst. Anmerkungen zum sozialpsychiatrischen Aufbruch am Psychiatrischen Landeskrankenhaus Bad Schussenried ab den späten 1960er Jahren

von Bernd Reichelt

From Ambulatory Care to Social Services. Notes on the Social Psychiatric Awakening at the Bad Schussenried State Psychiatric Hospital in the Late 1960s

Summary: This paper focuses on the emergence and establishment of social services using the example of the Bad Schussenried Psychiatric State Hospital (Baden-Württemberg). Psychiatric social services had its origins in ambulatory care, the roots of which go back to the 1920s. After an interruption during National Socialism, ambulatory care was reactivated in the 1950s, before increasingly transforming into patient-orientated, multi-professional social work in the 1960s. This paper also shows the role that social services played in the social psychiatric awakening that took place in Bad Schussenried in the early 1970s. Not only were social workers already involved in the therapeutic work when patients were admitted and in group therapy programmes, the emerging psychiatric social service played a central role in the establishment of so-called patient-clubs and in mobilising so-called lay helpers for support.
Keywords: institutional psychiatry, ambulatory care, social service, lay helpers.

Zusammenfassung: Im Mittelpunkt des Beitrags steht die Entstehung und Etablierung des Sozialdienstes am Beispiel des Psychiatrischen Landeskrankenhauses Bad Schussenried (Baden-Württemberg). Ihren Ursprung hatte die psychiatrische Sozialarbeit in der psychiatrischen Außenfürsorge, deren Wurzeln bis in die 1920er-Jahre zurückreichen. Nach einer Unterbrechung im Nationalsozialismus wurde die Außenfürsorge in den 1950er-Jahren reaktiviert, bevor sie sich in den 1960er-Jahren zunehmend in eine patientenorientierte, multiprofessionelle Sozialarbeit wandelte. Gezeigt wird außerdem, welche Rolle der Sozialdienst am sozialpsychiatrischen Aufbruch hatte, der in

Bad Schussenried auf Anfang der 1970er-Jahre zu datieren ist. Nicht nur wurden Sozialarbeiter:innen bereits bei der Aufnahme von Patient:innen und bei gruppentherapeutischen Angeboten in die therapeutische Arbeit eingebunden. Eine zentrale Rolle spielte der sich etablierende psychiatrische Sozialdienst bei der Etablierung sogenannter Patienten-Clubs wie auch bei der Einbindung sogenannter Laienhelfer:innen.
Schlüsselwörter: Krankenhauspsychiatrie, Außenfürsorge, Sozialarbeit, Laienhelfer.

Einleitung

Im Jahresbericht des Psychiatrischen Landeskrankenhauses (PLK) Bad Schussenried für das Jahr 1971 berichtete die Oberärztin Dr. Piper über den „Freundeskreis des Landeskrankenhauses“, dass sich im November 1970 ein Laienhelferkreis gegründet habe. Dessen Einrichtung habe sich bewährt. Keine der beteiligten Personen sei abgesprungen, es seien sogar neue Mitglieder gewonnen worden. Zur Tätigkeit führte sie aus:

> „Ihre Arbeit gestaltet sich ganz individuell, zum Teil sehr breit gestreut, zum Teil etwas unökonomisch. Wir haben aber bewusst nicht eingegriffen, sondern waren der Meinung, daß die Arbeit von sich aus wachsen und sich gestalten wird. Eine der Laienhelferinnen besucht derzeit drei Patientinnen und einen Patienten beziehungsweise lädt diese ein; zwei andere Helferinnen betreuen dagegen gemeinsam nur eine Patientin. Drei weitere Helferinnen betreuen abwechselnd 2 Patienten.“[1]

Zur Unterstützung der Laienhelferinnen hatte sich, so Piper, ein „gewisser Kreis“ aus dem Personal des Krankenhauses gebildet, „der die Arbeit mittrug“: drei Ärzte, zwei Psychologen und ein Sozialarbeiter.

Dass sich das Landeskrankenhaus für sozial engagierte Menschen außerhalb der Psychiatrie öffnete und diese in direkten Kontakt mit psychisch Kranken brachte, war nicht grundlegend neu. Bereits Anfang des 20. Jahrhunderts hatte sich in Schussenried mit der Familienpflege eine Verpflegungsform etabliert, bei welcher psychisch kranke Menschen in Pflegefamilien außerhalb

1 Jahresbericht PLK Bad Schussenried 1971: 12, Archiv ZfP Südwürttemberg.

des Krankenhauses gegeben wurden.[2] Neu war in diesem Setting um das Jahr 1970 allerdings die Einbindung von Laien in den stationären Behandlungsalltag innerhalb der Klinik. Was sich in dem Zitat widerspiegelt, ist eine Facette dessen, was als sozialpsychiatrischer Aufbruch am PLK Bad Schussenried beschrieben werden kann. Neben Pflegekräften und engagierten Ärztinnen wie Dr. Piper waren auch neu hinzu gekommene Professionen beteiligt. Neben den Psycholog:innen wurde der sozialpsychiatrische Aufbruch in hohem Maße von den Männern und Frauen des sich erst etablierenden Sozialdienstes getragen.[3]

Thema des vorliegenden Beitrags ist der sich entwickelnde Sozialdienst am PLK Bad Schussenried. Der Sozialdienst, wie er ab den 1970er-Jahren spätestens genannt wurde, hatte sich vor Ort organisatorisch-strukturell aus der psychiatrischen Außenfürsorge heraus entwickelt, die ihrerseits in den frühen 1950er-Jahren – nach der Zeit des Nationalsozialismus – in Württemberg wieder reaktiviert worden war. Trotz vieler Kontinuitäten, was Aufgaben, Personal und Strukturen betraf, hatten sich auch in Schussenried die Vorzeichen geändert. Nach dem Zweiten Weltkrieg hatte sich konzeptionell eine neue patientenorientierte Psychiatrie entwickelt, bei der das individuelle Wohl der Patientinnen und Patienten und ihre soziale Reintegration in die Gesellschaft im Mittelpunkt standen. Zugleich lag der Fokus aber auch auf dem eigenen Handeln und der eigenen Verantwortung.[4]

Im Folgenden wird im ersten Abschnitt die Entstehung und Etablierung der psychiatrischen Sozialarbeit beschrieben, die aus der psychiatrischen Außenfürsorge hervorging. Deren Ausweitung war in den 1960er Jahren Reaktion auf sich wandelnde Strukturen und zugleich Impuls und Triebfeder des

---

2 In Schussenried endete die Familienpflege spätestens Anfang der 1950er Jahre. Erst ab den 1980er-Jahren wurde sie in Oberschwaben, von Ravensburg ausgehend, wieder etabliert, im Kontext der gemeindenahen Psychiatrie. Vgl. zur Geschichte der Familienpflege in Württemberg Müller u. Hashimoto 2017 sowie Hashimoto 2025.

3 Zur Geschichte der psychiatrischen Sozialarbeit vgl. Brückner u. Kersting 2021; Brückner 2023: 159 f. Zur psychiatrischen Außenfürsorge im Württemberg der Nachkriegszeit vgl. Reichelt 2024.

4 In diesem Sinne auch Burkard Brückner, der von einer patientenorientierten anthropologischen Psychiatrie mit Keimformen interaktionistisch-sozialpsychiatrischer Ansätze spricht. Vgl. Brückner 2021: 18. Zum therapeutischen Neubeginn in Schussenried vgl. Reichelt 2021 und Reichelt 2025.

sozialpsychiatrischen Aufbruchs. Im zweiten Abschnitt werden sozialpsychiatrische Formen und Initiativen am PLK Bad Schussenried vorgestellt.[5] Der Beitrag baut damit inhaltlich auf den bisherigen drei Beiträgen des Autors zur Geschichte der psychiatrischen Außenfürsorge in Württemberg auf, die zuletzt in der Schriftenreihe der Gesellschaft für Geschichte der Nervenheilkunde erschienen waren.[6] Am lokalen Beispiel wird dargelegt, wie aus der Außenfürsorge der psychiatrische Sozialdienst[7] entstand. Es wird gezeigt, wie er sich in den 1960er-Jahren wandelte, ausdifferenzierte und zusammen mit anderen Berufsgruppen in der Klinik neue Wege beschritt.[8]

„Die Arbeit des Sozialarbeiters beginnt schon bei der Aufnahme."[9] Von der Außenfürsorge zum Sozialdienst[10]

Die psychiatrische Außenfürsorge für aus der Klinik entlassene Patient:innen hatte sich in Deutschland bereits im beginnenden 20. Jahrhundert entwickelt. In Württemberg hatte sie sich erstmals Anfang der 1920er Jahre im städtischen Bürgerhospital in Stuttgart etabliert. Zur offiziellen Einführung der nachgehenden Außenfürsorge in den staatlichen Heilanstalten mittels ministeriellen Erlass war es erst 1930 gekommen. Von Anfang an hatte die neue Versorgungsform an einer mangelhaften Budgetierung gelitten. Insbesondere für ländlich gelegene Heilanstalten wie Schussenried war dies angesichts der großen Aufnahmebezirke, derjenige Schussenrieds umfasste auch die Städte Ulm und Heidenheim, zu einer Herausforderung geworden. Weder

5 Der vorliegende Beitrag basiert in Teilen auf einem 2025 publizierten Beitrag des Autors, der insbesondere und ausführlich auf den sozialpsychiatrischen Aufbruch ab 1970 innerhalb und außerhalb der Klinik eingeht. Vgl. Reichelt 2025. Die entsprechenden Abschnitte werden hier im Beitrag kenntlich gemacht.

6 Zur Geschichte der psychiatrischen Außenfürsorge in Württemberg von den Anfängen bis in die Nachkriegszeit vgl. die Beiträge des Autors: Reichelt 2024; Reichelt 2023; Reichelt 2022.

7 Zur Geschichte der psychiatrischen Sozialarbeit vgl. Brückner 2021; vgl. auch Brückner 2023: 159 f.

8 Verorten kann man den Beitrag daher in der Psychiatriegeschichte und zugleich auch in der Geschichte der (psychiatrischen) Sozialarbeit. Letztere entwickelte sich in Deutschland inkonsistent. Regional divergierend und aus verschiedenen Ursprüngen und Traditionen. Vgl. Brückner 2021: 34.

9 Das Zitat stammt aus dem Jahresbericht des PLK Bad Schussenried 1972: 25.

10 Siehe für diesen Abschnitt auch Reichelt 2025: 246–250.

konnte eine peripher gelegene Anstalt wie Schussenried ausgebildete Fürsorgerinnen einstellen, noch war es ohne ein eigenes Kraftfahrzeug möglich, außenfürsorgerische Strukturen effektiv auszubauen. In der Zeit des Nationalsozialismus wurde die Außenfürsorge teils zu einem Instrument der NS-Erbgesundheitspolitik. Nicht mehr das individuelle Wohl der einzelnen Patient:innen stand im Fokus, sondern das Zuarbeiten im Rahmen der sogenannten erbbiologischen Bestandsaufnahme der Bevölkerung. Sie verlor jedoch, insbesondere im Krieg, grundsätzlich an Relevanz und wurde schließlich eingestellt.[11]

In den fünfziger Jahren nahmen die psychiatrischen Landeskrankenhäuser in Baden-Württemberg die Außenfürsorge verstärkt wieder auf, seit 1956 wurde sie durch einen weiteren ministeriellen Erlass reglementiert. Weiterhin sollte die Außenfürsorge nicht kommunal geregelt werden, sondern von den staatlichen Landeskrankenhäusern ausgehen und ärztlich angeleitet sein. Speziell ausgebildete Fürsorgerinnen sollten für die Außenfürsorge zuständig sein.[12] Dies galt auch für Schussenried. Unter Direktor Rudolf Boeckh (1891–1980) konnte sie ab 1953 „wesentlich intensiviert" werden, da sich mit Dr. Wolfgang Erlemann nun einer seiner Oberärzte um die Außenfürsorge kümmerte, unterstützt von einer eigens zuständigen Fürsorgerin.[13] Neben Besuchen bei Patient:innen wurden in den kooperierenden Gesundheitsämtern in Ulm und Heidenheim regelmäßige Sprechstunden angeboten, wohin die Betreuten und deren Angehörige eingeladen wurden. Noch in den fünfziger Jahren waren Hausbesuche durch die Fürsorgerin äußerst mühsam. Sie musste von Schussenried mit der Bahn nach Heidenheim und Aalen reisen, um von dort aus mit dem Fahrrad in zwei bis drei Tagen einzeln die entlassenen Patient:innen aufzusuchen.[14]

Neben der „klassischen" nachgehenden Außenfürsorge wurde in den späten 1950er Jahren die Fürsorgearbeit in der Klinik selbst immer wichtiger und auch selbstverständlich. Deutlich macht dies Direktor Dr. Hubert Klug im April 1964, als für das Jahr 1963 rückblickend schrieb:

> „Es hat sich [...] gezeigt, dass mit einer nur nachgehenden Fürsorge allein es nicht mehr getan ist. Heute beginnt die Fürsorgearbeit für den Patienten oft schon ehe er in stationäre Behandlung kommt. In den Sprechstunden erscheinen jetzt

11 Siehe ausführlich Reichelt 2022; Reichelt 2023.

12 Ausführlich vgl. hierzu Reichelt 2024.

13 Am PLK Weissenau konnte erst 1955, am PLK Zwiefalten erst 1957 eine Fürsorgerin eingestellt werden. Vgl. hierzu ausführlich Reichelt 2024: 270.

14 Reichelt 2024: 271.

> Kranke, die noch nicht in stationärer Behandlung waren und beraten sein wollen. Kommt der Kranke dann zu uns, ist es nötig, gleich für ihn dazu sein und seine Angelegenheiten draussen zu regeln. [...] Dazu sind oft Besuche an Arbeitsstellen und bei Angehörigen nötig, denn oft erscheint es richtiger, dass auch die Angehörigen mehr zur Mithilfe für die Belange des Kranken mit herangezogen werden. Die Entlassung muss auch aussenfürsorgerisch mit vorbereitet werden und erst dann setzt die nachgehende Fürsorge ein, bei der bis vor wenigen Jahren das Hauptgewicht lag. In Fürsorgekreisen hat man diese Wandlung bereits in Rechnung gesetzt und spricht kaum mehr von der Aussenfürsorge, sondern umfassender von den Fürsorgestellen der PLK."[15]

Gerade in Pionierphasen wie dieser zeigt sich, dass lokale Entwicklungen oft an einzelnen Personen und deren Engagement festzumachen sind. Dies gilt auch für den sich in der ersten Hälfte der 1960er-Jahre entwickelnden Sozialdienst – seit 1971 offiziell so bezeichnet – am PLK Schussenried. Für dessen Ausformung wurde das Wirken der gelernten Wohlfahrtspflegerin Mariott Glocker (1935–2020) maßgeblich. Seit 1964 berichtete sie selbstständig im Jahresbericht des Krankenhauses über ihre Tätigkeit, die sich als *fachliche Sozialarbeit* immer mehr von der klassischen ärztlichen Außenfürsorge emanzipierte und eigenständiger wurde. Wer war diese Frau? Geboren wurde Glocker 1935 im oberschwäbischen Bad Waldsee. 1955 schloss sie ihre Krankenpflegeausbildung in der Krankenpflegeschule Tübingen ab. Eine zusätzliche Ausbildung an der Wohlfahrtspflegeschule des Deutschen Caritasverbandes in Freiburg (im Breisgau). beendete sie 1957. Nach absolvierten Praktika am Gesundheitsamt in Friedrichshafen und beim Kreissozialamt Biberach wurde sie zum 1.12.1959 am PLK Schussenried als Außenfürsorgerin eingestellt. 1968 wurde sie als Sozialinspektorin verbeamtet.[16] Mehr als sechs Jahre lang blieb sie als einzige Fürsorgerin für alle Aufnahmebezirke des Krankenhauses zuständig.

Erst zum 1.4.1966 konnte ein weiterer Sozialarbeiter angestellt werden. Doch auch zu zweit waren die Herausforderungen in einem psychiatrischen Großkrankenhaus gewaltig. Zu Beginn des Jahres 1967 zählte Schussenried mit knapp 900 Patient:innen die höchste Belegung seit Kriegsende. Auch wenn im Oktober 1964 ein neues Aufnahme- und Behandlungsgebäude eingeweiht werden konnte – auf den modern eingerichteten Stationen sollten

15 Jahresbericht PLK Schussenried 1963: 22 f.

16 Mariott Glocker blieb nach ihrer Pensionierung 1999 ehrenamtlich im gemeindepsychiatrischen Umfeld tätig. 2016 erhielt sie das Bundesverdienstkreuz. Sie verstarb 2020. Ein 2021 errichtetes Fachpflegeheim auf dem Klinikgelände trägt ihren Namen.

milieutherapeutische Konzepte umgesetzt werden[17] – war dies nur ein erster Schritt der Modernisierung gewesen. Die Krankenabteilungen im ehemaligen Klostergebäude und in den Flügelbauten mit ihren großen Wachsälen waren weiterhin hoffnungslos überfüllt. Es fehlten ärztliche und Behandlungszimmer und für 35 Menschen stand etwa nur ein WC-Sitz zur Verfügung. Immerhin nahm das Bau- und Sanierungsprogramm Ende der 1960er Jahre an Fahrt auf. Im Juli 1969 konnten dem Landeskrankenhaus zwei neue fertiggestellte Krankenhausgebäude zur Nutzung übergeben werden. Die beiden Krankengebäude mit jeweils 150 Betten sorgten für große Entlastung, wie im Jahresbericht festgehalten wurde.[18]

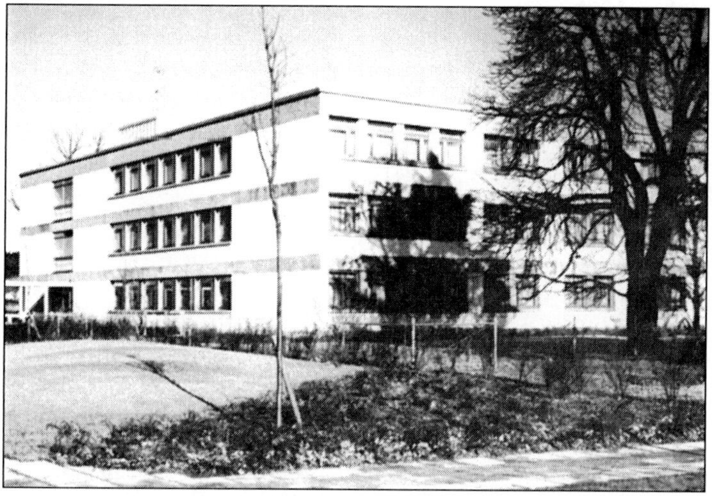

Abb. 1: Das Krankengebäude I wurde im Juli 1969 zur Nutzung freigegeben und am 17.10.1969 im Beisein des Finanzministers feierlich eröffnet. Das Gebäude wird auch heute noch für klinische Zwecke genutzt. In Erinnerung an die erste Schussenrieder Ärztin erhielt das Gebäude den Namen *Malvine-Weiß-Haus*.

Ebenfalls 1969 wurde das neue Personalwohnheim eröffnet. Zu diesem Zeitpunkt hatte auch der Personalnotstand seinen Zenit überschritten. Neben der

17 Jahresbericht PLK Schussenried 1964: 2.
18 Jahresbericht PLK Bad Schussenried 1969: 2.

wachsenden fürsorgerischen Arbeit im Innendienst beschrieb Glocker die Arbeit, die ihr bei Verlegungen in Pflegeeinrichtungen und Altenheime zukam, als besonders intensiv:

> „Die zeitraubendste Arbeit im Berichtsjahr war es immer wieder, geeignete Patienten für Altenheime oder Rehabilitationsheime auszusuchen, mit den Kostenträgern zu verhandeln, Heime zu suchen und dies meist unter Zeitdruck, wenn entweder Heime kurzfristig freie Betten meldeten oder wenn das Krankenhaus zu sehr überbelegt war. Zu einigen Heimen halten wir laufenden Kontakt durch Mitfahren bei Verlegungen oder Besuchen dort, oft zusammen mit dem Außenfürsorgearzt.“[19]

Der Sozialdienst war seit 1970 auch im Rahmen gruppentherapeutischer Maßnahmen konkret involviert. Dies galt insbesondere für die vom Psychologischen Dienst ins Leben gerufenen „Entlassgruppen“, in welchen Patient:innen auf die baldige Entlassung vorbereitet wurden.[20] Diese Gruppenarbeit, bei der zunächst wiederum Mariott Glocker als Sozialarbeiterin mitwirkte, war damit das Bindeglied bei der persönlichen Betreuung, die teils bei der Aufnahme begann und sich bis nach der Entlassung fortsetzte. Zusammengefasst wurde die durchgehende und weitreichende Tätigkeit des Sozialdienstes im Jahresbericht 1972:

> „Die Arbeit des Sozialarbeiters beginnt schon bei der Aufnahme und wird nicht nur während des gesamten Aufenthaltes bis zur Entlassung mit den dann oft erst auftauchenden zahlreichen Problemen fortgeführt, sondern erstreckt sich auch auf die weitere Betreuung nach der Entlassung.“[21]

In der zweiten Hälfte der siebziger Jahre verbesserten sich für den Sozialdienst auf der personellen Ebene die Bedingungen. 1976 konnte für den Kreis Heidenheim eine neue Kollegin eingestellt werden. Außerdem absolvierten von nun an regelmäßig vier angehende Sozialarbeiter:innen ihr Jahrespraktikum am PLK Bad Schussenried. Zudem kam es analog zur Entwicklung der Krankenhausstruktur zur weiteren Ausdifferenzierung und Spezialisierung der Sozialarbeit selbst. Für die im Januar 1976 neu gegründete „Sonderstation für

---

19 Jahresbericht PLK Bad Schussenried 1971: 23.
20 Zu den Entlassgruppen siehe Jahresbericht PLK Bad Schussenried 1970: 23.
21 Jahresbericht PLK Bad Schussenried 1972: 25.

Alkoholabhängige" wurde eigens ein Sozialarbeiter abgestellt, auf dessen Erfahrung und Mitwirkung nicht verzichtet werden konnte.[22]

„... den modernen Erkenntnissen der Sozialpsychiatrie gerecht." Sozialpsychiatrische Formen und Initiativen in Bad Schussenried[23]

1969 wurde von der zwei Jahre zuvor eingestellten Psychologin Emiliane Molsen eine offene „Entlassgruppe" gegründet, die sich zweimal wöchentlich traf. Den Patientinnen und Patienten standen die Psychologin, ein Arzt sowie die Sozialarbeiterin für Sachfragen zur Verfügung. Geleitet wurde die Gruppe „non-direktiv".[24] Man wollte die Teilnehmenden dazu bringen, „ihre Fragen untereinander selbständig zu lösen."[25] Es kamen Probleme zur Sprache, „die mit der herannahenden Entlassung auf die Patienten zutraten", im Beruf, in der Familie und in Bezug auf das soziale Umfeld.[26] Neben der Entlassgruppe wurden vom Psychologischen Dienst, in dem bis Mitte der siebziger Jahre fünf Psychologinnen und Psychologen tätig sein sollten, zahlreiche Gruppen gegründet und geleitet. Es gab weitere Gesprächsgruppen für chronisch Kranke, eine Alkoholikergruppe, mit denen teilweise auch autogenes Training durchgeführt wurde sowie weitere Gruppen und Aktivitäten, unter anderem mit Elementen der Verhaltenstherapie.[27]

Wichtiger wurden in diesem Kontext auch Aktivitäten im Krankenhaus, die in den Jahresberichten unter der Bezeichnung „Geistige Betreuung" firmiert hatten: Kaffeekränzchen, Tanznachmittage, Schachturniere, Sportveranstaltungen für Patienten, mit Fußballspielen, auch mit oder gegen Pflegekräfte. Derartige Veranstaltungen hatte es auch früher gegeben, gingen teilweise, wie das Kartoffelfest, auf das späte 19. Jahrhundert zurück. Diese Aktivitäten bekamen aber nun mehr Raum und Struktur. Hierzu zählten auch Freizeiten und Ausflüge. Bis Anfang der 1970er-Jahre gab es noch den großen

22 Jahresbericht PLK Bad Schussenried 1976: 31 f.
23 Vgl. in Teilen Reichelt 2025: 263–266.
24 Jahresbericht PLK Bad Schussenried 1970: 24.
25 Jahresbericht PLK Bad Schussenried 1969: 27.
26 Wörtlich: „z. B. Wiederanpassung an die Berufs- und Familiensituation, Verhalten der sozialen Umwelt gegenüber den Patienten nach dem Aufenthalt in einem psychiatrischen Landeskrankenhaus [...]." Siehe Jahresbericht PLK Bad Schussenried 1970: 24.
27 Zur Entwicklung des Psychologischen Dienstes am PLK Bad Schussenried vgl. zuletzt Reichelt 2025: 250–252.

traditionellen Patientenausflug: jeden Sommer ging es mit bis zu 400 Patientinnen und Patienten auf eine Schiffsrundfahrt auf den Bodensee. Abgelöst wurde dieser nun – betreut vom Sozialdienst – von mehreren Halbtagesausflügen mit kleineren Gruppen.[28]

1970 wurde für das Landeskrankenhaus Bad Schussenried zu einem Jahr der Öffnung nach außen, zu einem Jahr des sozialpsychiatrischen Aufbruchs. In diesem Jahr wurden in Ulm und Biberach Patientenclubs gegründet und das Landeskrankenhaus selbst öffnete sich für die Laienhelferarbeit. Mit einer durchweg positiven Rezeption hatte der Schussenrieder Direktor Dr. Hubert Klug offensichtlich nicht gerechnet. 1970 hielt er in seinem Jahresbericht zu den Patientenclubs fest:

> „Sehr begrüßenswert war auch das Zustandekommen je eines Patientenclubs in Biberach und Ulm über die Außenfürsorge. Es war überraschend, wie positiv die meisten der eingeladenen Patienten hierauf ansprachen."[29]

Bei den außerhalb der Klinik gegründeten Patientenclubs war der Sozialdienst des PLK Bad Schussenried unmittelbar beteiligt. In Ulm konnte mit Unterstützung der Sozialarbeiterin Mariott Glocker ein Patientenclub gegründet werden, zu welchem der Sozialdienst aus der Klinik entlassene Patientinnen und Patienten einlud. Die Organisation des monatlichen Clubabends vor Ort lag beim Paritätischen Wohlfahrtsverband. Glocker zufolge bewährte sich die Zusammenarbeit. Auch in den Folgejahren blieb der Patientenclub bestehen. So fanden auch 1975 monatliche Treffen mit etwa zehn bis fünfzehn „Ehemaligen" statt. Durch deren Eigeninitiative und durch einige Laienhelferinnen und -helfern in Ulm fanden mittlerweile auch zwischen den monatlichen Club-Treffen „einzelne Aktivitäten statt, bei denen der Sozialdienst des PLK nicht in Erscheinung" trat, sie also selbstständig organisiert wurden. Jährlich gab es auch einen gemeinsamen Jahresausflug.[30]

Auch in der Stadt Biberach – ab der Kreisreform 1973 Sitz des Landratsamts des neuen Landkreises Biberach – konnte im April 1970 ein Patienten-Club gegründet werden. Kooperationspartner für den hier zuständigen Schussenrieder Sozialarbeiter Manfred Kruppa war in diesem Fall die evange-

---

[28] Vgl. z. B. Jahresbericht PLK Bad Schussenried 1973: 37. Vgl. zu den Neuansätzen in Freizeit und Sport am PLK Bad Schussenried ausführlich Reichelt 2025: 257–262.

[29] Jahresbericht PLK Bad Schussenried 1970: 3.

[30] Jahresbericht PLK Bad Schussenried 1975: 42.

lische Kirchengemeinde Biberach. Die monatlich stattfindenden Clubnachmittage fanden samstags in Räumlichkeiten der Kirchengemeinde statt. Auf dem Programm standen zwangloses Beisammensein, Ausflüge, Besuche von Museen und Theatern, Lichtbildervorträge sowie Weihnachtsfeiern. Während der Bezirksfürsorger des evangelischen Kirchenbezirks die Leitung übernahm, waren Arzt und Sozialdienst des PLK als beratende Gäste eingebunden.[31] Positiv vermerkte der Sozialarbeiter des PLK in seinem Bericht für 1971, dass sich ein „ausgesprochenes Gruppenbewusstsein" und eine „Kerngruppe" gebildet hätten.[32] Der Club in Biberach, so hielt er fest, habe sich zu einer Gruppe entwickelt, „die den modernen Erkenntnissen der Sozialpsychiatrie gerecht" werde und „die aus dem psychiatrischen Bereich außerhalb des Krankenhauses nicht mehr wegzudenken" sei.[33]

Die Patientenclubs, die in den 1970er-Jahren in vielen Städten Baden-Württembergs gegründet wurden, wurden zu einem Erfolgsmodell und fanden auch im 1974 veröffentlichten Landespsychiatrieplan Erwähnung: Patientenclubs sollten dem Ziel dienen, „einer sozialen Isolierung der Kranken entgegenzuwirken und diesen einen zwanglosen Kontakt zu Sozialarbeitern und Ärzten zu ermöglichen."[34] Eine weitere wichtige Funktion sahen Glocker und Kruppa, der Bad Schussenrieder Sozialdienst, darin, den Kontakt zu Personen außerhalb der Psychiatrie zu knüpfen, das heißt, Menschen ohne Psychiatrie-Bezug für die Psychiatrie zu gewinnen – als sogenannte Laienhelfer.[35]

Tatsächlich war auch das Engagement von Menschen ohne Psychiatriebezug im Landeskrankenhaus ein gesellschaftspolitisches Phänomen der frühen siebziger Jahre, das nicht lokal beschränkt war und dem Zeitgeist entsprach. Im Herbst hielt die engagierte Schussenrieder Oberärztin Dr. Piper im nahen Biberach auf Einladung eines ökumenischen Arbeitskreises einen Vortrag, im Rahmen einer Vortragsreihe mit der Überschrift „Was der Mensch wert ist". Pipers Referat mit dem Titel: „Seelisch Kranke – immer noch Menschen 2. Klasse?" wurde sehr gut besucht und wurde ausgiebig diskutiert, auch mit Beteiligung des Klinikseelsorgers und des Sozialarbeiters Kruppa.[36]

31 Jahresbericht PLK Bad Schussenried 1970: 31 f.
32 Jahresbericht PLK Bad Schussenried 1971: 21.
33 Jahresbericht PLK Bad Schussenried 1972: 26.
34 Psychiatrieplan 1974: 24.
35 Jahresbericht PLK Bad Schussenried 1970: 31.
36 Jahresbericht PLK Bad Schussenried 1973: 22.

Im Zuge dessen wuchs auch in der Stadt Bad Schussenried selbst das Interesse, zumal im neu gegründeten Sozialausschuss des Stadtrats. Dass beispielsweise jeder zehnte Einwohner der Stadt Patient oder Patientin des Krankenhauses war, erweckte Verwunderung, aber auch Interesse und Verständnis, so die Ärztin in ihrem Bericht. Im November 1970 organisierte das Landeskrankenhaus in der Stadt einen Informationsabend, bei welchem Direktor Klug und seine Oberärztin Piper gemeinsam referierten. Gleichzeitig wurden Produkte der Arbeitstherapie ausgestellt. Der Abend war weit über Erwarten gut besucht und wurde zu einer Initialzündung für die Laienhilfe im Landeskrankenhaus. Eine wichtige Rolle spielte dabei der evangelische Vikar, der insbesondere unter jungen Lehrerinnen an der Volkshochschule und an anderen Schulen dafür warb. Infolgedessen wurden mit Erfolg die ersten Laienhelfer und -helferinnen rekrutiert, es kam zu einem ersten Abend mit „ausgesuchten Patienten“. Einige junge Damen hätten sich entschlossen, „in 2-er bzw. 3-er-Gruppen jeweils 2 Patientinnen zu betreuen.“[37] Organisiert und betreut wurde das Projekt am PLK vom Sozialdienst, von einem Psychologen sowie von der erwähnten Ärztin Dr. Piper.[38]

Diese berichtete – wie eingangs zitiert – im Jahresbericht 1971 ausführlich über ihre Erfahrungen mit dem im November 1970 gegründeten „Laienhelferkreis“, der nun als „Freundeskreis des Landeskrankenhauses“ firmierte. Entgegen aller Erwartungen sei niemand abgesprungen, sogar neue Mitglieder seien gewonnen worden.[39] Hauptsächlich handelte sich hierbei um Frauen. Bezüglich der Erfahrungen mit der Klientel hielt sie als Erkenntnis fest, dass bei Patientinnen und Patienten der Wunsch nach einer Einzelbetreuung zentral sei. Sie lehnten es ab, gemeinsam oder anderweitig betreut zu werden. Zudem habe es sich überraschenderweise herausgestellt, dass „es gar nicht so einfach“ sei, „geeignete und zugleich auch zur Betreuung bereite Patienten zu finden.“ Mehrfach habe man Ablehnung erfahren.[40] Die Betreuung wurde vom Personal mit gemeinsamen Veranstaltungen in einem sechs- bis achtwöchigen Rhythmus begleitet und koordiniert. 1971 meldete sich aufgrund von Zeitungsberichten eine Gemeindehelferin, die aus ihrer Jugendarbeit junge Menschen für die Laienhelferarbeit mobilisierte. Sie kamen abends

---

37 Zu diesem Absatz vgl. Jahresbericht PLK Bad Schussenried 1970: 23.

38 Zu diesem Absatz vgl. ebd.

39 Jahresbericht PLK Bad Schussenried 1971: 12.

40 Ebd.: 13.

in das PLK und machten „auf den Stationen gefällige Veranstaltungen."[41] Kern der Gruppe waren Schülerinnen und Schüler des örtlichen Progymnasiums. Sie hätten, so Piper, „ein gut durchdachtes Programm, das sie erstaunlich ungezwungen und natürlich abwickeln, wobei sie großen Wert darauf legen, daß sie sich bei ihrer Tätigkeit unter die Patienten mischen."[42]

Das Modell der Laienhilfe etablierte sich in den folgenden Jahren rasch. 1973 wurde nun auch von „Freizeithelfern" gesprochen. Zuständig für die Betreuung waren Psychologische Dienst und der Sozialdienst. Die Freizeithelferinnen und -helfer – 1974 waren es sechs Personen – besuchten gegen Entgelt an drei Abenden die Woche verschiedene Stationen, um „mit den Patienten Spiele oder Spaziergänge (zu) machen, Gespräche (zu) führen […]."[43] 1975 gelang es dem Sozialdienst, über den Patienten-Club in Ulm „eine kleine Laienhelfergruppe zusammenzustellen", die sich um stationäre und entlassene Patientinnen und Patienten kümmerte.[44]

Fünf Jahre später, wurde die Laienhilfe in Bad Schussenried institutionalisiert. Am 5. Juli 1980 wurde der Verein „Freundeskreis Bad Schussenried" gegründet. Unter seinem Vorsitzenden, dem Psychiater Dr. Hans Otto Dumke[45], wollte der Verein durch Öffentlichkeitsarbeit der Stigmatisierung psychisch kranker Menschen entgegenwirken, eine gemeindenahe Nachbetreuung entlassener Patienten durch Laienhilfe unterstützen sowie mithilfe von „Patienten-Patenschaften" einen Besuchsdienst am Landeskrankenhaus aufbauen.[46] Auch in den benachbarten Regionen und ebenfalls in enger Zusammenarbeit mit den dortigen Landeskrankenhäusern waren in den Jahren zuvor gemeindepsychiatrische Vereine gegründet worden. 1977 wurde in Ravensburg von Mitarbeitenden des PLK Weissenau der „Verein zur Förderung psychisch Kranker" (heute „Arkade e. V.") gegründet.[47] Bereits 1972 war

41 Ebd.

42 Ebd.: 14.

43 Jahresbericht PLK Bad Schussenried 1973: 32, 44; Jahresbericht PLK Bad Schussenried 1974: 42.

44 Jahresbericht PLK Bad Schussenried 1975: 33.

45 Dr. Hans Otto Dumke aus Biberach trat zum 1.1.1976 als Assistenzarzt in den Dienst des PLK. Von 1986 bis 2005 war er Ärztlicher Direktor des Landeskrankenhauses beziehungsweise des späteren Zentrums für Psychiatrie Bad Schussenried.

46 Artikel „Freundeskreis Bad Schussenried aus der Taufe gehoben." Schwäbische Zeitung v. 8.7.1980.

47 Vgl. ausführlich zur Geschichte der Gemeindepsychiatrie in den Landkreisen Ravensburg und Bodensee Schmidt-Michel u. Müller 2017: hier 315.

in Zwiefalten der „Verein zur Förderung einer sozialen Psychiatrie e. V., Zwiefalten" („VSP") gegründet worden. Auch hier waren Mitarbeitende des PLK Zwiefalten unter den Gründungsmitgliedern zu finden. Der Verein existiert auch heute noch, mit Sitz in Reutlingen.[48] Auch der 1980 in Bad Schussenried gegründete gemeindepsychiatrische Verein entwickelte in den weiteren Jahren zahlreiche psychosoziale Angebote und ist heute ein Sozialunternehmen mit mehr als 70 Mitarbeitenden. Nach wie vor arbeitet er eng mit der Schussenrieder Klinik zusammen. Zahlreiche Mitglieder sind zugleich Mitarbeitende des Zentrums für Psychiatrie. Im August 2019 erhielt der Verein einen neuen Namen. Er nennt sich heute „bela e.V. – begleiten.leben.arbeiten".[49]

Schlussbetrachtung

Im vorliegenden Beitrag ging es am lokalen Beispiel Bad Schussenried um die Entwicklung und Etablierung des Sozialdienstes an einem Psychiatrischen Landeskrankenhaus. Er entwickelte sich, wie an den benachbarten Landeskrankenhäusern ebenso, aus der psychiatrischen Außenfürsorge heraus. Im Zuge der Ausweitung seines Aufgabenspektrums, das seit den 1960er-Jahren auch Fürsorgearbeiten im Innendienst beinhaltete, kam es zur Emanzipation des Sozialdienstes vom ärztlichen Dienst. Dessen Aufgaben wurden darüber hinaus immer fachspezifischer und komplexer. Wie sehr der Erfolg der Sozialarbeit vor Ort vom Engagement einzelner Personen abhing, zeigt das Beispiel der Sozialarbeiterin Mariott Glocker und später ihres Kollegen Manfred Kruppa, die beide über viele Jahre den Sozialdienst des Hauses prägen sollten.
Eine zentrale Rolle spielte der Sozialdienst bei sozialpsychiatrischen Initiativen und Formen, die in Bad Schussenried um das Jahr 1970 einsetzten. Bei der Etablierung von Patientenclubs außerhalb der Klinik, in Biberach und Ulm, und der Laienhilfe im Landeskrankenhaus ging es um das Aufbrechen alter Strukturen. Dass der sozialpsychiatrische Aufbruch am PLK Bad Schussenried an der Wende von den 1960er zu den 1970er Jahren hin zu datieren ist, war kein Zufall und gilt auch für andere psychiatrische Kliniken im Land sowie im

48 Erste Vorsitzende des VSP in Zwiefalten war in den frühen 1970er-Jahren mit Sophie Krietsch die Ehefrau des damaligen Direktors Helmut Krietsch. Vgl. zur Entwicklung des VSP ausführlich Eisenhut 1995.

49 Siehe zum Verein Bela e.V. die Internetpräsenz bela-ev.com (27. Mai 2025).

europäischem Ausland. Patientenclubs wie auch die Laienhilfe waren Teil einer gesellschaftlichen Öffnung der Psychiatrie, wie sie in der Öffentlichkeit zu dieser Zeit eingefordert wurde. Zugleich sind sie aber auch Ausdruck der Reformbestrebungen in der Psychiatrie, die schon länger zurückreichen.

Literaturverzeichnis

Quellen und Primärliteratur

Jahresberichte des Psychiatrischen Landeskrankenhauses Bad Schussenried. Archiv ZfP Südwürttemberg.

Kruppa, Manfred (1975) Sozialarbeit im Psychiatrischen Landeskrankenhaus. In: Fünfgeld, Ernst Walter; Knöpfler, Wolfgang (Hrsg.) 100 Jahre Psychiatrisches Landeskrankenhaus Bad Schussenried 1875–1975. Bad Schussenried.

Psychiatrie-Plan Baden-Württemberg. Hrsg. vom Ministerium für Arbeit, Gesundheit und Sozialordnung Baden-Württemberg. Stuttgart, Juli 1974.

Sekundärliteratur

Brückner, Burkhart (2021) Zeitzeuginnen im Kontext. Psychiatrische Sozialarbeit und Fürsorge in der Bundesrepublik Deutschland und der DDR, 1960–1990. In: Brückner, Burkhart; Kersting, Franz-Werner (Hrsg.) Eine vergessene Geschichte: Psychiatrische Sozialarbeit in Deutschland. Berichte, Dokumente und Analysen aus der Bundesrepublik und der DDR (1960–1990). Hochschule Niederrhein, Mönchengladbach, S. 13–47.

Eisenhut, Reinhold (1995) Vom Hilfsverein zum Gemeindepsychiatrischen Verbund. Die Entwicklung des „Vereins zur Förderung einer sozialen Psychiatrie e.V.“. In: Kayser, Hans (Hrsg.) Vom Anstaltspflegling zum Psychiatrieerfahrenen. Stationen sozialpsychiatrischer Entwicklung in Südwestdeutschland. Verlag Psychiatrie und Geschichte, Zwiefalten 1995, S. 90–103.

Hashimoto, Akira (2025) Die psychiatrische Anstalt Schussenried und der Besuch des japanischen Psychiaters Yasumasa Nagayama (1893–1986). In: Müller, Thomas; Reichelt, Bernd; Kanis-Seyfried, Uta (Hrsg.) Neue Wege in der Psychiatrie. Zur Geschichte der ehemaligen Heil- und Pflegeanstalt Schussenried ab 1875. Verlag Psychiatrie und Geschichte, Zwiefalten, S. 93–101.

Müller, Thomas; Reichelt, Bernd; Kanis-Seyfried, Uta (Hrsg.) (2025) Neue Wege in der Psychiatrie. Zur Geschichte der ehemaligen Heil- und Pflegeanstalt Schussenried ab 1875. Verlag Psychiatrie und Geschichte, Zwiefalten.

Müller, Thomas; Hashimoto, Akira (2017) Regional, national, international. Aspekte der Psychiatrischen Familienpflege in historischer Perspektive, ca. 1890–1930. In: Müller, Thomas, Kanis-Seyfried, Uta, Reichelt, Bernd; Schepker Renate (Hrsg.) Psychiatrie in Oberschwaben. Die „Weissenau" bei Ravensburg zwischen Versorgungsfunktion und universitärer Forschung. Verlag Psychiatrie und Geschichte, Zwiefalten, S. 139–170.

Reichelt, Bernd (2025) Der sozialpsychiatrische Aufbruch im Psychiatrischen Landeskrankenhaus Bad Schussenried ab den späten 1960er-Jahren. In: Müller, Thomas; Reichelt, Bernd; Kanis-Seyfried, Uta (Hrsg.) Neue Wege in der Psychiatrie. Zur Geschichte der ehemaligen Heil- und Pflegeanstalt Schussenried ab 1875. Verlag Psychiatrie und Geschichte. Zwiefalten, S. 243–269.

Reichelt, Bernd (2025) „... unter Verzicht auf den weißen Kittel". Therapeutische Reformansätze im Psychiatrischen Landeskrankenhaus Bad Schussenried, 1945–1975. In: Müller, Thomas; Reichelt, Bernd; Kanis-Seyfried, Uta (Hrsg.) Neue Wege in der Psychiatrie. Zur Geschichte der ehemaligen Heil- und Pflegeanstalt Schussenried ab 1875. Verlag Psychiatrie und Geschichte, Zwiefalten, S. 167–199.

Reichelt, Bernd (2024) „...konnte ihre Zweckmäßigkeit wiederholt beweisen." Psychiatrische Außenfürsorge in Württemberg, 1945 bis 1960. In: Müller, Thomas; Prüter-Schwarte, Christian (Hrsg.) Schriftenreihe der Deutschen Gesellschaft für die Geschichte der Nervenheilkunde (=Bd. 30). Königshausen und Neumann, Würzburg, S. 261–278.

Reichelt, Bernd (2023) „... im Zusammenhang mit erbbiologischen Bestandsaufnahme". Außenfürsorge in der württembergischen Anstaltspsychiatrie zur Zeit des Nationalsozialismus. In: Müller, Thomas; Prüter-Schwarte, Christian (Hrsg.) Schriftenreihe der Deutschen Gesellschaft für die Geschichte der Nervenheilkunde (=Bd. 29). Königshausen und Neumann, Würzburg, S. 287–305.

Reichelt, Bernd (2022) „Die Leute waren fast durchweg dankbar und zeigten Verständnis..." Die Anfänge der Außenfürsorge in der württembergischen Anstaltspsychiatrie Ende der 1920er Jahre. In: Müller, Thomas; Prüter-Schwarte, Christian (Hrsg.) Schriftenreihe der Deutschen Gesellschaft für Geschichte der Nervenheilkunde (=Bd. 28). Königshausen und Neumann, Würzburg, S. 281–300.

Reichelt, Bernd (2021): „... therapeutisch besonders wirksam." Die Entwicklung der tänzerischen Heilgymnastik in der südwestdeutschen Psychiatrie der 1950er Jahre und die Inszenierung der Wirksamkeit. Medizinhistorisches Journal 56: 58–78.

Schmidt-Michel, Paul-Otto; Müller, Thomas (2017) Zur Geschichte der Gemeindepsychiatrie in den südwestdeutschen Landkreisen Ravensburg und Bodensee seit 1970. In: Müller, Thomas, Kanis-Seyfried, Uta, Reichelt, Bernd; Schepker, Renate (Hrsg.) Psychiatrie in Oberschwaben. Die „Weissenau" bei Ravensburg zwischen Versorgungsfunktion und universitärer Forschung. Verlag Psychiatrie und Geschichte, Zwiefalten, S. 311–337.

V.

Historische Psychiatriekritik

Irrenhausskandale und Berichte über psychiatrische Gewalt im „Hamburger Fremdenblatt“ zwischen 1892 und 1900

von Rebecca Schwoch

Insane Asylum Scandals and Reports on Psychiatric Violence in the *Hamburger Fremdenblatt*, 1892 and 1900

Summary: Around 1900, a social movement voiced public accusations concerning institutional practices with respect to hospitalisation, discharge, legal incapacitation and even violence in psychiatric institutions. The representatives of this movement not only wanted to publicise their own experiences, but also succeeded in creating a sustained public resonance through the variety of activities in different areas of public life. This paper demonstrates the impact of these efforts by using the example of a daily newspaper, the *„Hamburger Fremdenblatt“*, which influenced the information and opinion-forming of its readers to a certain extent with its continuous reporting on abuses in psychiatry and sensitised the public, at least temporarily, to the urgent need of reform in psychiatric institutions.

Keywords: Insane asylum scandals, psychiatric violence, Hamburger Fremdenblatt, press, public.

Zusammenfassung: In der Zeit um 1900 wandte sich eine Bewegung mit Vorwürfen an die Öffentlichkeit, bei denen es um Einweisung, Entlassung, Entmündigung oder auch Gewalt in psychiatrischen Einrichtungen ging. Die Vertreter:innen dieser Bewegung wollten nicht nur ihr eigenes Schicksal der Öffentlichkeit vermitteln, sondern verstanden es, durch ihre vielfältigen Aktivitäten in verschiedenen Sektoren des öffentlichen Lebens nachhaltige Resonanzen zu erzeugen. Das wird in diesem Beitrag am Beispiel einer Tageszeitung, dem „Hamburger Fremdenblatt“, gezeigt, welches mit seiner kontinuierlichen Berichterstattung über Missstände in der Psychiatrie die Informations- und Meinungsbildung der Lesenden in gewisser Weise beeinflusst und

die Öffentlichkeit zumindest eine Zeit lang für Zustände sensibilisiert hat, die es zu ändern galt.
Schlüsselwörter: Irrenhausskandale, psychiatrische Gewalt, Hamburger Fremdenblatt, Presse, Öffentlichkeit.

Seit den 1880er Jahren, etwa parallel zu dem akademischen Etablierungsprozess der Psychiatrie und der dadurch zunehmenden Deutungsmacht der Psychiater, entwickelte sich in Deutschland eine psychiatriekritische Bewegung, deren historische Aufarbeitung „in ihren Grundzügen erschlossen" ist.[1] Die Vertreter:innen dieser Bewegung warfen den Psychiatern Machtmissbrauch vor. Dieser Vorwurf konzentrierte sich im Wesentlichen auf die Anstaltskontrolle, Einweisung, Entlassung, Entmündigung und nicht zuletzt auch auf Gewalt in der Psychiatrie. Die Psychiatriekritiker:innen, zu denen Psychiatrieerfahrene, Juristen, Journalisten, einige wenige Ärzte oder Politiker gehörten, scheuten keine Mittel, um auf sich aufmerksam zu machen: Sie veröffentlichten Artikel in Zeitungen und Zeitschriften, schrieben Bücher und Broschüren, sie gründeten Verbände, initiierten im Reichstag und in Länderparlamenten Debatten zu vermeintlichen oder tatsächlichen Missständen in der Psychiatrie. Seit dieser Zeit lernten die Irren[2], so Ann Goldberg, „to use this new public to bypass and subvert the authorities and medical experts, in order to mediate the disputes of private life and the social status of the psyche".[3] Die Betroffenen wollten nicht nur ihr eigenes Schicksal der Öffentlichkeit vermitteln, sondern verstanden es, durch ihre vielfältigen Aktivitäten in verschiedenen Sektoren des öffentlichen Lebens nachhaltige Resonanzen zu erzeugen. Etwa 40 Jahre lang war diese Bewegung – mal mehr, mal weniger – aktiv, bis die psychiatriekritischen Veröffentlichungen und Aktivitäten in den 1920er Jahren, gegen Ende des zweiten Dezenniums, enorm abebbten.

1 Brückner 2021: 310.

2 Zwei Bemerkungen: In diesem Aufsatz verwende ich zeitgenössische Termini wie Irre, Geisteskrankheit, Irrenanstalten u. a. ohne besondere Kennzeichnung, obwohl sie heute zurecht als diffamierend gelten. Diese Sprache spiegelt jedoch das seinerzeitige Denken wider und stellt „Bezüge zu den damaligen nosologischen Ordnungssystemen" her; vgl. Schmiedebach 2021: 27. Außerdem war ich bemüht, eine geschlechtergerechte Sprache zu verwenden, d.h. dort, wo ich sicher war, dass es nicht nur Männer gab, habe ich alle Gemeinten sprachlich sichtbar gemacht.

3 Goldberg 2003: 198.

Psychiatrie – Kritik – Öffentlichkeit

Der sich akademisch etablierenden Psychiatrie wurde auf diese Weise eine vielgestaltige Gegenkraft entgegengehalten, die sowohl das Bild der Psychiater und ihrer Wissenschaft beeinflusste, als auch die Psychiater selbst in Zugzwang zu versetzen vermochte. Auf verschiedene Art und Weise versuchten die beteiligten Akteur:innen ihre jeweiligen Positionen argumentativ in der Öffentlichkeit zu platzieren.

Von den betroffenen Kritiker:innen wurde eine Anstaltsinternierung im Allgemeinen als schlimmer und zerstörerischer empfunden, als inhaftiert zu werden. Die in solchen Positionen sich manifestierende fehlende Anerkennung der Psychiatrie als Wissenschaft bzw. Angst vor Stigmatisierung war dabei auch den Eingriffen der Psychiatrie in äußerst sensible Bereiche des gesellschaftlichen Lebens geschuldet: Psychiater schrieben Gerichtsgutachten, sie beteiligten sich direkt an Entmündigungsverfahren, in ihre Irrenanstalten wurden „gemeingefährliche Geisteskranke und Verbrecher“ nach § 51 RStGB[4] aufgenommen.[5]

Im 19. Jahrhundert erweiterte sich die Kompetenz der Psychiater auf forensischem Gebiet und damit stieg auch die Begutachtungstätigkeit bei so genannten zweifelhaften Geisteszuständen unter einer wachsenden Beachtung und Adaption der Degenerationslehre, die den Vererbungsvorgängen einen ätiologischen Faktor bei der Genese von Geisteskrankheiten zusprach. So nahmen die Psychiater in der modernen Gesellschaft bald die Rolle von Experten und Ratgebern ein, die in allen Fragen der sozialen Auffälligkeit oder Abnormität von staatlichen, kommunalen und gesellschaftlichen Institutionen gehört wurden. Damit konnten soziale Konflikte zu einem gewissen Teil in medizinische Probleme transformiert werden. Die Psychiater bemühten sich, mit wissenschaftlich hergeleiteten Normen, soziales Verhalten und kulturelle Phänomene zu bewerten. Das Eindringen psychiatrischer Expertise in die Alltagswelt nahm besonders in den letzten Jahrzehnten des 19. Jahrhunderts zu und wurde von der Errichtung der großen Irrenanstalten, die bald durch eine verstärkte psychiatrische Einweisungspraxis gefüllt wurden, begleitet.

---

[4] Vgl. § 51 RStGB, 1871: „Eine strafbare Handlung ist nicht vorhanden, wenn der Täter zur Zeit der Begehung der Handlung sich in einem Zustande von Bewußtlosigkeit oder krankhafter Störung der Geistestätigkeit befand, durch welchen seine freie Willensbestimmung ausgeschlossen war.“

[5] Vgl. Schmiedebach 1996.

Vor allem haben die oft viele Seiten umfassenden „Irrenbroschüren" von Psychiatriekritiker:innen Aufsehen erregt und warteten oft mit so reißerischen Titeln wie „Geheime Vehme und moderne Bastille"[6] auf, womit es diese Kritiker:innen vermochten, die öffentliche Aufmerksamkeit auf sich zu ziehen. Cornelia Brink hat etwa 200 Schriften sogenannter Irrer bzw. ihrer Unterstützer ausfindig machen können und konstatierte 2010, dass sich durch diese Schriften „familiäre und im weiteren Sinn soziale Konflikte" ziehen würden, „die durch eine Anstaltsinternierung gelöst werden sollten".[7] Eine Hauptquelle für diese Zusammenstellung von Irrenbroschüren waren die 668 umfassenden „Bestrebungen zur Reform des Irrenwesens", ein Werk für Laien und Ärzte, das der seinerzeitige Oberarzt am Sanatorium Herzoghöhe zu Bayreuth, Bernhard Beyer, 1912 publiziert hatte und darin betonte, er habe es „als erster aus den Kreisen der Psychiater unternommen, das sehr umfangreiche Material der gegen die Irrenärzte gerichteten Angriffe durchzuarbeiten und auf seine Stichhaltigkeit zu prüfen".[8] Das Ergebnis seiner Abrechnung mit der psychiatriekritischen Bewegung fiel eindeutig aus: Das Resultat seiner Quellenforschungen hätte den Nachweis erbracht,

> „daß bisher noch keine einzige ‚unrechtmäßige Internierung in Irrenanstalten' einwandsfrei bewiesen worden ist, daß die ganze antipsychiatrische Bewegung ausgegangen ist und auch jetzt noch ständig unterhalten wird von einem kleinen Kreise solcher Männer, die in mehr oder weniger starker Opposition zur wissenschaftlichen Medizin stehen und die [...] durch Broschüren früherer Anstaltsinsassen unterstützt wurden, daß aber die Irrenärzte ihrerseits den Angriffen nicht in genügendem Maße entgegengetreten sind, daß demzufolge ein großer Teil der deutschen Presse sich für verpflichtet hielt, auf die angeblichen Mißstände im Irrenwesen mit aller Schärfe hinzuweisen".[9]

Die Zahl der Publikationen, die zwischen circa 1880 und circa 1920 in Form von Büchern, aber auch in Zeitungs- respektive Zeitschriftenartikeln über so empfundene Missstände in der Psychiatrie berichtet haben, ist beinahe unübersichtlich. Sie alle haben sicher dazu beigetragen, dass die Öffentlichkeit zum „Schlachtfeld" werden konnte, wie der Psychiatriekritiker Friedrich Kretzschmar 1896 schrieb, wobei er in dem Zuge hervorhob, dass die Öffentlichkeit

[6] Kuhnle 1894. Vgl. auch Müller 2009.
[7] Brink 2010: 166.
[8] Beyer 1912: 6.
[9] Ebd.: 644.

einzig und allein dann die richtige Appellinstanz sei, „wenn die derzeitigen staatlichen oder auch wissenschaftlichen Instanzen den schwersten Schlag gegen ein menschliches Wesen führen, der je geführt werden kann: wenn sie die Autonomie der Persönlichkeit aufheben".[10] Solche Veröffentlichungen verknüpften (ungewollt) zwei Gegenpole: auf der einen Seite die Wissenschaft, genauer: die Psychiatrie, und auf der anderen Seite die Nichtwissenschaft, genauer: die Presse respektive die Öffentlichkeit.

Die Psychiatrie war in dieser ihrer Ausdehnungsphase in der paradoxen Situation, dass ihr einerseits Misstrauen der Bevölkerung entgegen schlug, andererseits aber die psychiatrisch-medizinische Form des Umgangs mit all denjenigen als angemessen empfunden wurde, die als unvernünftig, sozial unangepasst oder geisteskrank galten. Dieser Tenor lässt sich auch in den psychiatriekritischen Erfahrungsberichten finden. Nur sie selbst – das war der entscheidende Unterschied – fühlten sich nicht zu den kranken Psychiatriepatient:innen zugehörig. Damit ist klar, dass die Psychiatriekritiker:innen die Einrichtung Psychiatrie an sich zwar für notwendig hielten, aber eben nicht in der Art, wie sie bestand, und vor allem nicht für diejenigen, die sich selbst als nicht krank bezeichneten. Hier zeigt sich ein weiteres Charakteristikum des spannungsgeladenen Wechselspiels zwischen Psychiatriekritiker:innen und Psychiatern: Es ging um Grenzziehungen zwischen denen, die als „verrückt" in die Anstalt und in die Betreuung der Psychiater sollten, und denen, die wegen „leichterer" Störungen nicht in den direkten Machtbereich psychiatrischen Wirkens gehörten. Die Definitionen und Entscheidungen in diesen als geradezu lebenswichtig erachteten Fragen sollten nicht mehr allein den wissenschaftlichen Experten überlassen werden. Vielmehr beanspruchten auch die Betroffenen selbst zumindest eine Mitsprache, wenn nicht gar ein Entscheidungsrecht. Zu dieser „Selbstnormalisierung durch Abgrenzung", wie Cornelia Brink es treffenderweise nannte,[11] gesellten sich viele Berichterstattungen über Irrenhausskandale und Gewalt in psychiatrischen Einrichtungen.

In der Erforschung der Psychiatriekritik um 1900 hatte sich die berechtigte Frage gestellt, ob diese öffentlich wirkungsvollen Gegenpositionen die Psychiatrie in ihrer wissenschaftlichen Autorität und in ihrer gesellschaftlichen Aufgabe so sehr erschüttern konnten, dass die psychiatrische Ordnung und damit vielleicht auch die soziale Ordnung in ernsthafte Bedrängnis gebracht werden konnte. Die Antwort kann nicht eindeutig ausfallen, denn alle

[10] Kretzschmar 1896: 253 f.
[11] Brink 2010: 169.

psychiatriekritischen Aktionen hatten „sehr unterschiedliche Auswirkungen auf die Stabilität und Ausgestaltung der psychiatrischen Ordnung",[12] wobei eine deutliche Schwächung der psychiatrischen Kompetenz letzten Endes nicht erreicht wurde. Vielmehr wurde psychiatrisches Handeln durch eine neue öffentliche Vielstimmigkeit begleitet oder beobachtet, was nicht zuletzt auch immer wieder Reaktionen bei den Psychiatern erwirkte, die sich auf einer Spannbreite zwischen zurückhaltend und angriffsbereit bewegten.[13]

Informations- und Meinungsbildung durch die Presse

Die unterschiedlichen Öffentlichkeitsbereiche – Tagespresse, Fachzeitschriften, Irrenbroschüren und politische Debatten – versorgten alle gesellschaftlichen Kreise und politisch-kulturellen Bedürfnisse. Ohne eine solche vielschichtige und wachsende mediale, kulturelle und politische Öffentlichkeit hätte die psychiatriekritische Bewegung keine annähernd so starke Resonanz erfahren.

Heute ist es – zumindest in den demokratisch geführten Ländern – selbstverständlich, dass Medien demokratietheoretisch neben der Legislative, der Exekutive und der Judikative als „vierte Gewalt" fungieren und ihre Leserschaft mit einer unübersichtlichen Fülle an schnell zugänglichen Möglichkeiten mit Informationen und Meinungen versorgen, aber auch Fehlentwicklungen und Missstände aufdecken.[14] Im 19. Jahrhundert begann der deutsche Pressemarkt erst, wenngleich auch zu den Nachbarländern deutlich verspätet, eine geradezu explosionsartige Entwicklung anzunehmen. Presseprodukte drangen zunächst in die breiten Klassen der kleinbürgerlichen städtischen, dann allmählich auch in die bäuerliche Bevölkerung ein und erreichten schließlich gegen Ende des 19. Jahrhunderts auch die Massen der Arbeiterschaft.[15] Es war ein Medium geschaffen worden, das über einen nicht zu

---

12 Schmiedebach 2021: 353. Das Thema dieses Beitrages stammt aus einem unveröffentlichten Manuskript, dass die Autorin im Rahmen eines von der Deutschen Forschungsgemeinschaft (DFG) geförderten Projekts zur „Psychiatriekritik und Öffentlichkeit zwischen ca. 1885 und 1925" (2004–2007) verfasste, für das sie als alleinige wissenschaftliche Mitarbeiterin tätig war. Die Projektleitung hatte Prof. em. Heinz-Peter Schmiedebach inne, der das Manuskript intensiv Korrektur las; unveränderte Abschnitte des Manuskripts erschienen erstmals in: Schmiedebach 2021: 163–210.

13 Vgl. Schwoch 2023.

14 Vgl. Krüger 2019.

15 Vgl. Lückemeier 2001: 287.

unterschätzenden Einfluss auf die Informations- und Meinungsbildung der Leser:innen verfügte.

Diese rasante Entwicklung des Pressewesens verdankte sich verschiedener sozialer Voraussetzungen:[16]

1. Soziale Mobilität, Verdrängung der Armen an den Stadtrand oder kaum dokumentierte Arbeiterghettos machen es zwar schwierig, das „Ausmaß von Alphabetisierung und Schulbesuch im Laufe des 19. Jahrhunderts statistisch zu ermitteln",[17] aber die Lesefähigkeit – auch der Mädchen und Frauen – war dank der allgemeinen Schulpflicht stark angestiegen, was eine Nachfrage nach Information und Kommunikation förderte.
2. In der zweiten Hälfte des 19. Jahrhunderts konnte der Bezugspreis einer Zeitung gesenkt werden, weil allgemein die Papierpreise gefallen waren, aber auch weil das Schalten von Anzeigen zur vorrangigen Finanzierungsquelle einer Zeitung geworden war, was vor allem die Generalanzeiger zu hohen Auflagen verhalf. Damit wurden Zeitungen für viele erschwinglich(er).
3. 1874 gewährleistete das Reichspressegesetz eine Pressefreiheit, womit eine Liberalisierung eintrat, die wiederum „eine neue Welle der Expansion im Pressewesen"[18] ermöglichte und den inhaltlichen Spielraum der Presse erweiterte.

Seitdem wussten sich Journalisten also einer Pressefreiheit gewiss, die es ihnen erlaubte, über alles, was die Gesellschaft bewegte, in ihren Zeitungen zu berichten. Außerdem verlangte ihr neu entwickeltes, professionelles Selbstbewusstsein, entschieden zu agieren. Es wurde ‚kein Blatt vor den Mund' genommen, Journalisten zeigten keine Scheu, Sachverhalte nach ihrer Fasson zu veröffentlichen. Es verwundert nicht, dass sich so mancher Psychiater von der Presse diskreditiert fühlte und nur wenig Verständnis für die Presse hatte, die sich der Psychiatriekritik anschloss oder Gewalt in psychiatrischen Einrichtungen publik machte.

Im Auftrag des Hamburger Anstalts- und Klinikdirektors Wilhelm Weygandt (1870–1939) publizierte der Hamburger Psychiater – im Übrigen

16 Vgl. Wilke 1991: 81–83.
17 Hoock-Demarle 1994: 169.
18 Wilke 1991: 80.

auch Verfechter der Rassenhygiene – Ernst Rittershaus (1881–1945) im Jahre 1913 das Buch „Irrsinn und Presse". Weygandt selbst hatte 1911 die fünf größten Hamburger Tageszeitungen, darunter auch das „Hamburger Fremdenblatt", „eifrig durchgearbeitet und alle das psychisch abnorme Gebiet berührenden Notizen gesammelt".[19] Schon früher einmal hatte er resigniert, vielleicht auch verbittert, festgestellt:

> „Die Psychiatrie hat sich nie einer guten Presse zu erfreuen gehabt. Alle Tageblätter von der äußersten Rechten bis zur radikalsten Linken lassen es an gelegentlichen Seitenhieben auf die Irrenpflege nicht fehlen. Bald ist es die widerrechtliche Freiheitsberaubung, bald die Frage der Exkulpierung, bald irgendein anderes Problem, das mit großem Aufwand von Entrüstung und erstaunlichem Mangel an Sachkenntnis aufgegriffen und zu heftigen Anklagen gegen die Irrenärzte verarbeitet wird."[20]

Rittershaus beschrieb in „Irrsinn und Presse" die große Bedeutung, „die der Presse als wichtigstem Faktor des öffentlichen Lebens und als Spiegelbild unserer gesamten Kultur" zukomme.[21]

In dieser neuen Zeit voller Umbrüche war es den Journalisten nun auch bewusst, ihre Meinungsäußerung und Kritik wirklich auszuüben. Damit hatten sich Inhalt und Funktion der Presse gravierend geändert. Zahlreiche Zeitungen hatten mehr oder weniger regelmäßig über Psychiatriekritisches oder über Missstände in psychiatrischen Einrichtungen berichtet. So auch das „Hamburger Fremdenblatt", das zu den bedeutendsten Hamburger Tageszeitungen gehörte. Hier lassen sich sehr viele kürzere und längere Berichte mit psychiatrischem, aber auch mit psychiatriekritischem Inhalt finden, die dem Lesepublikum bekannt gemacht wurden. Die zwischen 1892 und 1900 erschienenen kritischen Berichterstattungen über Missstände in der Psychiatrie eines ansonsten liberalen und meist zurückhaltenden Blattes wurden für diesen Beitrag analysiert, um den Umgang mit psychiatrischen Missständen darzustellen und um herauszuarbeiten, welche Wirkung hinsichtlich der Forderung einer Psychiatriereform eine solch große Tageszeitung wohl auf die Informations- und Meinungsbildung seiner Leser:innen gehabt haben könnte.

---

19 Weygandt 1913: VII.
20 Weygandt 1909/10: 137.
21 Rittershaus 1913: 1.

Das „Hamburger Fremdenblatt“ in der Hamburger Presselandschaft

Im Jahre 1817 hatte der Buchdrucker Friedrich Wilhelm Christian Menck (1787/8–1862) ein bürgerlich-unterhaltsames Wochenblatt in Hamburg herausgegeben, den „Beobachter an der Alster“. Dieses Wochenblatt „zum gesellschaftlichen Nutzen und Vergnügen“ hieß kurz nach seiner Gründung zunächst „Hamburger Beobachter“. 1828 wurde verkündet, einem „längst gefühlten Bedürfnisse abzuhelfen, erscheint jetzt täglich (Sonn- und Festtage nicht ausgenommen) eine vollständige Fremden-Liste“,[22] die es neben London, Paris, Wien und Frankfurt am Main nun auch in Hamburg gab.[23] In dieser „Liste der angekommenen Fremden in Hamburg“ wurden deren Name sowie der Postenlauf des betreffenden Tages und am Schluss der Theaterzettel[24] veröffentlicht; später wurde die Liste durch einen Wegweiser für die Fremden erweitert. Seit 1852 erschien der „Hamburger Beobachter“ täglich mit der „Fremden-Liste“ vereint. Nach verschiedenen Änderungen erschien seit 1864 dann das „Hamburger Fremden-Blatt“ jeden Abend, ab 1914 dann zweimal täglich an Werktagen als Morgen- und siebenmal täglich als Abend- und sogar als Reichsausgabe.[25] Das „Fremdenblatt“ bestand aus einem Hauptteil mit bis zu sieben Beilagen, die allesamt in verschiedene Rubriken eingeteilt waren: Neueste Nachrichten, Tagesbericht, Kleine Chronik, Communales, Schwurgericht, Politische Uebersicht, Soziales usw. Der sehr große Umfang dieser Tageszeitung bestimmte den Untersuchungszeitraum für den vorliegenden Beitrag auf die Jahrgänge 1892 bis 1900.

In nationalpolitischer Hinsicht unterstützte das „Fremdenblatt“ einen großdeutschen Standpunkt, wobei es Preußen und insbesondere Bismarck misstraute, was es insbesondere in der schleswig-holsteinischen Frage bekundete. Die verfassungspolitischen Bedenken stellte das Blatt zurück, „sobald es Schleswig-Holstein von Dänemark losgelöst sah und Fortschritte auf dem Weg

22 Der „Hamburger Beobachter“ No. 30 vom 26. Juli 1828: 120.

23 Vgl. Fromme 1972: 161.

24 Theaterzettel informierten über Theateraufführungen in einem bestimmten Theater unter Angabe verschiedener Informationen, wie beispielsweise Titel, Inhalt, Regie, Intendanz, Rollenbesetzung, Aufführungsdauer, Preise, sogar zu Angaben der Pausen oder Öffnungszeiten der Kasse sowie der Garderobe. Heute gilt diese Einblatt-Archivalie als Erinnerungsträgerin und Medium kulturwissenschaftlicher Forschung; vgl. Cepl-Kaufmann 2011: 49 f., 60.

25 Vgl. Fromme 1981: 29.

der deutschen Einigung zu erkennen glaubte".[26] In den folgenden Jahren enthielt sich das Blatt weitgehend eines politischen Urteils, befürwortete dann eine annexionistische Politik und näherte sich zunehmend der Deutschen Fortschrittspartei an. Das so genannte Sozialistengesetz lehnte das Blatt als untaugliches Mittel ab und hoffte vielmehr, sozialistisches Gedankengut „mit aufklärerischen Mitteln, besonders durch den obligatorischen volkswirtschaftlichen Unterricht in den Schulen" bekämpfen zu können.[27]

1918 bekannte der Geschäftsführer Albert Vincent Broschek (1858–1925) in seiner Festansprache zum 90jährigen Bestehen des „Fremdenblattes", dass das Blatt politisch dem Programm der Fortschrittlichen Volkspartei nahe stünde. Als sich im November 1918 die Deutsche Demokratische Partei aus der Fortschrittlichen Volkspartei heraus gründete, ließ Broschek die Leitlinien seines Verlages im „Fremdenblatt" veröffentlichen, mit denen er die Einigung der liberalen Kräfte unterstützen wolle sowie nationale, liberale und soziale Grundsätze vertreten würde.[28]

Als Regionalzeitung befriedigte das „Hamburger Fremdenblatt" nicht nur das Hamburger Interesse, sondern den gesamten nordwestdeutschen Raum. Es vereinte kleinbürgerliche Leserkreise. Jürgen Fromme meinte 1981, dass sich das „Hamburger Fremdenblatt" „zu Recht als [...] führendes Nachrichten-, Heimat-, Familien- und Annoncenblatt und als Wirtschafts- und Schifffahrtszeitung bezeichnen durfte".[29] Er sprach dem „Fremdenblatt" den Status eines Familienblattes zu, weil es nicht versäumt habe, „die Familien-, Geschäfts-, Firmen-, Innungs- und Dienstjubiläen in seinem engeren Heimatkreis möglichst vollständig täglich zu erfassen", weswegen die meisten Familienanzeigen im „Hamburger Fremdenblatt" zu finden waren.[30] Diese Zeitung hatte also zum einen eine allgemeinpolitische Bedeutung, zum anderen aber war es wegen der ausführlichen kommunalpolitischen und Lokalnachrichten tatsächlich eine Art Heimatblatt, zu denen die parlamentarischen Sitzungsberichte der Hamburger Bürgerschaft oder die Rubrik „Aus den Nachbargebieten" zählten.[31]

Das „Hamburger Fremdenblatt" wurde zu einer erfolgreichen Zeitung, die im Prinzip konkurrenzlos war. Dieser Erfolg war darin begründet, dass

---

26 Fromme 1972: 164 f.
27 Fromme 1981: 24 f.
28 Vgl. ebd.: 27.
29 Ebd.: 29.
30 Ebd.: 31.
31 Vgl. ebd.

Hamburg „keine seiner wirtschaftlichen und politischen Bedeutung angemessene Zeitung" besaß, weswegen Geschäftsführer Broschek auch nicht davor zurückschreckte, den Verlag selbst zu übernehmen. Broschek war es auch, der erkannt hatte, dass der systematische Ausbau des Anzeigen- und Stellenmarktes unter kommerziellen Gesichtspunkten genauso erfolgversprechend sein musste wie technische Neuerungen.[32] Für eine stattliche Auflagenhöhe sorgten aber in anzunehmender Weise auch die schnelle und eingehende Berichterstattung über die Kriegsereignisse seit 1864, sowie die Feldpostbriefe und persönlichen Berichte.[33] In den 1870er Jahren umfasste die werktägliche Ausgabe allgemein sechs, sonntags sogar acht Seiten. Im Jahre 1865 wurden 2.500 Exemplare gedruckt, im Jahre 1886 bereits 26.000, ein Jahr später 30.000 und 1914 annähernd 200.000 Exemplare.[34]

Irrenhausskandale und Berichte über psychiatrische Gewalt im „Hamburger Fremdenblatt"

Für den vorliegenden Beitrag sind neun Jahrgänge des „Hamburger Fremdenblatts" nach Beiträgen respektive Meldungen zu Missständen in der Psychiatrie, in erster Linie zu Irrenhausskandalen und Berichten über psychiatrische Gewalt durchsucht worden. Insgesamt konnten über 700 Artikel und Nachrichten mit einem Psychiatriebezug gefunden werden. Allerdings waren sehr viele Beiträge kommentarlose Berichte, die sich mit Themen beschäftigten wie: Kindsmord,[35] Mordversuch im Irrsinn,[36] unheilbarer Verfolgungswahn eines irrsinnigen Offiziers,[37] Gefahren für das Wärterpersonal,[38] Geisteskrankheit als Ehescheidungsgrund,[39] plötzlich geisteskrank werden,[40]

32 Vgl. ebd.: 29.

33 Vgl. Fromme 1972: 166.

34 Vgl. Fromme 1981: 27. Horst Heenemann, Zeitungs- und Buchdruckereibesitzer, gab hingegen für das Jahr 1914 eine Auflagenhöhe von 70.000 Exemplaren an; vgl. Heenemann 1929: 81.

35 Vgl. z. B. „Hamburger Fremdenblatt" vom 30.10.1894, Vermischtes.

36 Vgl. z. B. „Hamburger Fremdenblatt" vom 4.1.1894, 3. Beilage, Vermischte Nachrichten.

37 Vgl. „Hamburger Fremdenblatt" vom 18.12.1897, 4. Beilage, Vermischtes.

38 Vgl. z. B. „Hamburger Fremdenblatt" vom 17.3.1897, 3. Beilage, Vermischtes.

39 Vgl. z. B. „Hamburger Fremdenblatt" vom 1.7.1896, Politische Uebersicht.

40 Vgl. „Hamburger Fremdenblatt" vom 22.5.1896, 4. Beilage, Vermischtes.

Entmündigung wegen Geisteskrankheit[41] und vieles mehr. All dies wurde mit Irrsinn oder Geisteskrankheit in Verbindung gebracht, wobei der Datenschutz noch keine Rolle spielte - wurden doch viele Personen unverblümt mit ihren Namen genannt, oft auch mit ihren Adressen. Hier ging es meist um Tragödien, die im Wahnsinn begangen worden seien: Morde und Selbstmorde, aber auch verwirrende Auffälligkeiten auf offener Straße, die oftmals nicht weiter spezifiziert worden sind. Symptomatisch dafür ist beispielsweise folgende Notiz in der Rubrik „Tagesbericht“: „Geisteskrank. Der Arbeiter Sonnenkalb wurde gestern von plötzlichem Irrsinn befallen und mußte von seiner Wohnung gr. Elbstraße 38 ins Krankenhaus befördert werden.“[42]. Ohne die einzelnen Tragödien, die sich dahinter verbargen, in banale Geschehnisse abwerten zu wollen, sind diese Nachrichten in den meisten Fällen doch nichts weiter als „Eintagsfliegen“ in der Berichterstattung gewesen. Kaum einer dieser Fälle wurde später erneut aufgegriffen, um etwa über eine eventuelle Fortsetzung zu informieren. Neben solchen Artikeln ließen sich weitere finden, die Informationen über das psychiatrische Anstaltswesen beinhalteten, wie beispielsweise Statistiken zur Entlassung von Patient:innen aus der Irrenanstalt Friedrichsberg,[43] Informationen über Änderungen im Hamburger Irrenpflegewesen,[44] oder Berichterstattungen über Jahressitzungen des Vereins der deutschen Irrenärzte[45]. Solche Geschehensberichterstattungen, die sprachlich kommentarlos sachlich gehalten wurden, ließen keine Kritik an der Psychiatrie erkennen.

Anders jedoch verhält es sich bei 111 dieser über 700 Artikeln, die Psychiatriekritisches thematisierten und über Missstände in psychiatrischen Einrichtungen berichteten: Es sind Prozessberichte über „zu Unrecht Internierte“ („Irrenhausskandale“), Berichte über fahrlässige Entmündigungen sowie über Gewalt in psychiatrischen Einrichtungen, über die die Leserschaft des „Hamburger Fremdenblattes“ informiert werden sollte. Die Textlänge und Positionierung dieser Artikel ist sehr unterschiedlich: Es handelt sich um kurze und lange, um informationsreiche und -arme Texte, die in unterschiedlichen Bereichen – im Hauptteil oder in einer der Beilagen – sowie in unterschiedlichen Rubriken – Politische Uebersicht, Vermischtes usw. – untergebracht waren.

---

41 Vgl. z. B. „Hamburger Fremdenblatt“ vom 2.11.1894, Beiträge zur Verbreitung von Rechts- und Gesetzes-Kunde.

42 „Hamburger Fremdenblatt“ vom 4.8.1900, 1. Beilage, Tagesbericht.

43 Vgl. „Hamburger Fremdenblatt“ vom 14.7.1899, 4. Beilage.

44 Vgl. „Hamburger Fremdenblatt“ vom 27.6.1897, Tagesbericht.

45 Vgl. z. B. „Hamburger Fremdenblatt“ vom 29.5.1893, 3. Beilage.

Der Fall, über den im Untersuchungszeitraum dieser Studie am meisten berichtet wurde, ist der bereits viel beschriebene Mellageprozess.[46] In diesem Skandal wurde der verantwortlichen katholischen Alexianer-Brüderschaft im Kloster Mariaberg, nahe Aachen, vorgeworfen, in ihrer Anstalt einen schottischen Geistlichen zu Unrecht interniert und misshandelt zu haben. Heinrich Mellage, Gastwirt aus Iserlohn, hatte 1894 nicht nur mit seiner Schrift „39 Monate bei gesundem Geiste als irrsinnig eingekerkert“ Aufsehen erregt, sondern auch mit der abenteuerlichen Befreiung des in Mariaberg zu Unrecht eingewiesenen schottischen Geistlichen Alexander Forbes. Es folgte vom 30. Mai bis zum 8. Juni 1895 der so genannte Aachener Mellageprozess, in dem Mellage freigesprochen wurde. Die Nebenkläger gingen zwar in Revision, allerdings ohne Erfolg. Damit war diese Anstalt stark ins Blickfeld geraten. Der sozialdemokratische „Vorwärts“ hat im Mai und Juni des Jahres 1895 eine achtteilige Serie veröffentlicht, die den Titel erhalten hatte „Aus einer katholischen Irren-Anstalt“ und dort detailliert über den Mellage-Prozess berichtet.[47] Ebenso hat sich das „Hamburger Fremdenblatt“ in vielen Artikeln mit diesem Prozess beschäftigt und sich eindeutig auf Mellages Seite gestellt.[48] Am 6. Juni 1895 befand ein Journalist – unbekannten Namens – des „Fremdenblatts“: „Wenn der Irre von Mariaberg den Anlaß bietet, daß unsere Irrenanstalten schärfer controlirt werden, [...] so hat Herr Forbes nicht nutzlos die Zwangsjacke getragen.“[49] Das „Hamburger Fremdenblatt“ hat darauf verzichtet, die Vernehmungsprotokolle der Verhandlungen zu zitieren, so wie es der sozialdemokratische Vorwärts und die rechts-konservative „Neue Preußische Zeitung“ Tag für Tag getan haben.[50]

Dieser Prozess hatte dem liberalen und meist zurückhaltenden „Fremdenblatt“ einen Impuls gegeben, hier eindeutig Position über die „Mariaberger Mißstände und Abscheulichkeiten“[51] zu beziehen. Die aufgedeckten Zustände würden eine unverzügliche Irrenreform gebieten, „die sichere Garantien gegen unrechtmäßige Freiheitsberaubung und Entmündigung und Garantien für zeitgemäße, vernünftige, menschliche Behandlung der Irren und

46 Vgl. v.a. Goldberg 2002.

47 Vgl. beispielsweise: Anonym 31.5.1895: 9; Anonym 2.6.1895: 1.

48 Vgl. beispielsweise „Hamburger Fremdenblatt“ vom 6.6.1894, 3. Beilage; „Hamburger Fremdenblatt“ vom 9.6.1894, 5. Beilage; „Hamburger Fremdenblatt“ vom 2.6.1895, 5. Beilage.

49 „Hamburger Fremdenblatt“ vom 6.6.1895, Politische Uebersicht.

50 Vgl. Sang 2017; Schmiedebach 2021: 177.

51 „Hamburger Fremdenblatt“ vom 9.6.1895, 1. Beilage.

für scharfe Controle und Revision der Anstalten schafft".[52] Vor allem in der Berichterstattung über den Mellageprozess wurden im „Fremdenblatt" Kategorien wie „Psychiatriekritik", „Reform des Irrenwesens" und „Misshandlung von Geisteskranken" betont, womit nicht nur ein Irrenhausskandal beziehungsweise Misshandlungen in einer Irrenanstalt an die Öffentlichkeit gebracht wurden, sondern durch eine gewisse Kontinuität der Berichterstattung zu einer verstärkten Wahrnehmung eines offensichtlichen Missstandes beigetragen wurde. Es ist vorstellbar, dass dieser Prozess die Öffentlichkeit aufgerüttelt hat, ist er doch durch die politischen, professionellen und religiösen Interessen an diesem Fall zu einem „national spotlight"[53] geworden. Zumindest eine Zeit lang hatte dieser Prozess für Zustände sensibilisiert, die es nach allgemeiner Auffassung zu ändern galt. Noch im März 1896 – der Prozess war am 8. Juni 1895 bereits beendet worden – schrieb das „Fremdenblatt", dass der Alexianerprozess Anlass gebe, „in den Irrenanstalten mit den Folterwerkzeugen aufzuräumen".[54] Das Blatt feierte in seinen Artikeln oft den „wackeren Mellage", dessen Verdienst es hauptsächlich gewesen sei, dass eine Reform des Irrenrechts durch ihn „einen kräftigen Anstoß" erhalten habe – auch wenn die Realisierung derselben noch lange dauern dürfte.[55] Auch die Nachfolgeprozesse gegen Mariaberger Mönche respektive Pfleger ließ das „Fremdenblatt" nicht aus, auch wenn es sich fortan nur um recht kurze und sachlich gehaltene Nachrichten handelte.[56]

In deutlich geringerem Maße als der Mellage-Skandal trug das „Hamburger Fremdenblatt" in jenen Jahren zwischen 1892 und 1900 weitere „Irrenhausskandale" in die Öffentlichkeit, um zu informieren, aufzuklären oder zu sensibilisieren. Einer ist der des Bauern und Weingärtners Wilhelm Kuhnle aus dem württembergischen Beutelsbach, der Opfer einer dörflichen Konkurrenz zweier Schultheißen geworden war, deren Wahl im Jahre 1879 zu entscheiden war.[57] Es ging in dieser Causa um verleumderische Gerüchte, die zur Wahlniederlage des einen geführt haben sollen, es ging sodann um eine Hatz gegen die Gegenpartei und um ein mutiges Entgegentreten des Bauern

---

52 Ebd.

53 Goldberg 2002:5.

54 „Hamburger Fremdenblatt" vom 26.3.1896, 3. Beilage, Vermischtes.

55 „Hamburger Fremdenblatt" vom 10.6.1895, Politische Uebersicht.

56 Vgl. z. B.: „Hamburger Fremdenblatt" vom 1.4.1896, 3. Beilage, Vermischtes; „Hamburger Fremdenblatt" vom 2.4.1896, 3. Beilage; „Hamburger Fremdenblatt" vom 3.12.1896, 5. Beilage, Vermischtes.

57 Vgl. Müller 2009; Kanis-Seyfried u. Müller 2013.

Kuhnle, was diesen wegen brutaler Gegenwehr fast das Leben gekostet hätte, wenn denn sein Bericht „Über vier Jahre unschuldig in württembergischen Irrenanstalten“ der Wahrheit entspricht.[58] Kuhnle beschrieb hier eine Verkettung von gegenseitigen Beschuldigungen, die in Beleidigungen und Strafanzeigen gipfelten, woraufhin Kuhnle „unwahrerweise des Widerstands gegen die Staatsgewalt beschuldigt“, schwer misshandelt und ins Gefängnis gesteckt worden sei.[59] Eine weitere Verkettung von Aufruhr, Wut und Verzweiflung – „aufs Aeußerste getrieben“[60] –, von Klagen und Gegenklagen sowie dem Vorwurf der Geisteskrankheit führte schließlich zur Einsperrung in die Psychiatrie, aus der Kuhnle mehrfach floh. Am Ende stand die Diagnose fest: „Querulantenwahnsinn“.

Kuhnle hatte Unterstützung durch seinen Verleger Robert Lutz, der 1895 ebenfalls eine Schrift verfasste, in der er den Schultheißen Schlör zu entlarven suchte. Und er hatte Unterstützung durch den Chefredakteur des „Stuttgarter Beobachters“ Binder, der die Broschüre von Lutz rezensiert hatte. Sowohl Lutz als auch Binder haben Schlör offenbar arg beleidigt, so dass die Staatsanwaltschaft wegen der Beleidigungen gegen Lutz und Binder Strafverfolgung eingeleitet haben. Es entfachte sich der „Sensationsproceß in Stuttgart“, über das auch das „Hamburger Fremdenblatt“ mehrfach berichtete. Für die Verhandlung dieses „Beleidigungsprozesses“ wurden 137 Zeugen geladen und zehn Tage anberaumt.[61] Im Zuge dieses Prozesses wurde ein ärztliches Gutachten über Kuhnle erstellt, das „zu Gunsten des unglücklichen Kuhnle“ ausgefallen sei, was auch den Angeklagten Lutz und Binder zugutekomme, so das „Fremdenblatt“, denn es „dürfte bei der Abmessung der Strafe […] als mildernd sehr ins Gewicht fallen“.[62] Ende März 1897 wurde das Urteil gesprochen: Lutz und Binder wurden für schuldig gesprochen und zu Geldstrafen verurteilt. Der Nebenkläger Schlör wurde befugt, dieses Urteil auf Lutzens Kosten zu veröffentlichen. Andererseits sind auch Schlör „eine ganze Reihe von Verfehlungen unsittlicher Art“ nachgewiesen worden, weswegen er vom Amt suspendiert und ein Disziplinarverfahren eingeleitet wurde. Das „Fremdenblatt“ schloss diesen Artikel mit der Genugtuung, „daß der Landtag […]

58 Vgl. Müller 2009: 583.
59 Kuhnle 1894: 11.
60 Ebd.: 13.
61 Vgl. „Hamburger Fremdenblatt“ vom 11.3.1897, 4. Beilage, Vermischtes.
62 „Hamburger Fremdenblatt“ vom 19.3.1897, 2. Beilage, Vermischtes.

200 000 M zur Beseitigung verschiedener, in den Lutz'schen Broschuren bekämpfter Mißstände im Irrenwesen bewilligte".[63] Die über diesen Fall eruierten vier „Fremdenblatt"-Artikel behandelten sämtlich – mehr oder weniger detailreich – den Ablauf dieses Beleidigungsprozesses, jedoch nicht das komplexe Erlebnis des Bauern Kuhnle,[64] das ja immerhin in dieser Zuspitzung und Feindschaft und letztlich vor Gericht endete. Andererseits fokussierte diese sachlich verfasste Berichterstattung des „Fremdenblattes" auf den Prozess gegen „den Vorkämpfer der ‚Irrenhausreform'" und nimmt deutlich Position für den in seiner Funktion nicht unwichtigen Verleger Robert Lutz.[65]

Ein anderer „sensationeller Proceß", über den das „Hamburger Fremdenblatt" berichtete, war der gegen den Deutsch-Amerikaner Herrmann Feldmann,[66] der sich 1882 als Rentier mit etwa einer Million Mark Vermögen in Düsseldorf niedergelassen hatte. Wegen einer Geisteskrankheit entmündigt, wurde seine Ehefrau als Vormünderin bestellt. Die jedoch unterhielt laut „Fremdenblatt" ein Liebesverhältnis mit dem Cementwaaren-Fabricanten Joseph Hemmerling, „dem sie gegen einen bloßen Schuldschein 460 100 M aushändigte", der aber in Konkurs ging. Feldmann sei mehrfach aus der Irrenanstalt geflohen, seine Entmündigung habe er nicht rückgängig machen lassen können. Frau Feldmann sei in diesem Sensationsprozess zu zwei Jahren und drei Monaten Gefängnis verurteilt worden – wegen Untreue. Hemmerling hingegen wegen Beihilfe zur Untreue zu vier Jahren Gefängnis.[67] Zwei Tage später fokussierte sich ein einspaltiger Artikel im „Fremdenblatt" auf die „Entmündigung und Irrenpflege", wobei es hier ausschließlich wieder um die Causa des Hermann Feldmann ging. Die Berichterstattung in diesem Artikel, fußend auf einem Bericht der „Kölnischen Zeitung", ist eine sachliche Berichterstattung, in der der Staatsanwalt Dr. Cretschmar zitiert wird, Feldmann sei zwar geisteskrank, aber nicht gemeingefährlich gewesen und das Einsperren in „einer nackten Isolirzelle" dürfe nicht sein, auch wenn der Arzt „vor den Schranken des Gerichts" gesagt habe, dass diese Strafe so sein müsse. Cretschmar schlussfolgerte:

63 „Hamburger Fremdenblatt" vom 30.3.1897, 3. Beilage, Vermischtes.

64 Den Inhalt der Schrift Kuhnles, und damit auch sein Erlebnis, hat Thomas Müller ausführlich zusammengefasst; vgl. Müller 2009: 582-586.

65 „Hamburger Fremdenblatt" vom 11.3.1897, 4. Beilage, Vermischtes.

66 Vgl. Gülick van 1994: 310-379; Orth 1994: 95-107.

67 „Hamburger Fremdenblatt" vom 5.12.1893, 3. Beilage, Vermischte Nachrichten.

> „Wenn Sie, meine Herren Richter, in derselben Weise Ihr ‚Schuldig' aussprechen wollten, wie es hier mit dem Worte ‚gemeingefährlich' und ‚geisteskrank' geschehen ist, so müßte die Achtung von der preußischen Justiz ganz erheblich sinken."[68]

So manche psychiatrisch begründete Internierung in eine Irrenanstalt und/ oder Entmündigung waren umstritten und konnten als öffentlicher Skandal weit über den unmittelbar betroffenen Personenkreis hinaus eine nicht zu unterschätzende Wirkung entfalten. Dies weckte in der Öffentlichkeit Befürchtungen eines wissenschaftlich-medizinisch legitimierten Machtmissbrauches, der beispielsweise zu unberechtigter Entmündigung und Ausschluss vom öffentlichen Leben führen konnte, bedeutete doch eine Entmündigung die Herabstufung eines Erwachsenen auf die Stufe eines Kindes, womit letztlich jede Selbstständigkeit verloren ging. Der „Prozess Feldmann" hat durch seine Öffentlichkeit aber auch „Deutschlands Irrenärzte" offensichtlich geärgert, da „uns Irrenärzten", aber auch den Irrenanstalten in diesem Prozess „recht übel mitgespielt worden ist".[69] Das „Hamburger Fremdenblatt" lieferte seinem Lesepublikum mit diesem Bericht abermals einen „Thatbestand"[70] über ein Thema, das die Menschen sichtlich bewegte oder gar ängstigte.

Abgesehen von solchen „Aufsehen erregenden Vorfällen"[71] berichtete das „Hamburger Fremdenblatt" auch oft von Misshandlungen bzw. Gewalt in psychiatrischen Anstalten und stellte beispielsweise die rhetorische Frage, ob körperliche Züchtigung ein zulässiges Heilmittel für Nervenkrankheiten sei. So wurde über die Strafsache gegen Moritz Oswald Wiederhold (Geburtsjahr unbekannt–gestorben 1906),[72] Direktor einer Privat-Heilanstalt für Nervenleidende in Kassel-Wilhelmshöhe, berichtet, der der „wiederholten körperlichen Mißhandlung einer Patientin" angeklagt war. Wiederhold habe betont, bei „90 von 100 Patienten sei eine sehr strenge Behandlung" vonnöten, was die drei herangezogenen Sachverständigen jedoch verneint hätten; der Staatsanwalt habe vier Monate Gefängnis beantragt.[73]

Die Thematik der Misshandlungen von Patient:innen, hier nüchtern dargestellt, gehörte in den Kanon psychiatriekritischer Forderungen an Medizin

68 „Hamburger Fremdenblatt" vom 7.12.1893, 3. Beilage, Vermischte Nachrichten.
69 Noetel 1895: 459.
70 „Hamburger Fremdenblatt" vom 7.12.1893, 3. Beilage, Vermischte Nachrichten.
71 „Hamburger Fremdenblatt" vom 29.3.1900, 5. Beilage, Vermischtes.
72 Vgl. Kreuter 1996: 1581.
73 „Hamburger Fremdenblatt" vom 12.5.1892, 3. Beilage. Die Fortsetzung dieses Prozesses konnte nicht gefunden werden.

und Staat nach einem besseren Schutz vor den Psychiatern. Zeitungen wie das „Hamburger Fremdenblatt" haben dazu beigetragen, Missstände in Psychiatrien, auch jenseits deutscher Grenzen, an die Öffentlichkeit zu bringen. So wurde im September 1895 über einen Prozess wegen Verbrechens in einem Pariser Irrenhause berichtet, der den „Tod des Unglücklichen" zur Folge hatte, nach „furchtbaren Qualen" einer „barbarischen Art" und „scheußlichen That".[74] Aus Nantes wurde über ein „Drama in einem Irrenhause" berichtet, in dem ein ungefährlicher Wahnsinniger nach einem Streit mit einem Mitinsassen zur Strafe in eine Zwangsjacke gesteckt wurde, die so fest angezogen worden sei, dass der „unglückliche junge Bursche" nach zwei Tagen „den letzten Seufzer ausgehaucht" hatte. Sowohl ein Wärter als auch eine Schwester würden nun gerichtlich zur Verantwortung gezogen.[75] Im ungarischen Gyula hätten die Krankenwärter Johann Racz und Ladislaus Bass den geisteskranken Michael Tichy, der wegen seiner vielen Tobsuchtsanfälle „viel Mühe verursachte", mit einer „tüchtigen Tracht Prügel" misshandelt. Diese von den Krankenwärtern „Massage" genannte Gewalt hätten die beiden Wärter erst dann eingestellt, als der Patient „schon halbtodt und regungslos lieben blieb": „Gegen die brutalen Krankenwärter wurde die strafgerichtliche Untersuchung eingeleitet."[76]

Schlussfolgerungen

Allein im Jahre 1895 hatte das „Hamburger Fremdenblatt" 29 Artikel zum Mellageprozess veröffentlicht und damit nicht nur einen sogenannten Irrenhausskandal inklusive Misshandlungen in einer Irrenanstalt an die Öffentlichkeit gebracht, sondern zudem durch eine gewisse Kontinuität der Berichterstattung zu einer verstärkten Wahrnehmung eines offensichtlichen Missstandes beigetragen. Es ist durchaus vorstellbar, dass diese starke Aufmerksamkeit für diesen Prozess – in mäßigerer Weise aber auch für andere „Sensationsprozesse" – die Öffentlichkeit aufgerüttelt und diese zumindest eine Zeit lang für Zustände sensibilisiert, die es ganz offensichtlich zu verbessern galt. In den Artikeln respektive Nachrichten des „Fremdenblattes" zu diesem Prozess sind ungewöhnlich deutliche Stellungnahmen und für die Mellage-Partei

---

74 „Hamburger Fremdenblatt" vom 28.9.1895, 3. Beilage, Vermischtes.
75 „Hamburger Fremdenblatt" vom 18.7.1897, 3. Beilage, Vermischtes.
76 „Hamburger Fremdenblatt" vom 27.9.1900, 5. Beilage, Vermischtes.

ergreifende Äußerungen vorhanden, die in den sonstigen Berichterstattungen dieses Blattes deutlich weniger vorkommen.

Auch das „Hamburger Fremdenblatt“ war Teil der Bewegung, die sich in den Jahrzehnten um 1900 dieser Problematik annahm und mit sachlicher sowie kritischer Berichterstattung für eine Aufmerksamkeit in der Öffentlichkeit sorgte und gleichermaßen die Psychiater und die Psychiatrie angriff. Die psychiatriekritische Bewegung wurde nicht nur in der Öffentlichkeit sichtbar, sie war auch ein Ergebnis der Neustrukturierung des Medienmarktes, bedingt durch Pressefreiheit, neue Drucktechniken, fallende Papierpreise oder erschwinglich(er)e Zeitungen, sowie der Alphabetisierung, Schulpflicht, Lesefähigkeit vieler Menschen. Im öffentlichen Raum konnten nunmehr Widersprüche zwischen Psychiatriebetroffenen, Journalisten, Politikern als medizinische Laien auf der einen, sowie Psychiatern als wissenschaftliche Experten auf der anderen Seite ausgetragen und verhandelt werden. Im Mittelpunkt dieser Auseinandersetzungen wurden Fragen nach den Grenzen individueller Freiheitsräume und subjektiver Lebensentwürfe erörtert, insbesondere stand die Frage ganz oben auf der Tagesordnung, wer denn letztendlich das Recht haben sollte, über die Grenzen solcher individuellen Gestaltung zu bestimmen. Während die Befürworter der selbstbestimmten Lebensgestaltung auf die ‚moderne Zeit‘ mit ihrem nervenschädigenden Großstadtleben hinwiesen und das Recht postulierten, durch ärztliche Hilfe von diesen Folgen ohne Freiheitsbeschränkung und Entmündigungsprozesse geheilt zu werden, verwiesen diejenigen, die eher eine enge Grenzziehung unter wissenschaftlicher und juristischer Expertise verlangten, auf die Bedrohung des Gemeinschaftslebens und die Selbst- wie Fremdschädigungen durch Wahnsinnige. Die Psychiatrie spielte zwar in diesem Ordnungs- und Strukturierungsprozess eine wichtige Rolle, war geradezu die Protagonistin einer eigenen „psychiatrischen Ordnung“, doch war diese in eine sich dauernd verändernde Sozialordnung integriert, die zudem ganz maßgeblich von juristischen und auch kulturellen Aspekten bestimmt war.

Die Überlegung, welche Denkweisen und Handlungsaufforderungen mittels einer Zeitung propagiert werden konnten, oder ob eine Zeitung tatsächlich einen nennenswerten Einfluss auf die Meinung ihrer Leser:innen haben konnte, bleibt sicher ein Geheimnis. Das „Hamburger Fremdenblatt“ hatte zwar eine Rubrik „Briefkasten“ und eine zweite solche mit dem Titel „Aus dem Leserkreise“, doch waren diese Rubriken dafür gedacht, „unpolitische praktische Ratschläge seitens der Redaktion auf Anfragen der Leserschaft zu erteilen",[77] was offensichtlich großen Anklang fand, für die historische Analyse von „Psychiatriekritik und Öffentlichkeit" hingegen jedoch wenig hilfreich war und ist.

Literaturverzeichnis

Anonym (31.5.1895) Aus einer katholischen Irren-Anstalt. Vorwärts. Berliner Volksblatt. Das Abendblatt der Hauptstadt Deutschlands, 2. Beilage: 9.

Anonym (2.6.1895) Aus einer katholischen Irren-Anstalt. Vorwärts. Berliner Volksblatt. Das Abendblatt der Hauptstadt Deutschlands, 1. Beilage: 1.

Beyer, Bernhard (1912) Die Bestrebungen zur Reform des Irrenwesens. Material zu einem Reichs-Irrengesetz. Für Laien und Ärzte. Carl Marhold, Halle.

Brink, Cornelia (2010) Grenzen der Anstalt. Psychiatrie und Gesellschaft in Deutschland 1860–1980. Wallstein Verlag, Göttingen.

Brückner, Burkhart (2021) Adolf Glöklen – eine Schlüsselfigur der deutschen Irrenrechtsbewegung im frühen 20. Jahrhundert. In: Karenberg, Axel; Haack, Kathleen (Hrsg.) Schriftenreihe der Deutschen Gesellschaft für Geschichte der Nervenheilkunde, Bd. 27. Königshausen & Neumann, Würzburg, S. 309–330.

Cepl-Kaufmann, Gertrude (2011) Die Einblatt-Archivalie „Theaterzettel" als Erinnerungsträger und Medium kulturwissenschaftlicher Forschung. Zum Bestand der Universitäts- und Landesbibliothek Düsseldorf. In: Siebert, Irmgard (Hrsg.) Bibliothek und Forschung. Die Bedeutung von Sammlungen für die Wissenschaft. Vittorio Klostermann, Frankfurt/Main, S. 45–73.

Der Hamburger Beobachter No 30 vom 26. Juli 1828, 12. Jg., 3tes Quartal. https://www.deutsche-digitale-bibliothek.de/newspaper/item/TSQQHCP5QEYMZZETUOYZ2HIPO5H3WZII (14. Mai 2025).

Fromme, Jürgen (1972) Hamburger Fremdenblatt (1828–1945). In: Fischer, Heinz-Dietrich (Hrsg.) Deutsche Zeitungen des 17. bis 20. Jahrhunderts. Verlag Dokumentation, Pullach b. München, S. 159–176.

Fromme, Jürgen (1981) Zwischen Anpassung und Bewahrung. Das „Hamburger Fremdenblatt" im Übergang von der Weimarer Republik zum „Dritten Reich". Eine politisch-historische Analyse. Hans Christians Verlag, Hamburg.

[77] Fromme 1981: 31.

Goldberg, Ann (2002) The Mellage Trial and the Politics of Insane Asylums in Wilhelmine Germany. The Journal of Modern History 74: 1–32.

Goldberg, Ann (2003) A Reinvented Public: „Lunatics' Rights" and Bourgeois Pupulism in the Kaiserreich. In: Engstrom, Eric J.; Roelcke, Volker (Hrsg.): Psychiatrie im 19. Jahrhundert. Forschungen zur Geschichte von psychiatrischen Institutionen, Debatten und Praktiken im deutschen Sprachraum. Schwabe, Basel, S. 189–217.

Gülick van, Bernhard (1994) Die Geschichte des „Psychiatrischen Vereins der Rheinprovinz" 1867–1930. Med. Diss. FU Berlin.

Hamburger Fremden-Blatt. Hamburger Abend-Zeitung, 1892–1900.

https://resolver.sub.uni-hamburg.de/goobi/PPN1699277745 (14. Februar 2025).

Heenemann, Horst (1929) Die Auflagenhöhen der deutschen Zeitungen. Ihre Entwicklung und ihre Probleme (=zugleich phil. Diss. Leipzig). Buch- und Verlagsdruckerei Hans Heenemann, Berlin.

Hoock-Demarle, Marie-Claire (1994) Lesen und Schreiben in Deutschland. In: Fraisse, Geneviève; Perrot, Michelle (Hrsg.): Geschichte der Frauen (=Bd. 4): 19. Jahrhundert. Campus Verlag, Frankfurt/New York, S. 165–186.

Kanis-Seyfried, Uta; Müller, Thomas (2013) „Unschuldig eingesperrte Querulanten", „Nerventeufeleien" und „Widersetzliches Verhalten gegen die Obrigkeit". Zur Gratwanderung zwischen Irrenhaus und Gefängnis im späten 19. Jahrhundert. In: Karenberg, Axel; Kumbier, Ekkehardt (Hrsg.) Schriftenreihe der Deutschen Gesellschaft für Geschichte der Nervenheilkunde, Bd. 19. Königshausen & Neumann, Würzburg, S. 299–324.

Kretzschmar, Friedrich (1896) Die Irrenfrage am Ausgange des 19. Jahrhunderts. Eine Einführung in das Studium der Irrenfrage für alle Gebildeten. 1. Theil: Die Irrenfrage vom allgemeinen und culturhistorischen Standpunkt. Herrmann Starke, Großenhain i. S.

Kreuter, Alma (1996) Deutschsprachige Neurologen und Psychiater. Ein biographisch-bibliographisches Lexikon von den Vorläufern bis zur Mitte des 20. Jahrhunderts (=Bd. 1–3). K G Saur, München et al.

Krüger, Uwe (2019) Strukturwandel der Öffentlichkeit: Von der Mediendemokratie zur Internetdemokratie? In: Bundeszentrale für politische Bildung. https://www.bpb.de/themen/wirtschaft/lobbyismus/286817/strukturwandel-der-oeffentlichkeit-von-der-mediendemokratie-zur-internetdemokratie/ (14. Februar 2025).

Kuhnle, Wilhelm (1894) Vier Jahre unschuldig in württembergischen Irrenanstalten. Geheime Vehme und moderne Bastille. Auf Grund eigener Erlebnisse erzählt. Robert Lutz, Stuttgart.

Lückemeier, Kai (2001) Information als Verblendung. Die Geschichte der Presse und der öffentlichen Meinung im 19. Jahrhundert. ibidem-Verlag, Stuttgart.

Müller, Thomas (2009) ‚Vier Jahre unschuldig in württembergischen Irrenanstalten'. Zur anti-psychiatrischen Literatur des Fin-de-siècle. In: Holdorff, Bernd; Kumbier, Ekkehardt (Hrsg.) Schriftenreihe der Deutschen Gesellschaft für Geschichte der Nervenheilkunde, Bd. 15. Königshausen & Neumann, Würzburg, S. 579–588.

Noetel, (Friedrich Gustav) (1895) Process. Allgemeine Zeitschrift für Psychiatrie und psychisch-gerichtliche Medicin 51: 459.

Orth, Linda (1994) „...versetzte dem eindringenden Wärter mit der Bürste einen Hieb auf den Kopf". Eine Entmündigungsgeschichte und mehrere Irrenhausskandale. In: Orth, Linda et al. (Hrsg.) „Pass op, sonst küss de bei de Pelman". Das Irrenwesen im Rheinland des 19. Jahrhunderts. Grenzenlos, Bonn, S. 95–107.

Rittershaus, E(rnst) (1913) Irrsinn und Presse. Ein Kulturbild. Gustav Fischer, Jena.

Sang, Stephanie G. A. (2017) Die antipsychiatrische Bewegung am Ende des 19. Jahrhunderts am Beispiel der Neuen Preußischen Zeitung. Diss. med. Hamburg.

Schmiedebach, Heinz-Peter (1996) Eine „antipsychiatrische Bewegung" um die Jahrhundertwende. In: Dinges, Martin (Hrsg.) Medizinkritische Bewegungen im Deutschen Reich (ca. 1870–ca. 1933) (= Medizin, Gesellschaft und Geschichte, Beiheft 9). Franz Steiner Verlag, Stuttgart, S. 127–159.

Schmiedebach, Heinz-Peter (2021) Psychiatrische Ordnung in Gefahr. „Irrenanstalten" um 1900 im Blick von Öffentlichkeit und Literatur. Schwabe Verlag, Berlin.

Schwoch, Rebecca (2023) Die Reaktion auf die Psychiatriekritik in der Psychiatrisch-Neurologischen Wochenschrift zwischen 1899 und 1920 und der Fall Emanuel Lubecki. In: Müller, Thomas; Prüter-Schwarte, Christian (Hrsg.) Schriftenreihe der Deutschen Gesellschaft für Geschichte der Nervenheilkunde, Bd. 29. Königshausen & Neumann, Würzburg, S. 377–401.

Weygandt, (Wilhelm) (1909/10) Psychiatrie. Psychiatrisch-Neurologische Wochenschrift 11: 137.

Weygandt, (Wilhelm) (1913) Vorwort. In: Rittershaus, E(rnst): Irrsinn und Presse. Ein Kulturbild. Gustav Fischer, Jena, S. I–VIII.

Wilke, Jürgen (1991) Auf dem Weg zur „Großmacht“: Die Presse im 19. Jahrhundert. In: Wimmer, Rainer (Hrsg.) Das 19. Jahrhundert: Sprachgeschichtliche Wurzeln des heutigen Deutsch. De Gruyter, Berlin, New York, S. 73–94.

Artikel aus dem „Hamburger Fremdenblatt“[78]

12.5.1892, 3. Beilage: Ist körperliche Züchtigung ein zulässiges Heilmittel für Nervenkrankheiten?
29.5.1893, 3. Beilage: Jahressitzung des Vereins der deutschen Irrenärzte.
5.12.1893, 3. Beilage, Vermischte Nachrichten: Zu einem sensationellen Proceß.
7.12.1893, 3. Beilage, Vermischte Nachrichten: Einen Beitrag zur Frage der Entmündigung und Irrenpflege.
4.1.1894, 3. Beilage, Vermischte Nachrichten: Mordversuch im Irrsinn?
6.6.1894, 3. Beilage: Befreiung aus der Irrenanstalt.
9.6.1894, 5. Beilage: Befreiung aus der Irrenanstalt.
30.10.1894, Vermischtes: Geisteskranke bei offener Thür.
2.11.1894, Beiträge zur Verbreitung von Rechts- und Gesetzes-Kunde: Entmündigung wegen Geisteskrankheit.
2.6.1895, 5. Beilage: Proceß Mellage.
6.6.1895, Politische Uebersicht: Die Vorgänge im Alexianerkloster Mariaberg.
9.6.1895, 1. Beilage: Der Aachener Prozeß.
10.6.1895, Politische Uebersicht: Es gibt keine Oeffentlichkeit.
28.9.1895, 3. Beilage, Vermischtes: Verbrechen im Irrenhause.
26.3.1896, 3. Beilage, Vermischtes: Alexianer-Proceß.
1.4.1896, 3. Beilage, Vermischtes: Alexianer-Proceß.
2.4.1896, 3. Beilage: Proceß.
22.5.1896, 4. Beilage, Vermischtes: Plötzlich geisteskrank werden.
1.7.1896, Politische Uebersicht: Geisteskrankheit als Ehescheidungsgrund.
3.12.1896, 5. Beilage, Vermischtes: Proceß.
11.3.1897, 4. Beilage, Vermischtes: Proceß gegen einen Irrenhausreformer.
17.3.1897, 3. Beilage, Vermischtes: Gefahren für das Wärterpersonal.
19.3.1897, 2. Beilage, Vermischtes: Zum Sensationsproceß in Stuttgart.
30.3.1897, 3. Beilage, Vermischtes: In dem Sensationsproceß.
27.6.1897, Tagesbericht: Aenderungen im Hamburger Irrenpflegewesen.

[78] Sämtliche Artikel sind ohne Autorenkennung.

18.7.1897, 3. Beilage, Vermischtes: Drama in einem Irrenhause.
18.12.1897, 4. Beilage, Vermischtes: Unheilbarer Verfolgungswahn eines irrsinnigen Offiziers.
14.7.1899, 4. Beilage: Irrenanstalt Friedrichsberg.
29.3.1900, 5. Beilage, Vermischtes: Aufsehen erregender Vorfall.
4.8.1900, 1. Beilage, Tagesbericht: Geisteskrank.
27.9.1900, 5. Beilage, Vermischtes: Im Irrenhause zu Tode geprügelt.

VI.

Von der ‚Seelenheilkunde' zur Psychiatrie des späten 19. Jahrhunderts

Franz Anton Mesmers (1734–1815) „Animalischer Magnetismus“ und seine empirische Überprüfung durch die königlichen Pariser Kommissionen 1784 als ein frühes Beispiel einer evidenzbasierten Medizin

von Reinhard J. Boerner

Franz Anton Mesmer's (1734–1815) "Animal Magnetism" and its Empirical Verification by the Royal Paris Commissions in 1784 as an Early Example of Evidence-Based Medicine

Summary: Mesmer's Animal Magnetism (AM) was highly controversial from its inception. During his time in Paris, the debate surrounding AM escalated and took on a political dimension. In 1784, Louis XVI. appointed two commissions composed of top-class doctors and scientists. This paper provides a detailed analysis of the composition, methodology (experiments) and results of both reports. The existence of a fluid was convincingly refuted; instead, the effects of the treatment were attributed to imagination, imitation and habit. Methodologically, the investigation can be considered the first single-blind study in the history of medicine and psychotherapy. In contrast, the usefulness and tolerability of AM was disputed using inadequate methodology. Moreover, the commission emphasized the potential dangers of AM to the health of patients and the moral order. In this paper, the political-cultural context of the commission reports and their consequences are clarified for the first time. The paper also discusses Mesmer's problematic understanding of science (particularly ideology formation) as well as some of the problems of AM raised in the reports, including the role of unspecific impact factors and the placebo problem. It is argued that the commission reports, as well as their reception, pose fundamental questions for medical and psychotherapeutic research and therapeutic practice – questions that have lost none of their relevance.

Keywords: Franz Anton Mesmer, Animal Magnetism, Royal Commissions 1784, placebo problem, psychotherapy research

Zusammenfassung: Franz Anton Mesmers Animalischer Magnetismus (AM) war von Beginn an sehr umstritten. In seiner Pariser Zeit eskalierte die Debatte und gewann eine politische Dimension. 1784 wurden durch Ludwig XVI. zwei Kommissionen mit hochkarätigen Ärzten und Wissenschaftlern eingesetzt. Die Zusammensetzung, Methodik (Experimente), wie auch die Ergebnisse beider Berichte werden detailliert beschrieben. Überzeugend wurde die Existenz eines Fluidums widerlegt, stattdessen wurden die Behandlungseffekte mit Einbildung, Nachahmung und Gewohnheit erklärt. Methodisch handelte es sich um die erste einfach verblindete Studie in der Medizin- wie Psychotherapiegeschichte. Demgegenüber wurde mit unzureichender Methodik die Nützlichkeit und Verträglichkeit des AM bestritten und stattdessen die Gefahren für die Gesundheit der Patienten und die sittliche Ordnung beschworen. In diesem Zusammenhang wird erstmals der politisch-kulturelle Kontext der Kommissionsberichte und seiner Konsequenzen verdeutlicht. Es folgt eine Diskussion von Mesmers problematischem Wissenschaftsverständnis (Ideologiebildung) sowie einiger in den Berichten aufgeworfenen Probleme des AM (unspezifische Wirkfaktoren sowie das Placebo-Problem). Es wird gezeigt, dass die Kommissionsberichte und deren Rezeption grundsätzliche Fragen für die medizinische wie psychotherapeutische Forschung wie therapeutische Praxis aufwerfen, die nichts an Aktualität eingebüßt haben.
Schüsselwörter: Franz Anton Mesmer, Animalischer Magnetismus, königliche Kommissionen 1784, Das Placebo-Problem, evidenzbasierte Psychotherapieforschung.

Einleitung

Der promovierte Arzt und Philosoph Franz Anton Mesmer (1734–1815) aus Iznang am Bodensee ist bis heute eine geheimnisvolle, schillernde wie umstrittene, aber zugleich auch wirkmächtige Persönlichkeit der Medizingeschichte (Benz 1977; Schott 1985; Florey 1995; Boerner 2016, 2025). Sein animalischer Magnetismus (AM) oder Mesmerismus beeinflusste über etwa sechs Jahrzehnte vom Spätbarock bis zur Romantik (von den 1770er bis zu den 1830er Jahren) wesentlich den medizinischen Diskurs (Boerner 2025) und verbreitete sich neben Frankreich und Deutschland in vielen europäischen Ländern, bis in die USA und sogar Haiti (Benz 1976; Boerner 2017; v. Engelhardt 2023).

Zu Mesmers komplexer Biographie sei auf die umfangreiche Literatur verwiesen (z. B. Schott 1985; Thuillier 1988/1990; Florey 1995).

Zum weiteren Verständnis soll hier verkürzt Mesmers theoretisches System, seine Krankheitslehre wie auch seine Behandlungspraxis skizziert werden (näheres siehe Mesmer 1775, 1779/1781, 1814; Schott 1982, 1985; Florey 1995; Boerner 2025).

Mesmers Lehre war „ein Gemisch von traditioneller Medizin, antiker Philosophie, damals moderner Physik und einer Intuition künftiger physikalischer Konzepte" (Florey 1995: 71). Zentral für sein theoretisches System („Lehrgebäude") war seine Behauptung der Existenz eines unsichtbaren, im Weltall existierenden Fluidums („Weltäther"), das Menschen untereinander und mit dem Universum verbindet (zu Mesmers Fluidum-Theorie siehe Schott 2017). Seine Fluidum-Theorie war aber keineswegs seine Erfindung, sondern griff diverse Vorläufertheorien auf, die als Hypothesen anerkannt waren, so etwa die von Athanasius Kircher (1602–1680) oder Isaac Newton (1643–1727) (ausführlich hierzu siehe Benz 1977: 11–21; Florey 1995: 24, 31–34, 63 f., 92–94, 117). Im Unterschied zu diesen behauptete Mesmer aber, er sei „der einzige Besitz einer dem Menschengeschlecht unschätzbaren Wahrheit" (Mesmer 1779/1781; Florey 1995: 99). Begabte Menschen, wie er, seien in der Lage, dieses Fluidum bei sich zu konzentrieren und anderen Menschen oder Objekten zu übermitteln. Diese Fähigkeit bezeichnete er als Animalischen (wie „beseelt") oder thierischen Magnetismus (AM).

Krankheiten erklärt er durch „die ungleiche Austheilung und dispensation des fluidi nervei [...] und dessen verwirrte Bewegung durch seinen gleichförmigen Strom" (Mesmer 1775: 24). In der Therapie sollte das Fluidum durch Luftstriche, Berührungen oder „Mittelkörper" (Baquet, Musikinstrumente etc.) auf das Nervensystem der Kranken übertragen werden. Auf diese Weise würde eine „Harmonie" des Körpers wiederhergestellt und alle Krankheiten, insbesondere Nervenkrankheiten, geheilt oder verhütet werden („Allheilmittel") (Mesmer 1779/1781: 5).

Der AM war eine neue medizinische Heilslehre wie -methode, die sich bei vielen bisher erfolglos behandelten somatischen Erkrankungen, insbesondere aber Nervenerkrankungen, als wirksam erwies (Mesmer 1775; 1779/1781: 13–23; D'Eslon 1780/1781: 34–74; v. Osterwald 1776; Seyfert 1812).

In seinen Pariser Jahren (ab 1778) wurde der Mesmerismus zum zentralen Thema der öffentlichen wie wissenschaftliche Debatte (Darnton 1968/1983: 13-50). Dies geschah auf dem Hintergrund einer dort vorherrschenden Wundergläubigkeit, neuer Entdeckungen (Ballonfahrten) und diverser Spekulationen über die Natur. Mesmers Fluidum-Theorie fand in diesem Kontext eine breite Akzeptanz. Auch aufgrund seiner Heilerfolge wuchs seine Anhängerschaft und erstreckte sich bis in höchste Kreise des französischen Königshauses.

In der akademischen Ärzteschaft (Akademie, Medizinische Fakultät und königlich ärztliche Gesellschaft) stieß er jedoch – ähnlich wie zuvor in Wien – auf erbitterten Widerstand und Ablehnung (Thuilier 1988/1990: 274–278, 309; Florey 1995).

Diese Debatte drohte schließlich aus den Ruder zu laufen, der AM wurde zu einem Politikum. Durch Erlass von König Ludwig XVI. (1754–1793) wurden 1784 schließlich zwei Kommissionen, besetzt mit hochkarätigen Wissenschaftlern und Ärzten, berufen, die den AM prüfen sollten. Dieser Vorgang dokumentiert die wissenschaftliche wie politische Bedeutung, die dem Mesmerismus zugemessen wurde. Im Zentrum dieser Arbeit steht die ausführliche Darstellung der Methodik wie der Ergebnisse beider Kommissionen. Bei der kritischen Diskussion werden sowohl wissenschaftsimmanente Kriterien zu Grunde gelegt, aber auch die kulturell-politischen Einflüsse auf das Urteil der Kommissionen gewürdigt. Hierbei werden erstmals un- oder weniger bekannte Quellen berücksichtigt. Mesmers problematisches Wissenschafts- und Therapieverständnis wird herausgearbeitet. Schließlich wird gezeigt, dass sich am Diskurs um den Mesmerismus grundlegende Problematiken eines Wissenschaftsverständnisses zeigen, die auch für die heutige Medizin und Psychotherapie von Bedeutung sind.

Die königlichen Kommissionen in Paris 1784; Kommission 1: Akademie der Wissenschaften sowie Medizinische Fakultät

Von Ludwig XVI. wurde am 12. März 1784 die „Große“ Kommission (Kom. 1) berufen (Bailly et al. 1784/1787; N. N. 1785; Teil 2). Diese bestand aus neun prominenten Ärzten und Wissenschaftlern (Thullier 1988/1990: 330 f.). Hierzu zählten fünf Mitglieder der Pariser Akademie der Wissenschaften: Dies waren Benjamin Franklin (1706–1790), US-amerikanischer Botschafter und Gelehrter, „der Vorsitzende“. Dieser hatte behauptet, der Mesmerismus sei eine „Medizin der Einbildung“; Antoine-Laurent Lavoisier (1713–1794), Begründer der modernen Chemie, ab 1784 Direktor der Akademie der Wissenschaften; Jean-Sylvain Bailly (1736–1793), Astronom und Mathematiker berichterstattender Sekretär, späterer Bürgermeister von Paris. Er war Mesmer im September 1780 begegnet. Für ihn war der Mesmerismus „eine Entdeckung, die es unbedingt näher zu betrachten galt“ (ebd.); Jean-Baptiste Le Roy (1720–1800), Direktor der Akademie der Wissenschaften, Erfinder eines „Elektrometers“ (1749). Dieser hatte Mesmer bereits 1778 kennengelernt und dessen Lehre bis 1780 in der Akademie gegen den Arzt und Naturforscher Louis Daubenton (1716–1799) verteidigt. Das fünfte Mitglied war der der Marineoffizier und Wissenschaftler Gabriel de Bory (1720–1800). Hinzu kamen vier Mitglieder der Medizinischen Fakultät: Dr. Michel Joseph Majoult, Chirurg der Gräfin d´Artois (Schwägerin Ludwig XVI.); Dr. Jean d´Arcet, Professor der Chemie am Collège de France, Dr. Charles Louis Sallin, Professor der Pathologie. Diesem Gremium gehörte auch Dr. Joseph-Ignace Guillotin (1738–1814) an, Professor für Anatomie, Physiologie und Pathologie, an. Für ein Jahr war er Leibarzt des späteren Ludwig XVIII. Guillotin war wie Mesmer Freimaurer, von 1789 bis 1791wurde er Sekretär der Nationalversammlung, nach ihm wurde die neue Tötungsmaschine der Revolution benannt.

Aufgrund von Franklins Gichtanfallen leitete faktisch Lavoisier die Kommission, deren Bericht wurde auch von ihm verfasst wurde (Duveen et al. 1954: 253).

Hauptgegenstand ihrer Untersuchung war, „die Existenz des thierischen Magnetismus“ zu untersuchen, die nachrangige und davon unabhängige Frage sei dessen „Nützlichkeit“, wobei die Autoren anmerken, dass der AM nicht nützlich sein könne, wenn seine Existenz nicht bewiesen sei (Bailly et al. 1784/1787: 14 f.).

Als Magnetiseur wurde der Arzt Charles D`Eslon (1738–1786) bestimmt, der treueste Schüler Mesmers, der ab 1780 gemeinsam mit Mesmer Patienten behandelt hatte (D´Eslon 1780/1781). Er war Professor der Medizin und Mitglied der Medizinischen Fakultät, Leibarzt des Grafen von Artois (1757–1836), jüngster Bruder Ludwig XIV. und späterer Königs Karl X. D`Eslon hatte sich wiederholt – allerdings vergeblich – für die akademische Anerkennung des AM eingesetzt. Bereits 1780 hatte er über den Leibarzt des Königspaars, Joseph-Marie-François de Lassonne (1717–1788) einen ersten Versuch unternommen, die Einrichtung einer Kommission zur Prüfung des AM zu bewirken (Thullier 1988/1990: 282).

Die Entscheidung für D´Eslon war diskussionswürdig, da doch Mesmer Entdecker des AM war. Für ihn war die Entscheidung indiskutabel. In einem Brief vom 15. Juni 1784 an Franklin schrieb er, D´Eslon könne nicht „über das Schicksal einer Doktrin verfügt, die die meine ist, und deren Wichtigkeit und Tragweite ich allein zu ermessen imstande bin“ (Brief Mesmer an Franklin, zit. n. Thullier 1988/1990: 331). Er legte diesem ein 150-seitiges Memorandum bei, das jedoch verloren gegangen ist (ebd.: 331). Die Kommissäre setzten sich jedoch über diesen Einwand hinweg. Im Nachtrag ihres Berichts begründeten die Kommissäre ihre Entscheidung damit, dass D´Eslon Mesmers Theorie vertrete, von diesem ausgebildet worden war und über Jahre mit ihm Patienten behandelt habe (Bailly et al. 1784/1787: 94–96). Zudem hielt sich Mesmer vermutlich zum Zeitpunkt der Ernennung der Kommission auch nicht in Paris auf, sondern im belgischen Spa. Ob er allerdings überhaupt bereit gewesen wäre, das methodische Vorgehen der Kommission zu akzeptieren, erscheint mehr als fraglich.

Über vier Monate führten die Kommissäre gewissenhaft diverse Experimente an annähernd 50 Patienten durch (im Text ist zuweilen von „einigen" Kranken die Rede), die sie in einem detaillierten Bericht auf 96 Seiten beschrieben (Bailly et al. 1784; N. N. 1785, Teil 2; 1787).

Am 9. Mai 1784 nahmen die Kommissäre ihre Arbeit auf. Zunächst wurden sie von D´Eslon in die Grundsätze des Thierischen Magnetismus eingewiesen, zitiert wird im Bericht eine längere Passage aus Mesmers Buch von 1779 (Mesmer 1779/1781: 74) (Bailly et al. 1784/1787: 4–6). Danach wurden sie von ihm mit der praktischen Durchführung der Behandlung vertraut gemacht.

Zunächst nahmen sie als Beobachter zusammen und auch einzeln mehrmals an D´Eslons öffentlicher gruppentherapeutischer Behandlung in seiner Praxis mit der „Wanne" (Baquet) teil (genaue Beschreibung ebd.: 7–11). Mit einem „Elektrometer" sowie einer nicht magnetisierten Nadel konnten sie jedoch keine elektrische oder magnetische Ladung des Baquets feststellen (ebd.: 9). Sie beobachteten diverse Krisenzustände (Konvulsionen) der Patienten und urteilten: „Nicht ist wunderbarer, als diesem Schauspiele beizuwohnen" (ebd.: 11). Für die weitere Untersuchung entschieden sie, ein anderes Vorgehen zu wählen. da in diesem Rahmen „zu viele Gegenstände (der Untersuchung; Anm. v. Verf.) auf einmal" (ebd.: 12) vorlägen.

D´Eslon hatte bereits zu diesem Zeitpunkt der Untersuchung „ausdrücklich (erklärt; Erg. v. Verf.), daß er die Existenz dieses Magnetismus nur in den Wirkungen dieses Flüssigen (gemeint ist das Fluidum; Anm. v. Verf.) sehe" (Bailly et al. 1784/1787: 17).

Dieser Auffassung widersprachen die Kommissäre dezidiert. Aus der Behandlung könne man oft nur „ungewisse und betrügerische" Folgerungen ziehen (ebd.: 22) und zitierten Mesmer, der dem zugestimmt habe (ebd.), was allerdings dessen Meinung nur einseitig zitiert (s. u. Kritische Diskussion; Mesmer 1779/1781: 47 f.). Sie plädierten stattdessen für „Proben, welche der menschlichen Vernunft auffallen, und sie überführen, und die einzigen sind, die dem aufgeklärten Physiker Genüge leisten können" (ebd.). Hier zeigt sich ihr aufklärerisches Wissenschaftsverständnis, das dem von Kant (1790) entsprach (siehe kritische Diskussion).

Die Kommissäre unterzogen sich dann einem Selbstversuch am Baquet. Die Behandlung führte D´Eslon ohne Öffentlichkeit zunächst wöchentlich, dann an drei aufeinanderfolgenden Tagen durch. „Die Anwendung dauerte bis zu zweieinhalb Stunden" (ebd.: 23–28). Das Ergebnis war ernüchternd: „Allein keiner von den Kommissären empfand auch das geringste, was dem Magnetismus zugeschrieben wurde" (ebd.: 26). Einzelne erlebten leichte körperliche Symptome, die entweder krankheitsbedingt waren oder dem ausgeübten Druck auf dem Oberbauch zugeschrieben wurden.

Im Hause von Franklin in Passy wurden dann von D´Eslon insgesamt 14 Kranke behandelt, überwiegend am Baquet, aber auch in Einzeltherapie (ebd.: 28–38). Diese litten hierbei um vorwiegend an diverse somatischen (z. B. Schlagfuß; Z. n. Frakturen; Schmerzen; Obstipation), aber auch psychischen Erkrankungen („nervenkrank"). Unter den Patienten befanden sich auch Franklin, zwei Verwandte, sein Sekretär und ein amerikanischer Offizier. Neun Patienten verspürten keinerlei Effekt, fünf meinten, Wirkungen verspürt zu haben. Die genaue Analyse ergab aber, dass sich diese nicht schlüssig auf den Einfluss der Behandlung zurückführen ließen. Vermutet wurden, dass diese auf Einbildung basierten.

Zur Klärung dieser Frage wurden nun andere Experimente durchgeführt. Im Folgenden sollen drei genauer beschrieben werden, um das methodische Vorgehen der Kommission zu verdeutlichen:

Man entschied, dass Dr. Jumelin, der „Versuche beim Dekan der med. Fakultät gemacht" hatte, die Behandlungen durchführen sollte (ebd.: 39–44). Dieser war weder ein Schüler von Mesmer oder D´Eslon und vertrat eine eigene Theorie. In seiner Behandlungspraxis bestand aber kein Unterschied zu der D`Eslons oder Mesmers.

Acht Männer und zwei Frauen wurden von Jumelin magnetisiert, laut Bericht ohne irgendeine Reaktion. Eine Patientin zeigte schwache Reaktionen: Wärme an der Stirne, „Hitze am ganzen Leibe und zugleich Kopfweh", „leichte Reizbarkeit der Nerven". Man entschloss sich, diese Patientin näher zu untersuchen, um den Grad der Einbildung festzustellen. Ihr wurden die Augen verbunden und sie ohne ihr Wissen magnetisiert. Sie empfand jetzt „Hitze im Kopf, Schmerzen an beiden Augen und linkem Ohr", allerdings an Stellen, wo man Sie nicht magnetisiert hatte. Nach Entfernung der Augenbinde magnetisierte Jumelin sie erneut. Sie empfand jetzt eine Wärme in den magnetisierten Körperstellen. Dann verband man ihr erneut die Augen, der Arzt entfernte sich und man behauptete, sie werde magnetisiert. Sie empfand Hitze in Augen und Ohren, Rückgrat und Lenden. Abschließend erfolgte eine erneute Magnetisierung (Magen), dort und am Rücken stellte sich jedoch keine Empfindung ein, ihre Kopfschmerzen nahmen jedoch ab, ebenso ihre Hitze am Rückgrat und in den Lenden.

Dann folgte ein Experiment mit einem magnetisierten Baum (ebd.: 52–54).

D´Eslon wurde gebeten, einen besonders „reizbaren" (empfänglichen) Patienten auszusuchen. Er wählte einen 12-jährigen Jungen aus, den er zuvor behandelt hatte. Man suchte einen Baum aus, den er magnetisieren solle (Garten von Franklin in Passy). Der Junge wurde mit verbundenen Augen zu vier nicht magnetisierten Bäumen geführt, die er zwei Minuten umfassen sollte. Bei allen vier Bäumen zeigte er Reaktionen (Kopfweh), beim dritten war er sich sicher, er werde magnetisiert, bei vierten (24 Fuß vom magnetisierten entfernt) kam es zu einer schweren „Krise": Er „geriet außer sich, die Glieder starrten, daß man ihn zu einer Rasenbank tragen mußte".

In einem weiteren Experiment wurde D´Eslon ersucht, von seinen Kranken erneut zwei auszusuchen, die „bei der magnetischen Kurart am meisten reizbar sind" (ebd.: 55) (bei Franklin in Passy). Die erste Patientin hatte „ein Fell am Auge" (Pterygium, gutartiges Geschwulst des Bindegewebes; Anm. v. Verf.): Man verband ihr beide Augen und gab an, dass D´Eslon sie behandeln würde, tatsächlich tat man nur so. Nach drei Minuten geriert sie in schwere „Krise", „sie wurde starr, schlug die Hände ineinander, stampfte mit den Füßen auf die Erde", so dass sie im Nebenzimmer deutlich zu hören war (ebd.: 55 f.). Zu einem weiteren Versuch wurde diese Patientin nach Abklingen ihrer Krise in das Haus gebeten, wo sie nicht nur Lavoisier, sondern auch D´Eslon erwartete (ebd.: 57–59). Bereits im Warteraum geriet sie in eine neue Krise, nur in der Erwartung, dass D´Eslon komme. Man reichte ihr mehrere Schalen aus Porzellan, die alle nicht magnetisiert waren mit der Aussage, eine sei es. Bei der zweiten reagierte sie, bei der vierten fiel sie erneut in eine Krise. Sie wünschte daraufhin Wasser, D´Eslon reichte ihr dieses in einer magnetisierten Schale, aber sie reagierte nicht.

Die zweite Patientin B. litt an einer „Nervenkrankheit" (ebd.: 56). Man setzte sie an eine verschlossene Türe und machte sie glauben, dass D´Eslon sie aus dem angrenzenden Zimmer magnetisiere. Nach bereits einer Minute reagierte sie, nach drei Minuten kam es zum Vollbild einer „Krise": Schweres

Atmen, streckte beide Arme auf den Rücken, beugte den Körper vorwärts, Zittern am ganzen Körper, starkes, lautes Zähneklappern, biss sich stark in die Hände mit deutlichen Merkmalen (ebd.). In einem weiteren Versuch wurde eine bekannte Patientin, die bereits in Erwartung einer Behandlung eine Krise erlebt hatte in einen Raum geführt (ebd.: 65–68) Dieser war durch eine papierne Tür mit einem anliegenden Raum verbunden. Die Patientin nahm auf einem Stuhl Platz. Im Nebenraum führte ein ärztliches Kommissionsmitglied, der in der Ausübung des Verfahrens erfahren war, durch die Tür 30 Minuten eine Behandlung durch. Die Patientin, die davon nichts wusste, fühlte sich wohl und war zufrieden. In einer anschließenden realen Behandlung geriet sie wieder in eine Krise. Diese und weitere Versuche bestärkten die Kommissionsmitglieder, dass die „ Einbildung die eigentliche und wahre Ursache der dem Magnetismus zugeschriebenen Wirkungen ist“ (ebd.: 63).

Dass beide Patientinnen erklärten, dass ihre „Krise“ bei der öffentlichen Behandlung am Baquet deutlich ausgeprägter verlaufen sei (ebd.: 57), konnte als weiterer Beleg dafür aufgefasst werden, die öffentliche Behandlung am Baquet nicht zum Gegenstand der Untersuchung gemacht zu haben: “Nur die Teilnahme an der öffentlichen Behandlung hätte leicht eine Täuschung hervorbringen können“ (ebd.: 76). Die Kommissäre stellten zusammenfassend fest:

> „Das Berühren, die Einbildung, die Nachahmung: dieses sind also die wahren Urquellen jener Wirkungen, die man diesem neuen wirksamen Wesen beigelegt, das unter dem Namen thierischer Magnetismus bekannt ist“ (ebd.: 84).

Sie heben hervor, dass dieser, wenn auch ein „Hirngespinst [...] keineswegs eine Neuheit zu nennen“ sei und verweisen auf die Monographie des Arztes und Mitglieds der Akademie Michel Augustin Thouret (1749–1810) (1784) (ebd.). Als frühere Vertreter der Idee eines Fluidums führen sie Paracelsus, van Helmont und Kircher an (ebd.: 84, 86; siehe ausführlicher Kommissionsbericht 2), „deren Verdienst, Kenntnis und Genie uns heute noch ganz ehrwürdig bleibt“ (ebd.: 86). Zu diesem Urteil nahm D´Eslon am 19. Juni 1784 wie folgt Stellung:

> „Er glaube, man könne, als eine ausgemachte Sache annehmen, daß die Einbildung an den Wirkungen des thierischen Magnetismus den größten Anteil habe: Er fügte hinzu, daß dieses neue wirkende Wesen vielleicht nichts anderes, als die Einbildungskraft sei, deren Macht ebenso groß als wenig bekannt ist. Er versicherte, daß Er bey der Behandlung seiner Kranken mehr immerhin diese Kraft erfahren habe, und auf die nämliche Art mehrere derselben entweder geheilet worden, oder aber eine sehr große Erleichterung verspüret haben“ (ebd.: 87).

Die Kommissäre zitierten zudem D´Eslons Aussage aus dessen Monographie (Ders. 1780: 46 f.)

Abschließend erfolgte im Bericht eine Erörterung der Frage, ob der thierische Magnetismus in der Therapie Kranker nützlich sein kann im Sinne von Heilung oder Besserung (Bailly et al. 1784/1778: 89–92). Sie konzedierten, dass generell die Einbildung in der Medizin einen „großen Einfluss in deren Heilung" habe (ebd.: 89). Hierbei seien aber „sanfte und angenehme Mittel" gefragt. Die bei den Krisen beobachteten Erschütterungen seien „gewaltsame Mittel", deren Einsatz unverhältnismäßig und folgenreich sei. Von den „gefährlichen Erschütterungen" sollte man daher „in der Arzneykunst keinen anderen Gebrauch als vom Gifte" machen (ebd.: 90). Sehr bedenklich bzw. gefährlich seien die bei den öffentlichen Sitzungen am Baquet provozierten Krisen, die zu heftig seien, zudem sie täglich wiederholt würden und zu lange andauern. Den Patienten könnten auf diese Weise körperlicher Schaden zugeführt werden (z. B. solche mit Brusterkrankungen). Aufgrund der provozierten Wiederholung der Krisen bestünde zudem die Gefahr der Gewohnheitsbildung. Dieses Verfahren sei „ansteckend", könnte sich in „größeren Städten" verbreiten und gar „das Menschengeschlecht unglücklich machen", wenn sich die „Gewohnheit" auf die Kinder übertrage. Hinsichtlich der Nervenkrankheiten stellen sie fest:

> „So wie endlich diese Kunst umso schädlicher ist, als sie Nervenkrankheiten verschlimmert, indem sie die bey der gehabten Krisis sich ereigneten Zufälle in das Gedächtnis zurückführet, und selbe wohl gar in eine Gewohnheit ausarten lässt" (ebd.: 92).

Das Resümee der Kommission vom 11. August 1784 war eindeutig:

> „[...] so haben Sie über die Frage, ob der beschriebene thierische Magnetismus wirklich existiere, und auch nützlich sei, einhellig beschlossen und erkannt, das(s) die Existenz dieses Magnetismus durch nichts bewiesen werden kann; daß dieses Flüßßige, da es nicht existiret, auch folglich ohne Nutzen ist, und daß die heftigen Wirkungen, die man bei den öffentlichen Behandlungen bemerkt hat, bloß dem Berühren, der in Bewegung gesetzten Einbildungskraft und jener zur Natur gewordenen Nachahmung zuzuschreiben ist, die uns das was in unsere Sinnen fällt, zu wiederholen gleichsam annmahnet" (ebd.: 93).

Schließlich wurde darauf hingewiesen, dass die durch die Einbildungskraft hervorgerufenen Krisen wegen möglicher Nachahmung „schädlich seyn" können, und das „jede öffentliche Behandlung [...] traurige Folgen nach sich ziehen" könne (ebd.: 94).

Kommission 2: Die Königliche Gesellschaft der Ärzte

Dieser Kommission gehörten fünf Mitglieder an: Pierre Isaac Poissonnier (1720– 1798), Caille, Mauduy, Andry sowie der Arzt und Botaniker Antoine-Laurant de Jussieu (1748–1836). Ihren Bericht verfassten sie am 16. August 1784 (Poissonnier et.al 1784/1785). Dieser umfasste zwei Teile: Im ersten Teilprüften auch sie Mesmers Theorie des Animalischen Magnetismus, im zweiten untersuchten sie „dessen Anwendung bey der Behandlung von Krankheiten" (ebd.: 144). Wie in Kommission 1 stand Ihnen D´Eslon als Magnetiseur zur Verfügung. Die Methodik beschrieben sie wie folgt (ebd.: 143 ff.): Zunächst ließen sich die Kommissäre von D´Eslon in der Theorie und Praxis des thierischen Magnetismus unterweisen und sie beobachteten deren Wirkung auf Kranke durch D´Eslon in dessen Praxis. Schließlich trafen sie sich „mehrmals", um selbst Kranke zu behandeln und deren Wirkungen zu beobachten.

Die Autoren verweisen – wie bereits die Kommission 1 – mehrfach darauf, dass Mesmers Behauptung eines Fluidums keineswegs neu sei und zitieren ebenfalls die Monographie von Thouret (Ders. 1784). Als Vorläufertheorien führen sie die von Paracelsus (1493/1494–1541), Rudolf Goclenius der Jüngere (1572–1621), John Baptista van Helmont (1580–1644), Athanasius Kircher (1602–1680), William Maxwell (1676–1787) und Ferdinand Santanelli (vgl. Benz 1977: 11–17) an. Es habe sich aber immer um eine „Hypothese" gehandelt, schließlich habe man es aber aufgegeben, hieraus eine Therapie abzuleiten (Poissonnier et al. 1784/1785: 148, 176 ff.). Auch D´Eslon hätte keine Beweise für ein Fluidum vorbringen können. Zudem sei dessen Behauptung, man könne aus den Wirkungen des Magnetismus auf die Existenz eines Fluidums schließen, nicht statthaft.

Es folgt dann die detaillierte Beschreibung der Behandlung am Baquet („Behälter") (ebd.: 158–163). Die Kommissäre finden dort ebenfalls keinen Nachweis eines „Flüssigen".

Sie stellten daraufhin einige eigene Versuche an: Zunächst behandelten sie eine junge Frau „von Natur sehr empfindlich, sehr reizbar" und eine ältere,

„die sich in einem kränklichen Zustand befand“ (ebd.: 152). Zunächst reagierten diese erwartungsgemäß auf die Interventionen. Als man aber ihre Augen verband, spürten sie körperliche Sensationen an Stellen, auf die mit Handgriffen nicht gezielt worden war. In einem weiteren Experiment hörten sie mit allen Handgriffen auf, die beiden aber glaubten, dass sie weiter magnetisiert würden, und verspürten in verschiedenen Körperteilen Empfindungen (ebd.: 153). Diese Versuche setzten die Kommissäre „verschiedene mal wiederholt, und bey verschiedenen gesunden und kranken Personen“ fort mit dem gleichen Resultat (ebd.: 158). Schließlich behandelten sie eine Frau, die bei Ablenkung „nicht die geringste Empfindung“ verspürte (ebd.) und ein sechszehnjähriges Mädchen mit Fallsucht, der ihrer Verstandeskräfte beraubt, bei der Behandlung nicht das Geringste empfand, obwohl behauptet wurde, dass durch den Magnetismus die Fallsucht wieder auftreten würde (ebd.: 155).

Die Kommissäre erörterten andere Ursachen für die beobachteten Wirkungen. Sie führen jetzt den durch den Magnetiseur am Oberbauch oder der Herzgegend der Patienten „anhaltende(n) Druck mit den Händen, die durch diesen Druck hervorgebrachte Wärme und der durch das Reiben erregte Reiz“ an (ebd.: 164, 191). Eine Erregung der „sympathetischen Nerven“ sei somit „die unmittelbare und bestimmende Ursache“ der zahlreichen Erscheinungen (ebd.: 165).

Als „hinzukommende und vorherbestimmte Ursachen“ werden die „empfindliche und reizbare Leibesbeschaffenheit, die Selbstbeschäftigung, Tiefsinn und Unruhe“ der Patienten genannt (ebd.: 167). Viel wichtiger sei aber „der Anblick anderen Personen, welche schon in Zuckungen verfallen sind“ (ebd.: 168).

Die Kommissäre verwarfen zudem die Hypothese, dass der Magnetismus ein Allheilmittel sei, da es angeblich die einzige Ursache aller Krankheiten bekämpfe (ebd.: 178).

Ausführlich wurden die gesundheitlichen Gefahren des Magnetismus erörtert. Die durch Reizung an den „empfindlichsten und reizbarsten Oberflächen des Körpers“ (ebd.: 191) evozierten „Entscheidungen“ („Krisen“) mit Unruhe, Zuckungen, Erbrechen, Auslehrungen, die zudem anhaltend „zuweilen für einige Stunden“ und wiederholt, manchmal zweimal am Tage auftreten, würden eine „Unordnung in allen organischen Verrichtungen“ zur Folge haben, so dass die Gefahr bestehe, dass diese Zustände zur Gewohnheit würden. Die Autoren sind sich sicher, dass dies schwerwiegende gesundheitliche Folgen haben könnte. So behaupteten sogar, dass hierdurch Krebserkrankungen „ausgelöst oder verstärkt werden“ (ebd.: 194 f.), es könne zu Blutspucken, neuen „Anfällen“, „Vermehrung von Geschwüren“ sowie Gebärmuttererkrankungen kommen (ebd.: 195).

Was die Wirksamkeit des Magnetismus angeht, teilen sie aufgrund ihrer Beobachtungen an Kranken, die D´Eslon am Baquet behandelt hat, mit (ebd.: 198–201): In der ersten Klasse befanden sich Patienten, „deren Krankheiten offenbar waren, und eine bestimmte Ursache hatten“ (vermutlich organisch Kranke). Deren Behandlung wurde über vier Monate beobachtet, einige waren bereits länger als für ein Jahr „in Kur“. Man sah bei keinem eine Besserung oder Heilung. Die Versicherung von D´Eslon von früheren Heilungen akzeptierten die Kommissäre nicht und verwiesen auf mögliche Spontanheilungen. Die zweite Gruppe umfasste Kranke, „deren leichte Uebel in unbestimmten Zufällen, ohne eine bestimmte Ursache bestanden“. Hier gab es „Verschiedene, welche uns versichert haben, daß sie sich besser befinden, daß sie mehr Esslust hätten, daß sie besser verdauten“. Diese hatten aber keine „Krise“ durchlebt, die bei dieser Behandlung als wesentlich für einen Behandlungserfolg angesehen wurde. Den Behandlungserfolg schoben die Kommissäre dem Fehlen der Belastungen einer durchgemachten Krise, der Hoffnung auf Besserung, der Bewegung und dem Absetzen von möglicherweise schädlichen Medikamente zurück.

Die dritte Gruppe bestand aus den „Trübsinnigen“. Hier fehlen Angaben zu möglichen Besserungen oder Heilungen. Es wird stattdessen vermerkt, dass es „leicht sei, sie zu betrüben, sie zu trösten, auf einige Zeit ihre Schmerzen aufzuheben, sie zu beschäftigen, sie zu zerstreuen, und endlich, wie wenig man auf ihre Zeugnisse, auf ihre Heilung, und auf den glücklichen Erfolg rechnen kann, den man in ihren Krankheiten erhält“ (ebd.: 201).

Das Kommissionsmitglied Antoine-Laurent Jussieu verfasste ein Minderheitenvotum (De Jussieu 1784/1825; Wolters 1988: 128). Er vermied die schroffe Ablehnung des AM. Das wissenschaftliche Rationale sowie die Methodik der Kommission stellte er aber nicht in Frage. Die Theorie des AM könne er derzeit nicht anerkennen, „solange sie nicht weiterentwickelt und durch ernsthafte Beweise untermauert sei“ (ebd.: zit. n. Thullier 1988/1990: 336). Als mögliche Alternativerklärung bot er an, dass die beim Mesmerismus nachgewiesenen Effekte auf die durch die Berührungen der Patienten erzeugte Wärme zurückzuführen seien („Wärmetheorie“). Diese Theorie galt aber bereits als wissenschaftlich überholt.

Bemerkenswert ist, dass Jussieu den Abschlussbericht nicht unterschrieb. Er ließ sein Gutachten dann auf eigene Kosten publizieren, hinzu kam noch mindestens ein Raubdruck. Dieses fand jedoch keine Beachtung. Offensichtlich war die Kommission bemüht, nach außen ein einstimmiges Votum abzugeben, um somit möglichen Kritikern zu begegnen.

Der politische Kontext und der Geheimbericht

Bereits 1780 geriet der Mesmerismus wegen seines negativen „Einflusses auf die Sittlichkeit" ins Visier des Polizeipräfekten von Paris, Jean-Charles-Pierre Lenoir (1732–1807) (Lenoir, zit. v. Darnton 1968/1983: 79 f., 156) und wurde so zu einem Politikum an höchster Stelle. In seinen Erinnerungen notierte er, es habe einige Berichte gegeben, dass „in den Versammlungen der Mesmeristen aufrührerische Reden gegen die Religion und die Regierung gehalten" würden. Zunächst wurde aber nichts unternommen. Später schlug „einer der Minister des Königs sogar vor, Mesmer als Ausländer des Königreichs zu verweisen", andere lehnten dies aber ab. Schließlich wurde die Angelegenheit der Staatsanwaltschaft übergeben, die jedoch nichts unternahm, da man eine Ablehnung durch das Parlament befürchtete, wo die Anhänger Mesmers stark vertreten waren.

Für eine kritische Beobachtung Mesmers hinsichtlich seiner politischen Position gab es durchaus Anlässe. Er war Freimaurer und bekannte sich somit zu deren libertären Idealen. Seine antimonarchische Einstellung wurde überdeutlich in seinem veröffentlichten Brief vom 29. März 1781 an Königin Marie-Antoinette (1755–1793), in dem er deren finanziell großzügiges Angebot zum Verbleib in Paris u. a. mit folgender Feststellung ablehnte:

> „denn ich weiß, daß es zahlreiche Umstände gibt, wo die Könige die Meinung ihres Volkes lenken müssen, es jedoch viel häufiger vorkommt, dass die die öffentliche Meinung die der Könige überstimmt" (zit. v. Thullier 1988/1990: 293–301).

Mesmers Ablehnung durch die etablierte Medizin und Wissenschaft machte ihn zudem zum Verbündeten der akademischen Außenseiter, die die herrschende Elite zunehmend als korrupt empfanden.

Die politische Relevanz der Kommissionsberichte und die mögliche Einflussnahme auf das Ergebnis wird durch die Anwesenheit von Lenoir an der Eröffnungssitzung am 9. Mai 1784 überdeutlich, was sogar im veröffentlichen Kommissionsbericht 1 erwähnt wird (Bailly et al. 1784/1787: 6), wovon man bisher aber keine Notiz nahm.

Zudem legte die Kommission 1 ihrem Gutachten einen Geheimbericht bei (auszugsweise zit. in Thullier 1988/1990: 334–336). In diesem ist zu lesen, dass Lenoir bei der ersten Sitzung D´Eslon fragte, „ob eine Frau, die magnetisiert wurde und eine Krise durchlebt, nicht leicht mißbraucht werden kann?", was dieser bejahte. Ausführlich wird dann das therapeutische Procedere des AM beschrieben, vor allem aber die Gefährdung der guten Sitten, insbesondere für die Frauen, hervorgehoben. Wenn magnetisierende Männer die Frauen „an Brust, Leib und Ovarien" berührten, entstehe eine „gegenseitige geschlechtliche Anziehung". „Sind starke Frauen dieser ausgesetzt, entfernen sie sich, die schwachen riskieren, ihre Moral und Gesundheit einzubüßen" (ebd.: 335 f.). Der AM stelle somit eine Gefährdung der Moral und der guten Sitten dar.

Kritisiert wurde zudem die lange Dauer der „Kuren" von 18 Monaten bis zu zwei Jahren sowie die hohen Gebühren für die Patienten. So verlangte Mesmer für seine Behandlung eine stattliche monatliche Gebühr von 10 Louisdor (Thuillier 1988/1990: 307 u. 308), D´Eslon lediglich 5 Louisdor (ebd.: 309).

Die politische Beeinflussung der Kommissäre wird in einer bisher wenig beachteten Rede Baillys vor der Akademie am 5. September 1784 offensichtlich, in der dieser feststellte:

> „Wenn aber ein solcher Irrthum aus dem Gebiete der Wissenschaften herauskommt, und unter dem gemeinen Haufen (multitude) sich verbreitet, um die Gesinnungen zu theilen, und aufrührerisch zu machen, wenn er Kranken ein betrügerisches Heilmittel darbietet, und sie abhält, andere Mittel zu suchen, [...], so findet eine gute Regierung ihren Nutzen darin, ihn auszurotten. [...] Die Bevollmächtigten haben sich eifrigst bemüht, die Absichten der Verwaltung (administration) zu erfüllen und ihrer Wahl Ehre zu machen" (Bailly 1784/1785: 8 f.).

Die beiden Berichte wurden von der königlichen Druckerei in einer Auflage von 20.000 Exemplaren gedruckt und zu einem beachtlichen Erfolg im Buchhandel. Das Werk wurde in England, Holland, Italien, Österreich (1785) und Deutschland (Jena 1787) gelesen und kommentiert (Thullier 1988/1990: 336), blieb aber ohne Konsequenzen hinsichtlich eines Verbots des AM oder anderer Restriktionen. Von der Medizinischen Fakultät Paris erging zwar eine Anweisung an ihre Mitglieder, dass diese sich weder durch schriftliche Äußerungen noch durch ihre Therapiepraxis als Anhänger des animalischen Magnetismus erklären sollten. Diese Drohung fand jedoch keine Beachtung, was die Autorität dieser Institution nachhaltig beschädigt haben dürfte.

Mesmers Ruf schien nach diesem Votum vollkommen ruiniert. Man befürchtete sicher ernsthafte Sanktionen bis zu dessen Verhaftung („lettre de cache"), Mesmer überlegte sogar, nach England zu fliehen. Aber die politische Stimmung hatte sich gedreht. Die Verteidigung des Mesmerismus wurde für ihre Anhänger jetzt endgültig auch ein Instrument, die herrschende Ordnung in Frage zu stellen. Mesmers Schüler und enger Vertrauter Nicolas Bergasse (1750–1832) richtete ein Gesuch an das französische Parlament zum Schutz Mesmers und begründete dies damit, es gingen um nichts weniger als „um die Zerschlagung jener unseligen Wissenschaft, des ältesten Aberglaubens im ganzen Universum, jener tyrannischen Medizin, welche den Menschen schon in der Wiege anfällt und ihn wie ein religiöses Vorurteil erdrückt" (Bergasse, zit. n. Darnton 1988/1990: 79). Tatsächlich stellte das Parlament Mesmer am 6. September 1784 unter seinen Schutz (Thuillier 1988/1990: 337 f.).

Einige prominente Anhänger Mesmers wie Bergasse wurden – wie Lenoir befürchtet hatte – Wegbereiter der französischen Revolution (Darnton 1968/1983: 51–94): „Fast alle gegen die Staatsverwaltung gerichteten Schriften in den Jahren 1787/88" stammten von ihnen (ebd.: 76).

Kritische Diskussion

In Anbetracht dieser politischen Einflussnahme stellt sich die Frage, ob unter diesen Umständen eine ergebnisoffene und wertfreie Prüfung des AM überhaupt möglich war. In Bezug auf die Prüfung der Existenz eines Fluidums kann dies aufgrund der zahlreichen Experimente zweifellos bestätigt werden, dies gilt aber nicht für die negative Beurteilung des medizinischen Nutzens des AM.

Durch verschiedene, ausgeklügelte, sorgfältig, zum Teil mit zeitlichen Messungen durchgeführte Experimente konnte zweifelsfrei kein empirischer Nachweis für das behauptete Fluidum gefunden werden. Stattdessen wurden andere Wirkfaktoren identifiziert. Dieser wesentliche Teil des Berichts ist medizingeschichtlich bedeutsam, da es hier um eine erste einfach-verblindete, empirische Studie zur Prüfung eines medizinischen Heilverfahrens der Neuzeit handelte. Die Kommission 2 schloss sich der Auffassung von Kommission 1 an. Diese Experimente entsprachen ganz dem Geist der Aufklärung. Immanuel Kant (1724–1804), der sich bereits 1780 deutlich gegen den Mesmerismus positioniert hatte, schrieb:

> „Wider diesen Unfug ist nun nichts weiter zu tun, als den animalischen Magnetiseur zu magnetisiren und desorganisiren zu lassen, so lange es ihm und anderen leichtgläubigen gefällt“ (Kant 1790; Brief an Ludwig Ernst Borowski, zit. n. Wolters 1988: 135).

Stattdessen forderte er dessen Überprüfung mit den Methoden der empirischen Wissenschaft: Man solle den Mut haben, sich des eigenen Verstandes zu bedienen. Es komme darauf an,

> „für sich den einzigen Weg der Naturforschung, durch Experiment und Beobachtung, die die Eigenschaften des Objekts äußeren Sinnen kenntlich werden lassen, ferner zu befolgen. Weitläufige Widerlegung ist hier wider die Würde der Vernunft und richtet nichts aus; [...] wie denn auch dergleichen Ereignisse in der moralischen Welt nur eine kurze Zeit dauern, um anderen Torheiten Platz zu machen“ (ebd.).

Deutlich werden im Bericht mehrere gewichtige Irrtümer und Probleme von Mesmers Wissenschaftsauffassung (Wolters 1988). Der erste gravierende Irrtum bestand darin, dass Mesmer bei seiner Fluidum-Theorie nicht von einer Hypothese ausging, die man durch Naturbeobachtungen erst prüfen müsse, stattdessen behauptete er: “Ich war der einzige Besitzer einer dem menschlichen Geschlecht unschätzbaren Wahrheit“, die man nur anerkennen bzw. an die man glauben müsse (Mesmer 1779/81, zit. n. Florey 1995: 99). Glaube ersetzte hier Wissenschaft. Er ahnte zwar, dass man mit Methoden der empirischen Methoden nicht in der Lage sein werde, seine Theorie zu beweisen, so schrieb er 1779:

> „[...] so begreiff ich doch sehr leicht, daß nach denen einmal angenommenen Grundsätzen und Känntnissen, mein System, beym ersten Anblick ebenso sehr einem Traum als der Wahrheit ähnlich scheinen werde“ (Mesmer 1779/1781: 55).

Dennoch hielt er unberirrt hielt an seiner „Wahrheit“ fest.
Das zweite Irrtum Mesmers war seine Überzeugung, aus der Wirksamkeit des AM auf die Existenz des behaupteten Fluidums schließen zu können:

> „Ich fühlte wirklich selbst (in Paris 1778; Anm. v. Verf.), die Schwierigkeit, dass Daseyn eines Principiums zu beweisen, von dem man noch gar keinen Begriff hatte, und willigte, in dieser Rücksicht, in die Forderung, die Wahrheit und den Nutzen meiner Theorie, durch die Cur einiger schweren Krankheiten, zu beweisen“ (Mesmer 1779/1781: 47 f.).

Hier beging Mesmer einen zweiten folgenschweren logischen Irrtum: Die Wirksamkeit/Nichtwirksamkeit einer medizinischen Therapie erlaubt keinen Rückschluss auf das behauptete Wirkprinzip. Wie oben gezeigt wurde, hat sich die Kommission 1 auch nicht auf diesen Trugschluss und die von D´Eslon im Bericht zitierte Argumentation eingelassen und Mesmers Theorie und therapeutische Praxis klar voneinander getrennt.

Die von beiden Kommissionen beschriebenen Wirkmechanismen begründeten, dass der AM somit kein Heilverfahren sein könne. Aber ist dieses Urteil zutreffend? Unstreitig ist, dass Mesmers feste Überzeugung, durch seine Person selbst Heilkräfte zu entfalten, seine charismatische Persönlichkeit und sein therapeutisches Handeln entscheidend zur Wirksamkeit des AM beitrugen. Hier wird das auch in der heutigen Medizin wie der Psychotherapie bedeutsame Problem der „unspezifischen Wirkfaktoren" bzw. desPlacebo-Effekts aufgeworfen. D´Eslon argumentierte gegen das Urteil der Kommission wie folgt und gab zu bedenken:

> „Wenn denn aber auch Herr Mesmers ganzes Geheimnis darinnen bestünde, die Einbildungskraft mächtig auf unsere Gesundheit wirken zu lassen, wär es denn nicht immer ein unvergleichlicher Vortheil? Dann wenn diese Arzneimittel der Einbildungskraft die besten wären, warum sollten wir uns nicht derselben bedienen?" (D´Eslon 1780/1781: 40).

In der aktuellen Diskussion um eine evidenzbasierte Medizin findet sich ein Parallelfall, es ist die Debatte um die Homöopathie Samuel Hahnemanns (1755–1843) (Schmacke 2015), der im Übrigen den Mesmerismus als „einem wunderbaren, unschätzbaren, dem Menschen verliehenen Gottesgeschenk" bejahte (Hahnemann 1842/1978: § 288, 167 f.).

D´Eslon wies auf einen weiteren Diskussionspunkt hin. Eine medizinische Therapie kann durchaus erfolgreich und anerkannt sein, ohne dass eine hinreichende Kenntnis hinsichtlich ihres Wirkmechanismus besteht:

> „Es ist bekannt, daß Manna und Rhabarber abführen, ungeachtet weder meine Kollegen noch ich wissen, nach was für mechanischen Gesetzen sie abführen. Thatsachen und Erfahrungen sind hier unsere eigenen Führer. Ebenso geht's mit dem thierischen Magnetismus. Ich weiß nicht wie, aber ich weiß, daß er wirkt" (D´Eslon 1780/1781: 103 f.).

Dies gilt auch für nicht wenige der heutigen Therapien. So sind beispielsweise die Wirkmechanismen der Psychotherapie wie der Psychopharmakotherapie nicht vollständig aufgeklärt.

Was die Beurteilung der Wirksamkeit und möglicher Nebenwirkungen des AM betrifft, sind beide Kommissionsberichte methodisch völlig unzulänglich, da keine ausreichenden empirischen Befunde erhoben wurden. So findet sich in keinem Bericht eine Aufzählung von Patienten mit Diagnosen, Therapiedauer und Einschätzung der Wirksamkeit. Beide Kommissionen nehmen zudem die französische Literatur zu diversen positiven Behandlungsverläufen des AM nicht zur Kenntnis (Mesmer 1779/1781: 13–23; D´Eslon 1780: 34–74). Besonders der Kommissionsbericht 2 ist durchgehend von Vermutungen, Annahmen und Behauptungen durchzogen.

Dabei sind die unbestreitbaren Heilerfolge des Mesmerismus in der Behandlung psychisch Kranker hervorzuheben, insbesondere im Vergleich zu den seinerzeitigen schmerzhaften wie erfolglosen Prozeduren wie Aderlässe, Klystiere, diverse Arzneien zur Beruhigung oder Erregung, „Ausleerung" und Obstipation etc. sowie der Einsatz von Elektrisiermaschinen, Quecksilber. Diese erklärt u. a., warum sich der AM über nahezu 60 Jahre etablieren konnte (Schneider 1824).

Obwohl die therapeutisch evozierten Krisen für die Patienten durchaus belastend waren (siehe Bericht Seyfert 1812: 34–39), sind seine vergleichsweisen geringen Nebenwirkungen hervorzuheben: D´Eslon stellte hierzu zu Recht fest: "Kein Mensch lästert über die Ärzte, dass sie Quecksilber gebrauchen und doch verursacht vielleicht eben diß Quecksilber mehr Übel, als es zerstört" (Deslon 1780/1781: 104). Mesmers prominenter Patient Peter von Osterwald (1718–1778) bestätigte dies:

> „Das beßte an dieser Kur ist, daß sie auf die Patienten nicht gewaltsam, sondern ohne Schmerzen und Widerwillen wirket, so bey andern Medicinern etwas wunderseltenes ist, und daß sie, wenn sie nichts hilft, doch auch nichts verderbet, welches bey den ordentlichen Medicamenten, wenn sie nicht mit der äußersten Vorsicht gewählt werden, sehr oft geschieht" (Osterwald 1776/1787: 169).

Stattdessen werden in beiden Berichten eindringlich die Gefahren für die körperliche und seelische Gesundheit der Patienten, die Sittlichkeit insbesondere bei Frauen wie die öffentliche Ordnung beschworen. In diesem Teil zeigt sich überdeutlich eine politisch motivierte Ablehnung des AM durch beide Kommissionen.

Unabhängig von den Kommissionsberichten wird Mesmers Wissenschaftsfeindlichkeit in seinen narzisstischen Größenideen sowie Allmachtsfantasien deutlich, die sich durchgehend in seinen Publikationen nachweisen lassen (Florey 1995: 75, 81, 145, 147). Seine sehr umfangreichen Textkonvolute sind charakterisiert durch fehlende Präzision, Klarheit und Stringenz. Es finden sich zahlreiche unklare Begriffsdefinitionen (z. B. zum Fluidum), unzählige inhaltliche Wiederholungen, weitschweifige Ausführungen und stereotype Klagen über seine Ablehnung. Sein therapeutisches Procedere wie auch die Therapieverläufe werden nirgends eindeutig beschrieben. So in Theorie und Praxis des AM vieles geheimnisvoll und der Phantasie überlassen.

Zu einer Glaubenslehre wie Ideologiebildung gehört auch, dass Mesmer konsequent eine Strategie der Kritikimmunisierung verfolgte. Kritikern warf er immer wieder stereotyp Unwilligkeit, Uneinsichtigkeit oder Unfähigkeit vor. Abweichler wie D´Eslon wurden als Häretiker aus der Gemeinschaft ausgeschlossen. Seine 1784 gegründete „Gesellschaft der Harmonie" trug erkennbar sektenhafte Züge. Dies zeigte sich im Aufnahmeritual in Anlehnung an die Freimaurer, an dem geschlossenen Zirkel der Anhänger sowie deren Schweigepflicht nach außen (Thuillier 1988/1990: 312–316, 340). Ein vergleichbares Vorgehen findet sich auch in späteren Psychotherapie-Schulen (z. B. Freuds Mittwochsgesellschaft).

Dies alles begünstigte die spätere Entwicklung des AM in Richtung spiritueller Sekten (Mental Healing in den USA), die bereits 1784 von Mesmers Schüler Armand Marie Jacques de Chastenet de Puységur (1751–1825) mit seinem Grundsatz, das Wirkprinzip des AM bestehe ausschließlich aus „Glauben und Wollen, eingeleitet wurde (Benz 1977: 34–42). Mesmers Wissenschaftsverständnis macht schließlich auch auf ein anderes Problem aufmerksam: Er war felsenfest davon überzeugt, ein „Naturheilverfahren" entdeckt zu haben. Aber war es nicht eher – nach heutigen Verständnis – ein psychologisches Verfahren? Unterlief ihm hier – ähnlich wie später Freud – nicht auch ein „szientistisches Selbstmißverständnis", da auch „Freud in der Tat eine neue Humanwissenschaft begründet, aber in ihr eine Naturwissenschaft gesehen hat" (Habermas (1968/1975: 301). Oder war Mesmer gar ein Vorläufer einer modernen Auffassung von Psychotherapie, die ihre Wirksamkeit durch gezielte Änderungen eines gestörten Nervensystems erklärt? (Kandel 2006).

Resümee

Trotz der überzeugenden Widerlegung der Fluidum-Theorie widerstand der AM den Prinzipien einer rationalen Wissenschaft und überlebte. Dies hat im Wesentlichen damit zu tun, dass der therapeutische Verfahren des AM für viele Patienten mit Nervenerkrankungen in einer Zeit des therapeutischen Nihilismus hilfreich war. In der Romantik erfuhr er sogar eine ungeahnte Blüte (Boerner 2025). Dies war nur möglich, weil Mesmers Weltanschauung auf eine breite ideelle und kulturelle Zustimmung traf. Hierdurch wurden die zahlreichen Probleme eines Heilsverfahrens überdeckt (z. B. Allheilmittel, Therapiedauer, Anwendung durch Nicht-Ärzte), andererseits erschien dieses in Zeiten eines therapeutischen Nihilismus, insbesondere bei Nervenkranken, eine probate Alternative. Für den Erfolg des AM könnte die von Mesmer betonte Bedeutung der therapeutischen Beziehung zwischen Arzt und Patient wohl ein entscheidender Faktor gewesen sein, was in der Romantik auch besonders betont wurde. Das Abdriften des AM nach Ende der Romantik in die Esoterik und den Spiritismus war jedoch – theoretisch angelegt – unvermeidbar und führte schließlich zu seinem Ende.

An den Kommissionsberichten lassen sich einige auch heute relevante Problem zum Wissenschaftsverständnis, zur Wirkungsweise, Evidenz wie kulturell-gesellschaftlichen Akzeptanz von Medizin und Psychotherapie exemplifizieren. Jenseits wissenschaftsimmanenter Debatten wurde auch die Bedeutung politischer wie kultureller Einflüsse für die Akzeptanz eines medizinisches Heilverfahrens deutlich. In diesem Sinne stellt der Mesmerismus eine Aufforderung dar, medizinische und therapeutische Theorien und Praktiken im Sinne der Aufklärung empirisch zu prüfen und sich den Irrtümern möglicher Fehleinschätzungen bewusst zu werden.

Literaturverzeichnis

Bailly, Jean-Sylvain (1784) Erzählung der zur Untersuchung des thierischen Magnetismus angestellten Versuche. Vorgelesen in der Akademie der Wissenschaften am 4. September 1784. In: N. N. (1785) Bericht der von dem Könige von Frankreich ernannten Bevollmächtigten zur Untersuchung des thierischen Magnetismus. Aus dem Französischen übersetzt. Richtersche Buchhandlung, Altenburg. Teil 1, S. 1–21.

Bailly, Jean-Sylvain; de Bory, Gabriel; Franklin, Benjamin; Le Roy, Jean-Baptiste; de Lavoisier, Antoine-Laurant; Guillotin, Joseph-Ignace; Majoult, Michel Joseph Sallin; D´arcet Jean (1784) Rapport des commissaires chargés par le Roi de l'examen du magnétisme animal, imprimé par ordre du Roi. Imprimerie Royale, Paris. Deutsch: N. N. (1785) Teil 2: Bericht der von dem Könige ernannten Bevollmächtigten zur Untersuchung des thierischen Magnetismus. S. 23–129. Deutsch: (1787) Merkwürdiger Bericht der vom Könige in Frankreich zur Untersuchung des (vom Herrn Meßmer angeblich entdeckten) thierischen Magnetismus abgeordneten Kommissäre. Leipzig, Haug.

Benz, Ernst (1976) Franz Anton Mesmer (1734–1815) und seine Ausstrahlung in Europa und Amerika. Abhandlung der Marburger Gelehrten Gesellschaft 1974 (=Nr. 2). Fink, München.

Benz, Ernst (1977) Franz Anton Mesmer und die philosophischen Grundlagen des animalischen Magnetismus. Akademie der Wissenschaften und der Literatur. Abhandlung der Geistes- und sozialwissenschaftlichen Klasse (=Nr. 4). Franz Steiner, Mainz/Wiesbaden, S. 3–47.

Boerner, Reinhard Joachim (2016) Franz Anton Mesmer (1734–1815) als Pionier der Psychotherapie – Gedanken zum 200. Todestag. Nervenheilkunde 5: 324–328.

Boerner, Reinhard Joachim (2017) Der „Mesmerismus" als erste internationale Psychotherapiebewegung der Neuzeit. In: Karenberg, Axel; Armbruster, Jürgen (Hrsg.) Schriftenreihe der Deutschen Gesellschaft für Geschichte der Nervenheilkunde (=Bd. 23). Königshausen & Neumann, Würzburg, S. 257–282.

Boerner, Reinhard Joachim (2025) Franz Anton Mesmers (1734–1815) „magnetische Kur". Ein neues umstrittenes Heilverfahren zwischen Aufklärung und Romantik im Widerstreit zwischen Theorie und Empirie. In: Sell, Anette (Hrsg.) Krankheit um 1800. Philosophische, medizinische und psychologische Krankheitskonzepte im Kontext des Verhältnisses von Körper und Geist. Medizin und Philosophie (=Bd. 19; MPh 19). Frommann-Holzboog, Stuttgart-Bad Cannstatt (im Druck).

Darnton, Robert (1968/1983) Der Mesmerismus und das Ende der Aufklärung in Frankreich. Carl Hanser, München/Wien.

D`Eslon, Charles-Nicolas (1780) Observations sur Le Magnetisme Animal. Didot/Saugrain/Cloosier, Londres et Paris. Deutsch: (1781) Beobachtungen über den thierischen Magnetismus. Aus dem Französischen übersetzt.

Michael Macklot, Markgräflicher Bad. Hofbuchhändler und Buchdrucker, Carlsruhe.
De Jussieu, Antoine-Laurant (1784/1826) Rapport de l´un des commissairs charge´s par le Roi de l´examen du magne´tisme animal. In: Bertrand, Alexandre (Hrsg.) (1826) Du magne´tisme animal en France et des jugements qu´en ont porte´s les socie´te´s savantes, J. B. Baillier. Paris, S. 151–206.
Florey, Ernst (1995) Ars Magnetica. Franz Anton Mesmer 1734–1815. Magier von Bodensee. Universitätsverlag Konstanz, Konstanz.
Habermas, Jürgen (1968/1975) Erkenntnis und Interesse (= 3. Aufl.). Suhrkamp, Frankfurt/Main.
Kandel, Eric (2006) Psychiatrie, Psychoanalyse und die Biologie des Geistes. Suhrkamp, Frankfurt/M.
Kant, Immanuel (1790) Brief an Ludwig Ernst Borowski. In: Schöndörffer, Otto (Hrsg.) (1972) Immanuel Kant. Briefwechsel. Meiners, Hamburg, S. 446.
Hahnemann, Samuel (1842/1978) Organon der Heilkunst. „Aude Sapere" (= 2. Aufl.). Karl F. Haug, Heidelberg.
Lenoir, Jean-Charles-Pierre (o. J.) Handschriftliche Erinnerungen. Bibliotheque municipale. Orleans, ms 1421. Zit. nach Darnton, Robert (1968/1983) S. 79–80, 156.
Osterwald, Peter v. (1776) Schreiben an G. F. Brander in Augsburg In: Reuss, Christian Friedrich; Müller, Christian Heinrich (Hrsg.) (1778) Sammlung der neusten gedruckten und geschriebenen Nachrichten von Magnet-Curen vorzüglich der Mesmerischen. Christian Gottlob Hilschern, Leipzig, S. 150–171.
Mesmer, Franz Anton (1766) Dissertatio physico-medica de Planetarum Influxu. Ghelenaianus, Wien.
Mesmer, Franz Anton (1775) Schreiben über die Magnetkur von Herrn A. Mesmer, Doktor der Arzneygelährtheit, an einen auswärtigen Arzt. Joseph Kurzböck, Wien. In: Reuss, Christian Friedrich; Müller, Christian Heinrich (Hrsg.) (1778) Sammlung der neusten gedruckten und geschriebenen Nachrichten von Magnet-Curen vorzüglich der Mesmerischen. Christian Gottlob Hilschern, Leipzig.
Mesmer, Franz Anton (1779/1781) Abhandlung über die Entdeckung des thierischen Magnetismus. Aus dem Französischen übersetzt. Original 1779. Dt. Übersetzung Macklot, Karlsruhe. Unveränderter Abdruck. Edition Discord, Tübingen.
Mesmer, Franz Anton (1781/1783) Kurze Geschichte des thierischen Magnetismus bis April 1781. Aus dem Französischen übersetzt. Original 1781.

Gedruckt bey Michael Macklot, Markgräfl. Bad. Hofbuchhändler und Hofbuchdrucker, Carlsruhe.

Mesmer, Franz Anton (1814) Mesmerismus oder System der Wechselwirkungen als allgemeine Heilkunde zur Erhaltung des Menschen. Wolfart, Karl Christian (Hrsg.) Nikolaische Buchhandlung, Berlin.

Poissonnier, Pierre Isaac; Caille; Mauduy; Andry; De Jussieu, Laurant (1784) Rapport des commissaires de la Société Royale de médecine, nommés par le Roi pour faire l´examen du magnétisme animal. Imprimé par ordre du Roi. Paris. In: N. N. (1785) Teil 3: Bericht der von dem Könige ernannten Bevollmächtigten aus der königlichen Gesellschaft der Aerzte zur Prüfung des thierischen Magnetismus. Aus dem Französischen übersetzt. Richterische Buchhandlung, Altenburg, S. 141–205.

Schmacke, Norbert (2015) Der Glaube an die Globuli. Die Verheißungen der Homöopathie. Suhrkamp, Berlin.

Schneider, Peter Joseph (1824) Entwurf zu einer Heilmittellehre gegen psychische Krankheiten oder Heilmittel in Beziehung auf psychische Krankheitsformen. Heinrich Laupp, Tübingen.

Schott, Heinz (1982) Die Mitteilung des Lebensfeuers. Zum therapeutischen Konzept von Franz Anton Mesmer (1743–1815). Medizinisches Journal 17: 195-214.

Schott, Heinz (Hrsg.) (1985) Franz Anton Mesmer und die Geschichte des Mesmerismus. Beiträge zum internationalen wissenschaftlichen Symposium anläßlich des 250. Geburtstags von Mesmer vom 10. bis 13. Mai 1984 in Meersburg. Franz Steiner, Wiesbaden/Stuttgart.

Schott, Heinz (2017) Fluidum. Magische Momente des Mesmerismus. Books on demand, Norderstedt.

Seyfert, Ernst Josef Alexander (1812) Beiträge zur früheren Geschichte des animalischen Magnetismus oder Mesmerismus. In: Wolfart, Karl Christian (Hrsg.) Asklepieion 2, 2; abgedruckt Kerner, Justinus (1856): Franz Anton Mesmer aus Schwaben. Entdecker des thierischen Magnetismus. Literarische Anstalt, Frankfurt am Main, S. 19–45.

Sierke, Eugen (1874) Franz Anton Mesmer und der thierische Magnetismus. In: Ders. Schwärmer und Schwindler zu Ende des achtzehnten Jahrhunderts. Hirzel, Leipzig, S. 70–221.

Sulzer, Johann Georg (1775) Gutachten einiger Mitglieder der Königl. Akademie der Wissenschaften zu Berlin über den Inhalt des Schreibens über die Magnetkur vom Herrn D. Mesmer in Wien. Allgemeine Deutsche Bibliothek, Bd. 16, Heft 1. Berlin/Stettin, S. 190–192; zit. in: Reuss, Christian

Friedrich; Müller, Christian Heinrich (Hrsg.) (1778) Sammlung der neusten gedruckten und geschriebenen Nachrichten von Magnet-Curen vorzüglich der Mesmerischen. Christian Gottlob Hilschern, Leipzig, S. 53–56.

Thuillier, Jean (1988/1990) Die Entdeckung des Lebensfeuers. Franz Anton Mesmer. Eine Biographie. Paul Zsolnay, Wien-Darmstadt.

Thouret, Michel-Augustin (1784) Recherches et Doutes sur Le Magnetisme Animal. Chez Prault, Imprimeur Du Roi, Paris.

Wolters, Gereon (1988) Mesmer und sein Problem: Wissenschaftliche Rationalität. In: Ders. (Hrsg.) Franz Anton Mesmer und der Mesmerismus. Wissenschaft, Scharlatanerie, Poesie. Universitätsverlag Konstanz, Konstanz, S. 121–137.

Neuere Erkenntnisse zu Karl Ludwig Kahlbaum (1828–1899) – 125 Jahre posthum

von Thomas Reuster

Recent Insights into Karl Ludwig Kahlbaum (1828–1899)

Summary: In addition to his well-known classification of the disease entities 'catatonia' and 'hebephrenia', this paper examines Karl Kahlbaum's clinical methodology, which was originally based on Carl Wunderlich's (1815–1877) work. This methodology laid the foundation of Kahlbaum's longitudinal conception of disease entities. Moreover, his very progressive, socio-psychiatric and ethically reflected approach towards the treatment of the mentally ill is highlighted here, which found expression e.g. in the establishment of an innovative "Pädagogium" for mentally ill adolescents. This aspect of his work has so far received little attention in light of his life's achievements. Finally, a number of Kahlbaum's neologisms are scrutinized here, which continue to enrich psychiatric terminology to this day. These shed light on Kahlbaum's insightful research attitude, 125 years after his death.

Keywords: Kahlbaum, classification, clinical method, neologisms, social psychiatry.

Zusammenfassung: Über die bekannte Aufstellung der Krankheitsentitäten Katatonie und Hebephrenie hinaus fokussiert der vorliegende Beitrag auf Karl Kahlbaums an Carl Wunderlich (1815–1877) geschulter klinischer Methodik. Ihr entsprang Kahlbaums longitudinale Konzeption von Krankheitseinheiten. Zudem wird seine sehr fortschrittliche sozialpsychiatrische und ethisch reflektierte Auffassung der *Behandlung* psychisch Kranker herausgestellt, die unter anderem in der Einrichtung eines innovativen „Pädagogiums" für psychisch erkrankte Jugendliche ihren Ausdruck fand. Die allgemeine Bewertung und Anerkennung des Lebenswerks von Kahlbaum schließt diese Seite, so wird argumentiert, bisher zu wenig ein. Schließlich wird an eine Reihe von Neologismen Kahlbaums erinnert, die bis heute noch, losgelöst von der Biografie ihres Autors, die psychiatrische Terminologie bereichern und ein Licht auf seine

erkenntniswache Forschungshaltung werfen. Eine „mehrdimensionale" Würdigung Kahlbaums ist 125 Jahre nach seinem Tod angezeigt.
Schlüsselwörter: Kahlbaum, Klassifikation, Klinische Methode, Neologismen, Sozialpsychiatrie.

Einleitung

Kahlbaums wissenschaftliche Anerkennung setzte erst posthum ein. Die nicht geringe Produktion von internationaler Literatur über ihn stammt vorzugsweise aus den letzten 50 Jahren. Sie begann allerdings bereits mit Emil Kraepelin (1856–1926), dessen verlaufsbezogene Krankheitslehre auch eine Frucht der Bekanntschaft mit Kahlbaums Systematik und Krankheitsverständnis war (Kraepelin 1896). Mit und seit Kraepelin erwiesen sich das Kahlbaum'sche Verständnis der „Klinischen Methode" inklusive der Bedeutung des Verlaufs als Differenzialkriterium innerhalb einer psychiatrischen Krankheitsordnung am erfolgreichsten; erst hierdurch wurden Symptomatologie und Ätiologie in eine mehrdimensionale Krankheitsordnung sinnvoll integriert.[1] (Bräunig und Krüger 2000).

Beim Wiederlesen der Kahlbaumschen Schriften und nach Sichtung der Literatur ergaben sich für den Verfasser dieses Beitrags weniger oder nicht bekannte Aspekte, die nicht zuletzt mit Kahlbaums Person und seinen besonderen Interessen zusammenhängen und die seine wissenschaftlichen und praktischen Leistungen neu akzentuieren. Die Quellenlage ist mit einer detaillierten Dresdner Dissertation von Schlichting (2021) noch einmal – vor allem im Hinblick auf sein Wirken in Görlitz und auf seine Persönlichkeit – deutlich erweitert worden.

Thesen

Zunächst seien sechs Thesen aufgestellt, die die folgenden Aspekte adressieren. Hiernach folgen Erläuterungen dieser Thesen.

1. Kahlbaums taxonomisches Vorbild war Carl von Linné (1707–1778). Linné publizierte neben seinem botanischen Schwerpunkt auch eine Klassifikation der menschlichen Krankheiten, die ein separates Kapitel der psychischen Krankheiten enthält (Linné 1763).

Für den Psychiater Kahlbaum war eine Klassifikation nach dem Muster Linnés der Kompass, dem er mit seiner eigenen Krankheitsklassifikation folgte (Kahlbaum 1863). Neben der Orientierung an dem Biologen Linné verehrte Kahlbaum auch Immanuel Kant (1724-1804) (Neisser 1924; Leibbrand u. Wettley 1961) und hat, zumal als Dozent an dessen Königsberger Universität, vermutlich auch Texte Kants gelesen; die „Anthropologie in pragmatischer Hinsicht" könnte darunter gewesen sein, vielleicht auch die frühe Schrift über die „Krankheiten des Kopfes". Beide beschäftigen sich (auch) mit Psychopathologie und in beiden klassifiziert Kant psychische Störungen. Klassifizierung überhaupt war jedenfalls eine Methode, die Kahlbaum faszinierte und die ihm aus beiden Richtungen seiner basalen Interessen begegnete.

2. Kahlbaum wurde von Carl Wunderlich (1815–1877) in Leipzig medizinisch ausgebildet. Er hat gründlich kennengelernt und aufgenommen, was der physiologisch denkende Wunderlich „klinische Methode" nannte.

3. Kahlbaum hat in seinen Schriften nicht isoliert den Verlauf von psychischen Krankheiten betont, sondern fokussierte in seinem Streben immer auf eine Ordnung der psychiatrischen Krankheitsbilder unter der Perspektive der klinischen Methode, die den Verlauf obligat enthält.

4. Kahlbaum hat höchst innovativ in Bezug auf psychiatrische Prävention und Frühintervention gewirkt. Ausdruck davon ist seine *Pädagogium* genannte Einrichtung zur Erziehung, Bildung und Therapie psychisch auffälliger junger Männer. Seine sehr fortschrittliche und differenzierte Behandlungspraxis weist ihn als sozialpsychiatrischen Pionier und Protagonisten aus.

5. Kahlbaums psychiatrisches Haupterbe, das in der Rezeptionsgeschichte bis heute vor seinen anderen Verdiensten rangiert, wird demgegenüber aber ausschließlich in seiner Aufstellung und Beschreibung der Krankheitseinheiten Katatonie und Hebephrenie gesehen. Diese Perspektive erweist sich als zu eng.

6. Kahlbaum prägte neben „Katatonie" und „Hebephrenie" eine Vielzahl psychopathologischer oder methodischer Begriffe. Nicht wenige haben anonym Eingang in die psychiatrische Nomenklatur gefunden. Der Zusammenhang zu ihrem Schöpfer soll hier hergestellt werden.

Im Folgenden seien die oben angeführten Punkte nacheinander auf engem Raum entfaltet. Es geht dabei weniger um Wiederholung einzelner Beweisführungen in der Literatur als um das Erweitern bekannter und Finden neuer Perspektiven mit zumindest heuristischer Plausibilität.

Ad 1. Klassifikation

Als „Datenbank" der zu seiner Zeit vorliegenden Klassifikationsversuche diente Kahlbaum in erster Linie die von Friedreich (1830) verfasste „Literärgeschichte der Pathologie und Therapie der psychischen Krankheiten". Sie enthält als „Eintheilungslehre" (Kahlbaum 1863: 6) auf 655 Seiten eine Sammlung der damals bekannten nosologischen Beschreibungs- und Ordnungsversuche, die akribisch dargestellt werden und somit für Kahlbaum eine gute und reichlich zitierte Vorlage für seine eigene wichtige „Gruppierung" (1863) darstellten. Es fand sich in der Mitte des 19. Jahrhunderts eine imposante Anzahl – ein nahezu epidemisches Auftreten – von Klassifikationen psychischer Krankheiten. Klassifikation, d. h. Ordnung der Naturerscheinungen in den verschiedenen Wissenschaftsgebieten, war seit Linné auch in der Medizin die Herausforderung der Zeit, um das schnell wachsende Wissen iterativ in immer neue Schemata einzuordnen (Kahlbaum 1863: 11; Kendler 2009; Munsche u. Whitaker 2012: Aftab u. Ryznar 2021). Angesichts des im 18. Jahrhundert noch nicht definierten Berufsbildes Psychiater ist es nicht weiter erstaunlich, dass zwei der bedeutendsten und von Kahlbaum verehrten nicht-medizinischen Köpfe – Linné als Biologe und Immanuel Kant (1724–1804) als Philosoph – jeweils auch spezielle Ordnungssysteme psychischer Krankheiten vorgelegt hatten. Kahlbaum kannte die botanischen Klassifikationen des Linnaeus (1763; Kahlbaum 1863: 176–179), er verehrte auch Kant, was Neisser, dem der gesamte Nachlass Kahlbaums zur Verfügung stand, in seiner biografischen Skizze (1924: 89) mitteilt. Es kann nur vermutet werden, dass ihm Kants späte „Anthropologie in pragmatischer Hinsicht" (1798), die unter anderem ein Kapitel über die „Schwächen und Krankheiten der Seele in Ansehung ihres Erkenntnisvermögens" enthält (Kant 1798: 512–537), sowie ihres Titels wegen auch die Frühschrift „Über die Krankheiten des Kopfes" (Kant 1764) bekannt waren. Für Linné war das Ordnungsinteresse primär, Kant hingegen interessierte sich als universell gebildeter und interessierter Philosoph für die Formen und Krankheiten der menschlichen Vernunft und Erkenntnis, wobei er die entsprechenden Störungsmuster auch klassifizert. Kahlbaum hat Linné rezipiert (siehe oben), bezüglich Kant bleibt nur die starke Vermutung. Freilich widmet er seine „Gruppierung der psychischen Krankheiten und die Einteilung der Seelenstörungen“ von 1863 weder dem einen noch dem anderen, sondern etwas untertänig seinem Klinikchef der Provinzialheilanstalt Allenberg in Ostpreußen, Dr. Bernhardi, der ihn wenig unterstützte (vgl. Schlichting 2021: 180; Steinberg 1999: 370).

Kahlbaums Ordnungssystem war zu seiner Zeit das fortschrittlichste, weil es konsequent von der Vorstellung der Seelenstörungen *als Krankheitsarten* ausging und nicht von Varianten einer einzigen einheitlichen seelischen Grunderkrankung (in diesem Sinn auch Brüne 2000).

Allerdings erforderte eine strenge Klassifizierung auch eine kategoriale Strenge und führte damit zu der Schwierigkeit, die Eigenwilligkeit mancher Symptomausprägungen und Verläufe angemessen zu erfassen. Kahlbaum ließ jedenfalls von der Weiterentwicklung eines Gesamtsystems zunächst ab und konzentrierte sich auf die Beschreibung und Konzeptionalisierung einzelner Krankheitsbilder, insbesondere der Katatonie, der Hebephrenie (im Auftrag publiziert von seinem Schüler Ewald Hecker [1843–1909]) und der Heboidophrenie. Erst 1878 legte er eine auf längerer Erfahrung beruhende kurzgefasste Klassifikation mit jetzt nur noch vier Hauptklassen von Seelenstörungen vor, die jeweils nach Symptomatologie und Verlauf unterschieden werden (Kahlbaum 1878).

Ad 2. Die klinische Methode

Neben seiner Neigung zum Klassifizieren, der eine reichliche Literatur psychiatrischer Klassifikationen entgegenkam, muss die zweite Interessenrichtung aus seiner wissenschaftlichen Sozialisation markiert und verdeutlicht werden. Liest man Kahlbaums Schriften genauer, insbesondere seine bedeutendste, „Die Katatonie“ von 1874, so fällt die nachdrückliche, stetig mitlaufende Betonung der „klinischen Methode“ auf. Es ist nicht so sehr der bloße *Verlauf bzw. der Ausgang*, wie das verschiedentlich als Credo Kahlbaums hervorgehoben wird. Mit klinischer Methode bezeichnet Kahlbaum vielmehr den Kern dessen, was er von seinem wirkmächtigen Lehrer in Leipzig, Carl Wunderlich, gelernt hatte (Kahlbaum 1874: IX; Steinberg 1999): Genaue und umfassende klinische Beobachtung der Symptome, ihre Entwicklung im Verlauf und ihre differenzielle Wertung. Wunderlich, der mit Wilhelm Griesinger (1817–1868) befreundet war, gilt als einer der bedeutendsten Kliniker und Lehrer des 19. Jahrhunderts und Mitbegründer der physiologischen, d. h. einer strikt auf Naturwissenschaft und Naturbeobachtung gegründeten Medizin. Die Einführung und insbesondere die Begründung von Fiebermessung und Fieberkurve in die Klinik geht unter anderem auf ihn zurück (Wunderlich 1870, III-V). Neben der medizinischen und kulturhistorischen Bedeutung des Fiebermessens (vgl. Hess 2000), verweist die Fieberkurve auf die *Zeitgestalt* einer Krankheit, die sich im Koordinatensystem von Körpertemperatur und Zeit abbildet und von Wunderlich als ein diagnostisches Kennzeichen verstanden wurde.

Die Nähe Kahlbaums zu Wunderlich wird besonders deutlich durch einen Blick in Wunderlichs Abhandlung über „Die Diagnose des Flecktyphus“:

> „In der großen Mehrzahl der Fälle ist allein aus der Beobachtung einer mindestens mehrtägigen Strecke des Verlaufs die Berechtigung der Diagnose zu entnehmen. In dem Gange der Krankheit liegt das Charakteristische“ (Wunderlich 1871: 139).

Und zur Bedeutung der pathologischen Anatomie, die auch der erfahrene Obduzent Kahlbaum herunterstuft, liest man bei Wunderlich:

> „Aber niemals bis jetzt vermag man aus der Untersuchung der Leiche allein ohne Kenntnis von dem Verlaufe der Krankheitserscheinungen den Flecktyphus nachzuweisen“ (ebd.: 141).

Das methodische Erkenntnismuster ist hier klar formuliert; und die Schüler Kahlbaum und Kraepelin waren aufmerksam. Beide haben das Prinzip verinnerlicht und in ihr Fach – die Psychiatrie – als elementares differenzialdiagnostisches und als klassifikatorisches Kriterium übernommen. Der ältere Kahlbaum hat dieses Prinzip in der „Gruppierung“ (1863) allerdings nur marginal am Ende dieser Schrift (S. 174 f.) erwähnt und erst in der späteren „Katatonie“ (1874) und (Heckers) „Hebephrenie“ (1871) dann auch explizit ausgeflaggt. Vor Kraepelin.

Ad 3. Ordnung

Kahlbaums ausgeprägte Ordnungsliebe, die er als Wissenschaftler durch seinen genauen Blick auf Klassifikationen überhaupt und durch seine eigene Klassifikation psychischer Krankheiten fruchtbar machen konnte – sie hat, so will es scheinen, für Kahlbaum nicht nur einen klärenden Wert, um Krankheitseinheiten abzubilden und klinische Bilder (Syndrome plus Entstehung plus Verlauf) einzuordnen, sondern auch einen Wert an sich. Anders Ewald Hecker, Kahlbaums Freund und engster ärztlicher Mitarbeiter (Hecker 1873, 1899). Er nutzt und propagiert Kahlbaums Klassifikation ebenfalls (Hecker 1871, 1877), aber er geht mit ihr pragmatisch um. Aus seiner Sicht ist sie dem Kliniker eine Hilfe vor allem dadurch, dass sie prognostische Informationen enthält. Hecker, der an dieser Stelle seinen Lehrer Kahlbaum hinter sich lässt, erklärt mit Nachdruck, dass „die ärztliche Kunst und Wissenschaft ihren höchsten Gipfel in der Sicherheit der Prognose erreicht" (Hecker 1877: 602). Kahlbaum dagegen scheint auf das Klassifizieren überhaupt fokussiert. Schon seine erste Schrift mit dem an Johann Gottlieb Fichtes (1762–1814) philosophisches Programm erinnernden Titel „Entwurf einer Wissenschaftslehre nach der Methode der Naturforschung" ist vollständig in 78 kurzen Paragraphen abgefasst und wirkt damit assertiv „durchgetaktet" (Kahlbaum 1860). Die Neigung zu Präzision und genauer analytischer Auffassung biologischer und psychologischer Tatbestände zeigt sich auch in seinen späteren klinischen Schriften. Ein Beispiel, das die Originalität und den Feinsinn seiner Überlegungen ebenso erkennen lässt wie die charakteristische Beiläufigkeit, mit der eigene Entdeckungen und Trouvaillen von ihm erwähnt werden, ist die Einführung des Begriffes *Apperzeption* für den von ihm so genannten cerebralen Sekundärprozess, durch welchen ein sinnlicher Reiz über nervale Leitungen dem Gehirn zugeführt und dort mit Erinnerungen und anderen mentalen Daten (etwa Affekten) verknüpft und in ein spezielles psychisches Ereignis verwandelt wird. Der Begriff *Apperzeption* bezeichnet diesen metamorphotischen Prozess treffend und wird heute noch in diesem Sinn verwendet. Den genauen und kritischen Blick bewahrt und bewährt Kahlbaum insbesondere im ersten Teil seiner „Gruppierung". Er referiert zunächst die mustergültige frühneuzeitliche Klassifikation von Felix Platter (1536–1614), sieht aber auch die Probleme derselben, weil aus den Gattungs- oder Klassenbegriffen die Unterformen nicht abgeleitet oder als verwandte und verbundene Gruppen verstanden werden können. So geht er dann 37 repräsentative psychiatrische Klassifikationssysteme durch, wobei en passant ein interessantes, kommentiertes und aktualisiertes Kompendium entstanden ist. Akribisch beschreibt er im zweiten Teil des Buches seine eigene Klassifikation, die oft geäußerte Kritik an seinem schwer zu lesenden Stil erhält gerade hier beste Nahrung. Stellt man – unter Berücksichtigung seiner erwähnten Freude am Klassifizieren – die Frage nach den Beweggründen, so fällt Kahlbaums oft zitierte Ordentlichkeit, seine Strenge, Disziplin, und sein humanes Verantwortungsethos auf, das auch in seiner Anstaltsführung und in der Krankenbehandlung zum Ausdruck kam (ausführlich hierzu siehe bei Schlichting 2021: 278– 283). In charakterologischer Hinsicht liegt die Beziehung zum psychiatrischen Typus melancholicus (Tellenbach 1983) auf der Hand und drängt sich auf. Dieser Gedanke lässt sich zwar nicht mit klaren, psychiatrischen Befunden – etwa dem Nachweis einer

Melancholie – unterstützen. Es ist jedoch bekannt, dass Kahlbaum an starker Migräne litt, mithin als „Migräniker“ bezeichnet werden kann (Arts und Jagella 2000: X; Schlichting 2021: 177, 282; Neisser 1924: 91).

Schäfer (1991) hat sehr aufwendig zeigen können, dass der an Migräne leidende Persönlichkeitstyp (Typus migraenicus) seine größte Schnittmenge mit dem Typus melancholicus hat, ein wenig bekannter Zusammenhang, den der Verfasser nahezu regelmäßig während seiner klinischen Tätigkeit beobachten konnte. Kahlbaum erscheint vor diesem Hintergrund als „symptomatisch“ auf Ordnung festgelegter Mensch, der bei hoher Intelligenz und guter Bildung ausgesprochen erfolgreich zur Erkenntnis und Schaffung von *ordines,* von Ordnungs- und Klassifikationssystemen beitragen konnte.

Die Bedeutung dieser Hypothese, die im Falle Kahlbaums nicht beweisbar, aber plausibel ist, liegt in der Anerkennung von Leiblichkeit im phänomenologischen Sinn als Ausgangspunkt jeder mentalen Aktivität – mit Fuchs (2023) lässt sich auch von *verkörperlichter Subjektivität* sprechen. Denken und Handeln gehen aus einer Körper und Geist fassenden biopsychischen Einheit hervor. Als Individuum von dieser ihn kennzeichnenden Art war Kahlbaum in der Lage, sich unter den Bedingungen seiner Zeit wissenschaftlich kreativ, eben *genau so* zu betätigen, zu entäußern, zu verwirklichen.

Ad 4. Kahlbaums innovatives Wirken

Zunächst ist im Hinblick auf die damals innovative und fortschrittliche therapeutische Führung seiner Heilanstalt die *Selbstverständlichkeit* auffällig, mit der er sie realisierte, die Abwesenheit also von Propaganda, Vermarktung, überhaupt elaborierter und forcierter Bekanntmachung. Kahlbaum war in seiner privaten Lebensführung bescheiden – er bezeichnete sich selbst als Epikureer (Neisser 1924: 90) – doch leiteten ihn in seinem professionellen Tun höchste Ansprüche. Bereits die bauliche Entwicklung seiner Görlitzer Privat-Heilanstalt von anfangs drei auf schließlich 18 Gebäude war imposant; sie war von vornherein architektonisch als „Offene Psychiatrie“ konzipiert (Schlichting 2021: 255). Und was er an Behandlungsmethoden, Behandlungsstil und Behandlungskultur etablierte – übrigens auch an Umgangskultur und sozialer Qualität – war in dieser Vollständigkeit doch singulär (aus lokaler Perspektive Thieme 1988; Altenkirch 2002; Schlichting 2021: 213–267).

Noch vor Gustav Kolb (1870–1938), dem Schott und Tölle (2006: 201) die erste Initiative zur ambulanten Versorgung psychisch Kranker zusprechen, hat Kahlbaum ab 1874 eine Privatsprechstunde sowohl für die Allgemeinheit als auch für die Nachbetreuung seiner Anstaltspatienten etabliert (Schlichting 2021: 234 f.). Einmalig war zudem sein Pädagogium – eine Einrichtung zur Frühdiagnostik und Frühbehandlung psychisch auffälliger junger Männer (Harms 1962). Kahlbaum vereinte ein präventives, ein pädagogisches (er nannte es „anthropagogisches oder psychagogisches"), psycho- und sozialtherapeutisches Programm (Kahlbaum 1884: 869). Dieses differenzierte Programm kontrastierte stark zu der damals bekannten Versorgung psychisch kranker Kinder und Jugendlicher; sie wurde am Ende des 19. Jahrhundert von konfessionell-karitativ-pädagogischen Einrichtungen getragen, zeitgenössisch als Idiotenfürsorge bezeichnet und als Aufgabe der inneren Mission begriffen (Kuhlo 1974). Die von Kahlbaum in einem doppelten Sinne verfolgte „moralische Behandlung" war hingegen modern, nämlich dem englischen No-restraint-Prinzip folgend. Innovativ im engeren Sinn aber war die psychagogische Behandlung der Jugendlichen im Pädagogium, wobei auch dieser Begriff eine Kahlbaumsche Wortschöpfung aus „psychologisch" und „pädagogisch" ist (Harms 1962). Ferner – heute vergessen – war die Einführung eines ethischen Unterrichts in die „psychoedukative" Arbeit mit den (meist nicht psychotischen) Jugendlichen – eine originäre, therapeutisch motivierte Maßnahme, um die Kinder und Jugendlichen in der Charakterbildung zu fördern und zur Selbstbeherrschung anzuleiten (Kahlbaum 1884: 871 f.). Klinikschule sowie pädagogisch-psychagogische Ganztagsbetreuung durch eigens ausgesuchte Lehrer aus Görlitzer Schulen – auch dem Gymnasium – gehörten zum sozialtherapeutischen Raum der Klinik, in welchem überhaupt auf Gemeinschaft und Begegnung großer Wert gelegt wurde. Die elaborierte Arbeitstherapie hatte berufliche Integration als Ziel und fand teilweise in den umliegenden Betrieben statt (ebd.: 871). Aus heutiger Sicht kann darin eine Vorwegnahme moderner Konzepte beruflicher Rehabilitation bei psychisch kranken Menschen gesehen werden; sie enthielt bereits starke Konzeptelemente des modernen „place and train" und des umgekehrten „train and place" – und spiegelt die Bemühung wider, psychisch kranke oder instabile Menschen wieder in Arbeit zu bringen und ihre Teilhabe am gesellschaftlichen Leben zu ermöglichen. Kahlbaum darf insoweit auch als ein Pionier der modernen Sozialpsychiatrie bezeichnet werden, und zwar nicht aufgrund *einer* psychosozialen Therapieform, sondern eines ganzen Sets von damals modernen und innovativen, im Kern heute noch oder heute wieder als explizit sozialpsychiatrische Maßnahmen empfohlenen Therapien. Von zeitbedingten psychologischen und pädagogischen Ideologemen abgesehen, sind Kahlbaums Methoden immer noch oder wieder wertvoll und zum Beispiel in der „S3-Leitlinie Psychosoziale Therapien bei schweren psychischen Erkrankungen" in moderner

Diktion nachlesbar (DGPPN 2013). Bewegung und Sport, therapeutische Gemeinschaft, therapeutische Beziehung, Psychoedukation, Ergo- und Arbeitstherapie, Kunst-, Tanz- und Musiktherapie, insbesondere auch Alltags- und berufliches Training sind dort untersucht, evaluiert und empfohlen.

Freilich ist das damalige ausgeprägte ärztlich-paternalistische Grundmuster, dem auch Kahlbaum nicht entrinnen konnte, heute durch deliberative, informative und kooperative Arzt-Patient-Modelle abgelöst. Doch sind die Wirksamkeiten jener genannten Maßnahmen unbestritten, auch wenn ihr Status als komplementäre Therapien neben Psycho- und Pharmakotherapie die Bestimmung von evidenten Wirkstärken erschwert (Reuster 2006).

Kahlbaum wird zwar vor allem mit der Erstbeschreibung von Katatonie und Hebephrenie (mit Ewald Hecker) in Verbindung gebracht und zudem mit seiner Vorbereitung der modernen psychiatrischen Nosologie. Demgegenüber erscheint seine *sozialpsychiatrische* Vorreiterrolle aber bis heute unterschätzt. Auch für sie gebührt ihm ein markanter Platz in der Geschichte der Psychiatrie und auf der Ahnentafel ihrer verdienten Protagonisten.

Ad 5. Katatonie und Hebephrenie

Kahlbaums Name wird in der modernen westlichen Psychiatrie vor allem mit den von ihm aufgestellten Begriffen beziehungsweise der Beschreibung und Benennung eines psychotisch-motorischen Syndroms in Verbindung gebracht: der Katatonie (Kahlbaum 1874). Die ebenfalls von ihm erfasste Hebephrenie überließ er zur ausführlichen Darstellung Ewald Hecker.[1]

Hier braucht keine Analyse der beiden Konzeptionen unternommen zu werden, dies ist vielfach geschehen und bestimmt den weitaus größten Teil der Kahlbaum-Literatur. In beiden Fällen, die mit den Namen Kahlbaum und Hecker verbunden werden, handelt es sich aus heutiger Sicht nicht um eigenständige Erkrankungen, sondern jeweils um eine Unterform der Schizophrenie, besser: ein Prägnanzstadium, das im Verlauf einer Schizophrenie grundsätzlich auftreten kann (anders und gegen die spezifische Verbindung mit Schizophrenie aber z. B. Csihi et al. 2024; Fink et al. 2010). Doch ist diese inhaltliche Veränderung sekundär, im

1 Kahlbaum klärt die Urheberschaft eindeutig im Vorwort seiner „Katatonie" (1874: XII): „Eine weitere solche neue nach klinischer Methode aufgestellte Art ist die von mir als Jugendirresein oder Hebephrenie bezeichnete Krankheitsgruppe, welche Dr. Hecker nach meiner Aufstellung und auf Grund meiner Sammlung des Krankheitsmaterials, das zum Teil auch seiner Beobachtung unterlegen, speciell beschrieben hat."

Übrigen auch nahezu der Normalfall in der medizinischen Eponymie – man denke an Morbus Kahler, Morbus Bechterew, Morbus Reiter u. a.: Die Eponyme überdauern die Änderung des Konzepts. Viel wichtiger als die Verknüpfung mit dem Namen Kahlbaums ist der Gewinn durch dessen Beschreibung der genauen Symptomkonstellation und des Verlaufs, der sowohl bei Katatonie als auch bei Hebephrenie aus Kahlbaums Sicht typisch ist. Kahlbaum selbst – anders als Hecker – akzentuiert den Verlauf als Kriterium allerdings weniger scharf; er spricht stattdessen lieber von *klinischer Methode*, die den Verlauf obligat integriert. Dies ist überhaupt sein Leitgedanke, unter dem er nicht nur die Katatonie und die Hebephrenie, sondern eine ganze „Reihe von Abhandlungen" zu umgrenzten Themen zu veröffentlichen gedachte (Kahlbaum 1874: V). Dazu kam es in den folgenden 25 Jahren bis zu seinem Tode nicht. Stattdessen publizierte er 1878 einen Beitrag „Die klinisch diagnostischen Gesichtspunkte der Seelenheilkunde" (Kahlbaum 1878). Hier bemüht sich Kahlbaum erneut um ein eigenes (revidiertes) Ordnungssystem, dessen Vorläufigkeit so deutlich erkennbar ist wie seine Eignung als Vorlage für weitere wissenschaftliche Arbeit. Zwar findet Kahlbaum ein System, doch sind die eingeordneten Krankheitsbilder aus heutiger Sicht nur teilweise passend; viele sind, wie sich etwa am Beispiel seiner Krankheitseinheit Katatonie gezeigt hat, noch nicht genügend klar erkannt und spezifiziert. An Kahlbaum anschließend gelang dies etwas später Emil Kraepelin besser, der wiederum in München eine große Forschungsinfrastruktur nutzen konnte und zudem nicht, wie Kahlbaum, eine *private* Heilanstalt zu führen hatte. Auch Carl Wernicke arbeitete im Anschluss an Kahlbaum weiter an einer realistischen Ordnungsstruktur, die aber primär auf Hirnpathologie aufgebaut war und der Kahlbaums steter Hinweis auf die Beachtung somatischer Einflüsse sowie die Dysphrenia als Nr. V seiner Klassifikation entgegenkamen (Kahlbaum 1863: 136).

Ad 6. Neologismen

Kahlbaum war ein eifriger Neologist. Die Vielzahl seiner neu eingeführten Begriffe – beginnend mit der „Gruppierung" und endend mit der letzten Arbeit über Heboidophrenie von 1890 – hat Rezipienten damals bis heute nicht nur angeregt, sondern auch irritiert. Viele dieser begrifflichen Neuschöpfungen sind obsolet oder vergessen, andere aber werden noch benutzt und sind in das begriffliche Instrumentarium der Psychiatrie eingegangen. In Tabelle 1 sind die wichtigsten aufgeführt.

Tab. 1

Anthropagogische Pädagogik
Apperzeption
Ärztliche Pädagogik
Ärztliches Pädagogium
Centripetale, centrale, centrifugale psychische Aktivitäten
Cyclisches Irresein
Cyklothymie
Flexibilitas cerea
Hebephrenie
Heboidophrenie
Katalepsie
Katatonie
Kernsymptome
(Klinische) Psychagogik
Pareidolie
Spaltungsirresein (später von Eugen Bleuler latinisiert: Schizophrenie)
Trugwahrnehmung
Verbigereration

Zusammenfassung

Karl Kahlbaum lebte und wirkte im wissenschaftlichen Aufbruch der Medizin des 19. Jahrhunderts und war beeinflusst von den maßgeblichen Forschern der Zeit. Früh zeigte er eine ausgeprägte Neigung zur „Wissenschaftstheorie" und zu methodologischen und klassifikatorischen Überlegungen auf dem Boden genauer empirischer Beobachtung. Eine gründliche Reflexion der psychiatrischen Erkenntnis steht entweder, wie in den ersten beiden Schriften (1859, 1863), für sich, oder sie läuft in den klinisch-thematischen Publikationen implizit mit (Katatonie [1874], Hebephrenoid [1890], Sinnesdelirien [1866], Cyklisches Irresein [1882]).

Stetiger Leitstern seines Schaffens war die *klinische Methode*, deren obligater Bestandteil neben der Symptomatologie und Ätiologie psychischer Störungen auch der Verlauf war und in der Differenzialdiagnostik ein entscheidendes Gewicht erhielt. Darin, in der hartnäckigen Insistenz auf der von Carl Wunderlich vorgezeichneten klinischen Methode und ihrer Fruchtbarmachung *in der Psychiatrie* – als Maß der Diagnostik und der Therapie und als Paradigma für die Forschung – besteht sein bleibendes Verdienst. Sein Jahrhundert aber war der Ursprung seines Wirkens ebenso wie die Grenze seiner Wirksamkeit. Emil Kraepelin konnte später mit strengeren, empirischen und statistischen Methoden erfolgreicher an das von Kahlbaum Erreichte anschließen. Zur Erinnerung an Karl Ludwig Kahlbaum gehört prominent auch sein Beitrag zu einer humanen und sozialen Psychiatrie. Insbesondere durch die Etablierung seines „Pädagogiums" samt einer modern anmutenden multimodalen, sozialpsychiatrisch ausgerichteten Behandlung, die ambulante Behandlung einschloss, hat Kahlbaum den Rang eines sozialpsychiatrischen Pioniers und Protagonisten verdient. Und last but not least hat kaum ein Psychiater als Einzelperson mehr Begriffe zur Kennzeichnung nosologischer Entitäten, psychopathologischer Phänomene und methodischer Unterscheidungen gebildet, die in das Vokabular der Psychiatrie eingegangen sind. Kahlbaums überragendes Wirken zeichnet sich durch enorme Vielseitigkeit aus.

Literaturverzeichnis:

Aftab, Aweis; Ryznar, Elisabeth (2021) Conceptual and historical evolution of psychiatric nosology. International Review of Psychiatry 33: 486–499.

Altenkirch, Reimar (2002) Zwei bedeutende Persönlichkeiten der Görlitzer Medizingeschichte II. Dr. Karl Ludwig Kahlbaum (1828–1899). Berichte der Naturforschenden Gesellschaft der Oberlausitz 10: 99–104.

Bräunig, Peter; Krüger, Stefanie (2000) Karl Ludwig Kahlbaum (1828–1899) – ein Protagonist der modernen Psychiatrie. Psychiatrische Praxis 27: 112–118.

Brüne, Martin (2000) Rethinking Karl Ludwig Kahlbaum's contribution to biological psychiatry. Australian and New Zealand Journal of Psychiatry 34: 873–874.

Csihi, Levente; Ungvari, Gabor SN; Caroff, Stanley; Gazdag Gábor (2024) First 150 years of catatonia: Looking back at its complicated history and forward to the road ahead. World Journal of Psychiatry 14: 600–606.

DGPPN Deutsche Gesellschaft für Psychiatrie, Psychotherapie und Nervenheilkunde (Hrsg.) (2013) S3-Leitlinie Psychosoziale Therapien bei schweren psychischen Erkrankungen. Springer, Berlin Heidelberg.
Fink, Max; Shorter, Edward; Taylor, Michael A. (2010) Catatonia is not schizophrenia: Kraepelin's error and the need to recognize catatonia as an independent syndrome in medical nomenclature. Schizophrenia Bulletin 36: 314–320.

Friedreich, Johann Baptist (1830) Versuch einer Literärgeschichte der Pathologie und Therapie der psychischen Krankheiten. Von den ältesten Zeiten bis zum neunzehnten Jahrhundert. Verlag Carl Strecker, Würzburg (=Nachdruck E. J. Bonset, Amsterdam 1965).

Fuchs, Thomas (2023) Psychiatrie als Beziehungsmedizin. Kohlhammer, Stuttgart, S. 39–42.

Goddemeier, Christof (2024) Karl Ludwig Kahlbaum (1828–1899): Neue Klassifikation psychischer Erkrankungen Deutsches Ärzteblatt, PP, Heft 8, August 2024 S. 367. www.aerzteblatt.de/archiv/pdf/57d43f77-4a0b-45bd-8b26-6a056a294965 (02. Januar 2025).

Harms, Ernest (1962) Karl Kahlbaum's Ideas on Pedagogical Treatment of Mentally Ill Children. American Journal of Psychiatry 119: 477–478.

Hecker, Ewald (1871) Die Hebephrenie. Ein Beitrag zur klinischen Psychiatrie. Archiv für pathologische Anatomie und Physiologie und für klinische Medizin 52: 394–429.

Hecker, Ewald (1873) Die Physiologie und Psychologie des Lachens und des Komischen. Harrwitz und Gossmann, Berlin, S. IV–VII.

Hecker, Ewald (1877) Zur klinischen Diagnostik und Prognostik der psychischen Krankheiten. Allgemeine Zeitschrift für Psychiatrie 33: 602–638.

Hecker, Ewald (1899) Karl Ludwig Kahlbaum. Psychiatrische Wochenschrift 14: 127.

Hess, Volker (2000) Der wohltemperierte Mensch. Wissenschaft und Alltag des Fiebermessens 1850-1900. Campus Verlag, Weinheim.

Kahlbaum, Karl Ludwig (2000) [1874], Die Katatonie oder das Spannungsirresein. Eine Form psychischer Krankheit. Mit einer neuen Einführung von Nicolaas Arts und Caroline Jagella. Arts und Boeve, Nijmegen, S. X.

Kahlbaum, Karl Ludwig (1884) Ueber jugendliche Nerven- und Gemüthskranke und ihre pädagogische Behandlung in der Heilanstalt. Allgemeine Zeitschrift für Psychiatrie 40: 863–872.

Kahlbaum, Karl Ludwig (1866) Die Sinnesdelirien. Beitrag zur klinischen Erweiterung der psychiatrischen Symptomatologie und zur physiologischen

Psychologie. In: Deutschlands Irrenärzte (Hrsg.) Allgemeine Zeitschrift für Psychiatrie 23: 1–86.

Kahlbaum, Karl Ludwig (1878) Die klinisch-diagnostischen Gesichtspunkte der Psychopathologie. In: Volkmann, Richard(Hrsg.) Sammlung klinischer Vorträge in Verbindung mit deutschen Klinikern Nr. 126. Breitkopf und Härtel, Leipzig, S. 1127–1146.

Kahlbaum, Karl Ludwig (1882) Über cyklisches Irresein. In: Betz, F. (Hrsg.) Der Irrenfreund (=Nr. 10). Scheurlen, Heilbronn, S. 145–157.

Kahlbaum, Siegfried (1930) Bericht über das Sanatorium Kahlbaum-Görlitz in den Jahren 1855 bis 1930. Psychiatrisch-Neurologische Wochenschrift, Nr. 28, 12.07.1930.

Kendler, Kenneth S. (2009) An historical framework for psychiatric nosology. Psychological Medicine 39: 1935–41.

Kant, Immanuel (1764) [1977] Versuch über die Krankheiten des Kopfes. In: Immanuel Kant: Vorkritische Schriften bis 1768/2 (=Werkausgabe Bd. II). Herausgegeben von Wilhelm Weischedel. Suhrkamp Taschenbuch Verlag, Frankfurt am Main, S. 885–901.

Kant, Immanuel (1798) [1977] Anthropologie in pragmatischer Hinsicht. In: Immanuel Kant: Schriften zur Anthropoloigie, Geschichtsphilosophie, Politik und Pädagogik 2 (=Werkausgabe Bd. XII). Herausgegeben von Wilhelm Weischedel. Suhrkamp Taschenbuch Verlag, Frankfurt am Main, S. 397–690.

Kraepelin, Emil (1896) Psychiatrie – Ein Lehrbuch für Studierende und Ärzte (=5., vollst. umgearb. Aufl.). Barth, Leipzig.

Kuhlo, Barbro (1974) Der kindliche Schwachsinn als diagnostisches, therapeutisches und soziales Problem im 19. Jahrhundert. Medizinhistorisches Journal 9: 125–151.

Leibbrand, Werner; Wettley, Annemarie (1961) [2005] Der Wahnsinn. Geschichte der abendländischen Psychopathologie. Area Verlag, Erftstadt, S. 560.

Von Linné, Carl (1763) Genera morborum. Steinert, Uppsala.

Munsche, Heather; Whitaker, Harry A. (2012) Eighteenth Century Classification of Mental Illness: Linnaeus, de Sauvages, Vogel, and Cullen. Cognitive and Behavioral. Neurology 25: 224–239.

Neisser, Clemens (1924) Karl Ludwig Kahlbaum 1828–1899. In: Kirchhoff, Theodor (Hrsg.) Deutsche Irrenärzte. Einzelbilder ihres Lebens und Wirkens (=2. Band). Springer, Berlin, S. 87– 96.

Neumann, Heinrich (1859) Lehrbuch der Psychiatrie. Verlag Ferdinand Enke, Würzburg.

Reuster, Thomas (2006) Effektivität der Ergotherapie im psychiatrischen Krankenhaus. Mit einer Synopse zu Geschichte, Stand und aktueller Entwicklung der Ergotherapie. Steinkopff, Darmstadt.

Schäfer, Michael Ludwig (1991) Migräne und Persönlichkeit. Thieme/Enke/Hippokrates, Stuttgart.

Schlichting, Friederike (2021) Die Entwicklung der Psychiatrie in Görlitz unter Dr. Reimer und Dr. Kahlbaum. Medizinische Dissertation, Technische Universität Dresden.

Schott, Heinz; Tölle, Rainer (2006) Geschichte der Psychiatrie. Krankheitslehren Irrwege Behandlungsformen. C. H. Beck, München.

Steinberg, Holger (1999) Karl Ludwig Kahlbaum – Leben und Werk bis zur Zeit seines Bekanntwerdens. Fortschritte der Neurologie Psychiatrie 67: 367–372.

Tellenbach, Hubertus (1983) Melancholie (=4.Aufl.). Springer, Berlin, Heidelberg, New York, Tokyo.

Thieme, Frank (1988) Der Görlitzer Nervenarzt Karl Ludwig Kahlbaum – ein weltbekannter Pionier der deutschen klinischen Psychiatrie und Rehabilitation. Görlitzer Magazin 2: 50–59.

Wernicke, Carl (1900) Diskussionsbeitrag. 77. Sitzung des Vereins ostdeutscher Irrenärzte am 1.7.1899. Allgemeine Zeitschrift für Psychiatrie 57: 401.

Wunderlich, Carl (1870) Das Verhalten der Eigenwärme in Krankheiten. Verlag von Otto Wigand, Leipzig, S. III-V

Wunderlich, Carl (1871) Die Diagnose des Flecktyphus. Breitkopf und Härtel, Leipzig.

James Henry Pullen, der „ Victorian Genius of Earlswood Asylum“. Oder: Berichtete Wilhelm Griesinger schon im Jahre 1861 über einen Mann mit Autismus-Spektrum-Störung?

von Michael Seidel

James Henry Pullen, the "Victorian Genius of Earlswood Asylum": Did Wilhelm Griesinger Report on a Man with Autism Spectrum Disorder as Early as 1861?
Summary: The talented young man mentioned by Wilhelm Griesinger in the 2nd edition of his textbook can be identified as James Henry Pullen. Known as the "Victorian Genius of Earlswood Asylum", Pullen gained recognition for his special artistic and manual skills. At the Earlswood Asylum for Idiots – a pioneer and model institution in Victorian England, which opened in 1855 under the direction of Langdon-Down –, Pullen enjoyed considerable freedoms and attention that benefited his development and productivity. His distinctive behaviours, combined with his special talents, make it seem likely that Pullen, who was considered an "idiot" or "idiot savant" at the time, met the criteria what can now be considered an autism spectrum disorder.
Keywords: James Henry Pullen, Earlswood Asylum of Idiots, John Langdon Haydon Down, autism spectrum disorder.

Zusammenfassung: Der von Wilhelm Griesinger in der 2. Auflage seines Lehrbuches erwähnte talentierte junge Mann lässt sich als James Henry Pullen identifizieren. Man nannte ihn wegen seiner besonderen künstlerischen und handwerklichen Fertigkeiten den *Victorian Genius of Earlswood Asylum*. Im 1855 unter Leitung von Langdon-Down eröffneten Earlswood *Asylum for Idiots*, eine Pionier- und Modelleinrichtung im viktorianischen England, genoss Pullen erhebliche Freiheiten, die seiner Entwicklung und seiner Produktivität zugutekamen. Seine markanten Verhaltensweisen einschließlich der speziellen Begabungen lassen es als wahrscheinlich erscheinen, dass bei Pullen, der zeitgenössisch als Idiot bzw. Idiot savant galt, eine Autismus-Spektrum-Störung vorlag.
Schlüsselwörter: James Henry Pullen, Earlswood Asylum of Idiots, John Langdon Haydon Down, Autismus-Spektrum-Störung.

Griesinger und sein Interesse an Menschen mit intellektueller Beeinträchtigung

Wilhelm Griesinger (1817–1868) publizierte sechzehn Jahre nach der ersten Auflage (ders. 1845) sein einflussreiches Lehrbuch in zweiter, umgearbeiteter und „sehr vermehrter" Auflage (ders. 1861). Zum Zeitpunkt der Veröffentlichung hatte Griesinger wegen eines Konfliktes mit der Fakultät die Universität Tübingen, wo er in der Nachfolge seines Freundes *Carl Reinhold August Wunderlich* (1815–1877) seit 1854 als Professor für klinische Medizin und Direktor der Medizinischen Klinik wirkte, bereits verlassen und war einem Ruf nach Zürich gefolgt.

Zwischen den beiden Auflagen des Buches lag eine beträchtliche Zeitspanne mit sehr vielgestaltigen beruflichen und fachpolitischen Herausforderungen.[1] Die dabei gewonnenen Erfahrungen und Erkenntnisse sind in die zweite Auflage des Lehrbuches eingeflossen.

Im Vorwort der zweiten Auflage hieß es:

> „[...] ganz neu kamen hinzu ein Abschnitt über allgemeine Diagnostik der psychischen Krankheiten und ein solcher über Idiotismus und Cretinismus. Letztere waren in der ersten Ausgabe ganz weggeblieben; ich hatte seither durch die Idioten-Anstalt Mariaberg, der ich in der letzten Zeit meines Aufenthaltes in Württemberg vorstand, Anlass und Gelegenheit, mich auch mit diesen Zuständen näher zu beschäftigen" (Griesinger 1861: III).

Das damit angesprochen Kapitel „Idiotismus[2] und Cretinismus" (Griesinger 1861: 352–399) enthielt immerhin 46 Seiten im insgesamt 538 Textseiten umfassenden Lehrbuch von 1861.

Griesinger war am 17. Februar 1859 zum Vorstand der 1847 gegründeten Anstalt für schwachsinnige Kinder Mariaberg auf der Schwäbischen Alb[3] gewählt worden. Als Nachfolger von *Hermann Friedrich Autenrieth* (1799–1874) übte er das Vorstandsamt bis zu seinem Weggang aus Tübingen im Frühjahr 1860 neben

---

1 Informationen zu Leben und Werk: z. B. bei Mette 1976, Schmiedebach 2005, Schott u. Tölle 2006.

2 Die Begriffe *Idiotie* und *Idiotismus* waren zu Griesingers Zeit üblich und besaßen noch nicht die herabwürdigende Konnotation späterer Zeiten. Außerdem umfasste der Begriff auch leichte Ausprägungsformen, er war nicht auf die die schwersten Ausprägungen intellektueller Beeinträchtigung eingeengt.

3 Informationen über die *Anstalt für schwachsinnige Kinder Mariaberg*, heute Mariaberg e. V., und ihre Vorgeschichte bei Eder 1997 und Seidel 2016.

seinen Funktionen als Kliniker und Hochschullehrer aus. Einblick in seine vertiefte Beschäftigung mit der Materie in Mariaberg gibt der 23 Textseiten umfassende Zwölfte Jahresbericht über die Anstalt Mariaberg (Griesinger 1859). Wie es typisch für ihn war, ergriff Griesinger die Chance, in dieser Funktion seinen fachlichen Gesichtskreis zu erweitern.

Im Lehrbuchkapitel „Idiotismus und Cretinismus", in dem Griesinger u. a. hirnpathologische und klinische Aspekte sowie seine Auffassungen zur sachgerechten Förderung der Idioten darstellte (Seidel 2016), findet sich im Anschluss an die Erörterung besonderer Begabungen der Idioten folgende interessante Bemerkung:

> „In der schönen Idioten-Anstalt Earlswood bei London sah ich einen jungen Menschen, der ein ausgezeichnet hübsches großes Modell eines Kriegsschiffes ganz allein gebaut hatte; er ist sehr beschränkten Geistes und hat namentlich keinen Begriff von Zahlen" (Griesinger 1961: 377).

An diese zitierte Bemerkung Griesingers anknüpfend sollen folgende Fragen verfolgt werden:

1. Was ist bekannt über die „schöne Idioten-Anstalt Earlswood bei London"? Wem oblag ihre ärztliche Leitung?
2. Was weiß man über den erwähnten „jungen Menschen"? Wie ging man mit ihm in der erwähnten „Idioten-Anstalt Earlswood" um?
3. Gibt es Anhaltpunkte für eine Autismus-Spektrum-Störung bei diesem Patienten?

Das Royal Earlswood Asylum for Idiots in Redhill

Im Juli 1855 war das von Griesinger erwähnte *Royal Earlswood Asylum for Idiots*[4] in Redhill, gelegen im County Surrey, südwestlich von London, eröffnet worden.

---

4 Bis zur Schließung 1997 wechselte die Institution mehrmals ihren Namen, u. a. Earlswood Asylum for Idiots, Royal Asylum for Idiots, National Asylum for Idiots und National Training Home for the Feeble-Minded.
Die Ausführungen zu Earlswood fokussieren auf die Zeit von der Gründung bis zum Anfang des 20. Jahrhunderts. Sie beruhen auf den Arbeiten von Sakula 1988, Van Robays 2016, Burtinshaw und Burt 2017, online verfügbaren Daten der britischen National

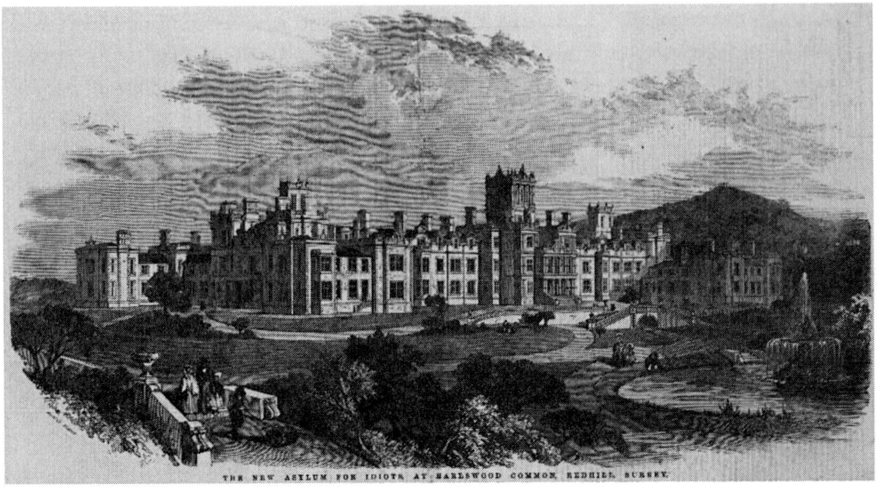

Abb. 1: Edmund Evans: The New Asylum for Idiots
at Earlswood Common, Redhill, Surrey.
Illustration in London News 11.3.1854, p. 213.

Dessen Entstehung steht in engem Zusammenhang mit den vielfältigen Aktivitäten des philanthropisch und sozialreformerisch engagierten Geistlichen *Andrew Reed* (1787–1862)[5], auf dessen Initiative eine Vielzahl ähnlicher Einrichtungen zurückgehen. Als freireligiöser *(„non-denominational")* Geistlicher lehnte er deren Ausrichtung an der anglikanischen Lehre ab.

Reed wie auch der als Psychiatriereformer bekannte *John Conolly* (1794–1866)[6], Leiter des *First Middlesex County Asylum* in Hanwell, waren 1847 von *Ann Serena Plumbe*, der Mutter eines intellektuell beeinträchtigten Jungen, um Unterstützung bezüglich der Errichtung von Versorgungsangeboten für intellektuell beeinträchtigte Kinder gebeten worden. Reed kontaktierte *Jean Itard* (1774–1838) und *Édouard Séguin* (1812–1880) in Paris, *Carl Wilhelm*

Archives (https://discovery.nationalarchives.gov.uk/details/r/ed87972d-14f1-4b0c-ab59-d72bcdbee573, [18. März 2025]) und einem speziellen Interneteintrag zu Earlswood (https://www.asylumprojects.org/index.php/Royal_Earlswood, 19. März 2025).

5 Zu Leben und Werk von Reed siehe: https://en.wikipedia.org/wiki/Andrew_Reed_(minister) (10. März 2025).

6 Zu Leben und Werk von Conolly z. B. bei Brandon 2022 oder Schott u. Tölle 2006.

Saegert (1809–1879) in Berlin und *John Conolly* (1794–1866) in London. Außerdem besuchte er einschlägige Einrichtungen in Dänemark, in Frankreich und in der Schweiz.

Reed organisierte ein öffentliches Meeting am 20.7.1847 in London. Dort wurde der richtungsweisende programmatische Grundsatz formuliert: „the care of idiots should be distinguished from the care of the insane" (Sakula 1988: 107).[7] Er sollte die Praxis überwinden, Menschen mit intellektuellen Beeinträchtigungen (*idiots*) gemeinsam mit psychisch kranken Menschen (*lunatics*) unterzubringen. Wenig später, am 27.10.1847, hielt man unter Leitung des Londoner Oberbürgermeisters ein nächstes öffentliches Meeting ab, bei dem man das Projekt *„Asylum for Idiots"* beschloss. Dem prominent besetzten *Board of Governors* gehörten die Ärzte *John Connolly* und *William John Little*[8] (1810–1894) an.

Im März 1848 erwarb man die Immobilie *Park House* in Highgate und eröffnete dort eine Einrichtung für 54 Jungen und 12 Mädchen, die Reed gerne als seine Familie bezeichnete.

Das Personal umfasste einen *master,* eine *matron*, zwei *assistent teachers*, einen *singing and gymnasium master* und zwei *nurse assistants*. Der Vorrang des Pädagogischen wird deutlich erkennbar. Erster ärztlicher Leiter (*superintendent*) war *R. C. Forman*, der allerdings schon nach zwei Jahren wegen Verletzung der non-restraint-Regeln gehen musste. Ihm folgte 1850 *J. Maxwell.*

Doch bald war die Einrichtung überfüllt. Schon 1849 entschied sich deshalb das *Board of Management*, für die Unterbringung jüngerer Bewohner[9] Räumlichkeiten in *Essex Hall* bei Colchester zu beschaffen.

Schließlich musste angesichts der großen Nachfrage eine dauerhafte bauliche Lösung gefunden werden. Dafür kaufte man 1850 ein großes Grundstück im Earlswood Common nahe *Redhill* und warb öffentlich um finanzielle

---

7 Damals zählte man in England und Wales etwa 19.000 *idiots* und 14.000 *lunatics* (Sakula 1988).

8 William John Little (1810–1894), Kinderarzt und Orthopäde, Gründer des Royal Orthopaedic Hospital in London, veröffentlichte u. a. eine Monografie über den Klumpfuß (Little 1839) und beschrieb bei Kindern die spastische Diplegie, die heute der Infantilen Zerebralparese (ICD-10: G80) zugeordnet wird. Manchmal wird nicht ganz korrekt für deren gesamten Symptomenkomplex die Bezeichnung Littlesche Krankheit verwendet. Eine übersichtliche Darstellung zu Littles Werk bei Brand 2012, Pietrzak et al. 2016.

9 Der hier verwendet Begriff *Bewohner*, der für die englischsprachigen Begriffe *patient* oder *inmate* steht, greift den Sprachgebrauch in der heutigen Eingliederungshilfe auf; er meint alle Geschlechter.

Unterstützung für das neue „Asylum for Idiots". Im Jahre 1853 nahm der Architekt *W. B. Moffat* (1812–1887) seine Arbeit auf.

Queen Viktoria spendete 262.50 £ im Namen von *Edward, Prince of Wales*. Am 16. Juni 1853 legte ihr Ehemann, *Prinzgemahl Albert*, den Grundstein für den Bau, zwei Jahre später, im Juni 1855, eröffnete er die Einrichtung.

Errichtet aus rotem Backstein, verziert mit hellem Kalkstein, bot das eindrucksvolle Bauwerk 450 Bewohnern Platz. Insgesamt umfasste das Bauwerk mehrere Gebäude auf einem großen Areal. In der Mitte des Hauptgebäudes stand ein fünfstöckiger Turm. Die Seitenflügel hatten drei Stockwerke. In den Folgejahren sollten noch weitere bauliche Erweiterungen hinzukommen.

Die trotz noch unzureichender Arbeits- und Unterbringungsbedingungen eröffnete Einrichtung hatte im Oktober 1855 bereits 70 Bewohner, im Februar 1856 schon 123, im Jahre 1858 280 Bewohner. Sie schliefen in großen Schlafsälen mit fünfzehn Betten. Solche Bedingungen begünstigten die Ausbreitung von Tuberkulose und anderen Infektionskrankheiten wie Masern und Scharlach, die in den nächsten Jahren immer wieder große Herausforderungen auch für die ärztliche Leitung mit sich brachten.

Erster ärztlicher Leiter von Earlswood wurde 1858 *John Haydon Langdon-Down* (1828–1896). Er übte diese Funktion bis 1868 aus. Sein aufmerksames Interesse an den Bewohnern von Earlswood führte zu einigen beachtlichen Entdeckungen. Die bekannteste ist das Störungsbild der Trisomie 21, das er bekanntlich – selbstverständlich noch ohne jede Kenntnis der genetischen Grundlagen – *„mongolian type of idiocy"* (Down 1866) nannte. Nach zehn Jahren, 1868, wechselte Down in seine eigene Institution, die *Normansfield Training Institution for Imbeciles* in Teddington, ausgerichtet auf intellektuell beeinträchtigte Personen aus höheren sozialen Kreisen. Nach Downs frühem Tod 1896 führten seine Söhne Reginald and Percival sein Werk fort.

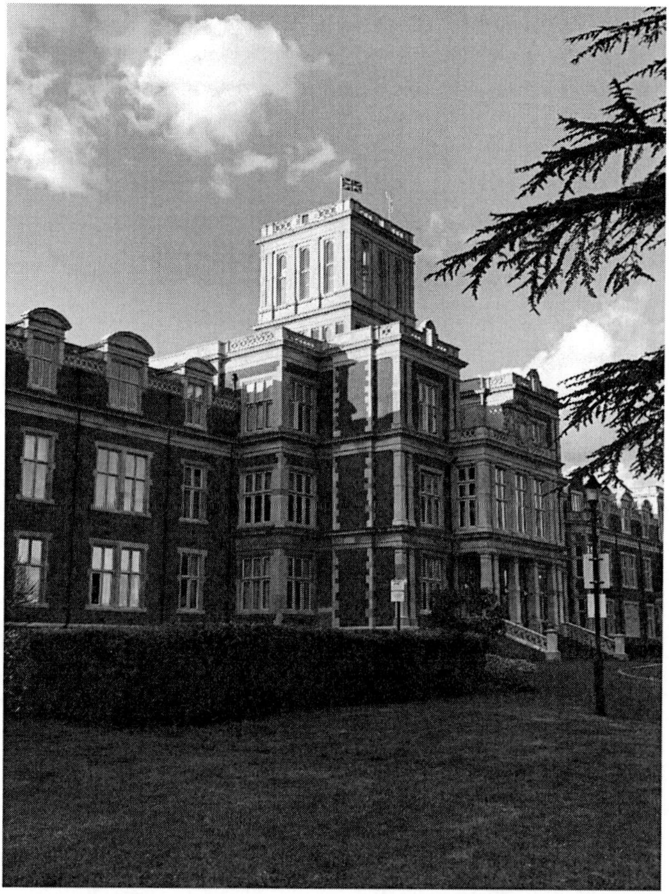

Abb. 2: Das Hauptgebäude des ehemaligen Royal Asylum for Idiots im Jahre 2023.

Der Personalschlüssel in Earlswood war mit 1:7 erstaunlich gut. Unter der Annahme, sie würden am meisten profitieren, nahm man vorzugsweise Kinder auf. Die Aufnahmen erfolgten entweder unbefristet oder befristet auf fünf Jahre. Die Kostenfrage wurde durch privat entrichtete Aufnahmegebühren oder im Falle nachgewiesener Bedürftigkeit durch die Einnahmen aus den Beiträgen der sogenannten *subscriber* geregelt. Im letztgenannten Falle wurde ein elaboriertes Auswahlprinzip genutzt. Die *subscriber* hatten gemäß ihrem jeweiligen finanziellen Engagement ein Mitspracherecht bei den zweimal jährlich stattfindenden *elections*, den Veranstaltungen zur Auswahl der Neuaufnahmen. Doch weil die finanziellen Mittel oft nicht ausreichten, war es nicht immer möglich, alle Plätze zu belegen. Das *Board of Management*, nicht weniger als 25 Personen umfassend, wurde jährlich auf einer Generalversammlung durch die *subscribers* gewählt und berief seinerseits für die Verwaltungsgeschäfte ein *House Committee*, das alle vierzehn Tage zusammenkam und einmal pro Monat dem Board Bericht erstattete.

Im Jahre 1862 gewährte Queen Victoria der Institution ein sogenanntes *Royal Charter*, ein Privileg, das üblicherweise Akteuren der öffentlichen Wohlfahrt und Daseinsfürsorge zuteilwird und im jeweiligen Betätigungsfeld eine gewisse Vorrangstellung unterstreicht. Die Gewährung des Royal Charter brachte die Bezeichnung als *Royal Earlswood Asylum* mit sich.

In ihren ersten Jahrzehnten genoss die Einrichtung als Modell in ganz Europa eine hohe Reputation. Im Jahre 1869 wurde eine bauliche Erweiterung in Angriff genommen. *Edward, Prince of Wales*, und seine Frau legten hierzu den Grundstein. Die 1873 eröffneten Erweiterungsbauten erlaubten höhere Kapazitäten.

Im Jahre 1878 lebten in Earlswood rund 600 Bewohner, davon 337 im Alter zwischen 5 und 20 Jahren. Gerade in dieser Altersgruppe bestand eine hohe Sterblichkeit.

Die Bewohner der Institution wurden, so gut es ging, schulisch gebildet. Bei körperlicher Eignung wurden sie ermutigt, einen Beruf zu erlernen – Bootsbauer, Tischler, Drucker usw. –, um für sich selbst sorgen zu können. Das Asylum war weitgehend eigenständig; es besaß ausgedehnte landwirtschaftliche Flächen zur Produktion von Früchten, Gemüse, Fleisch, Milch und Milchprodukten. Die Bewohner waren in die landwirtschaftlichen Aktivitäten und in die hauswirtschaftlichen Aufgaben einbezogen. Musikalische Aktivitäten einschließlich eines eignen Orchesters wurden gefördert.

Im Jahre 1877 legte *Prinz Leopold* den Grundstein zu einer neuen Krankenabteilung, die 1878 mit 42 Betten, verteilt auf vier größere und drei kleinere Stationen, in Betrieb genommen wurde. Die Krankenabteilung besaß eine zeitgemäße technische Ausstattung einschließlich eines Desinfektionsapparates, Schwesternzimmer, Personalschlafräume und eine eigene Küche.

Das Jahr 1904 brachte eine Katastrophe über Earlswood und enthüllte fatale Baumängel. Anhaltende Regenfälle der letzten Jahre hatten den Untergrund der unzureichend gegründeten Gebäude aufgeweicht. Die Gebäudemauern sackten ab, die Wände rissen auf. Zur Deckung der enormen Sanierungskosten wurden erneut öffentliche Aufrufe gestartet, doch die eingeworbenen Gelder reichten nicht für eine vollständige Wiederherstellung der beschädigten Baulichkeiten aus. Die Institution war weiterhin konfrontiert mit häufigen Todesfällen durch Infektionskrankheiten.

Im 20. Jahrhundert erlebte die Einrichtung eine wechselhafte Geschichte, gekennzeichnet von Veränderungen legislativer, administrativer und organisatorischer Bedingungen, von grundlegenden Wandlungen der Versorgungskonzepte für Menschen mit intellektuellen Beeinträchtigungen und vor allem infolge immer deutlicher zutage tretender Unzulänglichkeiten der Versorgung: Earlswood wurde schließlich im Mai 1997 geschlossen. Die letzten 120 Bewohner wurden in gemeindenahe Betreuungsformen begleitet. Heute wird der sehenswerte Gebäudekomplex, umgeben von einem großzügigen Park, anderweitig genutzt. Ein Großteil der Gebäude steht einer zahlungskräftigen Kundschaft als luxuriöser Wohnraum zur Verfügung.

Trotz des Niedergangs von Earlswood im 20. Jahrhundert ist seine Gründung und seine Entwicklung im England der späten 1840er Jahre ein eindrucksvolles Beispiel für eine auf vergleichsweise breitem gesellschaftlichem Engagement beruhende Arbeit für Menschen mit intellektuellen Beeinträchtigungen. Die konzeptionelle Grundlegung und konkrete Planung für das *Asylum of Earlswood* beruhten auf der expliziten Prämisse, dass Menschen mit intellektuellen Beeinträchtigungen – im damaligen Sprachgebrauch *idiots* – anders zu versorgen sind als psychisch Kranke (*lunatics*). Die Entwicklung Earlswoods fällt in den gleichen Zeitraum wie viele Gründungen von Behinderteneinrichtungen in Deutschland. So wurde – pars pro toto – die Anstalt Mariaberg, der Griesinger kurzzeitig vorstand, im Jahre 1847 begründet. Auch die Verwurzelung in einem spezifischen christlichen Milieu mit Ausrichtung auf wohltätiges Handeln weist Ähnlichkeiten auf.[10]

Zwei der Bewohner, die die besondere Aufmerksamkeit von Down auf sich zogen, waren James Henry Pullen, auf den im nächsten Abschnitt eingegangen wird, und *James Edwin West* (1840–1860), der im fünften Lebensmonat eigentümliche epileptische Blitz-Nick-Salaam-Anfälle ausbildete. Sein Vater, der Apotheker und Arzt *William James West* (1793–1848) (Pies 2023) berichtete in einer Leserzuschrift an *Lancet* (West 1841)[11] ausführlich über die

[10] Eine gute Einführung in die Thematik findet sich bei Fandrey 1990.

[11] Zu Ehren des Erstbeschreibers wurde das seltene kindliche Epilepsie-Syndrom später *West-Syndrom* genannt. Diese Bezeichnung ist bis heute gebräuchlich (Straßburg 2025).

Herausbildung der Krankheit und die charakteristischen Anfälle. Der Junge blieb in seiner Entwicklung zurück. Durch den frühen Tod des Vaters 1848 wurde er zunächst in *Park House,* in Highgate, aufgenommen. Später zog er in das neue *Asylum Earlswood*. Dort kümmerten sich die Ärzte Little und Conolly, später Down um ihn. Nach anfänglich guter Stabilisierung, die aus ärztlicher Sicht eine gute Prognose ergab, starb er jedoch 1860 im Alter von 20 Jahren an Tuberkulose (Pies 2023).

James Henry Pullen – der berühmteste Bewohner

Griesinger berichtete unter Bezug auf seinen Besuch in Earlswood von einem „jungen Menschen, der ein ausgezeichnet hübsches Modell eines Kriegsschiffes ganz allein gebaut hatte; er ist sehr beschränkten Geistes und hat namentlich keinen Begriff von Zahlen" (Griesinger 1861: 377).

Die Frage nach der Identität der beschriebenen Person ist leicht zu beantworten: Es handelte sich um *James Henry Pullen*; er genoss seinerzeit große Bekanntheit und wurde wegen seiner außerordentlichen künstlerischen Begabungen als der *Genius von Earlswood* bezeichnet.

Was über ihn bekannt ist, soll im Folgenden skizziert werden:[12] Geboren wurde Pullen 1835[13] in Dalston, London, in eine kinderreiche Familie, er starb 1916 in Earlswood. Er war nach zeitgenössischen Berichten wie sein Bruder William[14] taub und stumm; sie galten als entwicklungsbeeinträchtigt. Man glaubte, der Junge könne in der Schule nicht lernen, somit blieb er zunächst ohne Schulbildung. Zu Hause befasste er sich mit verschiedenen Materialien, aus denen er Schiffe baute. Mit 15 Jahren, im Jahre 1850, wurde er in Essex Hall bei Colchester aufgenommen. Vermutlich wurde er getrennt von anderen Kindern beschult, er lernte seinen Namen schreiben. Dort wurden auch

12 Quellen: Breathnach u. Ward 2005, Down 1887, Tambling 2020, Treffert 2012, Wikipedia-Eintrag über Pullen (https://en.wikipedia.org/wiki/James_Henry_Pullen [20. März 2025]).

13 Breathnach und Ward geben abweichend von anderen Autoren 1836 als Geburtsjahr und 1915 als Sterbejahr an. Auf der Website des Landon-Down Museums https://langdondownmuseum.org.uk/the-collections/james-henry-pullen-collection-a-resident-of-earlswood, 23. April 2025) hingegen werden 1816 und 1916 genannt.

14 Über Pullens Bruder William, wohl gleichfalls künstlerisch begabt, ist bekannt, dass auch er später in Earlswood aufgenommen wurde, jedoch schon mit 35 Jahren verstarb.

seine künstlerischen Talente bemerkt. Später zog er mit den anderen Bewohnern nach Earlswood, wo er den Schulbesuch fortsetzte. Bis zum siebten Lebensjahr soll Pullen nur ein einziges Wort zu sprechen gelernt haben, das Wort *mother*, das er allerdings undeutlich artikulierte. Auch später bediente er sich der Lautsprache kaum. Es wird auch berichtet, er konnte sich aber mittels Gesten und Gebärden verständlich machen. Außerdem habe er von den Lippen lesen können. Down teilte in seiner Lettsomian-Vorlesung über Pullen, den er allerdings nicht namentlich erwähnt, mit:

> „One youth was under my care who could build exquisite model ships from drawings, and carve with a great deal of skill, who yet could not understand a sentence, who had to have his food dissected for him, and who, when writing to his mother, copied verbatim a letter from The Life or Captain Hedley Vicars, by Miss Marsh, although it had not the slightest appropriateness in word or sentiment" (Down 1887: 256).

Pullens Verhalten, so wird berichtet, habe zwischen stillem Rückzug und Aggressivität gewechselt. Es sei vorgekommen, dass er in Erregungszuständen Gegenstände oder Werkstatteinrichtungen zerschlug. Einmal soll er eine Art Guillotine über der Zimmertür eines von ihm nicht gemochten Mitarbeiters angebracht haben. Pullen galt als eigensinniger Einzelgänger. Er lehnte Ratschläge ab und wies jede Bevormundung brüsk zurück. Er verspätete sich oft, vor allem wenn er sich an irgendetwas „festgebissen" hatte. Mit der Zeit soll sich sein soziales Verhalten etwas angepasst haben.

An sozialen Aktivitäten hat er kaum teilgenommen, doch er trommelte im Orchester von Earlswood. Im Alter von 28 Jahren soll er beabsichtigt haben, eine flüchtige Bekanntschaft zu ehelichen, doch das Personal konnte ihn davon abbringen, indem sie ihm einen fiktiven Admiralsrang nebst Fantasieuniform und einem fiktiven Zertifikat zuerkannte.

Schon als Kind hatte er sich darin geübte, Schiffe aus Brennholz zu schnitzen oder Schiffe zu zeichnen. Später, in Earlswood, lernte er Zimmern und Tischlern. Er tischlerte mit Geschick nicht nur Betten für Earlswood, sondern er fertigte im Bedarfsfall auch selbst Werkzeuge an.

Für seine Arbeit hielt er sich tagsüber in der Werkstatt auf, nachts zeichnete er. Viele seiner Zeichnungen in selbstgefertigten Rahmen schmückten die Korridore in Earlswood. Die Zeichnungen, zu denen ihn manchmal Abbildungen aus Illustrierten oder anderen Druckerzeugnissen anregten, fanden auch außerhalb von Earlswood lebhafte Aufmerksamkeit. Selbst Königin Viktoria und andere Mitglieder der königlichen Familie schätzten sie. Prinz Albert erhielt von Pullen eine Zeichnung, die Belagerung Sewastopols während des Krimkrieges darstellend.

Neben den Zeichnungen fand eine Vielzahl mit höchster Kunstfertigkeit hergestellter Objekte die Aufmerksamkeit der Öffentlichkeit und der königlichen Familie. Prinz Edward schenkte Pullen Elfenbein für den Schmuck der kunstvollen Objekte. Manchmal entsprangen die Objekte Pullens Fantasie, manchmal orientierte er sich an Zeichnungen oder bildlichen Darstellungen, die ihm zugänglich waren. Unter den vielfältigen Fantasie-Objekten befand sich eine Staatsbarke, von ihm für die Königin Viktoria als schwimmendes Office gedacht.

Sein bekanntestes Meisterwerk, ein hölzernes Schiffsmodell der „SS Great Eastern", begann Pullen 1870; es brauchte bis zur Fertigstellung sieben Jahre. Pullen bildete es dem Dampfschiff des englischen Ingenieurs *Isambard Kingdom Brunel*, das zum Zeitpunkt seiner Fertigstellung 1858 mit 211 m Länge als größtes je gebautes Schiff galt,[15] nach. Pullen konnte also bestimmte Ereignisse in seiner Umwelt mit großer Aufmerksamkeit und Fokussierung verfolgen, wenn sie sein Interesse fanden.

Pullens Schiffsmodell hatte eine Länge von rund drei Metern. Er kopierte anhand einer technischen Zeichnung alle Details originalgetreu, beispielsweise 5.585 Nieten, dreizehn Rettungsboote oder das Mobiliar im Inneren des Schiffes. Alle Arbeiten führte er selbst aus. Das Schiffsmodell wurde ausgestellt, auch im Londoner Kristallpalast (Crystal Palace), und damit einer breiten Öffentlichkeit zugänglich. Bei seiner Jungfernfahrt kenterte das Modell wegen zu großen Auftriebs. Die eingetretenen Schäden reparierte Pullen. Ein Vorläufermodell, auf das er sich in seiner Bemerkung 1861 bezog, muss Griesinger bei seinem Besuch in Earlswood gesehen haben.

15 Mehr hierzu siehe unter: https://en.wikipedia.org/wiki/SS_Great_Eastern (18. März 2025).

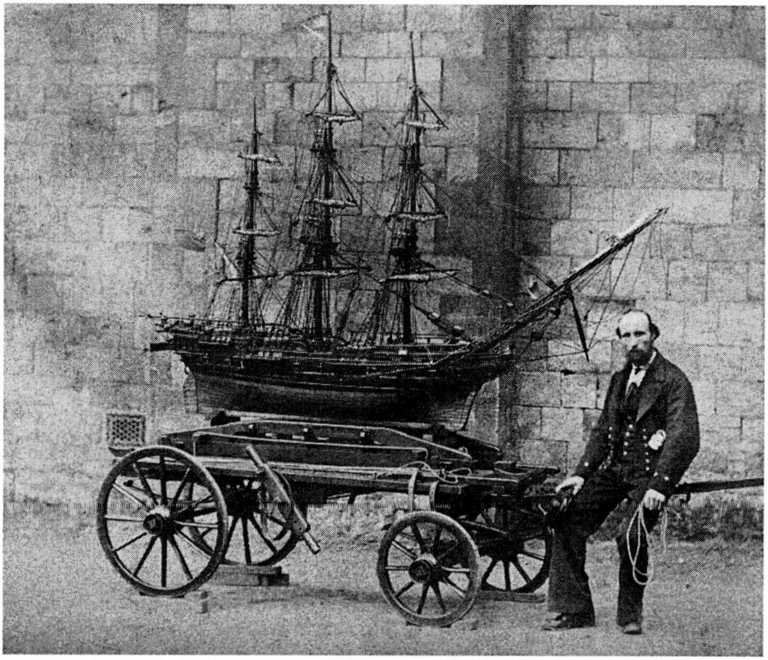

Abb. 3: James Henry Pullen mit seinem Modell der „Princess Alexandra" (1863).

Ein weiteres bekanntes Objekt Pullens ist das in seiner Werkstatt aufgestellte *mannequin*, eine übermannsgroße Gliederpuppe, in die sein Schöpfer hineinsteigen konnte. Aus dem Inneren der Puppe heraus konnte er nicht nur eintretende Personen unerwartet ansprechen und erschrecken; vor allem konnte er Gesicht und Glieder der Puppe bewegen[16].

Eindrucksvoll berichtet Pullen in seiner großen Zeichnung *Pictorial Autobiography* von 1878 von den Stationen seines Lebens. Stolz hat er sein großes Schiffsmodell der „Great Eastern" in den Mittelpunkt des Bildes gesetzt. Ob

16 Es ist nicht zuletzt aus Platzgründen unmöglich, hier eine einigermaßen instruktive Auswahl der Zeichnungen oder Bilder von Objekten wiederzugeben. Es ist angesichts der Fülle des im Internet verfügbaren Materials auch entbehrlich. Eine sehr instruktive Sammlung visuellen Materials findet sich im Internet unter dem Suchbegriff „Bilder von James Henry Pullen", etwa bei https://www.bing.com/images/search?q=james+henry+pullen&qpvt=james+henry+pullen&form=IQFRML&first=1dem (20. März 2025).

dieses Kunstwerk aus eigenem Antrieb entstanden oder von jemandem angeregt oder gar erbeten worden war, bleibt offen. Die sichere Gestaltung der Komposition und ihre erzählerische Kraft fesseln den Betrachter. Vor allem lassen sie erkennen, dass Pullen entgegen dem Anschein doch über passable intellektuelle Fähigkeiten verfügte. Auch soll er einige Fertigkeiten im Umgang mit Geld und Wechselgeld gehabt haben. Gleichwohl sprach das Personal zu ihm in einer einfachen, kindlichen Weise. Seine sprachlichen Äußerungen waren kaum zu verstehen.

Der ärztliche Leiter von Earlswood, Langdon-Down, gewährte Pullen viele Freiheiten und räumte ihm viele Privilegien ein. So durfte Pullen Werften und Pubs besuchen – was später die Herausbildung eines unkontrollierten Trinkens begünstigte – und sogar zusammen mit dem Personal der Institution essen.

Ein langjähriger Mitbewohner berichtete später, Pullen habe gewähnt, ein Mitglied der königlichen Familie zu sein.

Man darf annehmen, dass Pullen dank seiner Begabung einerseits, dank der förderlichen Rahmenbedingungen andererseits, eine große Kunstfertigkeit entwickelte, die ihm erlaubte, höchst beachtenswerte Kunstwerke zu schaffen[17].

Zur Frage einer Autismus-Spektrum-Störung bei James Henry Pullen

Auch wenn es ärztlich gesehen unmöglich ist, nur aus den vorliegenden Berichten mit Bestimmtheit eine Diagnose abzuleiten, ist es zulässig, die berichteten Verhaltensweisen und Interessen Pullens mit den semiologischen Voraussetzungen der modernen Diagnose Autismus-Spektrum-Störung abzugleichen, mit weiteren Erwägungen aus psychiatrischer Perspektive zu ergänzen und eine vorsichtige Annahme über das Vorliegen der Diagnose zu formulieren.

Die ICD-11 der WHO von 2019 stellt für die Autismus-Spektrum-Störungen folgende diagnostischen Kriterien auf[18]:

---

17 Es ist gleichfalls unmöglich, im vorliegenden Rahmen auf die Beziehungen des künstlerischen Schaffens Pullens zu den künstlerischen Produktionen von psychisch kranken Menschen oder Menschen mit Beeinträchtigungen oder gar zum Komplex der *Art Brut* einzugehen. Die kenntnisreiche Publikation von Kirsten Tambling (2020) über Pullens Arbeit liefert zu beiden Aspekten anregende Hinweise.

18 Die angeführten diagnostischen Merkmale sind der englischsprachigen Version der ICD-11 (WHO 2019), einsehbar auf der WHO-Website (https://icd.who.int/browse/2025-01/mms/en#437815624 [20. März 2025]), entnommen. Da zum Zeitpunkt der Fertigstellung

- Anhaltende Defizite bei Initiierung und Aufrechterhaltung sozialer Kommunikation und reziproker sozialer Interaktionen. Dies kann sich zeigen als:
    - Unverständnis für und oder Desinteresse an verbaler oder nonverbaler Kommunikation seitens anderer Personen oder inadäquate Reaktionen darauf.
    - Unfähigkeit, in die sprachlichen Äußerungen typische Zeichen der Höflichkeit wie Augenkontakt, Gestik, Mimik oder Körpersprache zu integrieren,
    - Unverständnis für den Gebrauch der Sprache in sozialen Kontexten oder Unfähigkeit, reziproke soziale Konversation zu initiieren oder aufrechtzuerhalten,
    - Schwierigkeiten der sozialen Achtsamkeit, die dazu führen, dass das Verhalten nicht in der dem sozialen Kontext adäquaten Weise moduliert wird,
    - Unfähigkeit, sich Gefühle, emotionale Zustände und Einstellungen anderer Menschen vorzustellen und darauf zu reagieren,
    - Schwierigkeiten, Interessen mit anderen zu teilen,
    - Unfähigkeit, typische Beziehungen unter Gleichgestellten anzuregen oder aufrechtzuerhalten.

- Anhaltend eingeschränktes, repetitives und unflexibles Muster des Verhaltens, der Interessen oder Aktivitäten, die nicht zum Lebensalter und dem soziokulturellen Kontext passen. Dazu gehören:
    - mit Stress verbundene Schwierigkeiten, sich an neue Erfahrungen und Umstände anzupassen,
    - starres Haften an besonderen Routinen,
    - starres Haften an Regeln,
    - exzessive und anhaltende ritualisierte Verhaltensmuster, die keinem externalen Zweck dienen,
    - repetitive und stereotype Bewegungsabläufe mit dem ganzen Körper, unübliches Gangbild, unübliche Fingerbewegungen oder Haltungen, besonders in der frühen Kindheit,

---

des vorliegenden Textes eine deutschsprachige Übersetzung der diagnostischen Kriterien noch nicht vorliegt, wurde eine eigene Übersetzung unter leichter Kürzung vorgenommen.

- o unüblich intensive Beschäftigung mit einem oder mehreren Spezialinteressen, Teilen von Objekten, spezifischen Stimuli oder eine unüblich starke Bindung an besondere Objekte, soweit sie nicht bloß der Bequemlichkeit dienen,
- o lebenslang exzessive und anhaltende Hyper- oder Hyposensitivität für Sinnesreize oder unübliches Interesse an Sinnesreizen wie Geräuschen, Licht, Beschaffenheit von Kleidung oder Speisen, Gerüchen, Geschmacksreizen, Hitze, Kälte oder Schmerz.

- Die Störung muss während der Entwicklungsperiode in Erscheinung treten, typischerweise in der frühen Kindheit, wobei charakteristische Symptome erst später manifest werden können, wenn die sozialen Anforderungen die limitierten Kapazitäten überfordern.

- Die Symptomatik führt zu Beeinträchtigungen im persönlichen, familiären, sozialen Bereich oder im schulischen oder Beschäftigungsbereich. Manche Personen können in einigen Bereichen mit überdurchschnittlicher Anstrengung funktionsfähig sein, sodass andere Personen die Defizite nicht bemerken.

Offenkundig treffen mehrere der im Vorstehenden aufgeführten klinischen Merkmale der Kategorie Autismus-Spektrum-Störung gemäß ICD-11 auf Pullen zu. Im Vordergrund stehen die Beeinträchtigungen der sozialen Kommunikation und Interaktion sowie die hochgradige Einengung auf die Spezialinteressen und -begabungen.

Seit langem werden die Spezialbegabungen, wie sie bei Pullen beschrieben sind, mit dem Begriff des *Idiot savant* in Verbindung gebracht. Der französischsprachige Begriff kann im Deutschen als „gelehrter Idiot" übersetzt werden. Nachweislich verwendete Down den Begriff in seinen Lettsomian-Vorlesungen (Down 1887)[19]. Dabei stellte er unter der Rubrik *idiot savant* zehn Fälle mit verschiedenen Spezialbegabungen, darunter als ersten Fall Pullen – ohne Namensnennung – vor. Nachdrücklich betonte er, dass alle Kinder männlichen Geschlechts waren.

Zum Begriff *idiot savant*, in Anführungszeichen gesetzt, führte Down aus: „This name has been applied to children, who, while feeble-minded, exhibit

---

19 Eine deutschsprachige Übersetzung der Lettsomian-Vorlesungen findet sich bei Pies 1996: 140–214.

special faculties which are capable of being to cultivated to a very great extent" (Down 1887: 256). Der etwas zurückhaltende Duktus seiner Ausführungen und die Verwendung der Anführungszeichen weisen darauf hin, dass Down ihn von dritter Seite übernommen hatte. Als erster hatte wohl Seguin den Begriff im Jahre 1869 verwendet (Treffert u. Rebedew 2015).[20]

In Auswertung eines großen Savant-Registers[21], insgesamt 319 Personen umfassend, fanden sich die Savant-Merkmale in 90 Prozent der Fälle als kongenital, in 10 Prozent als erworben. Unter den 273 kongenitalen Fällen dominierte mit 79 Prozent das männliche Geschlecht; es zeigte sich mithin ein 4:1-Verhältnis von männlich zu weiblich. Unter den kongenitalen Fällen stand mit 38 Prozent die Diagnose Autismus an erster Stelle, die Diagnose Asperger-Syndrom an zweiter Stelle. Unter ihren Savant-Merkmalen führten mit 25 Prozent die Musikalität, mit 19 Prozent die Fähigkeiten des Zeichnens und des skulpturalen Schaffens sowie mit 20 Prozent überdurchschnittliche Gedächtnisleistungen die Häufigkeitsliste an. Immerhin fanden sich in der knappen Hälfte der Fälle in mehreren Bereichen überdurchschnittliche Fertigkeiten (Treffert u. Rebedew 2015).

Pullens überdurchschnittliche künstlerische und handwerkliche Spezialbegabungen, klar als häufige Savant-Merkmale zu erkennen, passen zur Diagnose einer Autismus-Spektrum-Störung. Diese auf klinischen Merkmalen basierende Feststellung steht im Einklang mit der Einschätzung von Breathnach und Ward (2005), die ihn als *autistic savant* bezeichneten.

Zusammenfassung

In der Geschichte von Earlswood stellt sich ein Meilenstein in der Entwicklung der Versorgung von Menschen mit intellektuellen Beeinträchtigungen im viktorianischen England in der Mitte des 19. Jahrhundert dar. Sie wurde von der Versorgung der psychisch kranken Patienten getrennt und verfolgte vor allem

---

20 Seguin publizierte seine Vorlesung am 15.10.1869 vor der New York Medical Association im Folgejahr: Seguin 1870.

21 Im Jahre 1987 richtete die Wisconsin Medical Society die Website www.savantsyndrome.com ein. Bis 2012 war die Sammlung der Savants, die aus verschiedenen Quellen stammen, auf nahezu 400 Fälle angewachsen. Weitere Hintergründe, auch zu den Limitationen der Datenbasis, siehe Treffert und Rebedew (2015).

pädagogische Förderziele im Hinblick auf Wissenserwerb, berufliche Kompetenz und möglichst wirtschaftliche Selbständigkeit. Es ist plausibel, anzunehmen, dass Wilhelm Griesingers Interesse an und seine Positionen zu diesem Arbeitsgebiet durch die zeitgenössischen Entwicklungen in England gefördert und bestärkt wurden. Zugleich regt diese Bezugnahme an, noch stärker als bisher transnational vergleichende Aspekte in die Forschung zur Geschichte der Behindertenhilfe einzubeziehen, um die Wechselwirkungen zu rekonstruieren.

Mit dem von Griesinger erwähnten jungen Mann, James Henry Pullen, der „Genius von Earlswood", lernt man einen außergewöhnlichen Vertreter der damals als *idiot savants* bezeichneten Personengruppe kennenlernen. Seinen Ruhm als „Genius of Earlswood Asylum" verdankte er sicher dem Zusammenspiel seiner angeborenen Begabung mit den großzügig fördernden Bedingungen in Earlswood.

Pullens Eigenarten in Kommunikation und Interaktion sowie seine überdurchschnittlichen Spezialbegabungen lassen sich mühelos mit den diagnostischen Merkmalen der diagnostischen Kategorie Autismus-Spektrum-Störung moderner Prägung (ICD-11) in Einklang bringen. Das erlaubt die Annahme, dass bei Pullen wahrscheinlich eine derartige Diagnose gerechtfertigt gewesen wäre.

Literaturverzeichnis

Breathnach, Caoimhghin S., & Ward, Conor (2005) The Victorian genius of Earlswood – a review of the case of James Henry Pullen. Irish Journal of Psychological Medicine 22: 151–155.

Brand, Richard A. (2012) William John Little, FRCS (1810–1894). Biographical Sketch. Clinical Orthopaedics and Related Research 470: 1249–1251.

Brandon, Ed (2022) A History of London County Lunatic Asylums & Mental Hospitals. Pen & Sword Books Ltd., Barnsley.

Burtinshaw, Kathryn; Burt, John (2017) Lunatics, Imbeciles and Idiots: A History of Insanity in Nineteenth-Century Britain and Ireland. Ben & Sword History. Barnsley.

Down, John Langdon Haydon (1866) Observations on an ethnic classification of idiots. London hospital reports 3: 259–262.

Down, John Langdon (1887) Lettsomian lectures: On some of the mental affections of childhood and youth. British Medical Journal 1 (1362): 256–259.

Eder, Karl Rudolf (Hrsg.) (1997) 150 Jahre Mariaberger Heime – Beiträge zur Geschichte geistig behinderter Menschen. Mariaberger Heime, Gammertingen.

Fandrey, Walter (1990) Krüppel, Idioten, Irre. Zur Sozialgeschichte behinderter Menschen in Deutschland. Silberburg, Stuttgart.

Griesinger, Wilhelm (1845) Die Pathologie und Therapie der psychischen Krankheiten für Aerzte und Studirende. Krabbe, Stuttgart.

Griesinger, Wilhelm (1861) Die Pathologie und Therapie der psychischen Krankheiten für Aerzte und Studirende (2. umgearbeitete und sehr vermehrte Auflage). Krabbe, Stuttgart.

Griesinger, Wilhelm (1859) Zwölfter Jahresbericht der Anstalt für schwachsinnige Kinder Mariaberg 1858–1859. Buchdruckerei Lauf, Tübingen.

Little, William John (1839) A treatise on the nature of club-foot and analogous distortions; including their treatment both with and without surgical operation. Jeffs, London.

Mette, Alexander (1976) Wilhelm Griesinger. Der Begründer der wissenschaftlichen Psychiatrie in Deutschland. Teubner, Leipzig.

Pies, Norbert J. (1996) John Langdon Haydon Langdon-Down (1828–1896) – Ein Pionier der Sozialpädiatrie. Eine illustrierte Lebensbeschreibung mit einer Übersetzung der Lettsomian-Vorlesung (London 1887). Braun, Karlsruhe.

Pies, Norbert J. (2023) West & West – Eine biographische Studie über William James West (1794-1848) und James Edwin West (1840–1860). [Eigenverlag] Erftstadt.

Pietrzak, Krzysztof; Grzybowski, Andrzej; Kaczmarczyk, Jacek (2016) William John Little (1810–1894). Journal of Neurology 263:1047–1049.

Sakula, Alex (1988) Royal Earlswood Hospital: a historical sketch. Journal of the Royal Society of Medicine 81: 107 f.

Schmiedebach, Heinz-Peter (2005) Griesinger, Wilhelm. In: Gerabek, Werner E.; Haage, Bernhard D.; Keil, Gundolf; Wegner, Wolfgang (Hrsg.) Enzyklopädie Medizingeschichte. De Gruyter, Berlin, New York, S. 510 f.

Schott, Heinz; Tölle, Rainer (2006) Geschichte der Psychiatrie. Krankheitslehren, Irrwege, Behandlungsformen. Beck, München.

Seguin, Edouard (1870) Art. XXXIII. New facts and remarks concerning idiocy: being a lecture delivered before the New York Medical Journal Association, October 15, 1869. The Americal Journal of Medical Sciences 129: 518 f.

Seidel, Michael (2016) „ohne Rast, ohne Hast". Wilhelm Griesinger und seine Sicht auf Menschen mit geistiger Behinderung. Inklusive Medizin 13; 43–54.

Straßburg, Hans Michael (2025) Zur Geschichte des West-Syndroms (Blitz-Nick-Salaam Epilepsie, „infantile epileptic spasms syndrome" [IESS]).

Clinical Epileptology. https://doi.org/10.1007/s10309-024-00739-9 (21. April 2025).
Tambling, Kirsten (2020) The Idiot as Artist: The Fantasy Boats of James Henry Pullen. Art History 43: 928–952. https://doi.org/10.1111/1467-8365.12533 (23. März 2025).
Treffert, Darold A. (2012) James Henry Pullen – Genius of Earlswood Asylum. https://web.archive.org/web/20120915082330/http://www.wisconsinmedicalsociety.org/savant_syndrome/savant_profiles/james_pullen (20. März 2025).
Treffert, Darold A.; Rebedew, David L. (2015) The Savant Syndrome Registry: A Preliminary Report. WMJ 114: 158–162.
Van Robays, J. (2016) John Langdon Down (1828–1896). Facts, Views & Visions in Obstetrics and Gynaecology 8: 131–136.
West, William James (1841) On a peculiar form of infantile convulsions. The Lancet, 35: 724 f. Deutsche Übersetzung in: Heintel, Helmut (Hrsg.) Quellen zur Geschichte der Epilepsie. Huber, Bern, S. 62–66.

Abbildungsquellen

Abb. 1: The New Asylum for Idiots at Earlswood Common, Redhill, Surrey. London News 11.3.1854, p. 213. Künstler: Edmund Evans. Website IanVisit: https://www.ianvisits.co.uk/
Bilddatei: https://www.ianvisits.co.uk/articles/a-new-asylum-for-idiots-2464 (28. Mai 2025). Copyright erloschen.

Abb. 2: Das Hauptgebäude des ehemaligen Royal Asylum for Idiots im Jahre 2023. Foto: Michael Seidel, 25.7.2023.

Abb. 3: James Henry Pullen mit seinem Modell der Princess Alexandra (1863). Fotograf: G. E. Shuttleworth. Website: Wellcome Collection; https://wellcomecollection.org
Bilddatei: https://wellcomecollection.org/works/kqruhhuw/images?id=fnnpjdkm (28. Mai 2025). Copyright erloschen.

Der Psychiater und Ethnologe Karl von den Steinen am Xingú und auf den Marquesas[1]

von Hannes Stubbe

The Psychiatrist and Anthropologist Karl von den Steinen on the Xingú River and on the Marquesas

Summary: After a brief overview of the biography of the psychiatrist and ethnologist Karl von den Steinen (1855–1929), who remains relatively unknown in Germany, this paper examines his two fields of study on the Xingú (Brazil) and the Marquesas (Pacific). Particular emphasis is placed on the psychological and transcultural aspects of his research, as well as on the artistic qualities of Marquesan tattoos.

Keywords: Karl von den Steinen, Xingú, Marquesas, Tattoo, anthropology.

Zusammenfassung: Nach einer kurzen Darstellung der Biografie des in Deutschland wenig bekannten Psychiaters und Ethnologen Karl von den Steinen (1855–1929) werden seine beiden Feldforschungen am Xingú (Brasilien) und auf den Marquesas (Pazifik) beschrieben. Dabei liegt ein besonderer Schwerpunkt auf psychologischen und transkulturellen Aspekten seiner Forschungen, sowie den künstlerischen marquesanischen Tatauierungen.

Schlüsselwörter: Karl von den Steinen, Xingú, Marquesas, Tatauierung, Ethnologie.

---

1 Warum dieser Vortrag? Es gab und gibt im deutschsprachen Raum viele weltoffene Psychiater und Psychiaterinnen, die lange Zeit im außereuropäischen, nichtwestlichen Ausland tätig geworden sind, z. B. Emil Kraepelin, Wolfgang Pfeiffer, Karl Wilmanns, Alexander Boroffka, Wolfgang Krahl, Ekkehard Schröder, Paul Parin, „Alsheimer" (=Erich Wulff), Klaus Hoffmann, Christian Schafetter, Erna Hoch, Eckhardt Koch etc. auf die ich hier hinweisen möchte; im Kontakt mit Menschen fremder Kulturen kann der westliche Psychiater sehr viel über die Psyche des Menschen lernen.

Es läßt sich nicht leugnen. Mein Zeitsinn funktioniert ein wenig mangelhaft; ich wünschte nur, der Grund läge darin, dass es mir wirklich gelungen wäre, mich in die Seele unserer Naturvölker, dieser Kinder des Augenblicks, hineinzudenken – was zu versuchen meine eigentliche Aufgabe war.

K. von den Steinen, 1894: vii

Bakaïri sum, nihil humani a me alienum puto.

K. von den Steinen, 1894: 69

Das ganze System der Tätowierung hing mit ihrer Religion zusammen.

H. Melville, 1978: 270

Man sollte oft wünschen, auf einer der Südseeinseln als sogenannter Wilder geboren zu sein, um nur einmal das menschliche Dasein, ohne falschen Beigeschmack, durchaus rein zu genießen.

J. W. von Goethe, 12. März 1828

Der Traum, welcher mich nach Tahiti geführt, wurde durch die Tatsachen grausam verscheucht.

P. Gaugin, 1920: 10

Ihr sollt keine Einschnitte an eurem Leibe machen für eine eine [abgeschiedene] Seele und sollt euch nicht tätowieren! Ich bin der Herr.

3. Mose 19: 28

Biografie

Karl von den Steinen's (7.3.1855–4.11.1929) Rolle in der Geschichte der Psychiatrie und Nervenheilkunde ist aus deutscher Sicht bisher scheinbar unbedeutend.[2] Dennoch war er ein einflussreicher international tätiger Wissenschaftler, der zwar in Deutschland fast unbekannt, aber in Brasilien und auf den Marquesas sehr bekannt ist.[3]

Karl von den Steinen[4] wird als Sohn des Geheimen Sanitätsrats Dr. Carl von den Steinen am 7. März 1855 als viertes von fünf Kindern in eine protestantische Familie in Mühlheim an der Ruhr geboren. Bereits im Alter von zwei Jahren verliert er seine aus Mettmann (Rheinland) stammende Mutter Auguste, geb. Wetter, die bei der Geburt seines Bruders Ernst stirbt. Karl lebt danach bei seinen Großeltern väterlicherseits in Wülfrath und besucht dort die Volksschule. Das Gymnasium absolviert er in Düsseldorf, dem neuen Wohnort des Vaters. Nach dem vorzeitig abgeschlossenen Abitur, studiert er schon im Alter von 17 Jahren – in Zürich, Bonn und Straßburg Medizin und promoviert im Jahre 1875 an der Universität Straßburg „Über den Anteil der Psyche am Krankheitsbild der Chorea (Veitstanz)"[5]. Er leistet zunächst seinen Militär-

2 Meine diesbezüglichen Anfragen im Archiv der Charité (Berlin) waren bisher erfolglos.

3 Vgl. Oberacker 1985: 327–330 (=vol. 2); Coelho 1993; U. von den Steinen 2010: 119; Lichtenstein 2016: 97 ff.; einer der fünf Quellflüsse des Rio Xingú ist der Rio (Karl von den) Steinen; vgl. Baer, 1960: 4.

4 Vgl. die familiären Fotografien in Coelho 1993: 19 ff.; Karl von den Steinen war mit der Jüdin Rosa Eleonore Herzfeld (Düsseldorf, 1867– Basel, 1944) verheiratet, über deren Schicksal im antisemitischen Deutschland der 1920er bis 1940er Jahre Gabriele C. Pallat (2002) eindrucksvoll berichtet. Das Ehepaar hatte acht Kinder (vgl. Abb. 1). Den Sohn Helmut von den Steinen (1890–1957) rechnet Berthold Riese (1995: 218) zu den während des „Dritten Reiches" verfolgten und ausgewanderten Ethnologen; der bekannte Künstler John Heartfield (1891–1968) (eigentlich Helmut Herzfeld) stammte aus der Familie Herzfeld.

5 ad Veitstanz: „In Spätmittelalter und Renaissance stark beachtete Tänze, die in Form einer Massenhysterie auftraten" (Peters 1997: 557); die Choreomanie (Chorea, gr. Tanz) gehört zu den psychischen Epidemien vor allem im 14. Jahrhundert nach der großen Pestepidemie; C. L. Paul Trüb (1978: 79 f.) hat u. a. dem Thema Tanzwut in seiner historischen Dissertation „Heilige und Krankheit" ein eigenes literaturreiches Kapitel gewidmet. Menschen mit der Diagnose „erblicher Veitstanz" wurden gemäß des „Gesetzes zur Verhütung erbkranken Nachwuchses" (in Kraft seit dem 1.1.1934) ab 1934 zwangssterilisiert; vgl. Hahn, 2020: 87.

dienst in Dresden und Düsseldorf ab, und spezialisiert sich danach als Psychiater in Berlin und Wien. In der Psychiatrischen Abteilung der Berliner Charité[6] (Prof. Dr. Carl Westphal) wird er bereits 1878 Assistenzarzt und war damit für einige Jahre der jüngste Arzt in Preußen (vgl. Abb. 1).

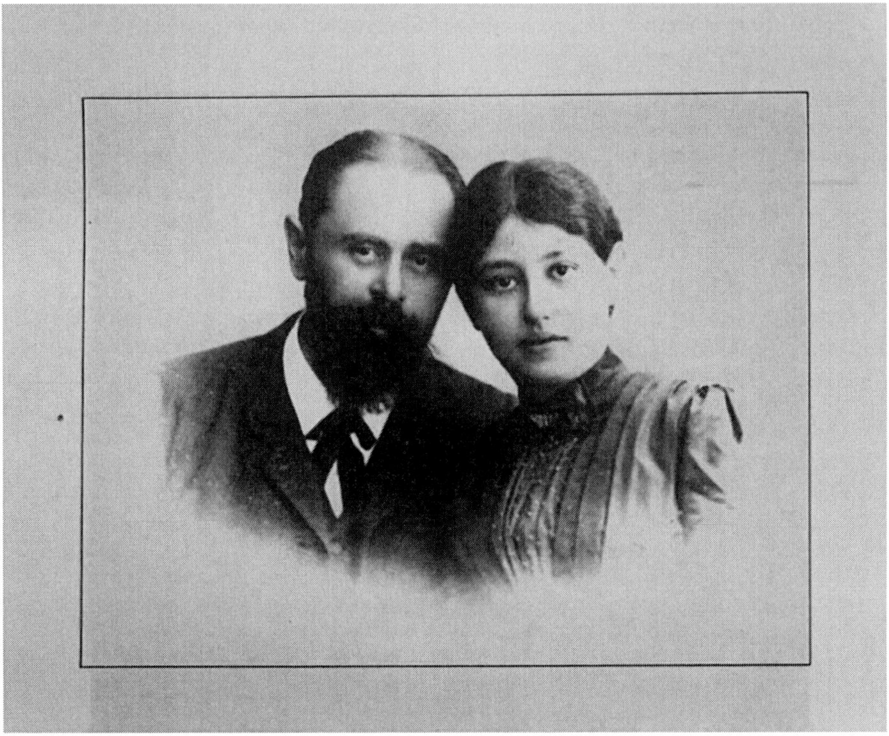

Abb. 1: K. von den Steinen und seine Ehefrau Eleonore (geb. Herzfeld). *Quelle*: Penteado Coelho, 1993: 25.

„Bald nach Antritt der Stelle gedenkt er, sein psychiatrisches Blickfeld zu erweitern. Ihn interessiert der ganze Mensch, der Kranke besonders. Ein finanzkräftiges elterliches Geschenk ermöglicht das Vorhaben. Ende des Jahre 1878 ‚nimmt er Urlaub zu einer Reise um die Erde', wie er im Lebenslauf lapidar vermerkt. In

6 Von der „feinen Verschiebung in der Grundeinstellung der Ärzte" war damals an der Charité noch nichts zu spüren; vgl. Hahn 2020.

> den ‚Irrenanstalten der Kulturstaaten' hofft er, Einrichtungen der Pflege und Behandlung geistig behinderter Menschen in verschiedenen Ländern kennen zu lernen. Er spricht von notwendiger ‚Horizonterweiterung' und ‚speziellen Interessen', die er zu realisieren gedenkt – ein ungewöhnlicher Gedanke für einen dreiundzwanzigjährigen, assistierenden Mediziner" (von den Steinen 2010: 5 f.).

Nachdem Karl von den Steinen Krankenhäuser und Psychiatrische Institutionen in den USA besichtigt hatte, besuchte er Mexiko und Kuba und schiffte sich nach Honolulu ein, wo er im Frühjahr 1880 – zufällig und im Hotel – den bedeutenden Weltreisenden und Ethnologen Adolf Bastian (1826–1905)[7] kennen lernte. Bastian konnte ihn für ethnologische Fragen begeistern, was Karl von Steinens Lebensweg und seiner beruflichen Ausrichtung im Alter von 25 Jahren eine neue Wendung gab.

Während der Schifffahrt nach Auckland ließ sich Karl von den Steinen auf den Samoa-Inseln[8] absetzen, wo er ein halbes „schönes und genußreiches" Jahr verbrachte. Über Australien, Neuseeland und Ägypten kehrte er 1881 nach Deutschland zurück, trat in die Berliner Gesellschaft für Anthropologie, Ethnologie und Urgeschichte[9] ein und nahm von Juni 1882 bis Oktober 1883 an einer staatlich organisierten Südpolarexpedition teil. Als das Expeditionsschiff auf der Rückreise in Montevideo anlegte ging Karl von den Steinen von Bord und begann mit seiner Forschungsreise durch Brasilien zum Xingú.

---

7 Zur ethnologischen Theorie (Elementar- und Völkergedanke) und der „Lehre von der psychischen Einheit der Menschheit" Adolf Bastians, vgl. Koepping 1983; Hermannstädter 2002: 44–55; Fischer 2007; Stubbe 2012: 66–70; 2021: 192–198.

8 In der Hochblüte des europäischen Imperialismus bis zum Ersten Weltkrieg (1914–1918) war auch Samoa umkämpft. Der Hamburger Kaufmann und Reeder Johann Cesar Godeffroy ließ sich bereits 1857 auf Samoa (Apia) nieder. Am 17. Februar 1900 erwarb das Deutsche Reich Samoa als letzte Kolonie; bekanntlich lebte auch der Südseeverehrer Robert Louis Stevenson von 1887 bis zu seinem Tod (1894) auf Samoa und hatte sich dort eine Pflanzung gekauft; im Jahre 1925 reiste die später berühmte 23-jährige Kulturanthropologin und Boas-Schülerin Margaret Mead (1901–1978) nach Samoa und führte eine richtungsweisende Feldforschung über die Pubertät der Samoanerinnen durch: „Coming of Age in Samoa. A Psychological Study of Primitive Youth for Western Civilization" (1928), eines der meistgelesenen und -diskutierten Werke der Ethnologie; vgl. Samoa gestern, 1979; Westphal 1991: 93 ff.; 225 ff.; Feest & Kohl, 2001: 294–298; Zeller 2008; Deutsches Historisches Museum 2016.

9 Adolf Bastian war zu dieser Zeit Vorsitzender der Gesellschaft und empfahl Karl von den Steinen für diese Südpolar-Expedition.

Hans Virchow charakterisiert in seinem Nachruf Karl von den Steinen[10] sehr treffend:

> „Sein Spezialfach wurde Psychiatrie, was ihm zugute kam bei dem Verkehr mit den Naturvölkern. Er hatte von Berufs wegen gelernt, in Seelen zu lesen, und das war eine gute Schule für die Einfühlung in die Psyche fremder Völker“ (Virchow 1930: 401).

Karl von den Steinen war zwar kein transkultureller bzw. Ethno-Psychiater, wie Emil Kraepelin (1856–1926), der 1904 aufgrund seiner klinischen Erfahrungen auf Java erstmalig eine „Vergleichende Psychiatrie“ veröffentlichte (vgl. Bendick 1989), aber Karl von den Steinen hat in seinen ethnologischen Werken immer wieder Charakterisierungen der indigenen Bevölkerung Brasiliens und der Südsee, sowie psychologische Aspekte ihrer Kultur beschrieben, z. B.

> „Diese ‚wilden‘ Bakaïri sind aufgeweckt, gelehrig und sicherlich sehr gutmüthig. Sie stehlen nicht, obwol wir Schätze mit uns führen. Sie haben kein berauschendes Getränk, Taback weisen sie zurück“ (K. von den Steinen 1886: 165).

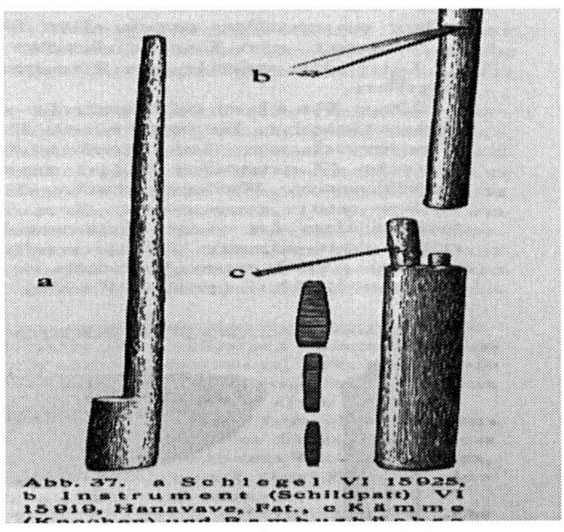

Abb. 2: Der Tatauierapparat. Quelle: K. von den Steinen 2008: 83.

---

10 Ausführlicher zu seiner Biografie und akademischen Karriere, vgl. U. von den Steinen 2010; Hermannstädter 2002: 67–85; Feest & Kohl 2001: 446–450; Wörterbuch der Völkerkunde 1999: 356; Coelho 1993; Oberacker 1985: 327–330 (=vol. 2); Baldus 1940; Virchow 1930; Nature, feb. 8, 1930: 208 ff.; Deutsches Biographisches Jahrbuch 4 (1929).

Xingú[11]

Als Karl von den Steinen, der scheinbar über eine robuste Kondition verfügte, mit seinem Vetter Wilhelm von den Steinen[12] seine zwei „Schingú-Expeditionen"[13] durchführte, war die Gesamtsituation der indigenen Bevölkerung[14] Brasiliens äußerst prekär. Die erste Expedition, die von Cuyabá ausging und in Belem endete, dauerte von Mai bis Oktober 1884. Man besuchte (mit Militäreskorte) Siedlungen der Bakaïri, Trumaí, Suyá, und Yuruna, die teilweise bisher von europäischer Kultur unberührt geblieben waren. Die zweite Xingú-Expedition[15] nahm ihren Ausgang vom Rio Kulisehu und dauerte von Februar

---

11 Benannt nach einer indigenen Ethnie, die an der Mündung des Flusses lebte.

12 Wilhelm von den Steinen (1859–1934) war Zeichner, Maler und Illustrator. Er sorgte für die Fotografien und Zeichnungen der Veröffentlichungen. Ein weiterer Begleiter war der Physiker Otto Clauss.

13 Zur Finanzierung der Expeditionen vgl. Hermannstädter 2002: 71, 72, 74, 77; U. von den Steinen 2010: 28, 31; hatte die erste Expedition noch einen gewissen abenteuerlichen Charakter, so erfasste die zweite Feldforschung bereits alle wesentlichen kulturellen Aspekte der untersuchten Ethnien, wie Klassifikation der „Stämme", Anthropologie, Sprachen, Jäger- und Sammlertum, Feldbau, Geräte, Feuer, Kunst, Musik, Masken und Tanzschmuck, Recht und Sitte, Mythen, etc.; zeitgemäß fehlen nur sozialanthropologische Aspekte wie Sozialstruktur, Verwandtschaftssystem, Heiratsordnung etc.

14 Brasilien war von Pedro Álvares Cabral (ca. 1467–1520) am 22.4.1500 wieder entdeckt worden. Zu dieser Zeit lebten auf dem brasilianischen Territorium ca. sechs Millionen indigene Menschen. Der bedeutende Indianist Curt Nimuendajú zählt in seiner „Mapa Etno-Histórico de Curt Nimuendajú" (1981) ca. 1.400 „tribus" (Ethnien) aus 40 linguistischen Gruppen auf (mit 972 bibliografischen Angaben!). Der Ethnozid an den meisten dieser Gruppen wurde vor allem durch eingeschleppte Krankheiten (Blattern, Grippe, Masern, Tuberkulose, Syphilis etc.), Sklaverei, koloniale Vernichtungskriege, Missionierung und Umsiedlungen („aldeamento") verursacht (vgl. Ribeiro 1983; Carneiro da Cunha 1992; Stubbe 2020). Brasilien ist das artenreichste Land der Erde (vgl. Naturhistorisches Museum Wien 2022: 3). Auch bezüglich der genetischen und Hautfarben-Vielfalt der Menschen ist Brasilien Weltmeister, vgl. Stubbe 1992; zum Kunstschaffen der Indigenen Brasiliens vgl. Stubbe 2018: 8–19, 136 f.; Stubbe u. Stubbe 2024.

15 Ein wichtiger Begleiter war der bekannte Mythenforscher Dr. med. Paul Ehrenreich (1855–1914); der brasilianische Kaiser Dom Pedro II (1825–1891), der seit 1875 Ehrenmitglied der Berliner Gesellschaft für Anthropologie, Ethnologie und Urgeschichte war, empfing die Forschungsreisenden in einer Audienz und das Werk „Durch Zentralbrasilien" (1886: VI) ist ihm gewidmet; zum Ablauf der zweiten Expedition vgl. Hermannstädter 2002: 74 ff.; vgl. die Karte der Xingú-Region in: Hartmann 1986: 51.

1887 bis August 1888. Man besuchte Siedlungen der Bacaïri[16], Nahuquá, Mehináku, Auetö, Yaualapiti, Kamayurá und Trumái (vgl. K. von den Steinen 1886, 1897; Buschan 1910; Garcia 1922: 906 f.; Bisilliat et al. 1979; Hartmann 1986: 46–53; Coelho 1993; Hermannstädter 2002: 67–85; U. von den Steinen 2010; Fischer u. Kraus 2015).

Über seine erste Begegnung[17] mit diesen „wilden" Bakaïri (Eigenbezeichnung Kurâ) berichtet er:

> „Drei Häuser von der Form eines Bienenkorbs werden sichtbar, in der vordersten Hütte, die unseren Pfad verlegt, steht die niedrige Thüre offen; wir unterscheiden im Dunkeln einige Köpfe. Ein völlig nackter Indianer tritt heraus, jung, wohlgebaut, schliesst die Thüre und kommt uns entgegen, einen langen Pfeilschaft ohne Spitze in der Hand, den er wagerecht vor sich hin hält. Ich weise Antonio an, ihm in Bakaïri einen Gruss zuzurufen. ‚Kχulino', schreit Antonio fast athemlos, und – Heil den Antiguos – der Indianer antwortet in Bakaïri. Eifrig tritt er auf Antonio zu, lehnt sich an ihn an und beide umschlingen sich im Weitergehen, – beide zu gleicher Zeit plaudernd, beide vor Angst und Aufregung am ganzen Körper zitternd. Uns alle packt ein freudiges Gefühl der Erlösung, und als Manoel, entdeckend, dass unser lieber Wilder eine schön rasirte Tonsur trägt, jetzt endlich zu Worte kommt und ausruft: ‚O, das ist ja ein Padre, der Gevatter ist ja ein Pfaff', entsteht ein allgemeines Lachen und Durcheinanderreden. Wir wurden in die kleinste der drei Hütten geführt; dort setzten wir uns auf einen langen, am Boden liegenden Stamm. Zwei Stützbalken trugen das Strohdach, geschmückt mit einem Diadem aus Papageienfedern und unten mit einem Gürtel trockener Grashalme umwunden. Viele elegant gearbeitete Pfeile staken in der Wandung. Niemals hatten diese Bakaïri Menschen anderer Farbe gesehen" (K. von den Steinen 1886: 158).

Welche Hauptergebnisse brachten diese Feldforschungen?

Die immense Bedeutung der Träume für das indigene Denksystem hat Karl von den Steinen (1897: 295 f.) einige Jahre früher als Sigmund Freud („Traumdeutung", 1899) erkannt. Er schreibt:

---

16 Als wichtiger Informant, Übersetzer und Führer diente in beiden Expeditionen der Bacaïri Antonio; vgl. K. von den Steinen 1886: 121 (Foto), 126 f., 129 (Abb.), 158, 166; 1897: 11, 25, 57, 320; vgl. auch das interessante, psychologisch-vergleichende Kapitel über die Bleistiftzeichnungen in: K. von den Steinen 1897: 231–241.

17 Zu den verschiedenen Formen der Begegnung von Indigenen und Europäern vgl. Bitterli 1976: 81–179; Todorov 1985.

> „Unsere Indianer haben wie viele andere Naturvölker die feste Ueberzeugung, die sich übrigens auf unserer Kulturstufe noch bei Kindern und Betrunkenen und nicht nur bei ihnen beobachten lässt, dass sie im lebhaften *Traum Wirklichkeit* (Hervorhebung durch K. von den Steinen) erleben; man geht auf die Jagd, schiesst Fische, fällt Bäume, wenn man schläft, während der Körper in der Hängematte bleibt" (K. von den Steinen 1897: 295).

In einer Gemeinschaft von fast völlig nackten Indigenen (z. B. Bakaïri) am über 2.000 km langen Xingú scheut sich der empirisch eingestellte Feldforscher Karl von den Steinen, der ihr Traumverständnis sehr ernst nimmt, nicht im Kapitel „Schamgefühl" über eigene Nacktheitsträume[18] zu berichten (U. von den Steinen 2010: XIV; Stubbe 2012: 478 ff., 633 ff.). Wieweit identifizierte er sich mit den Indigenen?

Er schreibt:

> „Mit welcher Schnelligkeit man sich bis in die Regionen des Unbewußten hinein an die nackte Umgebung gewohnen kann, geht am besten daraus hervor, das ich vom 15. auf den 16. September und ebenso in der folgenden Nacht von der deutschen Heimat träumte und dort alle Bekannten ebenso nackt sah, wie die Bakaïri; ich selbst war im Traum erstaunt darüber, aber meine Tischnachbarin bei einem Diner, an dem ich teilnahm, eine hochachtbare Dame, beruhigte mich sofort, indem sie sagte: ‚Jetzt gehen ja Alle so'"(K. von den Steinen 1897: 67).

Auch viele Ethnografika[19] für das Berliner Museum für Völkerkunde konnten auf diesen Expeditionen erworben werden. Aufgrund seiner ersten Feldforschung am Xingú, die noch den Charakter „einer abenteuerlichen Entdeckungsfahrt besaß" (Hermannstädter 2002: 74), konnte Karl von den Steinen anhand seiner Notizen eine neue ethnolinguistische Klassifikation der verschiedenen Indianergruppen aufstellen, in der er die Bacaïri den Kariben zuordnen konnte (vgl. seine Monografie „Die Bacaïri-Sprache", 1892; Kausen

---

18 Vgl. hierzu Sigmund Freud: „Der Verlegenheitstraum der Nacktheit" in: Die Traumdeutung 2001: 248 ff.; aus der Sicht der bekleideten Wiener betont Freud die infantile Quelle und deutet: „Die Nacktheitsträume sind Exhibitionsträume" (Freud 2001: 250). Trifft diese Deutung auch auf die Indigenen des Xingú zu? K. von den Steinen berichtet häufiger über eigene (Tag-)Träume während der Feldforschung (z. B. 1897: 61 – Flugtraum; 1897: 51 – Tagtraum); zur Nacktheit vgl. Stubbe 2012: 478 ff.

19 Aus der ersten Expedition stammten 159 Objekte, aus der zweiten Expedition 1.235 Objekte; vgl. Hermannstädter 2002: 71, 76; die eifrige Sammeltätigkeit war Folge der „Rettungs-Anthropologie", wie sie u. a. von Bastian und Boas vertreten wurde; vgl. Stocking 1999.

2020: 1093) und eine neue Wanderungshypothese entwickeln, nach der die Urheimat der Kariben im Xingú-Gebiet läge (vgl. Hermannstädter 2002: 73).

> „Die Ergebnisse der zweiten Deutschen Xingú-Expedition waren bedeutend. Nicht nur die geographischen Kenntnisse über die Provinz Mato Grosso wurden durch die kartographischen Aufnahmen, Messungen und Bestimmungen beträchtlich erweitert, sondern auch von der indianischen Bevölkerung des Xingú-Quellgebietes konnten umfangreiche Sammlungen, Texte, Grammatiken und andere Materialien mitgebracht werden. Neun verschiedene Stämme wurden aufgesucht" (Hartmann 1986: 52),

schreibt der Ethnologe und Kenner der Region Günther Hartmann.

> „Die Expedition wurde als großer Erfolg gefeiert und bedeutete für Karl von den Steinen den Durchbruch in seiner wissenschaftlichen Laufbahn" (Hermannstädter 2002: 77).

Karl von den Steinen habilitierte sich 1889 in Berlin über ein „bastianisches" Thema „Erfahrungen zur Entwicklungsgeschichte des Völkergedankens"[20], wurde anschließend Privatdozent und außerordentlicher Professor an der Marburger Universität. Erst im Jahre 1893 erhielt er einen Posten als Mitarbeiter am Berliner Völkerkundemuseum (gegründet 1886).

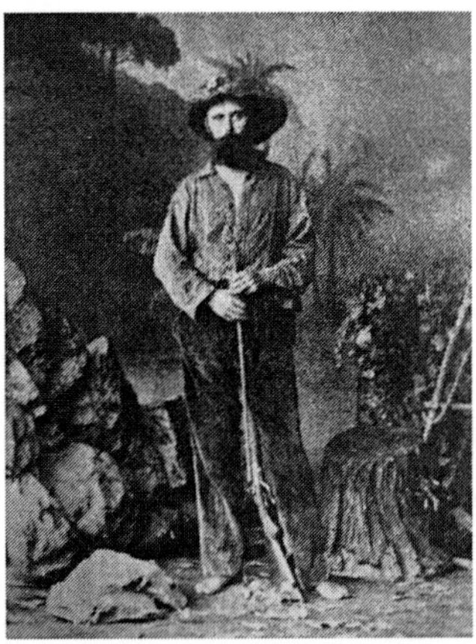

Abb. 3: Karl von den Steinen in Rio de Janeiro 1883.

[20] Vgl. U. von den Steinen 2010: 92.

Marquesas[21]

Die im Jahre 1595 von dem spanischen Seefahrer Alvaro de Mendañas de Neyra (1541–1595) wieder entdeckten polynesischen Marquesas[22] sind eine Vulkaninselgruppe mitten im südlichen Pazifischen Ozean. Als Karl von den Steinen im Jahre 1897/98 diese Inseln besuchte – er meinte „fünfzig Jahre zu spät" –, standen sie (wie seither) unter französischer Kolonialverwaltung (seit 1842 ein Protektorat). Karl von den Steinen (1925) verdanken wir u. a. eine akribische Beschreibung und Interpretation der marquesanischen Tatauierungen[23] („Bilderklopfen", tikipatu; K. von den Steinen 2008: 83), auf die ich

21 Zur Geschichte und Archäologie der Marquesas vgl. Lichtenstein 2007: 21ff., 134 ff.; hiernach wurden die Marquesas im 3. Jh. v. Chr. vom Fidji/Tonga-Archipel aus besiedelt; im April des Jahres 1774 landete der 19-jährige Georg Forster (1754–1794) auf seiner „Reise um die Welt" auch den Marquesas; vgl. Forster 2007: 329–349; im Jahre 1804 besuchte der russische Admiral Adam Johann von Krusenstern (1770–1846) auf der ersten Weltumseglung des Zarenreiches die Marquesas (Naturforscher waren der später für Brasilien bedeutsame Georg Heinrich- von Langsdorff, Wilhelm Gottlieb Tilesius von Tilenau und Johann Kaspar Horner; vgl. Manizer 1967); Bitte die Vor1846 hatte Herman Melville (1819–1891) seinen autobiografischen Roman „Typee" über die Marquesas veröffentlicht; der Maler Paul Gaugin (1848–1903) ließ sich im Jahre 1901 in Atuona auf der Marquesas-Insel Dominique/Hivaoa nieder; zur Bibliografie, Entdeckungsgeschichte, Zeittafel, Ethnografie und den Missionen der Marquesas vgl. Forster 2007: 329–349; K. von den Steinen 2008: 1–45; Plischke 1959; Tischner 1969: 247–299; Bild der Völker, Bd.1, 1974: 278; Kreide-Damani 1992; Lichtenstein 2007; zur polynesischen, marquesanischen Sprache, vgl. Kausen, Teil 2, 2010: 551 ff., 579 ff.; zur europäischen Südseerezeption im 18. Jh., vgl. Williams 2004.

22 Der Entdecker benannte die Inseln zu Ehren des damaligen peruanischen Gouverneurs Marquesa de Mendoza Marquesas-Inseln.

23 Das Wort stammt von samoanisch tatau (=passend, angemessen); zur Wortgeschichte vgl. K. von den Steinen 2008: 83; hiernach bedeutet „tatauieren" Wunden schlagen. Aus der Wunde ist die bildliche Darstellung geworden; zum Tatauieren auf Samoa um 1900, vgl. Stubbe 2012: 606; Tatauierungen reichen weit in die Prähistorie hinein, z. B. zierten mindestens 61 Tattoos Ötzis Haut (gestorben ca. 3350 bis 3100 v. Chr.); vgl. Hassett 2018: 137 f.; zur Trauertatauierung, vgl. K. von den Steinen, 2008:62ff; Stubbe, 1985:88f; in Cesare Lombrosos (1836-1910) Werk sind die „degenerierten", „geborenen" Kriminellen meistens tätowiert, auch in der japanischen Unterwelt (jakuza) sind bunte Ganzkörpertätowierungen üblich und die gegenwärtigen Mitglieder der maras-Jugendbanden in San Salvador tätowieren ebenfalls ihren gesamten Leib, sogar die Playmobil-Figuren sind heute tätowiert; zur aktuellen Thematik von Piercing und Tattoo in der gegenwärtigen Medizin und Psychologie vgl. das Übersichtsreferat von Stirn u. Möller 2013.

mich hier beschränken möchte. Ohne diese Arbeit wären die kunstvollen Muster für immer verloren. Sie werden heute als kulturelle, „insulare" Revivals wieder belebt (vgl. K. von den Steinen 2008: 49; U. von den Steinen, 2010: 118 ff.).

Karl von den Steinens Monografie „Die Marquesaner und ihre Kunst. Primitive Südseeornamentik"[24] ist folgendermaßen gegliedert:

> Bibliographie der Marquesas, historisch-ethnographische Skizze an Hand der Literatur (1595–1842), die Tatauierung, vergleichend polynesische Studien über den Brauch: die Himmelsmythen der Erfindung, der tuhuna in sozialer und sprachlicher Beziehung, Trauer und Blutrache, Schutzzauber des Kriegers und Häuptlings, die marquesanischen kaioi und tahitischen arioi, Geschlechtsreife, Ersatz der Kleidung, Marquesanische Tatauierung: allgemeine Beschreibung, Spezielle Ornamentik: plektogene Muster, tikigene Muster, das Gesichtsmotiv und sein Untergang, Tiere, Pflanzen, Allerlei, Verzeichnis der Musternamen und zugehöriger Abbildungen, weitere Tatauier-Abbildungen.

Von den Steinen konstatiert seit der Ankunft der Kolonialmächte im 16. Jahrhundert eine Entvölkerung der Marquesas[25], Epidemien, (induzierte?) Kriege unter den ethnischen Gruppen/Inseln, Hungersnöte, Versklavung, Missionierung (siehe oben Bibelzitat) und systematische Zerstörung der traditionellen Kultur.

Woher kommt das Tatauieren und welche Funktionen erfüllt es?

Soweit sich der ursprüngliche Mythos[26] über den Ursprung des Tatauierens auf den Marquesas überhaupt herauskristallisieren lässt, handelt es sich nach Karl von den Steinen um einen vorwiegend lunaren Himmels-Mythos mit einem Inzestmotiv (Göttervater-Tochter bzw. Geschwisterpaar).

> „Dieses mythische „Inzestmotiv", daß der Verführer durch *Schwärzung des Gesichts* (Hervorhebung durch von den Steinen; der Verf.) kenntlich gemacht wird, findet sich im Liebesverhältnis von Sonne und Mond weitverbreitet" (K. von den Steinen 2008: 50).

---

24 In der evolutionistischen Ethnologie galt das Ornament als der Anfang der künstlerischen Entwicklung der Menschheit weltweit, vgl. Kreide-Damani 1992: 28; zur von Franz Boas initiierten US-amerikanischen Finanzierung des Buches, vgl. U. von den Steinen, 2010: 151 f.

25 Vgl. K. von den Steinen 2008: 12–14; vgl. auch Tischner 1969: 282.

26 Vgl. Tylor, Bd. 1, 1873: 388; U. von den Steinen 2010: 117.

Auf den Marquesas hat die Tatauiergöttin Kikioani einen Namen, der „Rot des Himmels“ bedeutet (ebd.: 51). Sie hat nach einer Mythe die Tatauierungstechnik mit allen ihren Werkzeugen, Ritualen, etc. erfunden:

> „Ihre Geschichte, die ich aufgezeichnet habe, ist ein trauriges Fragment und besagt nicht viel mehr, als dass die Erfindung einem *göttlichen Geschwisterpaar* (Hervorhebung durch von den Steinen; der Verf.) zugeschrieben wird, und daß ihr eigentliches Patent merkwürdigerweise der Schwester gebührt, der Bruder hat es gestohlen!“ (ebd.: 52).

Bereits durch den Mythos (vgl. ebd.: 49 ff.) wird der sakrale Charakter des Tatauierens[27] deutlich sichtbar. Das Tatauieren ist zudem institutionalisiert: Der Tatauier-Priester (tuhuna)[28], als Vermittler zwischen der Götterwelt und den Menschen, führt im Tatauierhaus (patiki) die Tatauierungen durch, opfert z. B. eine Schweineleber, überwacht die strengen Tabuvorschriften (z. B. Isolation, sexuelle Abstinenz) für den Tatauierten als auch für sich selbst. Er erfüllt außerdem eine Vielzahl von sozialen und religiösen Aufgaben (vgl. ebd.: 59 ff.).

> „Die große Heiligkeit und das starke Tabu der großen polynesischen Könige, Häuptlinge und Priester beruht auf der Idee ihrer Abstammung von den Göttern und damit ihrer Verkörperung des Stammes-Manas“ (Tischner 1969: 294 f.).

Das polynesische Wort „Mana“ bezeichnet eine übermenschliche Kraft, die Gegenständen, Namen und Lebewesen innewohnt.

Die Tatauierung des Leibes,[29] ein „urzeitlicher und kosmopolitischer Brauch“ (K. von den Steinen 2008: 48), erfüllt neben ihrer sakralen Funktion als „zweite Haut“ (als „Ersatz der Kleidung“, ebd.: 46) noch andere Funktionen: neben ihrem (erotischen) Schmuck-Schönheitscharakter, dient sie vor allem als magische Schutzfunktion (Abwehrmagie, Blutentziehung, vgl. ebd.:

---

27 Für Wilhelm Wundt (1913: 255 f.) gehört in seinen „Elementen der Völkerpsychologie“ das Tatauieren zur Kunst des totemistischen Zeitalters und es hat die nach außen gerichtete Zauberwirkung des eigenen Körpers zum Zweck.

28 Es existieren zwei Priesterklassen: der tuhuna und der tufunga, vgl. S. 59 ff.; „der heilige und oft sehr gefürchtete Oberpriester der alten Marquesas, in den der Gott fuhr, war der taua (polyn. taura)“ (K. von den Steinen 2008: 59).

29 K. von den Steinen (1897: 67) hat sich selbst tatauieren lassen; Tatauieren kann in westlichen Gesellschaften auch ein Statussymbol sein, vgl. Kuhlbrodt 2001: 121–124; aus religionswissenschaftlicher Sicht vgl. Bertholet 1976: 579.

48), Initiationsmarke (z. B. Kriegertum und Mannbarkeit), als Rang- und Statuskennzeichnung, als Reifezustand (z.B. der Frauen), sowie als ethnisches Zugehörigkeitsmerkmal. Man konnte also an der Tatauierung wie in den mittelalterlichen europäischen Kleiderordnungen aus dem 13. Jahrhundert (vgl. Pauler 2007: 103 f.) gleich erkennen mit wem man es bei seinem Gegenüber zu tun hatte.

Wie wurde traditionell auf den Marquesas tatauiert?

Man unterscheidet allgemein die farblose Narbentatauierung und die echte Stichtatauierung, wie sie auf den Marquesas praktiziert wird. Ein ganzer „Tautauierapparat", wie Karl von den Steinen ihn nennt, ist auf den Marquesas bekannt. Dazu gehören die Tatauier-Werkzeuge wie der keulenförmige Schlegel (zum Klopfen), Instrumente aus Schildpatt mit kleinen Kämmen aus Knochen (die in die Haut eingeschlagen werden), sowie die Rußschale mit dem (aus verbrannter Kokosschale hergestelltem) Tatauierschwarz. Mit der linken Hand wird das Tatauierinstrument auf der Haut gehalten und mit der rechten Hand mit Hilfe des Schlegels darauf geklopft (vgl. Abbildungen in K. von den Steinen 2008: 83 ff.). Um die linke Hand wickelt der Tatauierer einen Fetzen Tapa,[30] um das Blut abzutupfen.

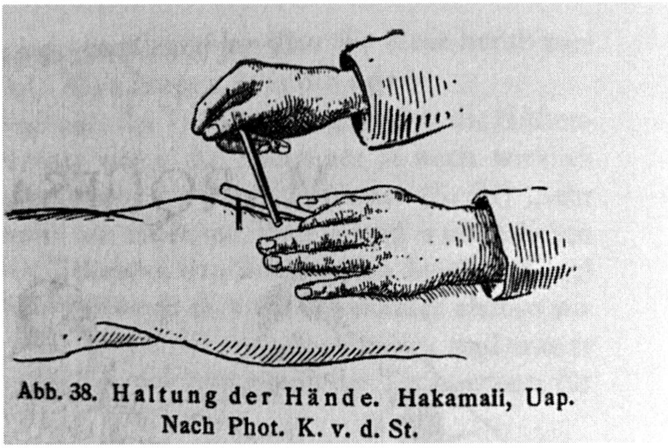

Abb. 38. Haltung der Hände. Hakamali, Uap. Nach Phot. K. v. d. St.

Abb. 4 Haltung der Hände beim Tatauieren.
Quelle: K. von den Steinen 2008: 84.

30 Tapa ist ein aus Rindenbast hergestellter Baststoff des Papiermaulbeerbaumes (Broussonetia papyrifera).

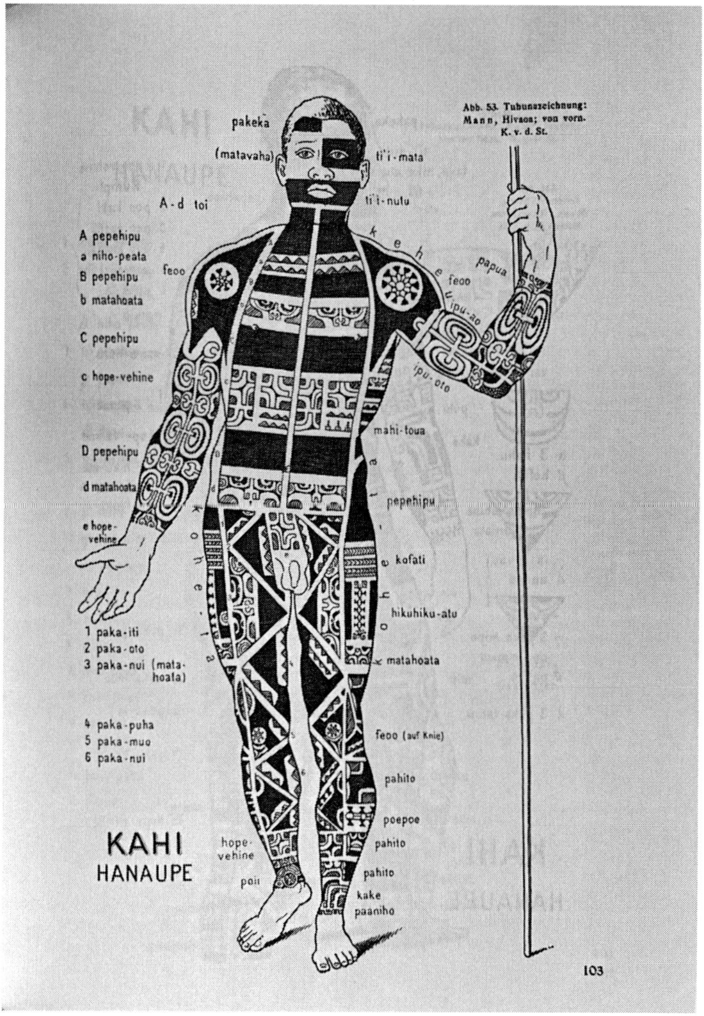

Abb. 5: Voll tatauierter Marquesaner.
Quelle: K. von den Steinen, 2008: 103.

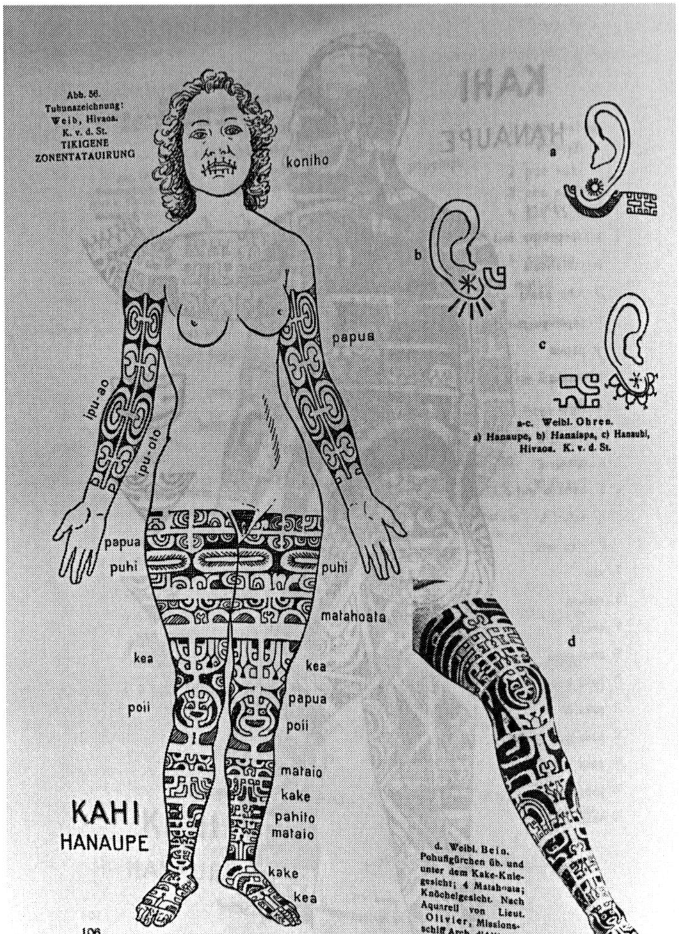

Abb. 6: Voll tatauierte Marquesanerin.
Quelle: K. von den Steinen, 2008: 106.

Die erste Tatauierung der Männer wird im Rahmen einer Initiation[31] im Alter zwischen 12–19 Jahren durchgeführt. Dabei werden die kaíoi und der Häuptlingssohn in einem Tatauierhaus (patiki) isoliert, das unter strengem Tapu (=Tabu) steht. Während der Tatauierungen der Beine, Hüften und des Gesichtes werden aufmunternde Lieder gesungen. Abgeschlossen wird der Prozess durch ein großes Fest der Tatauierschau der kaíoi, die einen neuen Namen erhalten. Bei den Frauen (vor allem Häuptlingstöchter) fanden die Tatauierungen nach Eintritt der Reife statt, folgen aber anderen Regeln (keine Tatauierhütte, aber Tapu, abschließender Festschmaus) (vgl. Abb. 5; Abb. 6). Karl von den Steinen (2008: 87) kommt zu dem Ergebnis:

> „daß bei dem männlichen Geschlecht der kriegerische, bei dem weiblichen der sexuelle Charakter der Tatauierung den wesentlichen Zug ausmachte, daß ferner der Zeremonialschurz des Jünglings die Schönheit der Hüftentatauierung ergänzte, während bei den Mädchen der erotische Reiz ausschlaggebend war."

Auf die Stileigentümlichkeiten, Muster, Motive, Bedeutungen etc. der Tatauierungen, die K. von den Steinen ausführlich bebildert und beschreibt, kann ich aus Zeitgründen hier nicht eingehen.

Bewertungen, Erträge und Wirkungen

Wie sieht es mit den Forschungsmethoden[32] aus, die Karl von Steinen während seiner Feldforschungen verwendete? Seine Erkenntnisse beruhen auf (teilnehmenden) Beobachtungen und erfahren in psychiatrischer Exploration, bediente er sich empathisch vor allem der Befragung (z. B. der tuhuna) mit Hilfe eines Informanten (z. B. Antonio) und erfasste dabei oftmals auch die emische Perspektive der Indigenen, d.h. „von innen her", aus der Sicht der indigenen Kultur. Daneben führte er mit den damals üblichen Arbeitsgeräten (vgl. K. von den Steinen 1897: 14) anthropometrische, sowie physikalische und demografische Erfassungen/Messungen durch. Er bediente sich neben der Zeichnungen auch bereits der Fotografie[33]. Ein intensives Literaturstu-

---

31 K. von den Steinen spricht nicht von Initiation, sondern von einem Junggesellenbund der kaíoi bzw. einer Reifefeier; zur Initiation vgl. Stubbe 2012: 309–312.

32 Vgl. Haller 2005:141 ff.; Stubbe 2012: 417–459.

33 Vgl. Kümin 2007.

dium (vgl. für die Marquesas, K. von den Steinen 2008: 1–45), sowie der Besuch von 77 Museen (vgl. K. von den Steinen 2008: 33, 102; Feest 2001: 448) mit ihren spezifischen Sammlungen dienten sowohl der Vorbereitung wie auch der verifizierenden Ergänzung der Feldforschung.

Die damals übliche Verwendung von Begriffen wie „Wilde“[34], „Naturvölker“, „Primitive“, „Eingeborene“, „Kannibalen“, „Kanaken“ oder „Indianer“, wie auch die Sprache der Missionare (z. B. „Heiden, Götzendienst, Hexenmeister, hexen“), die sich in Karl von den Steinens Werken findet, wird heute in der Ethnologie aus ethischen Gründen vermieden. Der sichtbaren und unsichtbaren kolonialen Situation der Indigenen, sowie der Schmerzthematik beim Tatauieren (vgl. K. von den Steinen 2008: 46, 86) schenkt Karl von den Steinen meiner Meinung nach eine zu geringe Aufmerksamkeit.

Inwieweit der anthropologische bzw. ethnografische Schriftsteller Karl von den Steinen „künstliche Wilde“ (vgl. Geertz 1993) geschaffen hat, lässt sich gegenwärtig schwer beurteilen.[35] Jedenfalls hat er neben den akribischen Beobachtungen oftmals Ethnopsychologisches, Persönliches und Introspektives in seine lebendigen Berichte einfließen lassen, z. B. „Psychologische Notizen über das Verhalten dem Neuen gegenüber“ oder „Grenzen des Verständnisses“ (vgl. z. B. K. von den Steinen 1897: 78 ff.; 2008: 45).

Wie sieht es mit der Wirkung Karl von den Steinens bis heute aus?

Karl von den Steinens Werk wurde international vielfach rezipiert und positiv beurteilt. Ich gebe nur einige Beispiele: Er wird in den Werken des französischen Philosophen und Ethnologen Lucien Lévy-Bruhl (1857–1939) „Das Denken der Naturvölker“ (1926: 89, 91, 95, 143) und „Die geistige Welt der Primitiven“ (1927) oftmals zitiert. Der Psychologe Heinz Werner (1890–1964) zitiert in seiner vergleichenden „Entwicklungspsychologie“ häufig Karl

---

34 Vgl. aber K. von den Steinen 1897: VII f.; er schreibt dort: „Die vorurteilslose Beobachtung, so möchte ich aus einem gelegentlichen Aufsatz hier wiederholen, lehrt uns, dass es ‚Wilde‘ überhaupt nicht giebt, da sich überall eine soziale Ordnung und ein mit den wesentlichsten Elementen höherer Entwickelung bereits ausgerüsteter Sprach- und Kulturschatz vorfindet, sie lehrt uns, dass wir das eigentliche Merkmal höherer Kultur darin zu erblicken haben, dass die Zahl der übergeordneten Begriffe und die Fähigkeit des Abstrahierens sowie die Erkenntnis des Gesetzmässigen in Natur und Leben zunehmen [...] Die Wildheit, wie sie wirklich ist, steckt uns noch tief in Hirn und im Herzen und dünkt uns vielfach ein ehrwürdiger, wertvoller Besitz; die Kultur der Wilden ist im Durchschnitt viel höher, die unserige viel niedriger als sie gemeinhin geschätzt wird“.

35 Vgl. hierzu die luziden Ausführungen von Christiane Küchler Williams (2004) über die bis heute wirksamen Südseefantasien.

von den Steinen, der sich aus allen akademischen Streitereien der damaligen Zeit (Evolutionismus, Diffusionismus, Bastianismus, Kulturmorphologie etc.) heraushielt.

Kramer schreibt über Karl von den Steinen:

> „Von den Steinens Monographie über die ‚Marquesaner und ihre Kunst' ruht auf einem soliden Fundus von Erkenntnissen, was zu der Zeit bei kunstethnologischen Arbeiten selten der Fall ist. Radin (1966: 76) schrieb, von den Steinen sei ‚most probably the most gifted ethnologist his country has ever produced'" (Kramer 1995: 101).

In seiner Monografie „Das Schwirrholz"[36] bezieht sich der deutsche Ethnologe Otto Zerries (1942: 158) ebenfalls auf Karl von den Steinen. Auch der bedeutende brasilianische Feldforscher Curt Nimuendajú hat sich in seinen Publikationen oftmals auf Karl von den Steinen berufen (vgl. Stubbe 2020). Auch in den Werken des französischen Strukturalisten Claude Lévi-Strauss (1955: 36, 245), z. B. in den „Tristes tropiques" oder in der „Strukturalen Anthropologie" (1969: 123, 127, 420), wird Karl von den Steinen mehrfach erwähnt. Der Marburger Ethnologe Mark Münzel (2010: XX) konstatiert dementsprechend: „Karl von den Steinen ist wieder da". Die brasilianische Anthropologin Vera Penteado Coelho (1993) hat Karl von den Steinen jüngst einen umfangreichen Sammelband gewidmet. Volker Harms (in: Feest & Kohl 2001: 449) stellt bzgl. der Marquesas-Publikation richtig fest, dass diese

> „für eine Kunstethnologie im eigentlichen Sinne des Wortes auch weiterhin einen überragenden Vorbildcharakter behalten wird".

Der heuristische Begriff *„Kulturbrille"*[37] wurde von Karl von den Steinen (1897: 68) geprägt. Er schreibt im Kapitel z. B. über das Schamgefühl selbstkritisch:

---

36 Vgl. K. von den Steinen 1897: 383 ff.; U. von den Steinen 2010: 58 ff.; Stubbe u. Frenken 2023: 28 ff.

37 K. von den Steinen verwendet den Begriff auch an anderen Stellen, z. B. 1897: 213 (Feuer); die „Kulturbrille" ist oftmals eng mit einer „Kulturblindheit" verbunden: „Man ignoriert die kulturelle Gewordenheit der jeweiligen Lebensbedingungen, der Institutionen und sozialen Verhältnisse. Die eigene Welt wird mehr oder minder für normal, wenn nicht sogar für den menschlichen Idealzustand gehalten. Auch heute tendieren wir dazu, unsere Lebenswelt als selbstverständlich und nicht grundsätzlich hinterfragbar zu verabsolutieren" (Schaik u. Michel 2023: 21).

> „Die Körperteile bildeten beim Vokabelfragen einen wichtigen und leicht zu behandelnden Stoff. Die Bakaïri fanden es sehr komisch, dass ich alles wissen wollte, waren andrerseits aber sehr stolz, dass ihre Sprache so reich war und der Bakaïri für jeden Teil ein Wort hatte. Sehr vergnügt wurden sie bei meinem Fragen da und liessen es an prompter Auskunft nicht fehlen, wo sie sich nach unseren Begriffen hätten schämen und womöglich lateinisch oder in Ausdrücken der Kindersprache hätten antworten sollen. Rücksichtsvoll – denn ich natürlich schaute in diesem Moment durch meine *Kulturbrille* (Hervorhebung durch H. Stubbe) und sah, dass sie nackt waren" (K. von den Steinen 1897: 68).

Hier deutet sich meines Erachtens eine kulturrelativistische Position Karl von den Steinens[38] an, wie sie auch von seinem Freund Franz Boas (1858–1942) und seiner Schule vertreten wurde (vgl. Stocking 1999: 47; Hermannstätter 2002: 80).

Wieso war Karl von den Steinen befähigt, eine solche (emische) Position gegenüber fremden Menschen einzunehmen? Ich denke, es lag an seinen Erfahrungen mit (im ersten Eindruck) „fremden" „Geisteskranken"[39].

Fazit

Der Psychiater Karl von den Steinen war ein bedeutender und vielseitiger Feldforscher und Ethnologe, sowohl als Ethnograf, wie auch als Ethnolinguist und Kunstethnologe. Seine Einfühlung in Menschen fremder Kultur war wahrscheinlich durch seine psychiatrische Ausbildung und den Umgang mit „fremdartigen psychisch Kranken" gebahnt, so dass er zu einer humanen, kulturrelativistischen Einstellung gelangen konnte. In diesem Zusammenhang ist der von ihm geschaffene Begriff „Kulturbrille" zu verstehen.

Gibt es auch eine Kulturbrille (in) der westlichen Psychiatrie?

---

38 Er steht damit in der humanistischen europäischen Tradition, die bereits von Montaigne (1533–1592), der brasilianische Indianer in vivo kannte, in seinen Essais (I 30) vertreten wurde; vgl. auch U. von den Steinen 2010: 89.

39 Bekanntlich verglich man damals in der „Vergleichenden Psychologie" (z. B. Kafka, Werner) Kinder, „Geisteskranke", Naturvölker und manchmal auch Tiere miteinander.

Ich empfehle abschließend: Machen Sie es wie Karl von den Steinen, besuchen Sie doch einmal auf Ihren Reisen in fremde Kulturen eine dortige Psychiatrische Klinik. Beobachten, Anschauen, Zuhören, ohne zu belehren, evtl. eine spätere Kooperation.

Literaturverzeichnis:

Baer, Gerhard (1960) Beiträge zur Kenntnis des Xingú Quellgebietes. Dissertation Universität Basel.

Baldus, Herbert (1940) A obra de Karl von den Steinen. Revista do Arquivo Municipal (São Paulo), XLIII.

Bendick, Christoph (1989) Emil Kraepelins Forschungsreise nach Java im Jahre 1904. Ein Beitrag zur Geschichte der Ethnopsychiatrie. Kölner Medizinhistorische Beiträge. F. Hansen, Köln.

Bertholet, Alfred (1976) Worterbuch der Religionen. Kröner, Stuttgart.

Bild der Völker (1974). Die Brockhaus Völkerkunde in 10 Bänden. Brockhaus, Wiesbaden.

Birket-Smith, Kay (1962) Geschichte der Kultur. Eine allgemeine Ethnologie. o. O.

Bisilliat, Maureen; Villas Bôas, Orlando; Villas-Bôas, Cláudio (1979) Xingú. Tribal Territory. Collins, London.

Bitterli, Urs (1976) Die "Wilden" und die „Zivilisierten". Die europäisch-überseeische Begegnung. Beck, München.

Buschan, Georg (1910) Illustrierte Völkerkunde. Strecker & Schröder, Stuttgart, S.102 f., 183, 207.

Coelho, Vera Penteado (Org.a) (1993) Karl von den Steinen. Um século de antropologia no Xingú. EDUSP, São Paulo.

Dembo, Adolfo.; Imbelloni, José. (Vornamen nicht eruierbar) (1938) Deformaciones intentionales del cuerpo humano de carater etnico. Jose Anesi, Buenos Aires *(Tatuaje cap. III, p.115-135; es fehlt K. von den Steinen!)*.

Deutsches Historisches Museum (Hrsg.) (2016) Deutscher Kolonialismus. Fragmente seiner Geschichte und Gegenwart. WBG, Darmstadt.

Deutsche Kolonialgesellschaft (Hrsg.) (1899) Kleiner deutscher Kolonialatlas. D. Reimer, Berlin.

Eliade, Mircea (1954) Die Religionen und das Heilige. Elemente der Religionsgeschichte. WBG, Darmstadt.

Ethnologisches Museum, Berlin (Hrsg.) (2002) Deutsche am Amazonas. Forscher oder Abenteurer? Expeditionen in Brasilien 1800 1914. LIT, Münster.

Feest, F. Christian; Kohl, Karl-Heinz (2001) Hauptwerke der Ethnologie. Kröner, Stuttgart.

Fischer, Manuela et al. (2007) Adolf Bastian and his universal archive of humanity. The origins of german anthropology. G. Olms, Hildesheim.

Fischer, Manuela; Kraus, Michael (Hrsg.) (2015) Exploring the archive. Historical photography from Latin America. The collection of the Ethnologisches Museum Berlin. Böhlau, Köln.

Forster, Georg (2007, [1784]) Reise um die Welt. Illustriert von eigener Hand. Die andere Bibliothek. Eichborn, Frankfurt am Main.

Freud, Sigmund (2001, [1900]) Die Traumdeutung. Studienausgabe (=Bd. 2; 11. Aufl.). Fischer, Frankfurt am Main.

Garcia, Rodolfo (1922) Historia das explorações scientificas. In: Diccionario Historico, Geographico e Ethnographico do Brasil. Vol. 1. Imprensa Nacional, Rio de Janeiro, p. 856–910.

Geertz, Clifford (1993) Die künstlichen Wilden. Der Anthropologe als Schriftsteller. Fischer, Frankfurt am Main.

Hahn, Judith (Hrsg.) (2020) „Der Anfang war eine feine Verschiebung in der Grundeinstellung der Ärzte“. Die Charité im Nationalsozialismus und die Gefährdungen der modernen Medizin. Schwabe Verlag, Berlin.

Hartmann, Günther (1986) Xingú. Unter Indianern in Zentral-Brasilien. Reimer, Berlin.

Hassett, Brenna (2018) Warum wir sesshaft wurden und uns seither bekriegen, wenn wir nicht gerade an tödlichen Krankheiten sterben. Theiss, Darmstadt.

Hermannstädter, Anita (2002) Abenteuer Ethnologie. Karl von den Steinen und die Xingú-Expeditionen. In: Ethnologisches Museum, Berlin (Hrsg.) Deutsche am Amazonas. Forscher oder Abenteurer? Expeditionen in Brasilien 1800–1914. LIT, Münster, S. 67–85.

Hoffmann, Klaus; Machleidt, Wielant (Hrsg.) (1997) Psychiatrie im Kulturvergleich. VWB, Berlin.

Kausen, Ernst (2020) Die Sprachfamilien der Welt. 2 Teile. H. Buske, Hamburg.

Kramer, F. (1995) Einfühlung. Überlegungen zur Geschichte der Ethnologie im präfaschistischen Deutschland. In: Hauschild, Thomas (Hrsg.) Lebenslust und Fremdenfurcht. Ethnologie im Dritten Reich. Suhrkamp, Frankfurt am Main, S. 85–102.

Kreide-Damani, Ingrid (1992) KunstEthnologie. Zum Verständnis fremder Kunst. Dumont, Köln.
Kümin, Beatrice (2007) Expedition Brasilien. Von der Forschungszeichnung zur ethnografischen Fotografie. Benteli, Bern.
Kuhlbrodt, Jan (2001) Lexikon der Statussymbole. Kiepenheuer, Leipzig.
Lévi-Strauss, Claude (1955) Tristes tropiques. Plon, Paris.
Lichtenstein, Burgl (2016) Die Welt der „Enana" – Eine Reise durch Geschichte und Gegenwart der Marquesas-Inseln. BoD, Norderstedt.
Manizer, Genrikh Genrikhovich (Vorname nicht eruierbar) (1967) A expedição do acadêmico G. I. Langsdorff ao Brasil. Brasiliana vol. 329. Companhia Editora Nacional, São Paulo, p. 29 f. (K. von den Steinen).
Marcuse, Max (Hrsg.) (1926, 2001) Handbuch der Sexualwissenschaft. de Guyter, Berlin, S.772–774.
Melatti, Julio Cezar (2007) Índios do Brasil. EDUSP, São Paulo.
Melville, Herman (1978) Taipi. Abenteuer in der Südsee. Benziger, Zürich.
Müller, Thomas (2004) Reisende Psychiater. Zum Transfer medizinischen Wissens unter europäischen Psychiatern im 19. Jahrhundert. Campus Verlag, Frankfurt am Main
Müller, Thomas (2008) Die Welt erfahren. Dienstreisen Südwürttembergischer Psychiater im 19. Jahrhundert. Schriftenreihe der DGGN, Bd.14, S. 85-98
Nature (1930) Orbituary Karl von den Steinen. Nature, feb. 8, 1930: 208 f.
Naturhistorisches Museum Wien (Hrsg.) (2022) Brasilien 200 Jahre Beziehungsgeschichten. Verlag des Naturhistorischen Museums Wien, Wien.
Oberacker, Carlos Jr. (1985) A contribuição teuta à formação da nação brasileira. 2 vol.s Presença, Rio de Janeiro, 4. ed.
Pallat, Gabriele C. (2002) Erinnerungen an Eleonore von den Steinen (1867–1944).
Ein jüdisches Schicksal unter den NS-Rassengesetzen. Zeitschrift des Breisgau-Geschichtsvereins „Schau-ins-Land" 121: 107–114, hier S. 107 f. https://d-nb.info/1271108461 (4. November 2024; www.deutsche-digitale-bibliothek.de).
Panoff, Michel; Perrin, Michel (1973) Dictionnaire de L'Ethnologie. Payot, Paris.
Pauler, Roland (2007) Leben im Mittelalter. Ein Lexikon. Primus, Darmstadt.
Peters, Uwe Henrik (1997) Wörterbuch der Psychiatrie und medizinischen Psychologie. Bechtermünz, Augsburg.
Pfeiffer, Wolfgang (1994) Transkulturelle Psychiatrie. Ergebnisse und Probleme (=2. Aufl.). Thieme, Stuttgart.
Plischke, Hans (1959) Der Stille Ozean. Entdeckung und Erschließung. Janus Bücher. Oldenbourg, Wien, S. 88 ff. (Zeittafel der Entdeckungen).

Riese, Berthold (1995) Während des Dritten Reiches (1933–1945) in Deutschland und Österreich verfolgte und von dort ausgewanderte Ethnologen. In: Hauschild, Thomas (Hrsg.) Lebenslust und Fremdenfurcht. Ethnologie im Dritten Reich. Suhrkamp, Frankfurt am Main, S. 210–220.

Samoa gestern. Fotografien von 1890–1918 (1979) Tanner & Staehelin, Zollikon-Zürich.

Schaik, Carel van; Michel, Kai (2023) Mensch sein. Von der Evolution für die Zukunft lernen. Rowohlt, Hamburg.

Steinen, Karl von den (1886) Durch Central-Brasilien. Expedition zur Erforschung des Schingú im Jahre 1884. Brockhaus, Leipzig.

Steinen, Karl von den (1897) Unter den Naturvölkern Zentral-Brasiliens. Reiseschilderung und Ergebnisse der Zweiten Schingú-Expedition 1887–1888. Dietrich Reimer, Leipzig.

Steinen, Karl von den (1925, 1969) Die Marquesaner und ihre Kunst (=3 Bd.e). Reimer, Berlin.

Steinen, Karl von den (1925, 2008) Die Marquesaner und ihre Kunst. Primitive Südseeornamentik I. Tatauierung. Dietrich Reimer (Ernst Vohsen), Berlin (=Faksimile Reprint, 2008).

Steinen, Ulrich von den (2010) Expeditionsreisen am Amazonas: Der Ethnologe Karl von den Steinen (1855–1929). Böhlau, Köln.

Stirn, Aglaja V.; Möller, Jan (2013) Psychologische und medizinische Aspekte von Tattoo und Piercing, ein Update. Akta Dermatologika 39, S. 228–235.

Stocking, George W. (org.) (1999) Franz Boas. A formação da antropologia americana 1883– 1911. Editora da UFRJ, Rio de Janeiro.

Stubbe, Anja Noëmi (2018) Kleine Kunstgeschichte Brasiliens. Eine wissenschaftliche Einführung. Shaker, Aachen.

Stubbe, Hannes (1975) Die ätiologischen Krankheitsvorstellungen brasilianischer Indianer als (ethno-)psychologisches Problem. Dissertation. Universität Freiburg/Brsg.

Stubbe, Hannes (1985) Formen der Trauer. Eine kulturanthropologische Studie. Reimer, Berlin.

Stubbe, Hannes (1992) Rezension: Th. M. Stephens: Dictionary of Latin American Racial and Ethnic Terminology. Gainesville, 1989. Sociologus, 42: 88–90.

Stubbe, Hannes (1995) Prolegomena zu einer Transkulturellen Kinderpsychotherapie. Praxis der Kinderpsychologie und Kinderpsychiatrie 44: 124–134.

Stubbe, Hannes (2012) Lexikon der Psychologischen Anthropologie. Psychosozial, Gießen.

Stubbe, Hannes (2020) Curt Nimuendajús Bibliothek im tropischen Brasilien (1903–1945). Ein Beitrag zur Geschichte der Ethnologie. Shaker, Düren.

Stubbe, Hannes (2021) Weltgeschichte der Psychologie. Eine Einführung. Pabst, Lengerich.

Stubbe, Hannes; Stubbe, Anja Noëmi (2024) Über verborgene Mathematik im Kunstschaffen der Indigenen Brasiliens. Amerindian Research, Bd. 19/1, Nr. 71, S. 35–41.

Thurnwald, Richard (1929) Karl von den Steinen: Die Marquesaner und ihre Kunst. Studien über die Entwicklung primitiver Südseeornamentik. Zeitschrift für Völkerpsychologie und Soziologie (Leipzig), S. 209–211.

Tischner, Herbert T. (1969) Völkerkunde. FILEX. Fischer, Frankfurt am Main.

Todorov, Tzvetan (1985) Die Eroberung Amerikas. Das Problem des Anderen. Suhrkamp, Frankfurt am Main.

Trüb, C. L. Paul (1978) Heilige und Krankheit. Klett-Cotta, Stuttgart.

Tseng, W.-Sh. (2001) Handbook of Cultural Psychiatry. Academic Press, New York.

Virchow, Hans (1930) Worte der Erinnerung an Karl von den Steinen. Zeitschrift für Ethnologie 61: 401 ff.

Westphal, Wilfried (1991) Geschichte der deutschen Kolonien. Gondrom, Bindlach.

Williams, Christiane Küchler (2004) Erotische Paradiese. Zur europäischen Südseerezeption im 18. Jahrhundert. Wallstein, Göttingen.

Wörterbuch der Völkerkunde (1999). Reimer, Berlin.

Zeller, Joachim (2008) Koloniale Bilderwelten. Zwischen Klischee und Faszination: Kolonialgeschichte auf frühen Reklamesammelbildern. Weltbild, Augsburg.

VII.

Psychopharmakologie

Geschichte der modernen Antidementiva vom Typ der Acetylcholinesterasehemmer

von Joachim Heinrich Demling

History of Modern Anti-Dementia Drugs of the Acetylcholinesterase Inhibitor Type

Summary: For the treatment of Alzheimer's disease, four anti-dementia drugs of the acetylcholinesterase inhibitor type are or were (tacrine) officially approved in Germany: 1) donepezil (Aricept®), synthesized at the Japanese company Eisai and launched in Germany in 1997; 2) rivastigmine (Exelon®), the product of a working group at the Hebrew University of Jerusalem, which was later sold to the Swiss company Novartis (launched in Germany in 1998); 3) galantamine (Reminyl®), a plant-derived alkaloid originally found in snowdrops and researched pharmaceutically by Soviet and Bulgarian scientists. It was launched in Germany and elsewhere in the early 2000s by the Belgium-based company Janssen Cilag (waiver of marketing authorisation in 2020, since then as a generic). The first substance to be officially approved worldwide, including in Germany, for dementia therapy due to Alzheimer's disease was the 4) acridine derivative tacrine (Cognex®, Romotal®, launched in Germany in 1995), which was first synthesized by Parke-Davis in the USA. It was withdrawn from the market (in the US in 2013) due to the better efficacy and tolerability of competing drugs, but is still of historical significance as the first drug with scientifically proven efficacy against Alzheimer's disease. The present paper outlines the history of the above-mentioned acetylcholinesterase inhibitors as well as their development and market introduction, while also referring to memantine and providing a brief outlook on future research on Alzheimers disease.

Keywords: acetylcholinesterase inhibitors, Alzheimer, tacrine, donepezil, rivastigmine, galantamine.

Zusammenfassung: Zur Behandlung der Alzheimer-Demenz sind bzw. waren (Tacrin) in Deutschland vier Antidementiva vom Typ der Acetylcholinesterasehemmer behördlich zugelassen: das bei der japanischen Firma Eisai synthetisierte Donepezil (Aricept®), Markteinführung in Deutschland 1997; Rivastigmin

(Exelon®), das Produkt einer Arbeitsgruppe der Hebräischen Universität Jerusalem, das später an die Schweizer Firma Novartis verkauft wurde (Markteinführung in Deutschland 1998); Galantamin (Reminyl®), ein pflanzliches Alkaloid, das ursprünglich in Schneeglöckchen gefunden und pharmazeutisch von sowjetischen und bulgarischen Wissenschaftlern erforscht wurde. Seine Markteinführung u. a. in Deutschland erfolgte Anfang der 2000er Jahre durch die in Belgien ansässige Firma Janssen Cilag (Zulassungsverzicht 2020, seither als Generika). Die erste Substanz, die weltweit, einschließlich Deutschland, zur Alzheimertherapie behördlich zugelassen wurde, war das bei der Firma Parke-Davis in USA erstsynthetisierte Acridin-Derivat Tacrin (Cognex®, Romotal®, Markteinführung in Deutschland 1995). Es wurde wegen der besseren Wirksamkeit und Verträglichkeit der Konkurrenzpräparate vom Markt genommen (in USA 2013), ist jedoch als erstes Medikament mit wissenschaftlich nachgewiesener Effektivität gegen Morbus Alzheimer noch von historischer Bedeutung. Der Beitrag skizziert die Vorgeschichte der genannten Acetylcholinesterasehemmer und ihre Entwicklung bis hin zur Marktreife, erwähnt auch Memantine und gibt einen kurzen Ausblick auf die künftige Forschung.

Schlüsselwörter: Acetylcholinesterasehemmer, Alzheimer, Tacrin, Donepezil, Rivastigmin, Galantamin.

Was sind Antidementiva?

Antidementiva sind Medikamente gegen dementielle Erkrankungen, speziell Morbus Alzheimer. Demenzen sind insbesondere kognitive Störungen, bezogen auf Gedächtnis, Konzentration und Aufmerksamkeit, Orientierung und Urteilsfähigkeit sowie Beeinträchtigung von Alltagskompetenzen. Diagnostisch handelt es sich neben Morbus Alzheimer um Demenzen durch cerebrovaskuläre Krankheit, Mischformen aus Alzheimer'scher Krankheit und vaskulären Demenzen und sonstige Demenzkrankheiten (frontotemporale Demenz, Parkinson-Demenz, Lewy-Körperchen-Demenz, weitere Mischformen; nach Lange-Asschenfeldt u. Benkert 2023: 639).

Einteilung der Antidementiva (nach Lange-Asschenfeldt u. Benkert 2023: 640):

- „Antidementiva im engeren Sinne" zeigen eine (nach heutigen wissenschaftlichen Kriterien) nachgewiesene Wirksamkeit gegen die oben genannten Symptome. Hierunter fallen die Acetylcholinesterasehemmer oder -inhibitoren (AChE-I) Tacrin (nicht mehr auf dem Markt), Donepezil, Rivastigmin und Galantamin sowie der NMDA (Glutamat)-Rezeptorantagonist Memantin. Weitere Substanzen mit andersartigen Wirkmechanismen sind für Deutschland auf dem Weg zur Marktreife. Die zugelassenen Medikamente sind bzw. waren zur Behandlung leichter bis mittelschwerer Demenzen vom Alzheimer-Typ (DAT) behördlich zugelassen, mit Ausnahme von Memantin (mittelschwere bis schwere, jedoch nicht leichte Demenz, vgl. Schluss). Diese Substanzen zeigen auch bei vaskulären und anderen Demenzformen eine Wirksamkeit, sind hierfür behördlich (noch) nicht zugelassen, können aber off-label auch bei anderen Demenzformen als DAT eingesetzt werden.

- „Nootropika" – Seifert u. Petri (2022: 561) sprechen von „traditionellen Antidementiva" – sind Medikamente mit Zulassung zur Behandlung von „Hirnleistungsstörungen" oder „chronischen hirnorganisch bedingten Leistungsstörungen" im fortgeschrittenen Lebensalter (daher früher auch „Geriatrika" genannt). Zu diesen, etwas älteren Präparaten gehör(t)en u. a. Dihydroergotamin (Hydergin®), Ginkgo biloba (Tebonin®), Meclofenoxat (Helfergin®), Nicergolin (Sermion®), Nimodipin (Nimotop®), Piracetam (Nootrop®, Normabrain®) oder Pyritinol (Encephabol®). Für die klinische Wirksamkeit dieser Substanzen – soweit vorhanden und bekannt – werden sehr unterschiedliche pharmakologische Mechanismen verantwortlich gemacht.

Die Antidementiva vom Typ der Acetylcholinesterasehemmer

Nachdem die Vermutung nahe lag, dass zwischen einem Mangel an dem Neurotransmitter Acetylcholin (ACh) im Gehirn, speziell im nucleus basalis Meynert („cholinerges Defizit"), und den Demenzen vom Alzheimertyp eine kausale Verbindung besteht (Davies u. Maloney 1976; Perry et al. 1977; Coyle et al. 1983), entstand das Interesse an Pharmazeutika, die imstande sind, dem enzymatischen Abbau des noch gebildeten ACh durch das Enzym Acetylcholinesterase (AChE) entgegenzuwirken (Acetylcholinesterase-Inhibitoren, AChE-I). Man sah hier eine mögliche Parallele zur nachgewiesenen Wirksamkeit von

L-DOPA, der synthetischen Vorstufe von Dopamin, gegen die Parkinsonsymptomatik, ausgelöst durch die Degeneration Dopamin produzierender Nervenzellen in der Substantia nigra bei diesen Patienten (Perry et al. 1977).

Abbildung 1:
Acetylcholin: Biosynthese (Cholinacetylase = Acetylcholintransferase) und Abbau (Acetylcholinesterase) (Quelle: https://www.biosite.dk/leksikon/acetylcholin.htm)

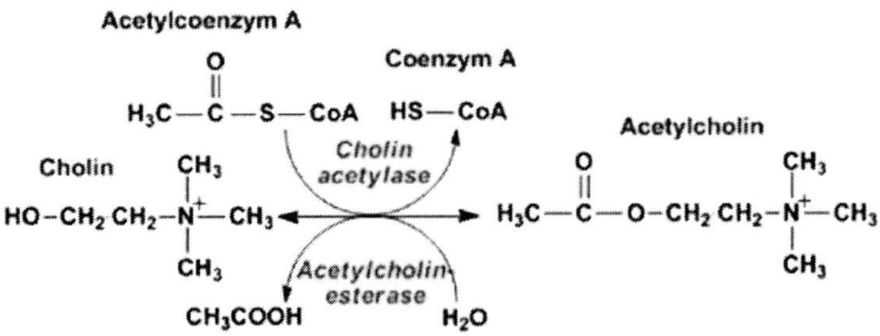

Tacrin

Tacrin ist, ähnlich wie die Phenothiazine und letztlich die trizyklischen Neuroleptika, aus der Farbstoffchemie hervorgegangen. Das Grundgerüst, Acridin (Dibenzo[b,e]pyridin), wurde erstmals 1870 bei der Badischen Anilin- und Sodafabrik (BASF) von Carl Graebe (1841– 1927) und Heinrich Caro (1834–1910) aus Steinkohlenteer isoliert („Acridin" leitet sich ab von lateinisch *acer* („scharf", „feurig", wegen der stark hautreizenden Wirkung). Für Acridin gibt es eine Reihe von Syntheseverfahren, eines davon stammt von August Bernthsen (1855–1931), auf den auch die Strukturaufklärung und ein Verfahren zur Synthese von Phenothiazin zurück geht (Demling 2020: 160). In der Folgezeit wurden durch die Verbindung von Acridin mit alkylsubstituierten Aminogruppen zahlreiche Farbstoffe entwickelt, von denen Acridinorange und Acridingelb die größte Bedeutung erlangten. 1945 publizierten Adrien Albert und

Abbildung 2:
Antidementiva vom Typ der Cholinesterasehemmer, generische Bezeichnungen (INN) und (in Klammern) Handelsnamen (Quellen: wikipedia)

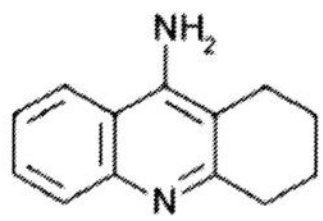

Tacrin (Cognex®, Romotal®)

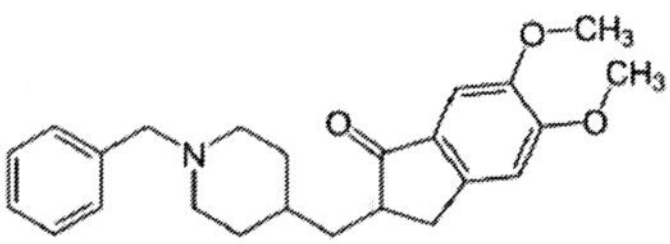

Donepezil (Aricept®)

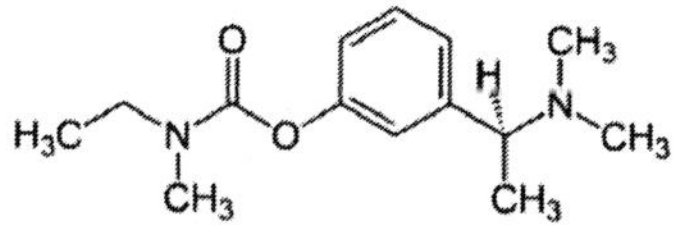

Rivastigmin (Exelon®)

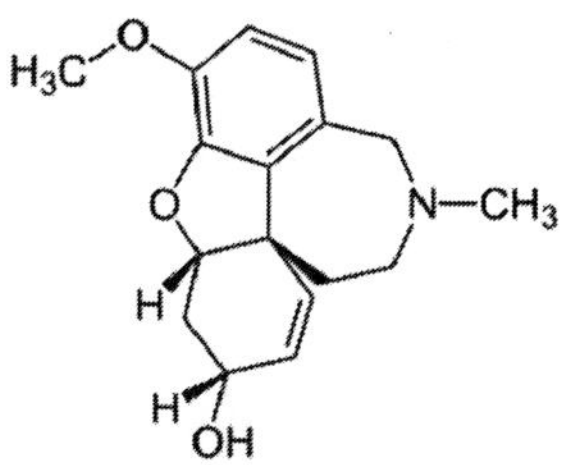

Galantamin (Reminyl®)

Walter Gledhill von der Universität Sydney ein Syntheseverfahren für Acridinabkömmlinge, darunter auch 5-Amino-1,2,3,4-tetrahydroacridin (Albert u. Gledhill 1945: 170), das als Medikament die generische Bezeichnung Tacrin erhielt. Zunächst wurde Tacrin in Australien medizinisch verwendet, um die durch Morphin verursachte Atemdepression zu begrenzen, ohne den analgetischen Effekt des Morphins zu schmälern. Anfang der 1950er Jahre entdeckten F. H. Shaw und G. A. Bentley in Melbourne die Cholinesterase hemmende Eigenschaft einer Reihe von Acridinabkömmlingen und anderer Substanzen, unter denen das 1,2,3,4-tetrahydro-5-aminoacridin (THA, Tacrin) als besonders wirksam hervorstach („powerful antiesterase“: Shaw u. Bentley 1953: 575).

P. Davies und A. J. F. Maloney in Edinburgh konnten einen spezifischen Mangel an den Enzymen Acetylcholintransferase (Acetylcholinsynthese) und Acetylcholinesterase (AChE; Acetylcholinabbau) in Gehirnen (Amygdala, Hippocampus, Cortex) verstorbener Alzheimerpatienten nachweisen, besonders in Hirnarealen, die auch eine hohe Dichte an Alzheimerfibrillen aufwiesen (Davies u. Maloney 1976). Perry et al. in Newcastle upon Tyne/ GB bestätigten den Verlust an Acetyltransferase in Hirnarealen Verstorbener mit seniler Alzheimerdemenz (Perry et al. 1977). Beide Enzyme sind in bzw. an der Oberfläche acetylcholinerger Neuronen im nucleus basalis Meynert (vgl. oben) lokalisiert, was den Schluss erlaubte, dass eine spezifische Degeneration dieser Nervenzellen dem Krankheitsprozess zugrunde liegt (Coyle et al. 1983: 1187, Fig. 2). Die „Acetylcholinmangelhypothese“ des Morbus Alzheimer gab Anlass zu Therapieversuchen mit Cholin bzw. einer Kombination aus Lecithin und dem AChE-I (Parasympathikomimetikum) Physostigmin (Peters u. Levin 1979, zit. nach Summers et al. 1981: 145/6), wobei letzterer Ansatz bereits zu einem signifikanten Therapieergebnis führte. Eine erste Pilotstudie (n= 12) mit intravenös verabreichtem Tacrin verlief ebenfalls erfolgreich (Summers et al. 1981). Tacrin erwies sich als ein reversibler Hemmstoff für AChE und der verwandten Butyrylcholinesterase (BuChE, auch „Pseudocholinesterase“), zu letzterer mit höherer Affinität. Es interagiert überdies mit cholinergen Neurorezeptoren und beeinflusst die Aufnahme, Synthese und Freisetzung von Neurotransmittern; auch diese Eigenschaften könnten zum therapeutischen Effekt beitragen (Håkansson 1993: 8). 1986 wurde über eine orale- und damit praktikablere- Verabreichungsform von Tacrin für die Langzeitbehandlung von Morbus Alzheimer berichtet (Summers et al. 1986), 1989 erhielt William K. Summers (*1944), ein US-amerikanischer Neurowissenschaftler, ein Patent für die Anwendung der Substanz unter dieser Indikation. Als Prototyp war es weltweit das erste Medikament, das zur Behandlung einer (leichten bis mittelschweren) Demenz bei Morbus Alzheimer behördlich zugelassen wurde, 1993 kam es als Produkt der Firma Parke-Davis (Detroit/USA) auf den US-amerikanischen Arzneimittelmarkt. In den folgenden Jahren erhielt es auch in europäischen Ländern die behördliche Zulassung (internationale Firmennamen: Cognex®, Romotal®), so 1994 in Frankreich und 1995 in Deutschland (vom BfArm unter der Indikation „leichte bis mittelschwere Demenz bei Alzheimer-Krankheit“, Benkert u. Hippius 1996: 381, Fußnote). Velnacrin (1-Hydroxy-Tacrin), das primäre Abbauprodukt von Tacrin, war unter der Firmenbezeichnung Mentane® (Hoechst-Roussel, New Jersey/USA) in einigen Ländern (nicht in Deutschland) als Antidementivum ebenfalls auf dem Markt (Antuono 1995). Im Anschluss an die Ringhydroxylierung (Velnacrin) wird Tacrin glucuronidiert ausgeschieden. Aufgrund zahlreicher Nebenwirkungen (Hepatotoxizität mit Leberenzym- und Bilirubinerhöhung, cholinerge Begleiteffekte wie Übelkeit und Erbrechen, Verschlechterung von Parkinsonsymptomen u. a.) wurde der Wirkstoff in einigen Teilen Europas, auch in Deutschland, vom Arzneimittelmarkt genommen bzw. seine Anwendung an strenge Regeln gekoppelt, in den USA ist Tacrin seit 2013 nicht mehr zugelassen.[1] Der klinische Nutzen des Medikamentes musste bei jedem Therapieversuch gegen mögliche unerwünschte Wirkungen abgewogen werden, wobei ein bedeutsamer Effekt nur bei maximal einem Drittel der Patienten zu erwarten war (Verzögerung des Krankheitsprozesses um circa 6–12 Monate, Benkert u. Hippius 1996: 384 f.). Trotz dieser Unzulänglichkeiten ist, unter historischem Aspekt, die prinzipielle Wirksamkeit von Tacrin als bedeutender Fortschritt in der Behandlung des Morbus Alzheimer zu werten, der bis dahin als für eine Psychopharmakotherapie unzugänglich angesehen wurde.

Donepezil

1983 begann eine Arbeitsgruppe an den Tsukuba Research Laboratories des Pharmaunternehmens Eisai Co., Ltd (Tokio/Japan) mit der Erforschung neuer AChE-I für die Therapie demenzkranker Patienten. Leiter der Arbeitsgruppe war der Chemiker und Pharmakologe Hachiro Sugimoto (*1942), dessen Mutter an Morbus Alzheimer erkrankt war und der hierdurch zur Forschung auf diesem Gebiet angeregt wurde.[2]

Die strukturchemische Entwicklung von Donepezil nahm ihren Ausgang von der Molekülstruktur des Tacrins. Es gelang jedoch nicht, einen besser verträglichen Abkömmling von Tacrin zu synthetisieren. Im Rahmen des Screenings einer anderen Substanzgruppe, die zur Arteriosklerosebehandlung entwickelt worden war, stieß man auf ein N-Benzylpiperazinderivat, das eine – wenn auch nur geringgradige – Anti-AChE-Aktivität aufwies und, da es sich

1 https://flexikon.doccheck.com/de/Tacrin (21. März 2024).
2 https://www.eisai.com/company/profile/history/products/aricept/index.html (29. April 2025).

um eine neuartige Verbindung handelte, für weitere Untersuchungen viel versprechend erschien. Ausgehend von dieser Verbindung („seed compound“) wurde eine Vielzahl von Abwandlungen synthetisiert (firmeninterne Bezeichnung des Projektes: E2020). Darunter war ein Benzylsulfonylabkömmling ein besonders potenter AChE-I, jedoch mit schlechter Bioverfügbarkeit und zu kurzer Wirkdauer. Die Forschungen erstreckten sich über 15 Jahre, als optimal erwies sich schließlich ein Benzylpiperidinderivat, das auch einen Indandionrest enthielt und die generische Bezeichnung Donepezil (zusammengesetzt aus in**d**en**one** + pi**pe**ridine) + ben**zyl**; Handelsname: Aricept®) erhielt (Sugimoto et al. 2002: 8–12).

Donepezil ist ein hochselektiver Inhibitor des Enzyms AChE gegenüber BuChE, Tacrin inhibiert beide Enzyme etwa gleich stark, während Physostigmin und Rivastigmin (siehe dort) eine geringgradige Selektivität für AChE gegenüber BuChE aufweisen (Sugimoto et al. 2002: 12). Beide Enzyme spielen bei der Pathogenese des Morbus Alzheimer eine Rolle (Greig et al. 2002: 77 [Abstract]).

Das Medikament wurde in Kooperation von Eisai mit der US-amerikanischen Firma Pfizer Inc., New York/USA, vermarktet, 1996 wurde es von der U. S. Food and Drug Administration (FDA, White Oak, Maryland, USA) als Medikament für die Alzheimerbehandlung zugelassen, 1997 erfolgte die internationale Markteinführung, auch in Deutschland. Donepezil ist in Deutschland (und evtl. auch darüber hinaus) das merkantil erfolgreichste Medikament gegen Demenz bei Morbus Alzheimer (vgl. Seifert u. Petri 2022: 563, Tab. 28.1).

Rivastigmin

Rivastigmin (Eserin) ist ein halbsynthetischer Abkömmling des pflanzlichen Indolalkaloids Physostigmin. Dieses wurde erstmals im 19. Jahrhundert in Deutschland aus dem Samen der Kalabarbohne (auch Gottesurteilbohne, Physostigma venenosum, nach John Hutton Balfour [1808–1884]) isoliert und chemisch charakterisiert (Jobst und Hesse 1863, von diesen stammt auch die Bezeichnung „Physostigmin“, S. 118), seine Struktur in den 1920er Jahren aufgeklärt (Stedman u. Barger 1925). 1930 erschienen Publikationen über seine Eigenschaft, AChE zu inhibieren (Petcher u. Pauling 1973). Nachdem der Verlust an Acetylcholintransferase (Acetylcholinsynthese) als Ursache für die Demenz bei Morbus Alzheimer identifiziert werden konnte (Davies u. Maloney

1976, siehe oben), erwachte das Interesse an Physostigmin als mögliches antidementielles Pharmakon. Zwar konnte man einen gewissen therapeutischen Effekt nachweisen (Davis et al. 1979, zit. nach Weinstock et al. 1986: 539), jedoch zeigte Physostigmin eine Reihe von Nachteilen, darunter eine begrenzte therapeutische Breite, geringe chemische Stabilität, kurze Wirkdauer (ungünstig für eine Langzeitbehandlung wie bei Morbus Alzheimer) und instabile Bioverfügbarkeit (Weinstock et al. 1986: 539). Andere, synthetische AChE-I mit Carbamatstruktur (wie Physostigmin) waren nicht liquorgängig oder ebenfalls relativ instabil. Eine Arbeitsgruppe an der Hebräischen Universität Jerusalem, geleitet von der aus Österreich stammenden Pharmakologin Marta Weinstock (*1935, später Weinstock-Rosin), studierte daher, ausgehend von Miotin, einem Physostigminabkömmling und Miotikum (z. B. zur Glaukom-Behandlung), eine Reihe von liquorgängigen Alkylderivaten (Substituenten am Stickstoff der Carbamatgruppe) auf ihre pharmakologischen und therapeutischen Eigenschaften (ebd.: 540). Dabei erwiesen sich längerkettige Mono- oder Dialkylderivate (ein bzw. zwei Substituenten am Carbamatstickstoff) als vorteilhaft gegenüber Physostigmin (ebd.: 548). Zu diesen gehörte auch das 1985 entwickelte Rivastigmin (zit. nach Zambrano et al. 2020: 1), das letztendlich die meisten positiven Eigenschaften in sich vereinte. Über die Yissum Research Development Company, die Technologietransferfirma der Hebräischen Universität Jerusalem, wurde Rivastigmin an die pharmazeutische Firma Novartis in Basel verkauft, die es 1998 unter dem Firmennamen Exelon® vermarktete (später als Generikum u. a. Nimvastid®).

Rivastigmin inhibiert die AChE und die BuChe etwa gleich stark, mit geringer Selektivität für AChE. Das katalysierende Zentrum beider Enzyme verfügt jeweils über mehrere Bindungsstellen, die einerseits beim Abbau von Acetyl- bzw. Butyrylcholin (natürliche Funktion), andererseits bei der Hemmung durch das Pharmakon eine Rolle spielen. Bei Gesunden dominiert die AChE gegenüber der BuChE. Für den therapeutischen Effekt ist die Hemmung beider Cholinesterasen erforderlich (Giacobini et al. 2002), da mit fortschreitender Erkrankung die Aktivität der AChE konstant bleibt oder sinkt, diejenige der BuChE hingegen deutlich zunimmt, was mit veränderten biochemischen Eigenschaften einhergeht (Greig et al. 2002: 77 [Abstract], 86; Darvesh et al. 2003: 135 f.).

Beide Cholinesterasen existieren in unterschiedlichen globulären (G-) Formen, wobei die monomere G1-Form vorwiegend im Kortex und Hippocampus lokalisiert ist, also in Arealen, die für die Alzheimerdemenz besonders relevant sind. Rivastigmin inhibiert weitgehend spezifisch diese globuläre (G1-)Form der Cholinesterasen (Enz et al. 1993, zit. nach Inglis 2002: 45, 47).

Rivastigmin bindet an der „Esterbindungsstelle" der Cholinesterase, wodurch diese für 10–12 Stunden inaktiviert wird („carbamylierte AChE"). Hierbei wird Rivastigmin in einen Carbamylteil und einen pharmakologisch inaktiven Metaboliten (NAP 226-80) hydrolytisch gespalten, wodurch der hepatische Abbauprozess über CYP-P 450-Enzyme umgangen wird. Ein Interaktionspotential von Rivastigmin mit ggf. anderen verabreichten Xenobiotika (z. B. Pharmaka) ist daher kaum vorhanden (Polinsky 1998, zit. nach Jann 2000: 6).

Seit 2007 ist Rivastigmin der bislang einzige Cholinesterasehemmer, der in Form eines transdermalen Pflasters (transdermales therapeutisches System, TTS) vorliegt. Hierdurch werden eine kontinuierliche Abgabe des Wirkstoffes, konstante Wirkspiegel und damit eine bessere Verträglichkeit als bei herkömmlichen Darreichungsformen (oral in Kapselform) erreicht. Grundlage für die Zulassung der Pflasterform war die sogenannte IDEAL-Studie (**I**nvestigation of trans**D**ermal **E**xelon in **Al**zheimer's Disease; Winblad et al. 2007).

Galantamin

Galantamin (auch Galanthamin, von altgriechisch *gala* „Milch" und *anthos* „Blume") ist ein pflanzliches Alkaloid, chemisch ein tertiäres Amid, d. h. im Molekül ist ein Stickstoffatom an drei Kohlenstoffatome gebunden (siehe Abbildung). Galantamin kann aus verschiedenen Arten von Schneeglöckchen (kleines Schneeglöckchen, *Galanthus nivalis*, von lat. *nix*, Genitiv *nivis*: „Schnee"; kaukasisches Schneeglöckchen, *Galanthus Woronowii* [3] u. a.), Schneeflockenblume (*Leucojum aestivum*) und Narzissen (z. B. gelbe Narzisse, Osterglocke) isoliert werden.

1947 erschien im sowjetischen „Journal für allgemeine Chemie" ein Bericht über zwei bis dahin unbekannte Alkaloide in kaukasischen Schneeglöckchen (Galanthus Woronowii, siehe oben; Proskurnina u. Areshkina 1947). Die Autoren gaben ihnen die Bezeichnungen „Galantin" und „Galantidin". 1952 gelang dieser Forschergruppe aus derselben Schneeglöckchenart die chemische Strukturaufklärung eines dritten noch unbekannten Alkaloids, das die Bezeichnung „Galanthamin" erhielt (Proskurnina u. Yakovleva 1952). Der

---

3 Benannt nach dem russischen Botaniker Jurij Nikolajewitsch Worónow (1874–1931).

sowjetische Pharmazeut Mikhail Davidovich Mashkovsky (1908–2002) und seine Mitarbeiterin R. P. Kruglikova–Lvova hatten bereits 1951 die erste pharmakologische (ex vivo-)Studie zur Anticholinesterasewirkung von (später so genanntem) Galanthamin veröffentlicht (Mashkovsky u. Kruglikova-Lvova 1951, zit. nach Heinrich u. Teoh 2004: 150), was es für die Anwendung bei Morbus Alzheimer interessant machte. Erste in-vivo-Nachweise der Anticholinesteraseaktivität gelangen in den frühen 1960er Jahren. 1957 isolierte die bulgarische Wissenschaftlerin L. Ivanova-Bubeva ein Alkaloid aus Galanthus nivalis L (siehe oben) und konnte dessen Identität mit Galanthamin aus Galanthus Woronowii nachweisen (Ivanova-Bubeva 1957, zit. [als Bubeva-Ivanova] n. Heinrich u. Teoh 2004: 150, siehe auch Paskov 1986: 653 f.). 1956 gewann die Forschergruppe um den bulgarischen Chemiker Dimitar S. Paskov (1914–1986) Galanthamin aus der Zwiebel des kleinen Schneeglöckchens (Tewari et al. 2018: 5 [Literaturangabe 1958 fehlt], Paskov 1986: 671 [hier Literatur Paskov et al. 1958]), und Ende der 1950er Jahre begann auf dieser Grundlage die industrielle Verarbeitung bei der bulgarischen Firma Sopharma unter Paskovs Leitung. Allerdings erwiesen sich die Extrakte der Sommerschneeflocke (Leucojum aestivum) bald als weit ergiebigere Quelle von Galanthamin (Ivanova-Bubeva u. Ivanov 1961), weshalb man die industrielle Gewinnung auf diese Pflanze umstellte. Das Galanthamin-Präparat erhielt die Firmenbezeichnung Nivalin® (nach Galanthus nivalis, siehe oben). Seit 1958 war es als Hydrobromidsalz in injizierbarer, erst ab 1984 in oral applizierbarer Form im Handel (Heinrich u. Teoh 2004: 150). Erste Indikationen für den Einsatz waren u. a. Myopathien, Poliomyelitis und Aufhebung neuromuskulärer Blockaden in der Anästhesie (Mucke 2015: 2).

Galantamin wirkt in zweifacher (dualer) Weise auf das cholinerge Neuronensystem, neben (1) der Hemmung der AChE durch (2) allosterische Modulation auf die prä- und postsynaptischen (nikotinischen) ACh-Rezeptoren[4], jedoch – bei gleicher Wirkung – an anderen Bindungsstellen als der Neurotransmitter selbst („allosterisch“), wodurch der ACh-Effekt verstärkt wird (Pereira et al. 1993, zit. nach Heinrich u. Teoh 2004: 151). Auch die Ausschüttung von Glutamat wird verstärkt, mit positiven Effekten auf die Gedächtnisleistung (zit. nach Heinrich u. Teoh 2004: 151).

4 Man unterscheidet nach den aktivierenden Substanzen nikotinische Acetylcholinrezeptoren (nAChR: ionotrop, d.h. Ionenkanäle) von muskarinischen Acetylcholinrezeptoren (mAChR: metabotrop, d.h. second-messenger-gekoppelt).

Präklinische Untersuchungen zum antidementiellen Effekt von Galanthamin bei Morbus Alzheimer fanden in den 1980er Jahren statt. Im darauf folgenden Jahrzehnt wurde Galanthamin (das „h“ entfiel definitiv erst in den 1990er Jahren mit der Einführung der internationalen generischen Bezeichnung, Mucke 2015:1 f.) zu einem Medikament gegen Morbus Alzheimer entwickelt, 1996 erhielt die österreichische Firma Sanochemia das erste Patent auf ein Verfahren zur chemischen Synthese der Substanz. Ab Anfang der 2000er Jahre erschienen die ersten kontrollierten Studien (Heinrich u. Teoh 2004: 154, Tab. 2), die insgesamt eine signifikante klinische Wirksamkeit bei guter Verträglichkeit (vorwiegend gastrointestinale unerwünschte Effekte) ergaben. Die behördliche Zulassung von Galantamin (Handelsname: Reminyl®) erfolgte unter der Indikation Demenz bei Morbus Alzheimer (leicht bis mittelschwer) in mehreren europäischen Ländern, so auch in Deutschland, für die Firma Janssen-Cilag GmbH Ende 2000 (als Lösung) bzw. Anfang 2005 (in Kapselform). 2020 verzichtete Janssen-Cilag auf die Zulassung, Galantamin wird aktuell von etlichen Generikafirmen angeboten und ist auch über Reimport beziehbar.

Schlussbemerkungen, Ausblick

Eine weitere Markteinführung erfolgte 2002 für Memantine (Axura®, Ebixa®), dessen Wirksamkeit gegen mittelschwere und schwere (!) Alzheimerdemenzen, jedoch mit völlig andersartigem Wirkmechanismus, wissenschaftlich nachgewiesen werden konnte („NMDA-Rezeptor-Antagonismus“; Knöpfel u. Kornhuber 2001: 26–28; Lange-Asschenfeldt u. Benkert 2023: 681-683). Die internationale Forschung auf dem Gebiet antidementiell (speziell gegen Morbus Alzheimer) wirksamer Medikamente mit zahlreichen unterschiedlichen Ansatzpunkten ist in vollem Gange. Ein Beispiel ist das in den USA seit 2023 zugelassene Medikament Lenacemab (Leqembi®; Eisai, Japan; Biogen, USA), ein rekombinanter humanisierter monoklonaler IgGI-Antikörper, dessen Wirksamkeit auf einer Reduktion extrazellulärer Aβ-Plaqueablagerung im Hirnparenchym beruht (Lange-Asschenfeldt u. Benkert 2023; 678–681).

Literaturverzeichnis

Albert, Adrien; Gledhill, Walter (1945) Improved syntheses of aminoacridines. Part IV. Substituted 5-aminoacridines. Journal of the Indian Chemical Society 64: 169–172.

Antuono, Piero G.; for the Mentane Study Group (1995) Effectiveness and safety of velnacrine for the treatment of Alzheimer's disease. A double-blind, placebo-controlled study. Archives of Internal Medicine 155: 1766–1772.

Benkert, Otto; Hippius, Hanns (1996) Psychiatrische Pharmakotherapie (=6. Aufl.). Springer, Berlin, Heidelberg, New York u. a.

Coyle, Joseph T.; Price, Donald L.; DeLong, Mahlon R. (1983) Alzheimer's disease: a disorder of cortical cholinergic innervation. Science 219: 1184–1190.

Darvesh, Sultan; Hopkins, David A.; Geula, Changiz (2003) Neurobiology of butyrylcholinesterase. Nature Reviews Neuroscience 4: 131–138.

Davies P.; Maloney A. J. F. (Vornamen nicht eruierbar) (1976) Selective loss of cholinergic neurons in Alzheimer's disease. Lancet 2: 1403.

Demling Joachim Heinrich (2020) Die Geschichte der trizyklischen Neuroleptika. Teil 1: Von den synthetischen Farben zum ersten modernen Psychopharmakon. In: Karenberg, Axel; Kumbier, E (Hrsg.) Schriftenreihe der Deutschen Gesellschaft für Geschichte der Nervenheilkunde (SDGGN), Bd. 26. Königshausen und Neumann, Würzburg, S. 157–175.

Giacobini, Ezio; Spiegel, R.; Enz, A.; Veroff, A. E.; Cutler, N. R. (Vornamen teilweise nicht eruierbar) (2002) Inhibition of acetyl- and butyryl-cholinesterase in the cerebrospinal fluid of patients with Alzheimer's disease by rivastigmine: correlation with cognitive benefit. Journal of Neural Transmission 109: 1053–1065.

Greig, Nigel H.; Lahiri, Debomoy K.; Sambamurti, Kumar (2002) Butyrylcholinesterase: an important new target in Alzheimer's disease therapy. International Psychogeriatrics 14, Supplement 1: 77–91.

Håkansson, I. (Vorname nicht eruierbar) (1993) Mechanism of action of cholinesterase inhibitors in Alzheime's disease. Acta Neurologica Scandinavica (Suppl) 149: 7–9.

Heinrich, Michael; Lee Teoh, Hooi (2004) Galanthamine from snowdrop – the development of a modern drug against Alzheimer's disease from local Caucasian knowledge. Journal of Ethnopharmacology 92: 147–162.

Inglis, Fraser (2002) The tolerability and safety of cholinesterase inhibitors in the treatment of dementia. The International Journal of Clinical Practice, Supplement 127: 45–63.

Ivanova-Bubeva, L. (Vorname nicht eruierbar) (1957) Phytochemical examination of Galanthus nivalis var. gracilis. Farmacia 7: 23–26 (bulgarisch).

Ivanova-Bubeva, L; Ivanov, V. (Vornamen nicht eruierbar) (1961) On the alkaloid content of Leucojum aestivum L. Trudove Nauchno-Issledov Institut Farmacia 3: 89–91 (bulgarisch).

Jann, Michael W. (2000) Rivastigmine, a new-generation cholinesterase inhibitor for the treatment of Alzheimer's disease. Pharmacotherapy 20: 1–12.

Jobst, Julius; Hesse, Oswald (1863) Ueber die Bohne von Calabar. Liebig's Annalen der Chemie 129: 115–121.

Knöpfel, Silvia; Hrsg. Kornhuber, Johannes (2001) Blickpunkt Memantine (=3. Aufl.). Aesopus, Stuttgart.

Lange-Asschenfeldt, Christian; Benkert, Otto (2023) Antidementiva. In: Benkert, Otto; Hippius, Hanns (Hrsg.) Kompendium der Psychiatrischen Pharmakotherapie (=14. Aufl.). Springer, Berlin.

Mucke, Hermann A. M. (2015) The case of galantamine: repurposing and late blooming of a cholinergic drug. Future Science OA 1(4). Published Online: 03.09.2015.

Mashkovsky, Mikhail Davidovich; Kriglikova-Lvova R. P. (1951) On the pharmacology of the new alkaloid galantamine. Farmakologia Toksikologia (Moscow) 14: 27–30 (russisch).

Paskov, Dimitar Spasov (1986) Galanthamine. In: Kharkevich, Dimitry A. (ed.) New Neuromuscular Blocking Agents. Springer, Berlin, Heidelberg, New York, Tokyo, S. 653–672.

Perry, Elaine K.; Perry, Robert H.; Blessed, Gary; Tomlinson, Bernard E. (1977) Necropsy evidence of central cholinergic deficits in senile dementia. Lancet I: 189.

Petcher, Trevor J.; Pauling, Peter (1973) Cholinesterase inhibitors: structure of eserine. Nature 241: 277.

Peters, Bruce H.; Levin, Harvey S. (1979) Effects of physostigmine and lecithin on memory in Alzheimer's disease. Annals of Neurology 6: 219–221.

Proskurnina N. F., Areshkina L. Y. (1947) Über Alkaloide von Galanthus Woronowi. Journal of General Chemistry of the USSR 17: 1216–1219 (russisch). (Anm.: englischsprachige Veröffentlichung in Chemical Abstracts 42, 1595h, 1948).

Proskurnina N. F., Yakovleva A. P. (1952) Die Alkaloide von Galanthus Woronowi. II. Isolierung eines neuen Alkaloids. Journal of General Chemistry of the USSR 22: 1899–1903 (russisch). (Anm.: englischsprachige Veröffentlichung in Chemical Abstracts 47, 1941–1944 [6959c?], 1953).

Seifert, Roland; Petri, Susanne (2022) Neurodegenerative Erkrankungen. In: Ludwig, Wolf-Dieter; Mühlbauer, Bernd; Seifert, Roland (Hrsg.) Arzneiverordnungs-Report 2022. Aktuelle Daten, Kosten, Trends und Kommentare. Springer, Berlin, S. 559–568.

Shaw, F. H.; Bentley, G. A. (1953) The pharmacology of some new anti-cholinesterases. Australian Journal of Experimental Biology 31: 573–576.

Stedman, Edgar; Barger, George (1925) Physostigmine (eserine). Part III. Journal of the Chemical Society (London) 127: 247–258.

Sugimoto, Hachiro; Ogura, Hiroo; Arai, Yasuro; Limura, Youichi; Yamanishi, Yoshiharu (2002) Research and development of donepezil hydrochloride, a new type of acetylcholine esterase inhibitor. The Japanese Journal of Pharmacology 89: 7–20.

Summers, William K.; Viesselman, John O.; Marsh, Gary M.; Candelora, Kent (1981) Use of THA in treatment of Alzheimer-like dementia: pilot-study in 11 patients. Biological Psychiatry 16: 145–153.

Summers, William K.; Majovski, Lawrence Victor; Marsh, Gary Martin; Tachiki, Kenneth; Kling, Arthur (1986) Oral tetrahydroaminoacridine in long-term treatment of senile dementia, Alzheimer type. The New England Journal of Medicine 315: 1241–1245.

Tewari, Devesh; Stankiewicz, Adrian M.; Mocan, Andrei; Archana, N. Sah; Tzvetkov, Nikolay T.; Huminiecky, Lukasz; Horbańczuk, Jaroslaw O.; Atanasov, Atanas G. (2018) Ethnopharmacological approaches for dementia therapy and significance of natural products and herbal drugs. Frontiers in Aging Neuroscience 10: 1–24.

Weinstock, Marta; Razin, Michal (*sic!*); Chorev, Michael; Zeev, Tashma (1986) Pharmacological activity of novel acetylcholinesterase agents of potential use in the treatment of Alzheimer´s disease. In: Lachman, Chaim (ed.) Advances in Behavioral Biology. Plenum Press, New York, S. 539–551.

Winblad, Bengt; Grossberg George; Frölich, L; Farlow, M; Zechner, Stefanie; Nagel, Jennifer; Lane, Roger (2007) IDEAL: a 6-month, double-blind, placebo-controlled study of the first skin patch for Alzheimer disease. Neurology 69 (4 Suppl 1): 14–22.
(die Vornamen von Frölich, L. und Farlow, M sind. nicht eruierbar).

Zambrano, Pablo; Suwalsky, Mario; Jemiola-Rzeminska, Malgorzata; Strzalka, Kazimierz; Aguilar, Luis F. (2020) An in vitro study on the interaction of the anti-Alzheimer drug rivastigmine with human erythrocytes. Chemico-Biological Interactions 319: 1–8.

VIII.

Geschichte der Neuropathologie, Neuropädiatrie, Neurophysiologie

Die Geschichte der Borna-Krankheit

von Jürgen Schlegel

The History of Borna Disease
Summary: Borna disease is one of the oldest known infectious diseases in domestic animals, particularly affecting horses and sheep. It manifests as a severe, usually fatal encephalitis. The eponymous town of Borna was at the center of a severe epidemic outbreak in the Kingdom of Saxony at the end of the 19th century. It was not until much later that a virus was identified as the causative agent, now referred to as *Borna Disease Virus 1* (BoDV-1). The natural reservoir hosts seem to be bicolored white-toothed shrews (*Crocidura leucodon*). Veterinary cases of Borna disease occur in an endemic area that essentially includes the federal states of Saxony-Anhalt, Saxony, Thuringia, and Bavaria. In the 1980s, some researchers proposed that humans could also be infected with BoDV-1 and that the infection could be causally responsible for mental disorders, including affective disorders and schizophrenia. However, these studies were questioned methodologically, and other scientists were unable to replicate and confirm the results. Human pathogenicity was only recently confirmed after a series of encephalitis cases in humans were traced back to infections with BoDV-1. The human infections occurred in the same endemic areas where horses are affected. The transmission routes of this zoonosis remain unclear.
Keywords: Borna Disease, Encephalitis, Affective Disorders, Schizophrenia.

Zusammenfassung: Die Borna-Krankheit ist eine der am längsten bekannten Infektionserkrankungen der Haustiere und betrifft insbesondere Pferde und Schafe. Sie manifestiert sich als schwere, meist tödlich verlaufende Encephalitis. Namensgebend war die Ortschaft Borna, die Ende des 19. Jahrhunderts im Zentrum einer schweren Epidemie im Königreich Sachsen stand. Später konnte als Erreger ein Virus identifiziert werden, das inzwischen als *Borna Disease Virus 1* (BoDV-1) bezeichnet wird. Der natürliche Reservoire-Wirt scheint die Feldspitzmaus (*Crocidura leucodon*) zu sein. Die veterinärmedizini-

schen Erkrankungsfälle treten in einem Endemiegebiet auf, das im Wesentlichen die Bundesländer Sachsen-Anhalt, Sachsen, Thüringen und Bayern umfasst. In den 1980er Jahren wurde von einigen Forschern die Hypothese vertreten, dass sich auch Menschen mit BoDV-1 infizieren könnten und die Infektion ursächlich verantwortlich sein könnte für psychische Erkrankungen, insbesondere Affektive Störungen und Schizophrenie. Diese Arbeiten waren jedoch methodisch umstritten, und andere Wissenschaftler konnten die Ergebnisse nicht bestätigen. Die Humanpathogenität wurde erst kürzlich bestätigt, nachdem eine Reihe von Encephalitiden bei Menschen auf Infektionen mit BoDV-1 zurückgeführt werden konnten. Die humanen Infektionen traten in den gleichen Gebieten auf, in denen auch Pferde erkranken. Die Übertragungswege dieser Zoonose sind aber weiterhin ungeklärt.
Schlüsselwörter: Borna-Krankheit, Encephalitis, Affektive Störungen, Schizophrenie.

Einleitung

Die Geschichte der Borna-Krankheit sei hier vom (vorläufigen) Ende her erzählt. Im Jahr 2016 erhielt eine 74-jährige Patientin mit terminaler Niereninsuffizienz die Niere eines 70-Jährigen, in Südbayern verstorbenen Mannes transplantiert. Die Operation war komplikationslos, jedoch entwickelte die Patientin sechs Wochen danach eine aufsteigende neurologische Symptomatik, die zunächst an ein Guillain-Barré-Syndrom erinnerte. Allerdings war die Krankheit weiter schnell progredient, alle therapeutischen Interventionen blieben erfolglos, und die Patientin verstarb letztlich nach sechswöchigem Krankheitsverlauf im zentral-bedingten Regulationsversagen bei hochgradiger Hirndrucksteigerung. Die Obduktion ergab eine ausgeprägte Encephalomyelitis sowie eine massive periphere Neuritis. Ein Erreger aus dem üblichen Spektrum humaner neurotroper Viren ließ sich nicht nachweisen.

Der ungewöhnlichste Aspekt aber war, dass der Patient, der die zweite Spender-Niere empfing, mit einer ähnlichen Kinetik an einer Encephalitis verstarb und der Empfänger der Leber ebenfalls an einer Encephalitis erkrankte, diese aber in schwer-invalidisiertem Zustand überlebte. Auch hier gelang jeweils kein Erregernachweis, so dass der Virologe Martin Beer am Friedrich-Löffler-Institut in Greifswald gebeten wurde, die Erregersuche zu übernehmen. Tatsächlich gelang es ihm und seinem Team mit einem *Next Generation Sequencing* (NGS) Screening einen Treffer zu landen: Das Borna Disease Virus

BoDV-1 (Schlottau et al. 2018). Zeitgleich konnte die Erlanger Neuropathologie bei einem unabhängigen, sporadischen Encephalitis-Fall ebenfalls BoDV-1 als Erreger feststellen (Korn et al. 2018). Zusammenfassend handelte es sich also bei den Transplantationsfällen und dem Erlanger Fall um die ersten gesicherten humanen Borna-Encephalitiden. Das war wissenschaftlich eine Überraschung, da die Humanpathogenität von BoDV-1 lange Zeit extrem umstritten war.

Tierpathologie

Die Borna-Krankheit ist eine der am längsten bekannten Infektionserkrankungen, die bei Haustieren auftreten, und betrifft insbesondere Pferde. Möglicherweise weisen bereits noch ältere Erwähnungen auf diese neurologische Erkrankung bei Pferden hin, die erste als gesichert geltende Beschreibung der klinischen Symptomatik findet sich bei dem *Churcöllnischen Ersten Stallmeister* Johann Baptist von Sind (1709–1776). In seinem Buch „Der im Feld und auf der Reise geschwind heilende Pferdearzt" (1770) berichtet er über die „Kopfkrankheit der Pferde" (Sind 1770). Der Tübinger Stallmeister Christian Friedrich Autenrieth (1799–1841) beschreibt in seinem Buch „Über die hizige Kopfkrankheit der Pferde" einen epidemischen Ausbruch der Erkrankung auf der Schwäbischen Alb, dem ein hoher Anteil der Pferde zum Opfer fiel (Autenrieth 1823).

Der Bezug zur Kreisstadt Borna in Sachsen ergab sich Ende des 19. Jahrhunderts. Seit 1870 verbreitete sich die Krankheit im Königreich Sachsen epidemisch mit sehr hohen Verlusten an Pferden, was einen immensen wirtschaftlichen Schaden darstellte. Nach geringeren Zahlen in den 1880er Jahren schnellten die Erkrankungsziffern in den 1890er Jahren drastisch in die Höhe mit Spitzenwerten in der Epidemie des Jahres 1896 und ihrem Zentrum in Borna. Über den Fortgang der „Gehirn-Rückenmarksentzündung der Pferde in der Amtshauptmannschaft Borna" berichtete der zuständige Bezirkstierarzt Walther regelmäßig in den „Mitteilungen aus den Berichten der Bezirksthierärzte". Der Professor an der Tierärztlichen Hochschule in Dresden Otto Alexander Siedamgrotzky (1841–1902) und sein Assistent Schlegel publizierten 1896 eine epidemiologische Studie, die einen sehr guten Überblick über die Ausbreitung der Erkrankung gibt (Siedamgrotzky u. Schlegel 1896). Sie befragten dazu mit einem sehr hohen Rücklauf die zuständigen sächsischen

Tierärzte. Insbesondere die Tierärzte, die in ihrem Zuständigkeitsbereich besonders viele Fälle beobachten konnten, waren davon überzeugt, dass die Erkrankung nicht infektiös übertragen wird, da immer nur einzelne Tiere in den Ställen betroffen waren bzw. ein längeres zeitliches Intervall zwischen den Ausbrüchen bestand, wenn mehrere Tiere pro Stall betroffen waren. Gelegentlich erkrankten auch andere Nutztiere, z. B. Schafe in der gleichen Region, humane Fälle traten jedoch nie auf. In diesem „Seuchenjahr" 1896 finden sich dann erste Arbeiten, die für diese fatale Tiererkrankung den Begriff „Borna-Krankheit" benutzten (Gensert 1896), ohne dass die letztlich begriffsprägende Arbeit eindeutig zugeordnet werden kann. Genau wie Walther in seinen Berichten benutzten auch Siedamgrotzky und Schlegel in ihrer im selben Jahr 1896 publizierten Arbeit „Zur Kenntnis der seuchenartigen Cerebrospinalmeningitis der Pferde" nicht die Bezeichnung „Borna-Krankheit". Auch andere Veterinärmediziner erachteten den Namen als historisch nicht passend, da die Erkrankung zuvor schon in Bayern und Württemberg beschrieben wurde. Erst in den 1920er Jahren setzte sich die Bezeichnung dann auch wissenschaftlich durch. Das in Borna stationierte Königlich Sächsische Garde-Reiter-Regiment war interessanterweise im Gegensatz zu den Stallungen der Umgebung über die Jahre nur von wenigen Erkrankungsfällen betroffen.

Die frühen Erkenntnisse zur Neuropathologie der Erkrankung verdanken wir vor allem dem Leipziger Tierpathologen Ernst Joest (1873–1926), nachdem zuvor bereits gezeigt werden konnte, dass es sich um eine entzündliche Erkrankung handelte. Im Rahmen der histopathologischen Charakterisierung entdeckte Joest gemeinsam mit seinem Studenten Kurt Degen die nach ihnen benannten eosinophilen Joest-Degen-Kerneinschlusskörper, die als pathognomonisch und erster signifikanter Hinweis auf die Virusgenese der Erkrankung gewertet werden (Joest u. Degen 1909). Sie publizierten dann auch die erste umfassende histopathologische Beschreibung der Erkrankung (Joest u. Degen 1911). In dieser Arbeit gelang es, viele Aspekte darzustellen, die bis heute in der pathogenetischen Einordnung der Erkrankung eine Rolle spielen. Joest nahm als Eintrittspforte den N. olfaktorius an und er sah die entzündlichen Veränderungen als krankheitsbestimmend an. Während andere Forscher eine Kokken-Infektion annahmen, sprachen seiner Meinung nach die lymphozytären Infiltrate gegen eine bakterielle Genese, und er benutzte die Bezeichnung „Virus", allerdings eher in der damaligen Bedeutung eines „infektiösen Giftes". Bei der Erklärung der nukleären Einschlüsse, die er als zelluläre Reaktion oder toxische Wirkung interpretierte, lag er allerdings nicht richtig.

Virologie

Schon während des ersten Höhepunktes der Epidemie wurden Infektionsversuche durchgeführt, die aber bei Labortieren scheiterten. Nur eine Übertragung auf Pferde war erfolgreich. Es dauerte bis in die 1920er Jahre, bis die grundlegenden Untersuchungen zur experimentellen Übertragung der Erkrankung in Gießen im von Wilhelm Zwick (1871–1941) geleiteten Veterinärhygiene- und Tierseuchen-Institut durchgeführt wurden. Seiner Arbeitsgruppe gelang der Nachweis der Übertragbarkeit infizierten Hirngewebes eines erkrankten Pferdes auf Kaninchen, die serielle Transmission innerhalb von Kaninchen sowie Rückübertragung vom Kaninchen auf ein zuvor gesundes Pferd (Zwick u. Seifried 1925). Für diese Untersuchungen wurden ultrafiltrierte Proben verwendet. Bakterien konnten als Ursache somit ausgeschlossen werden, und der Virusnachweis nach den damaligen wissenschaftlichen Standards galt als gesichert. In Leipzig gelang Anton Beck und Hans Frohböse zeitgleich die Transmission von infiziertem Gewebe von Schafen auf Kaninchen, woraus sie schlossen, dass der Erreger der Erkrankung bei Schafen und Pferden identisch sein musste (Beck u. Frohböse 1926). Zwick entwickelte dann auch die erste Schutzimpfung für Pferde gegen die Borna'sche Krankheit (Zwick u. Witte 1932), die in modifizierter Form noch bis in die frühen 1990er Jahre eingesetzt wurde.

Ralf Dürrwald und Hanns Ludwig haben 1997 in einer sehr umfangreichen Übersichtsarbeit (Dürrwald u. Ludwig 1997) die historische Perspektive der Erkrankung aus veterinär-virologischer Sicht dargestellt. Sie kommen darin zu dem Ergebnis, dass in Sachsen seit dem „Seuchenjahr“ 1896 bis zum Zweiten Weltkrieg circa 16.600 Pferde an der Borna-Krankheit verstarben. Zwischen 1958 und 1972 waren es dann noch knapp 1.200 Tiere, danach sank die Zahl auf Einzelfälle pro Jahr, insbesondere weil der Pferdebestand in der Landwirtschaft deutlich zurückging. Neben einer saisonalen Häufung im Frühjahr zeigte sich auch ein wellenförmiger Verlauf mit Inzidenzspitzen alle drei bis fünf Jahre. Über Sachsen hinaus umfasst das heutige Endemiegebiet Sachsen-Anhalt, Thüringen und Bayern sowie Teile der angrenzenden Länder (siehe Abbildung 1).

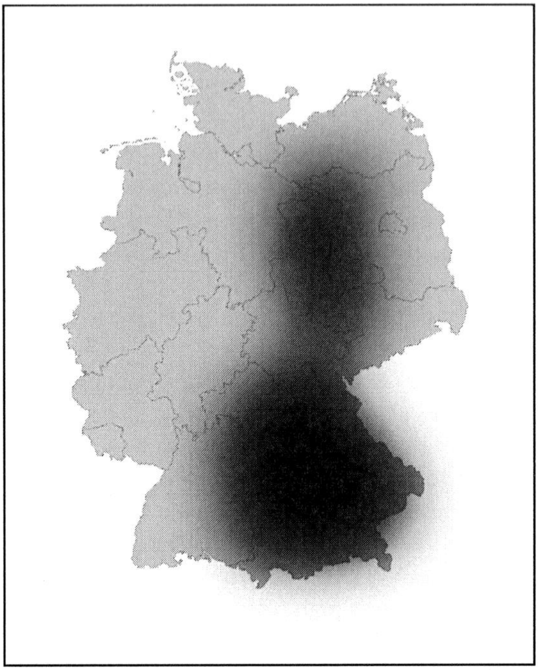

Abb. 1: Endemiegebiet der Bornakrankheit Gebiete in Deutschland, in denen BoDV-1 Infektionen bei Spitzmäusen, Pferden und Menschen auftraten (nach Ebinger et al., 2024).

Die Borna-Forschung nach dem Zweiten Weltkrieg war dann von den technischen Möglichkeiten geprägt, die sich durch die methodische Entwicklung der Virologie und der Immunologie ergaben. So gelang es nun, die Viren gezielt in Zellkulturen zu propagieren, und dadurch Virus-Proteine zu isolieren oder die Infektiosität zu titrieren. In den 1960er und 1970er Jahren wurde der Grundstein zu einer modernen Serodiagnostik gelegt. Es sollte aber noch bis 1990 dauern, bis es gelang, das Borna-Virus zu klonieren und sein Genom zu sequenzieren (Lipkin et al. 1990). Ähnlich dem Tollwutvirus handelt es sich um ein behülltes RNA-Virus mit einem unsegmentierten Genom in negativer Polarität (*nonsegmented negative-strand [NNS] RNA viruses)* der Ordnung *Mononegavirales* (Hornig et al. 2003). Inzwischen wurden zahlreiche Varianten in verschiedensten Spezies einschließlich Fischen, Vögeln und Reptilien gefunden, und man kann mit Recht annehmen, dass Borna-Viren zu den am weitesten verbreiteten und stammesgeschichtlich ältesten Viren gehören. In der aktuellen Virus-Taxonomie bilden sie eine eigene Familie *Bornaviridae* (Kuhn et al. 2015), und die gültige Bezeichnung für das bei Pferden und Schafen infektiöse klassische Virus lautet *Borna Disease Virus 1* (BoDV-1). Im Gegensatz zu anderen NNS RNA-Viren repliziert BoDV-1 im Zellkern der infizierten Zellen. Darüber hinaus finden sich in Säugetiergenomen, auch beim Menschen, endogene nicht-retrovirale Bornavirus Nucleoprotein-homologe Sequenzen (*Endogenous Borna-Like N elements, EBLN)* (Horie et al. 2010). Ihre mögliche Rolle bei Borna-Infektionen ist jedoch noch völlig unklar.

Mit den modernen molekularen Methoden war auch das Rüstzeug vorhanden, um sich auf die Suche nach einem natürlichen Reservoire-Wirt zu machen. Die Feld-Spitzmaus (*Crocidura leucodon*) gilt inzwischen als relativ gesicherter natürlicher Wirt, der wohl selbst nicht an der Infektion erkrankt (Hilbe et al. 2006).

Psychiatrie

In all den Jahren, in denen die Borna-Krankheit zum Teil mit hohen Infektionszahlen epidemisch bekannt war, wurde nie ein humaner Erkrankungsfall berichtet – auch nicht bei Pferdehaltern oder Tierärzten der betroffenen Endemiegebiete. Bei der relativ guten Kenntnis der Pathologie der Erkrankung wäre ein solcher Fall sicher aufgefallen, und so galt die Borna-Krankheit nicht als humanpathogen.

Das änderte sich in den 1980er Jahren. Aus den tierexperimentellen Arbeiten der 1970er Jahre wusste man, dass zwar bei Pferden und Schafen die Borna-Infektion zu fatalen Encephalitiden führte, bei experimentellen Kleintieren wie z. B. bei der Ratte verlief die Infektion aber subklinisch, die Tiere zeigten jedoch Verhaltensauffälligkeiten. Daher verfolgten die Gruppen von Rudolf Rott in Gießen und Hilary Koprowski in Philadelphia die Hypothese, dass eine latente Borna-Infektion bei humanen psychischen Erkrankungen eine Rolle spielen könnte. Im Jahr 1985 publizierten sie ihre Studie (Rott et al. 1985), in der sie die Seren von insgesamt 979 psychiatrischen Patienten und 200 Kontrollpersonen aus Giessen, Würzburg und Philadelphia mit einem indirekten Immunofluoreszenz-Assay untersuchten, und dabei in 16 Patienten, aber in keiner Kontrollperson Antikörper gegen Bornaviren fanden. In der Folgezeit war es vor allem das Forscherteam um Liv Bode und Hanns Ludwig in Berlin, die wesentliche Studienergebnisse beitragen konnten. In ihren initialen Arbeiten untersuchten sie relativ große Kohorten (n=1800 bzw. 3000) von HIV-Patienten und eben auch Psychiatrie-Patienten aus den USA und Westdeutschland sowie später auch aus Afrika einschließlich Schistosomiasis/Malaria-Patienten. Dabei fanden sich abhängig von der Akuität der Erkrankung bei zwischen acht Prozent und 19 Prozent der Infektionspatienten und bis zu vier Prozent der Psychiatriepatienten, aber nur gut zwei Prozent der Kontrollpersonen BoDV-1 Antikörper und Antigene (Bode et al. 1988, Bode et al. 1992). Mit der Weiterentwicklung der Nachweismethoden nahm der Anteil der positiv getesteten Psychiatriepatienten weiter zu und machte bei einer Berliner Kohorte von 70 Patienten bereits bis zu 30 Prozent bei den Patienten mit Depressionen aus (Bode et al. 1993). Mit den nun verfügbaren modernen PCR-Methoden gelang dann auch der erste Nachweis von BoDV-1 Genom aus dem peripheren Blut (Bode et al. 1995) und später sogar die Isolation infektiöser Viruspartikel (Bode et al. 1996). Bei anschließenden Therapieversuchen mit dem Virostatikum Amantadin konnte die Arbeitsgruppe um Liv Bode bei einzelnen Patienten Behandlungserfolge erzielen (Bode et al. 1997). Schließlich entwickelten sie einen eigenen Sandwich-Enzymimmunoassay, mit dem sie bei nahezu 100 Prozent der Patienten mit psychischen Erkrankungen, aber nur circa 30 Prozent der Normalbevölkerung insbesondere zirkulierende Immunkomplexe als Hinweis auf eine Borna-Infektion fanden (Bode et al. 2001). Ein großer Teil der Studien wurde im Rahmen eines Programms des Robert-Koch-Instituts zur möglichen Rolle des Borna-Virus bei der Entstehung humaner psychischer Erkrankungen durchgeführt, und wurde teilweise durch die Ergebnisse anderer Forscher aus verschiedenen Ländern außerhalb des Endemiegebietes der veterinärmedizinischen Borna-Krankheit bestätigt (Iwahashi et al. 1997). Dabei zeigten auch einige Autopsie-Studien positive Resultate bei Verstorbenen mit einer Affektiven Störung bzw. Schizophrenie (Salvatore et al. 1997).

Jedoch fanden sich schon frühzeitig Untersuchungen, die die positiven Ergebnisse und damit einen möglichen ätiologischen Zusammenhang zwischen Borna-Infektionen und psychischen Erkrankungen nicht reproduzieren konnten. Dabei war interessant zu beobachten, dass es zwei grundsätzliche Resultate zu geben schien: Die Studien, die Hinweise auf eine Borna-Infektion in den Proben fanden, zeigten auch stets einen signifikanten Unterschied zwischen Patienten und Kontrollpersonen, das heißt in den Patientengruppen lag der Anteil positiver Befunde deutlich höher als in den Kontrollgruppen. Demgegenüber stellte sich eine zweite Gruppe von Studien dar, die weder bei Patienten noch in der Kontrollgruppe irgendeinen Hinweis auf eine Borna-Infektion finden konnten. Untersuchungen, die positive Ergebnisse erbrachten, aber keinen Unterschied zwischen Patienten und Kontrollpersonen zeigten, waren die absolute Ausnahme.

In einer Reihe von Studien aus verschiedenen Ländern konnten die zuvor publizierten positiven Resultate nicht bestätigt werden, und es fanden sich weder Antikörper noch Virus-Genom im Blut psychiatrischer Patienten (Evengard et al. 1999, Kim et al. 1999, Davidson et al. 2004). Aufgrund von Sequenzhomologien der humanen Bornavirus-Isolate zu Laborviren wurde zunehmend die Frage nach möglichen Laborartefakten in den Raum gestellt (Schwemmle et al. 1999). Auch eine systematische Übersicht der vorhandenen klinischen Studien kam zu dem Ergebnis, dass die positiven Resultate auf Verunreinigungen zurückzuführen sein könnten (Lipkin et al. 2001). Schließlich untermauerte eine Metaanalyse der zu diesem Zeitpunkt publizierten humanen BoDV-1 Genom-Sequenzen diesen Verdacht (Dürrwald et al. 2007). Für die zunächst positiven Therapieerfolge mit Amantadin konnten andere Untersucher keine experimentelle Basis nachweisen, da Amantadin gegen Borna-Viren nicht wirksam war (Hallensleben et al. 1997).

In der Borna-Forschung zum Zusammenhang mit psychischen Erkrankungen wurde im Grunde genommen das gesamte zur Verfügung stehende methodische Repertoire der sich in den 1990er Jahren rapide entwickelnden Molekularbiologie angewandt. Das machte die Studienergebnisse nicht zwangsläufig vergleichbar. Diese schwierige Vergleichbarkeit der Resultate mit unterschiedlichen Methoden führte zu einer zunehmenden Reserviertheit gegenüber der Hypothese, eine Borna-Virus Infektion könnte ursächlich für einen Teil psychiatrischer Erkrankungen sein. Um dieses Dilemma aufzulösen und eine zuverlässige Methode zu identifizieren, wurden in den späten 1990er Jahren Ringversuche mit den Deutschen Borna-Forschungsgruppen durchgeführt. Die Resultate waren ernüchternd und bestätigten lediglich die widersprüchlichen Ergebnisse für letztlich alle eingesetzten Testverfahren. Abschließend ließ das Robert-Koch-Institut die im Sandwich-Enzymimmunoassay der Gruppe um Liv Bode hoch positiven Blutproben noch einmal von einer unabhängigen Arbeitsgruppe mit anderen Methoden überprüfen (Wolff et al. 2006). Es fanden sich keine Hinweise auf virale Partikel in den Proben, so dass das Robert-Koch-Institut sein Forschungsprogramm zur Rolle des

Borna-Virus bei der Entstehung humaner psychischer Erkrankungen im Jahr 2005 einstellte.

Am Ende blieben zwei unversöhnliche Sichtweisen übrig: Die eine Gruppe von Forschern, die Hinweise auf Borna-Virus Infektionen insbesondere in psychiatrischen Patienten fanden, zum anderen jene Forscher, die gar keinen Hinweis auf Infektionen bei Menschen zeigen konnten. Letztlich blieb also die Frage der Humanpathogenität damals offen.

...und zurück zum Anfang der Geschichte

Die Frage der Humanpathogenität klärte sich jedoch, so darf gesagt werden, spätestens im Jahr 2016 - und damit zurück zum Anfang der Geschichte, nämlich den Transplantationsfällen und dem Erlanger Encephalitis-Fall.

Zuvor hatte jedoch schon ein anderes Ereignis die Sicht einer fehlenden Humanpathogenität erschüttert: Im Jahr 2012 erkrankten vier Bunthörnchen-Züchter in Sachsen an einer fatalen Encephalitis. Sie hatten sich mit einer Borna-Virus-Variante infiziert, die bei südamerikanischen Bunthörnchen (*Sciurus variegatoides*) auftritt und als *Variegated Squirrel Borna Virus*, VSBV-1, bezeichnet wird (Hoffmann et al. 2015). Damit war erstmals die Humanpathogenität von Viren der Familie *Bornaviridae* gezeigt worden.

In Folge der in der Einleitung erwähnten in Bayern aufgetretenen humanen BoDV-1 Infektionen konnten in den neuropathologischen Archiven einige bislang ätiologisch unklare Encephalitis-Fälle sowie eine Reihe neu aufgetretener, sporadischer Borna-Krankheiten zugeordnet werden (Liesche et al. 2019, Niller et al. 2020). Nach diesen aktuellen Resultaten handelt es sich um eine weiterhin seltene, aber fast immer tödlich verlaufende zoonotische Erkrankung. Die Regionen, in denen humane Fälle auftraten, entsprechen den Gebieten, in denen auch Pferde erkranken, also im Wesentlichen Sachsen-Anhalt, Sachsen, Thüringen und Bayern (Niller et al. 2020). Mehr noch, phylogenetische Untersuchungen zeigten, dass die BoDV-1 RNA-Sequenzen humaner und equiner Fälle sowie bei infizierten Feldspitzmäusen, also den Reservoire-Wirten, lokal untereinander homolog sind. Zwischen den Regionen des gesamten Endemiegebietes unterscheiden sie sich allerdings. Es kann also davon ausgegangen werden, dass es die gleichen Borna-Viren sind, die Spitzmäuse, Menschen und Pferde infizieren (Ebinger et al. 2024). Auch die Frage der latenten, möglicherweise psychiatrische Erkrankung auslösenden Infektionen ist aktuell noch einmal mit modernsten Methoden angegangen worden. Dabei zeigen nur die humanen Encephalitis-Erkrankten Antikörper gegen BoDV-1, nicht aber Psychiatrie-Patienten oder gesunde Kontrollpersonen in den Endemiegebieten (Allartz et al. 2024).

Die Frage der Humanpathogenität ist also nun teilweise gelöst, die Frage möglicher latenter Infektionen jedoch nicht. Dabei handelt es sich nicht nur um eine infektiologisch interessante Frage, sondern um zwei grundsätzlich unterschiedliche pathogenetische Konzepte (Jungback et al. 2025).

	Encephalitis	**Psychische Erkrankungen**
Ursache	BoDV-1	BoDV-1
Reservoire	Spitzmaus	Spitzmaus, Mensch
Übertragung	?	Mensch-zu-Mensch ?
Infektionsweg	zentripetal	zentripetal
Zell-/ Gewebeschaden	Entzündung	?
Pathophysiologie	Encephalitis	Neurotransmitter ?
Outcome	Hirndruck - Tod	?

Tab. 1: Gegenüberstellung der Pathogenetischen Konzepte für Borna-Encephalitiden und latente, mit psychischen Erkrankungen einhergehende Infektionen.

Die schweren Encephalitis-Fälle weisen darauf hin, dass die Infektion bei Menschen, Pferden, Schafen und möglicherweisen weiteren Spezies – zuletzt wurden zahlreiche verendete Igel gefunden, die BoDV-1 positiv waren – zu schweren, meist tödlich verlaufenden neurologischen Erkrankungen führt. Wie sich die Betroffenen infizieren, ist jedoch noch völlig unklar. Bei den Pferden war stets die Vorstellung, dass der natürliche Wirt, die Feldspitzmaus, sich im Winter in den Ställen aufhält und über Urinausscheidungen ins Heu die Pferde infiziert, die das Virus über den Olfaktoriustrakt aufnehmen. Das erklärt aber nicht, warum nur einzelne Pferde aus demselben Stall erkranken. Zudem erklärt es nicht die Infektion bei Menschen, bei denen im Übrigen ebenfalls nur einzelne Personen innerhalb eines Haushalts oder Familie erkranken. Subklinische Infektionen treten in diesem Szenario nicht auf. Andererseits geht die Sichtweise der latenten Infektionen von einem möglicherweise neuro-immunologischen Geschehen aus mit konsekutiven Veränderungen der Neurotransmitterausschüttung der betroffenen zentralnervösen Gebiete. Das kann dann zu einer psychischen Erkrankung führen. Dieses Szenario könnte über seine immunologische Komponente erklären, warum nur einzelne Menschen klinisch erkranken. Wo und wie sich die Betroffenen die Infektion zuziehen, erklärt dieser Ansatz allerdings auch nicht. Ebenfalls fehlt in diesem Szenario sowohl eine Erklärung für die Encephalitiden als auch für das endemische Auftreten dieser fatalen Krankheitsfälle. Und es fehlt schließlich auch der stichhaltige Nachweis einer Durchseuchung der Bevölkerung mit BoDV-1 (siehe Tabelle 1).

Wir stehen also erst – wie eingangs erwähnt – am vorläufigen Ende der Geschichte. Es bleiben noch einige interessante Fragen für die Forschung zu dieser ungewöhnlichen Erkrankung offen.

Literaturverzeichnis

Allartz, Petra; Hotop, Sven-Kevin; Muntau, Birgit; Schlaphof, Alexander; Thome-Bolduan, Corinna; Gabriel, Martin; Petersen, Nadine; Lintzel, Maren; Behrens, Christoph; Eggert, Petra; Portner, Kirsten; Steiner, Johann; Bronstrup, Mark; Tappe, Dennis (2024) Detection of bornavirus-reactive antibodies and BoDV-1 RNA only in encephalitis patients from virus endemic areas: a comparative serological and molecular sensitivity, specificity, predictive value, and disease duration correlation study. Infection 52: 59–71.

Autenrieth, Christian Friedrich (1823) Ueber die hizige Kopf-Krankheit der Pferde. Tübingen, Heinrich Leupp.

Beck, Alfred; Frohböse, Hans (1926). Die enzootische Encephalitis des Schafes. Vergleichende experimentelle Untersuchungen über die seuchenhafte Gehirnruckenmarksentzundung der Pferde und Schafe. Archiv der Tierheilkunde 54: 84–110.

Bode, Liv; Dietrich, Detlef E.; Stoyloff, Roman; Emrich, Hinderk. M.; Ludwig, Hanns (1997) Amantadine and human Borna disease virus in vitro and in vivo in an infected patient with bipolar depression. Lancet 349: 178 f.

Bode, Liv; Dürrwald, Ralf; Rantam, Fedik Abdullah; Ferszt, Ron; Ludwig, Hanns (1996) First isolates of infectious human Borna disease virus from patients with mood disorders. Molecular Psychiatry 1: 200–212.

Bode, Liv; Ferszt, Ron; Czech, Günther (1993) Borna disease virus infection and affective disorders in man. Archives of Virology Supplement 7: 159–167.

Bode, Liv; Reckwald, Patrizia; Severus, W. E., Stoyloff, Roman; Ferszt, Ron; Dietrich, Detlef E.; Ludwig, Hanns (2001) Borna disease virus-specific circulating immune complexes, antigenemia, and free antibodies--the key marker triplet determining infection and prevailing in severe mood disorders. Molecular Psychiatry 6: 481–491.

Bode, Liv; Riegel, Sabine; Lange, Werner; Ludwig, Hanns (1992) Human infections with Borna disease virus: seroprevalence in patients with chronic diseases and healthy individuals. Journal of Medical Virology 36: 309–315.

Bode, Liv; Riegel, Sabine; Ludwig, Hanns; Amsterdam, Jay D.; Lange, Werner; Koprowski, Hilary (1988) Borna disease virus-specific antibodies in patients with HIV infection and with mental disorders. Lancet 2: 689.

Bode, Liv; Zimmermann, Wolfgang; Ferszt, Ron; Steinbach, Falko; Ludwig, Hanns (1995) Borna disease virus genome transcribed and expressed in psychiatric patients. Nature Medicine 1: 232–236.

Davidson, Fiona; Lycett, Carrol; Petrik, Juraj; Fazakerley, John K. (2004) Investigation of frequency of active Borna disease virus infection in Scottish blood donors. Vox Sanguinis 86: 148–150.

Dürrwald, Ralf; Kolodziejek, Jolanta; Muluneh, Aemero; Herzog, Sibylle;

Nowotny, Norbert (2007) Meta-analysis of putative human bornavirus sequences fails to provide evidence implicating Borna disease virus in mental illness. Reviews in Medical Virology 17: 181–203.

Dürrwald, Ralf; Ludwig, Hanns (1997) Borna disease virus (BDV), a (zoonotic?) worldwide pathogen. A review of the history of the disease and the virus infection with comprehensive bibliography. Journal of Veterinary Medicine Series B 44: 147–184.

Ebinger, Arnt; Santos, Pauline D.; Pfaff, Florian; Dürrwald, Ralf; Kolodziejek, Jolanta; Schlottau, Kore; Ruf, Viktoria; Liesche-Starnecker, Friederike; Ensser, Armin; Korn, Klaus; Ulrich, Reiner; Furstenau, Jenny; Matiasek, Kaspar; Hansmann, Florian; Seuberlich, Torsten; Nobach, Daniel; Muller, Matthias; Neubauer-Juric, Antonie; Suchowski, Marcel; Bauswein, Markus; Niller, Hans-Helmut; Schmidt, Barbara; Tappe, Dennis; Cadar, Daniel; Homeier-Bachmann, Timo; Haring, Viola C.; Portner, Kirsten;

Frank, Christina; Mundhenk, Lars; Hoffmann, Bernd; Herms, Jochen; Baumgartner, Wolfgang; Nowotny, Norbert; Schlegel, Jürgen; Ulrich, Rainer G.; Beer, Martin; Rubbenstroth, Dennis (2024) Lethal Borna disease virus 1 infections of humans and animals – in-depth molecular epidemiology and phylogeography. Nature Communications 15: 7908.

Evengard, Birgitte; Briese, Thomas; Lindh, Gudrun; Lee, Shaun; Lipkin, W. Ian (1999) Absence of evidence of Borna disease virus infection in Swedish patients with Chronic Fatigue Syndrome. Journal of Neurovirology 5: 495–499.

Gensert, Emil (1896) Die Borna'sche Krankheit. Berliner Tierärztliche Wochenschrift 38: 447–449.

Hallensleben, Wiebke; Zocher, Manfred; Staeheli, Peter (1997) Borna disease virus is not sensitive to amantadine. Archives of Virology 142: 2043–2048.

Hilbe, Monika; Herrsche, Romana; Kolodziejek, Jolanta; Nowotny, Norbert; Zlinszky, Kati; Ehrensperger, Felix (2006) Shrews as reservoir hosts of borna disease virus. Emerging Infectious Diseases 12: 675–677.

Hoffmann, Bernd; Tappe, Dennis; Höper, Dirk; Herden, Christiane; Boldt, Annemarie; Mawrin, Christian; Niederstrasser, Olaf; Müller, Tobias; Jenckel, Maria; van der Grinten, Elisabeth; Lutter, Christian; Abendroth, Björn; Teifke, Jens P.; Cadar, Daniel; Schmidt-Chanasit, Jonas; Ulrich, Rainer G.; Beer, Martin (2015) A Variegated Squirrel Bornavirus Associated with Fatal Human Encephalitis. New England Journal of Medicine 373: 154–162.

Horie, Masayuki; Honda, Tomoyuki; Suzuki, Yoshiyuki; Kobayashi, Yuki; Daito, Takuji; Oshida, Tatsuo; Ikuta, Kazuyoshi; Jern, Patric; Gojobori, Takashi; Coffin, John M.; Tomonaga, Keizo (2010) Endogenous non-retroviral RNA virus elements in mammalian genomes. Nature 463: 84–87.

Hornig, Mady; Briese, Thomas; Lipkin, W. Ian (2003) Borna disease virus. Journal of Neurovirology 9: 259–273.

Iwahashi, Kazuhiko; Watanabe, Makiko; Nakamura, Kimiko; Suwaki, Hiroyuka; Nakaya, Takaaki; Nakamura, Yurie; Takahashi, Hirokazu; Ikuta, Kazuyoshi (1997) Clinical investigation of the relationship between Borna disease virus (BDV) infection and schizophrenia in 67 patients in Japan. Acta Psychiatrica Scandinavica 96: 412–415.

Joest, Ernst; Degen, Kurt (1909) Über eigentümliche Kerneinschlüsse der Ganglienzellen bei der enzootischen Gehirn-Rückenmarksentzündung der Pferde. Zeitschrift für Infektionskrankheiten, parasitäre Krankheiten und Hygiene der Haustiere 6: 348–356.

Joest, Ernst; Degen, Kurt (1911) Untersuchungen über die pathologische Histologie, Pathogenese und postmortale Diagnose der seuchenhaften Gehirn Rückenmarksentzündung (Bornaschen Krankheit) des Pferdes. Zeitschrift für Infektionskrankheiten, parasitäre Krankheiten und Hygiene der Haustiere 9: 1–98.

Jungback, Nicola; Vollmuth, Yannik; Mogele, Tatiana; Grochowski, Przemyslaw; Schlegel, Jürgen, Schaller, Tina; Märkl, Bruno; Herden, Christiane; Matiasek, Kaspar; Tappe, Dennis; Liesche-Starnecker, Friederike (2025) Neuropathology, pathomechanism, and transmission in zoonotic Borna disease virus 1 infection: a systematic review. Lancet Infectious Diseases 25: e212–e222.

Kim, Yong Ku; Kim, Sang Hyun; Choi, So-Hyun; Ko, Young-Hoon; Kim, Leen; Lee, Min Soo; Suh, Kwang Yoon; Kwak, Dong-Il; Song, Ki-Joon; Lee, Yong Ju; Yanagihara, Richard; Song, Jin-Won (1999). Failure to demonstrate Borna disease virus genome in peripheral blood mononuclear cells from psychiatric patients in Korea. Journal of Neurovirology 5: 196–199.

Korn, Klaus; Coras, Roland; Bobinger, Tobias; Herzog, Sibylle M.; Lucking, Hannes; Stohr, Robert; Huttner, Hagen B.; Hartmann, Arndt; Ensser, Armin (2018) Fatal Encephalitis Associated with Borna Disease Virus 1. New England Journal of Medicine 379: 1375–1377.

Kuhn, Jens H.; Dürrwald, Ralf; Bao, Yiming; Briese, Thomas; Carbone, Kathryn; Clawson, Anna N.; deRisi, Joseph L.; Garten, Wolfgang; Jahrling, Peter B.; Kolodziejek, Jolanta; Rubbenstroth, Dennis; Schwemmle, Martin; Stenglein, Mark; Tomonaga, Keizo; Weissenbock, Herbert; Nowotny, Norbert (2015) Taxonomic reorganization of the family Bornaviridae. Archives of Virology 160: 621–632.

Liesche, Friederike; Ruf, Viktoria; Zoubaa, Saida; Kaletka, Gwendolyn; Rosati, Marco; Rubbenstroth, Dennis; Herden, Christiane; Goehring, Lutz; Wunderlich, Silke; Wachter, Miguel Frederic; Rieder, Georg; Lichtmannegger, Ines; Permanetter, Willibald; Heckmann, Josef G.; Angstwurm, Klemens; Neumann, Bernhard; Märkl, Bruno; Haschka, Stefan; Niller, Hans-Helmut; Schmidt, Barbara; Jantsch, Jonathan; Brochhausen, Christoph; Schlottau, Kore; Ebinger, Arnt; Hemmer, Bernhard; Riemenschneider, Markus J.; Herms, Jochen; Beer, Martin; Matiasek, Kaspar; Schlegel, Jürgen (2019) The neuropathology of fatal encephalomyelitis in human Borna virus infection. Acta Neuropathologica 138: 653–665.

Lipkin, W. Ian; Hornig, Mady; Briese, Thomas (2001) Borna disease virus and neuropsychiatric disease – a reappraisal. Trends in Microbiology 9: 295–298.

Lipkin, W. Ian; Travis, Gabriel H.; Carbone, Kathryn M.; Wilson, Michael C. (1990) Isolation and characterization of Borna disease agent cDNA clones. Proceedings of the National Academy of Sciences U S A 87: 4184–4188.

Niller, Hans Helmut; Angstwurm, Klemens; Rubbenstroth, Dennis; Schlottau, Kore; Ebinger, Arnt; Giese, Sebastian; Wunderlich, Silke; Banas, Bernhard; Forth, Leonie F.; Hoffmann, Donata; Hoper, Dirk; Schwemmle, Martin; Tappe, Dennis; Schmidt-Chanasit, Jonas; Nobach, Daniel; Herden, Christiane; Brochhausen, Christoph; Velez-Char, Natalia; Mamilos, Andreas; Utpatel, Kirsten; Evert, Matthias; Zoubaa, Saida; Riemenschneider, Markus J.; Ruf, Viktoria; Herms, Jochen; Rieder, Georg; Errath, Mario; Matiasek, Kaspar; Schlegel, Jürgen; Liesche-Starnecker, Friederike; Neumann, Bernhard; Fuchs, Kornelius; Linker, Ralf A.; Salzberger, Bernd; Freilinger, Tobias; Gartner, Lisa; Wenzel, Jurgen J., Reischl, Udo; Jilg, Wolfgang; Gessner, Andre; Jantsch, Jonathan; Beer, Martin; Schmidt, Barbara (2020) Zoonotic spillover infections with Borna disease virus 1 leading to fatal human encephalitis, 1999–2019: an epidemiological investigation. Lancet Infectious Diseases 20: 467 f.

Rott, Rudolf; Herzog, Sibylle; Fleischer, Bernd; Winokur, Andrew; Amsterdam, Jay; Dyson, William; Koprowski, Hilary (1985) Detection of serum antibodies to Borna disease virus in patients with psychiatric disorders. Science 228: 755 f.

Salvatore, Mirella; Morzunov, Sergei; Schwemmle, Martin; Lipkin, W. Ian (1997) Borna disease virus in brains of North American and European people with schizophrenia and bipolar disorder. Bornavirus Study Group. Lancet 349: 1813 f.

Schlottau, Kore; Forth, Leonie; Angstwurm, Klemens; Hoper, Dirk; Zecher, Daniel; Liesche, Friederike; Hoffmann, Bernd; Kegel, Victoria; Seehofer, Daniel; Platen, Sabine; Salzberger, Bernd; Liebert, Uwe G.; Niller, Hans-Helmut; Schmidt, Barbara; Matiasek, Kaspar; Riemenschneider, Markus J.; Brochhausen, Christoph; Banas, Bernhard; Renders, Lutz; Moog, Philipp; Wunderlich, Silke; Seifert, Christian L.; Barreiros, Ana; Rahmel, Axel; Weiss, Jutta; Tappe, Dennis; Herden, Christiane; Schmidt-Chanasit, Jonas; Schwemmle, Martin; Rubbenstroth, Dennis; Schlegel, Jürgen; Pietsch, Corinna; Hoffmann, Donata; Jantsch, Jonathan; Beer, Martin (2018) Fatal Encephalitic Borna Disease Virus 1 in Solid-Organ Transplant Recipients. New England Journal of Medicine 379: 1377–1379.

Schwemmle, Martin; Jehle, Christian; Formella, Stephan; Staeheli, Peter (1999). Sequence similarities between human bornavirus isolates and laboratory strains question human origin. Lancet 354: 1973 f.

Siedamgrotzky, Otto Alexander; Schlegel, Kurt (1896) Zur Kenntniss der seuchenartigen Cerebrospinalmeningitis der Pferde. Archiv für Wissenschaftliche und Praktische Thierheilkunde 22: 287–332.

Sind, Johann Baptist v. (1770). Der im Feld und auf der Reise geschwind heilende Pferdearzt. Frankfurt, Heinrich Ludwig Brönner.

Wolff, Thorsten; Heins, Gudrun; Pauli, Georg; Burger, Reinhard; Kurth, Reinhard (2006) Failure to detect Borna disease virus antigen and RNA in human blood. Journal of Clinical Virology 36: 309–311.

Zwick, Wilhelm; Seifried, Oskar (1925) Uebertragbarkeit der seuchenhaften Gehirn- und Rückenmarksentzündung des Pferdes (Borna'schen Krankheit) auf kleine Versuchstiere (Kaninchen). Berliner Tierärztliche Wochenschrift 41: 129–132.

Zwick, Wilhelm; Witte, Joachim (1932) Zur Frage der Schutzimpfung und der Inkubationsfrist bei der Bornaschen Krankheit. Archiv für Tierheilkunde 64: 116–124.

Vom Reflexwesen zum kompetenten Neugeborenen – zur Geschichte der Entwicklungsneurologie

von Hans Michael Straßburg

From Reflex-Driven Organism to Competent Newborn: A History of Developmental Neurology

Summary: Until the end of the 19th century, neurological abnormalities in young infants received little attention. Infants were considered to be a blank slate and, due to the presumed inactivity of the cerebrum, human development was believed to progress from caudal to cranial. At the beginning of the 20th century, researchers began investigating regular behavior in animal experiments where higher brain functions had been deactivated. Authors, such as Ernst Moro, Albrecht Peiper, Georg Schaltenbrand and others, described new reflex phenomena in infants. From the 1970s onwards, reflex-based developmental diagnostics of young infants played a major role in pediatric practice and formed the basis for prescribing physiotherapy. However, a paradigm shift was initiated by Heinz F. Prechtl and others through their sonographic observations of young fetuses and the analysis of the spontaneous motor skills of young infants. These studies demonstrated that even movements from the 10th week of pregnancy onwards cannot be explained by spinal reflexes alone, but also by activities controlled by the cerebrum. Today's therapy concepts for infants with developmental problems are increasingly informed by these findings.

Keywords: Infant, reflex-driven organism, Albrecht Peiper, Georg Schaltenbrand, Heinz Prechtl.

Zusammenfassung: Bis zum Ende des 19. Jahrhunderts hat man sich wenig um neurologische Auffälligkeiten bei jungen Säuglingen gekümmert, sie galten als unbeschriebenes Blatt und wegen der fehlenden Funktion des Großhirns glaubte man, dass die Entwicklung des Menschen von kaudal nach kranial verlaufe. Anfang des 20. Jahrhunderts versuchte man einerseits in

Tierversuchen regelhafte Verhaltensweisen nach Ausschaltung höherer Hirnfunktionen zu beschreiben und andererseits wurden von Autoren wie Ernst Moro, Albrecht Peiper, Georg Schaltenbrand u. a. neue Reflexphänomene bei Säuglingen beschrieben. Die Reflex-basierte Entwicklungsdiagnostik des jungen Säuglings spielte ab den 1970er Jahren in der kinderärztlichen Praxis eine große Rolle und wurde als Grundlage für die Verordnung von Physiotherapie angesehen. Heinz F. Prechtl und andere haben durch ihre sonographischen Beobachtungen von jungen Feten und die Analyse der Spontanmotorik von jungen Säuglingen einen Paradigmenwechsel eingeleitet. Bereits die Bewegungen ab der 10. Schwangerschaftswoche sind nicht durch spinale Reflexe, sondern nur durch vom Großhirn gesteuerte Aktivitäten zu erklären. Auf dieser Erkenntnis beruhen zunehmend die heutigen Therapiekonzepte bei entwicklungsauffälligen Säuglingen.

Schlüsselwörter: Säugling, Reflexwesen, Albrecht Peiper, Georg Schaltenbrand, Heinz Prechtl.

Die Anfänge

René Descartes (1596–1650) beschrieb die Vorgänge im Körper von Tieren und Menschen nach mechanistischen Gesichtspunkten und formulierte erstmals den Begriff des Reflexes.[1] Thomas Willis (1621–1675) und Stephen Hales (1677–1761) untersuchten in Tierversuchen vor allem an Fröschen den Einfluss von Gehirn und Rückenmark auf die Bewegungen.

Für den Philosophen John Locke (1632–1704) waren die Sinnesempfindungen der Ursprung aller Ideen, Vorstellungen und Begriffe. Das Neugeborene war für ihn ein „unbeschriebenes Blatt", eine „tabula rasa"[2]. Es sei mit einem „Pflanzenleben" vergleichbar und auf einem niedrigeren Stand als ein neugeborener Hund. Diese Haltung bestätigte u. a. auch Immanuel Kant (1724–1804).[3]

Es galt allgemein, dass die Bewegungen des Feten und des Neugeborenen rein reflektorisch sind und vom Rückenmark bzw. den subkortikalen Zentren ausgehen. Der Leipziger Pädiater Otto Soltmann (1844–1912) führte elektrische Reizungen am Großhirn von neugeborenen Hunden durch, ohne

---

1 Vgl. Descartes 1664.
2 Vgl. Locke 1690: 56.
3 Kant 1800: 323

motorische Effekte festzustellen und auch nach operativer Entfernung von Hirnrindengewebe sah er keine neurologischen Ausfälle. Die Hirnrinde sei „untätig“ – „vergleichbar mit der Großhirnfunktion eines Hemiplegikers“. Diese Befunde wollte er auch auf den Menschen übertragen.[4] Rudolf Virchow (1821–1902) nannte den Säugling in seinem 1871 erschienenen Aufsatz „Ueber das Rückenmark“ ein „prächtiges Beispiel eines fast reinen Rückenmarkwesen“[5].

Anatomische Studien zur Hirnreifung von Paul Flechsig (1847–1929) u. a. wiesen auf die Bedeutung der Myelinisierung, die erst während des ersten Lebensjahres nachweisbar ist, für die Funktionsfähigkeit der Nervenfasern hin[6]. Vor allem die willkürliche Motorik sei wegen ihrer verzögerten Markscheidenreifung in den ersten Lebensjahren ein „nachschleppendes System“.

Ernst Haeckel (1834–1919), Schüler von Virchow und glühender Vertreter von Darwins Evolutionstheorie, postulierte das Prinzip der von kaudal nach kranial ablaufenden Entwicklung für das gesamte Tierreich einschließlich für den Menschen und vertrat zunehmend eine rassisch geprägte Sozialtheorie der Ontogenese[7].

Erste wissenschaftliche Beobachtungen

Der Internist Adolf Kußmaul (1822–1902) veröffentlichte 1859 erstmals seine Beobachtungen zum „Seelenleben des Neugeborenen“. Er unterschied darin zwischen der mechanischen und der seelischen Natur einer Bewegung. Für ihn war die „Neugeborenheit“ eine dunkle Periode, „die aber dennoch eine gewissen Herrschaft über seine triebhaften Bewegungen und vielfältigen Sinnesempfindungen hat“. Besonders der Saugvorgang sei sehr komplex. Das Neugeborene hat seiner Ansicht nach bereits Intelligenz, was für ihn im Widerspruch zu der Behauptung steht, das Neugeborene habe eine tiefere Stufe der geistigen Begabung als ein junger Hund.[8]

4 Soltmann 1875: 209 f.
5 Virchow 1871: 36.
6 Vgl. Flechsig 1876.
7 Vgl. Haeckel 1874.
8 Kußmaul 1896: 6 f., 50 f., 55.

Silvio Canestrini registrierte 1912 in seiner Arbeit „Über das Sinnesleben des Neugeborenen nach physiologischen Experimenten“, u. a. den Fontanellenpuls als Ausdruck von Sinnesreizungen auf die Hirndurchblutung, nannte aber dennoch den Säugling ein „großhirnloses Wesen“ [9].

Der Neuropsychiater Robert Gaupp (1870–1963), ein Mitbegründer der Kinder- und Jugendpsychiatrie in Deutschland und Anhänger einer eugenischen Selektionsideologie, beschrieb in seiner „Psychologie des Kindes“ die ungeordneten, anscheinend ziellosen Bewegungen des Neugeborenen, die allmählich an Zweckmäßigkeit gewinnen und objektive Merkmale seelischer Vorgänge werden. Ab dem 3. Lebensmonat werden die Bewegungen willkürlicher, „ein anfangs dunkles Begehren wird zu zielsuchendem Wollen“. Gleichzeitig wies er auf die Individualität der Entwicklung eines Kindes und auf die Bedeutung der Reflexhemmung hin.[10]

Die Lehre von den Reflexen

Erste Analysen der monosynaptischen Eigenreflexe stammen von Wilhelm Erb (1840–1921) und Carl Friedrich Westphal (1833–1890). Ausführliche Untersuchungen hierzu hat der Freiburger Physiologe Paul Hoffmann (1884-1962) vorgenommen.[11]

Beeindruckt von den Experimenten des Straßburger Physiologen Friedrich Leopold Goltz (1834–1902) beschäftigte sich Charles Scott Sherrington (1857–1952) ab 1884 mit dem Reflexverhalten dezerebrierter Hunde. Er beschrieb erstmals Synapsen und deren reziproke Innervation sowie die Funktion von Muskelspindeln. Später führte er Experimente nach Durchtrennungen im Hirnstamm und im oberen Halsmark durch und zeigte, dass der spinale Reflexbogen von supraspinalen Einflüssen moduliert wird. Für seine vielfältigen Arbeiten zur Neurophysiologie erhielt er 1932 den Nobelpreis für Medizin.[12]

Im Rahmen dieses Beitrags können nicht alle in der Literatur beschriebenen, bei Säuglingen relevanten Reflexe besprochen werden. Joseph Jules Babinski (1857–1932), ein Schüler von Jean Martin Charcot (1825-1893), und später Johann Susmann Galant (1896–1978) aus Russland, der zeitweise in

[9] Canestrini 1913: 8 f.

[10] Gaupp 1907: 25 f.

[11] Vgl. Jung 1976, Strassburg 1980.

[12] Vgl. Sherrington 1906.

Basel gearbeitet hat, untersuchten spinale Reflexe bei Patienten mit spastischen Bewegungsstörungen und bei jungen Säuglingen. Ihrer Ansicht nach verschwinden „pathologische“ Reflexe wie die Dorsalflexion der Großzehe bei Spreizung der übrigen Zehen nach 7-8 Monaten, sie seien aber für das Überleben des Kindes wichtig[13].

Der in Braunschweig geborene und später an der Universität Utrecht tätige Pharmakologe und Physiologe Rudolf Magnus (1873–1927) beschäftigte sich seit einer Zusammenarbeit mit Charles Scott Sherrington intensiv mit dem Studium der Reflexe bei Tieren nach operativer Entfernung des Labyrinthes und Durchtrennungen im unteren Gehirn- und oberen Rückenmarksbereich. Zusammen mit seinen Mitarbeitern Adrian de Kleyn (1883–1949) und Gijsbert Rademaker (1887–1957) publizierte er in über 80 Beiträgen eine Vielzahl von Reflexen, u. a. tonische Halsreflexe wie den asymmetrisch tonischen und den symmetrisch tonischen Nackenreflex (ATNR, STNR), Stell-, Steh- und Haltungsreflexe. Magnus, der auch ein anerkannter Kenner des naturwissenschaftlichen Werkes von Johann Wolfgang von Goethe (1749-1832) war, erhielt viele Ehrungen und war für den Nobelpreis nominiert, was ihm wegen seines frühen Todes aber versagt blieb.[14]

Der international anerkannte Heidelberger Pädiater Ernst Moro (1874–1938) beschrieb 1918 den nach ihm benannten Reflex: bei überraschendem Zurückfallen des Kopfes in Rückenlage kommt es beim Säugling in den ersten Lebensmonaten primär zu einem ruckartigen Strecken der Arme, Spreizen der Finger und Öffnen des Mundes. In einer zweiten, kürzer dauernden Phase kommt es zu einer tonischen Ventralbeugung im Sinne einer Umklammerungsreaktion. Der Moro-Reflex ist für den jungen Säugling überlebenswichtig, denn er ermöglicht z. B. den ersten Atemzug. Er lässt sich beim Menschen bereits in der 9. Schwangerschaftswoche nachweisen und verliert sich ab dem 3./4. Lebensmonat. Er ist durch alle Wahrnehmungskanäle (auditiv, visuell, taktil, vestibulär) auslösbar und führt zu einer komplexen körperlichen Reaktion (spontane Bewegung der oberen Extremität nach hinten, Tonusreaktion im Gesicht, Ausschüttung von Stresshormon, Absinken des Blutzuckerspiegels, Steigen der Herzfrequenz und der Atemfrequenz). In der Literatur gab es viele Diskussionen zum „Moro“-Reflex: warum weint der Säugling bei seiner Auslösung? Dies widerspricht seiner Bedeutung als „Umklammerungsreaktion“ aus dem Tierreich. Möglicherweise ist die Phase 1 Ausdruck einer intrauterinen Schutzreaktion bei

13 Vgl. Babinski 1913, Galant 1917.

14 Vgl. Magnus 1924, 1930.

unerwartetem Lagewechsel, eine persistierende Moro-Reaktion hingegen spricht für eine unspezifische Hyperexzitabilität.[15]

Der aus Breslau stammende Arnold Landau (1892 – nach 1936 in den USA) beschrieb 1923 das Heben des Kopfes in schwebender horizontaler Bauchlage und ab dem ca. 7. Lebensmonat die Streckung der Wirbelsäule als Hinweis für eine normale Aufrichtung entgegen der Schwerkraft.[16]

1926 veröffentlichte der Prager Neurologe Eduard Gamper (1887–1938) bei einem von ihm adoptierten Säugling mit Arhinencephalie und Encephalocele („Gamper'sches Mittelhirnwesen“) eine Beugung von Kopf und Rumpf bis zum Aufrichten bei Druck auf die Unterschenkel. Dieses Phänomen und ähnliche Berichte bei anderen Kindern mit Hirnfehlanlagen lösten Diskussionen aus, in denen der Verbeugungsreflex mit Verhaltensweisen von Frühgeborenen verglichen wurde.[17] Weitere Untersuchungen zu den reflektorischen Bewegungsabläufen bei jungen Säuglingen sind die Beobachtungen von Boris Petrowitsch Babkin (1877–1950) zum palmo-mentalen Reflex und von Julius Bauer (1879–1969) zum Kriechreflex.

Der Schweizer Marc Minkowski (1884–1972), der Pittsburgher Anatom Davenport Hooker (1887–1965), der Stockholmer Fotographen Lennart Nilsson (1922–2017) und andere haben alle von ihnen meist kurz nach einem Abort registrierte und gefilmte Bewegungen des Feten als Ausdruck der bekannten Neugeborenenreflexe gedeutet.[18]

In ihrer medizinhistorischen Promotionsarbeit von 2016 hat sich C. Kotter ausführlich mit der Geschichte der frühkindlichen Reflexe bis ca. 1960 beschäftigt.[19]

Albrecht Peiper und Georges Schaltenbrand

Auch der viele Jahre in Würzburg tätige Neurologe Georges Schaltenbrand (1897–1979) untersuchte auf Anregung von Max Nonne ab 1925 verschiedene Reflexmuster beim gesunden Säugling und verglich diese mit Tierversuchen und pathologischen ZNS-Befunden. In Anlehnung an Rudolf Magnus unterteilte er Bewegungsreflexe, Stell- und Haltungsreflexe und Lagereflexe.

15 Vgl. Moro 1918.
16 Vgl. Landau 1923.
17 Vgl. Gamper 1926.
18 Vgl. Minkowski 1922, Hooker 1952, Nilsson 1965.
19 Vgl. Kotter 2016.

Ausführlich beschäftigte er sich mit dem Phänomen der Sprungbereitschaft („Parachute-Reaktion"), die auch in neueren Publikationen noch als Schaltenbrand-Reaktion bezeichnet wird[20].

Berufspolitisch bzw. ethisch ist allerdings auch zu erwähnen: Am 11. November 1933 unterzeichnete Schaltenbrand das Bekenntnis der Professoren an den deutschen Universitäten und Hochschulen zu Adolf Hitler. Er war Mitglied des NS-Ärztebundes sowie der Nationalsozialistischen Volkswohlfahrt und trat 1937 der NSDAP bei. Als Obersturmführer war er auch Angehöriger des NS-Fliegerkorps. An der Psychiatrischen Klinik in Werneck bei Würzburg stellte er im Frühjahr/Sommer 1940 Versuche an Menschen an: da er Multiple Sklerose (MS) für eine Infektionskrankheit hielt, übertrug er Liquor cerebrospinalis von Menschen mit MS auf Affen. In der Annahme, damit eine Form von MS erzeugt zu haben, injizierte er dann den Liquor der Affen ohne Einwilligung auf psychiatrische Patienten.

> „Trotzdem kann man natürlich nicht einem gesunden Menschen oder auch einem kranken einen derartigen Versuch zumuten. Ich glaube aber doch, die Verantwortung tragen zu können, derartige Versuche an Menschen zu machen, die an einer unheilbaren vollkommenen Verblödung leiden." [21]

Die Deutsche Gesellschaft für Innere Medizin entzog ihm 2021 nachträglich den Status als Ehrenmitglied, er ist aber weiterhin Ehrenvorsitzender der Deutschen Gesellschaft für Neurologie[22].

1949 erschien die Monographie „Eigenart der kindlichen Hirntätigkeit" von Albrecht Peiper (1889–1968), der u. a. in Berlin, Greifswald und Leipzig als Kinderarzt tätig war. Darin werden vielfältige Registrierungen bei Säuglingen und Kleinkindern präsentiert, die meist aus seiner Zeit an der Kinderklinik der Berliner Charité stammten, z. B. von Körper- und Atembewegungen, von verschiedenen Reflexen sowie vom Verhalten, ohne auf spezifische Krankheitsbilder und deren Behandlung einzugehen. Besonders fasziniert war er vom Schreit- und Steigphänomen des Neugeborenen, seine Greifreflexe der Hände und Füße versuchte er als Ausdruck sinnvoller Bewegungen zu interpretieren. Er verglich dies auch mit Bewegungen von dezerebrierten Tieren und sah darin einen Ausdruck der Unreife des Großhirns. Seiner Ansicht nach

---

20 Vgl. Schaltenbrand 1925, 1969, Illingworth 1990: 33.
21 Vgl. Schaltenbrand 1943: 180.
22 Vgl. Collmann 2008, Martin 2020.

stehe „das menschliche Neugeborene in den ersten Lebensmonaten in seinem Verhalten auf einer tieferen Stufe als viele Tiere“[23].

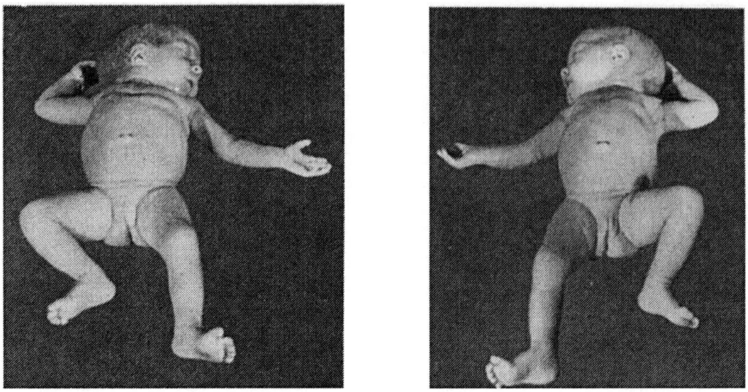

Abb. 1a und b: Frühgeborenes, mit 1550 g geboren. Alter 2 Monate und 9 Tage. Gewicht 2920 g. Unsymmetrische tonische Halsreflexe auf die Glieder: Kieferarm und -bein gestreckt, Schädelarm und -bein gebeugt (Quelle für **Abb. 1a, 1b, 2a, 2b**: A. Peiper: „Die Eigenart der kindlichen Hirntätigkeit“. Die Legenden entstammen dem Original. S. 165, 169. Mit Genehmigung des Thieme Verlag Stuttgart).

In seiner Schrift „Die Mitarbeit des Kinderarztes an der Artverbesserung“, erschienen 1934 in der *Kinderärztlichen Praxis*, stehen viele diffamierende Passagen zu den sogenannten „erbkranken Kindern“ und der „Minderwertigkeit“ künstlich ernährter Säuglinge. Für die „neue Politik“ äußerte er „überschwängliches Lob“.[24] 1937 trat er in die NSDAP ein und wurde 1943 Lehrstuhlinhaber und stellvertretender Direktor der Universitäts-Kinderklinik Greifwald. Nach 1945 arbeitete er erst als „wissenschaftlicher Assistent“ an der Greifswalder Universitäts-Kinderklinik und als niedergelassener Kinderarzt, bevor er von 1948 bis 1958 Ordinarius für Kinderheilkunde an der Universitäts-Kinderklinik Leipzig war. Unzweifelhafte Verdienste hat er sich durch seine Forschungen zur Pädiatrie-Geschichte erworben, die als „Chronik der

23 Vgl. Peiper 1927, 1949.
24 Vgl. Peiper 1934.

Kinderheilkunde“ publiziert wurden. Seine Unterstützung der nationalsozialistischen Selektionsideologie allerdings, auch die Interpretation des Säuglings als eines überwiegend von Reflexen gesteuerten Wesens ohne wesentliche Großhirnfunktionen und manche Abbildung seines Buches „Die Eigenart der kindlichen Hirntätigkeit“ können trotz vieler Messergebnisse mit den heutigen Vorstellungen zu dessen Kompetenzen nicht mehr in Einklang gebracht werden.[25]

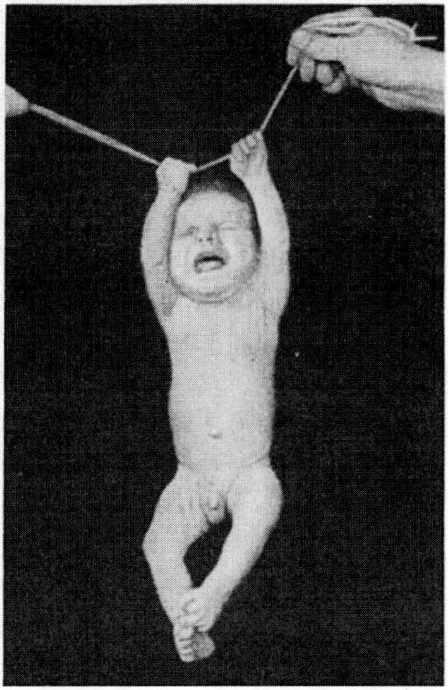

Abb. 2a: Greifreflex bei einem frühgeborenen Zwilling von 2300 g im Alter von 4 Wochen. Armhang durch den Handgreifreflex.

[25] Vgl. Ashwal 2021, Peiper 1934, Straßburg 2022.

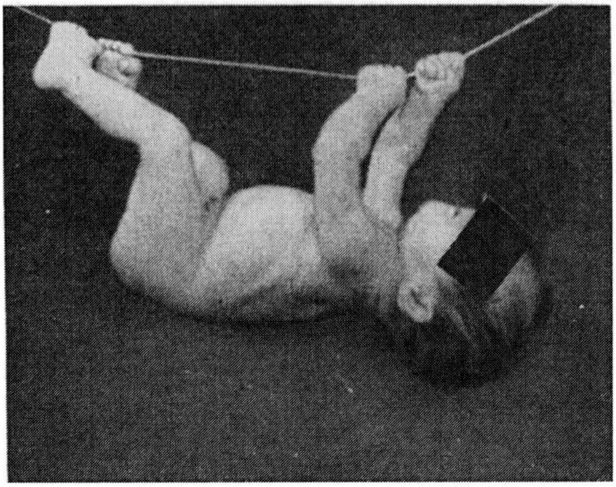

Abb. 2b: Armhang durch den Handgreifreflex und zugleich Beinhang durch den Fußgreifreflex.

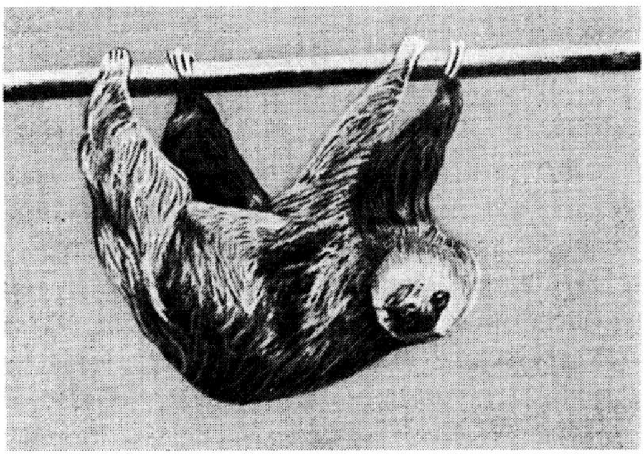

Abb. 2c: Faultier Choloepus didaktylus Lin. am Baum hängend, nach Brehms Tierleben. 4. Aufl 10. Bd. Leipzig und Wien 1912. S. 543.

In der Vorphase der Gründung der Gesellschaft für Neuropädiatrie 1974 wurde Albrecht Peiper auf der Einladung zu einem Kongress in Kehl-Kork neben William John Little, William Gordon Lennox und Ivar Asbjorn Fölling als ein „Urvater" der Neuropädiatrie bezeichnet.[26]

[26] Strassburg 2020: 6.

Die Neurologie des Neugeborenen

In der umfangreichen Monographie „Neurologie des Neugeborenen“ von Gerhard Joppich und Franz Josef Schulte von 1968 werden neurophysiologische und anatomische Grundlagen, Untersuchungsmöglichkeiten, Erkrankungssymptome und medizinisch-therapeutische Maßnahmen beschrieben. Zur Differenzierung des Gestationsalters bei Frühgeborenen werden spontane Körperstellungen und Reflexe angeführt, aber keine Entwicklungsdiagnostik im engeren Sinne und schon gar keine Behandlungskonzepte auf Reflexbasis.[27] Beachtlich sind die 4.342(!) Literaturangaben in diesem Werk.

Gerhard Joppich (1903–1992) war seit 1932 Mitglied der NSDAP und am Aufbau der Organisation ‚Hitlerjugend‘ beteiligt. Von 1941 bis 1954 war er Ärztlicher Direktor des Kaiserin Auguste Victoria Hauses (KAVH) in Berlin, 1943 wurde er Vorsitzender der Reichsarbeitsgemeinschaft „Mutter und Kind“. Nach 1945 war Joppich als Direktor der Universitäts-Kinderklinik bzw. als Direktor des Universitätsklinikums in Göttingen hoch anerkannt. Seine Verstrickungen in das NS-System wurden erst auf der Jahrestagung der Deutschen Gesellschaft für Kinder- und Jugendmedizin e. V. (DGKJ) 1988 durch den Medizinhistoriker Eduard Seidler aufgedeckt und führten zu erheblicher Betroffenheit in der deutschen Pädiatrie.[28]

Auf der Reflexdiagnostik beruhende Therapiekonzepte

Neurologische Untersuchungskonzepte für früh- und reifgeborene Kinder wurden ab den 1970er Jahren von verschiedenen Arbeitsgruppen publiziert, wobei neben den Reflexen auch andere Beobachtungen, z. B. die Haltung des Kindes und die Spontanbewegungen eine Rolle spielten[29].

Ab den 1960er Jahren wurde vor allem vom Ehepaar Berta (1907–1991) und Karel Bobath (1906–1991) eine Behandlung für entwicklungsauffällige Säuglinge zur Verbesserung der Symptome einer Zerebralparese auf der Basis verschiedener Stellreflexe konzipiert. In den frühen siebziger Jahren entbrannte dann ein heftiger Streit in der deutschen Kinder- und Jugendmedizin über die Verwendung der frühkindlichen Reflexe zur Früherkennung von

27 Vgl. Joppich 1968
28 Vgl. Seidler 2007.
29 Vgl. Dubowitz 1988.

zentralen Bewegungsstörungen im Rahmen der Früherkennungsuntersuchungen und daraus abzuleitende therapeutische Konsequenzen. Führende Protagonisten waren der aus Prag emigrierte Neurologe Vaclav Vojta (1917–2000) und sein Mentor Theodor Hellbrügge (1919-2014), der Begründer der Sozialpädiatrischen Zentren in Deutschland. Er propagierte eine standardisierte Reflex-orientierte Entwicklungsdiagnostik. Bei abnormen Befunden sollte so früh wie möglich eine Behandlung im Sinne einer Reflexlokomotion eingeleitet werden. Darüber soll in einem nachfolgenden Beitrag ausführlicher berichtet werden.

Neue Konzepte der motorischen Entwicklungsdiagnostik

Der in Wien geborene Heinz F. Prechtl (1927–2014) war ein Schüler des Nobelpreisträgers Konrad Lorenz (1903-1989) und beschäftigte sich seit den 1950er Jahren mit Beobachtungskriterien der Säuglingsmotorik. In der von ihm publizierten neurologischen Prüfung des Reifgeborenen von 1964 wies er auf die Abhängigkeit vom Wachheitsgrad hin und definierte den sogenannten Optimalitäts-Index.

Mit dem Aufkommen der sonographischen Beobachtung der Feten ab den frühen 1980er Jahren beschrieb er vielfältige intrauterine Bewegungsabläufe, z. B. Startles, Schluckauf, Beuge- und Streckbewegungen. Bereits mit zwölf Wochen lässt sich ein reiches Repertoire an spontanen Bewegungen nachweisen, was der These einer überwiegend reflex-gesteuerten Motorik in der Fetalzeit widerspricht. Die scheinbar unkoordinierten Bewegungen des Neugeborenen und jungen Säuglings müssen als Folge der Schwerkraft und der reduzierten Muskelkraft gedeutet werden. Daraus leitete Prechtl das Konzept der *General Movements* ab. Dabei kommen den „fidgety movements" des jungen Säuglings, d. h. Rotationsbewegungen im Handgelenk, eine besondere Bedeutung zu.[30]

Auch der Rehabilitationsarzt Adriano Milani Comparetti (1920–1986) aus Florenz war früh von der Beobachtung der Spontanmotorik des Säuglings und mit dem Aufkommen der Ultraschall-Technik auch von der des Feten fasziniert, was ihn in seiner Kritik an der Reflex-orientierten Beurteilung bestätigte.

---

[30] Vgl. Einspieler 1997, Hadders-Algra 2004, Prechtl 1997.

Die ungarische Kinderärztin Emmi Pikler (1902–1984) hat in ihrem Budapester Säuglingsheim nach dem Zweiten Weltkrieg ein eigenständiges Konzept zur freien Bewegungsentwicklung des Säuglings propagiert. Viel Wert legte sie in ihrem Buch „Laßt mir Zeit – die selbständige Bewegungsentwicklung des Kindes bis zum freien Gehen" darauf, dass die Kinder aus der Rückenlage die Übergänge ihrer Bewegungen gut einüben können. Mit der Propagierung der Rückenlage hat sie sich auch intuitiv gegen die vor allem von Orthopäden vertretene These eingesetzt, die Bauchlage sei für die Aufrichtung, die Stärkung der Nacken- und Rückenmuskulatur und die Beinstellung des Säuglings von besonderer Bedeutung. Erst zu Beginn der 1990er Jahre wurde erkannt, dass das Risiko für den plötzlichen Säuglingstod aus der Bauchlage besonders hoch ist.[31] Ihre Vorstellungen wurden besonders vom Schweizer Entwicklungspädiater Remo H. Largo (1943–2020) übernommen, der sich mit der Variabilität der Bewegungsentwicklung beschäftigte. Im Arbeitskreis Entwicklungspädiatrie mit Barbara Ohrt, Remo Largo, Richard Michaelis, Gerhard Neuhäuser und Hans Georg Schlack wurden ab 1982 Konzepte zur ganzheitlichen Entwicklungsdiagnostik und von sich daraus ergebender Therapiemaßnahmen weiter ausgebaut, wobei der Variabilität der Entwicklung in den ersten Lebensjahren eine besondere Bedeutung zuerkannt wurde.[32]

Zusammenfassende Betrachtung

Die Entwicklungsneurologie ist ein faszinierendes Teilgebiet der Neuropädiatrie, ist aber auch nicht von der Gesamtpädiatrie, der Lehre vom gesunden und kranken Kind, zu trennen. Deshalb spricht man heute besser von Entwicklungspädiatrie. Die bis zum Ende des 20. Jahrhunderts oft in den Mittelpunkt gestellten frühkindlichen Reflexe sind durch eine Vielzahl neuer Erkenntnisse und Beurteilungsmöglichkeiten, insbesondere die Beobachtung der fetalen Bewegungen mittels Ultraschall, in den Hintergrund getreten. Dabei kann man von einem „Paradigmenwechsel" sprechen. Entscheidend ist vor allem die Erkenntnis, dass intrauterin bereits ab der circa 10. Schwangerschaftswoche viele differenzierte Bewegungen nachgewiesen werden können und dass es eine gesetzmäßig gesteuerte Entwicklung von kaudal nach kranial nicht gibt. Für die heutige Beurteilung der kindlichen Entwicklung sind völlig neue

31 Vgl. Pikler 1988.
32 Vgl. Largo 1995, Michaelis 2017, Schlack 2004, Straßburg 2018.

theoretische und klinisch praktische Kriterien von Bedeutung, die unter dem Begriff „bio-psycho-soziales Konzept“ zusammengefasst werden können.

Hierzu gehören u. a.

- die Variabilität der kindlichen Entwicklung,
- die Bedeutung der Motivation und der selbstständigen Aktivitäten,
- die Bedeutung offener und geschlossener Entwicklungsfenster im Sinne sensibler Phasen,
- die Plastizität des Nervensystems mit der individuellen Möglichkeit, Anomalien im ZNS zu kompensieren,
- die Bedeutung neuer Morbiditäten im frühen Säuglingsalter, z. B. Regulationsstörungen wie exzessivem Schreien sowie Ess- und Schlafstörungen,
- die Bindungslehre am Beispiel der Spiegelneurone,
- die individuelle Genausstattung und die Epigenetik,
- die Möglichkeiten der modernen zerebralen Bildgebung mittels Sonographie und besonders der Magnetresonanz-Tomographie,
- moderne elektrophysiologische Diagnostik u. v. m.[33]

Grundsätzlich sollte heute die motorische Entwicklung nicht mehr allein mithilfe der Lage- und der Primärreaktionen beurteilt werden, sondern genauer nach den Ursachen der Bewegungsstörung gefahndet werden. Dabei spielt auch die Kenntnis der Variabilität der kindlichen Entwicklung eine entscheidende Rolle. Therapiekonzepte bei Entwicklungsauffälligkeiten sollten individuell konzipiert werden. Bei offensichtlich vorübergehenden neurologischen Auffälligkeiten sind manipulative Physiotherapie-Methoden infrage zu stellen.

Literaturverzeichnis

Ashwal, Stephen (2021) Child Neurology: Its Origins, Founders, Growth and Evolution. Elsevier, London, S. 152, 408, 871.

Babinski, Joseph (1913) Exposé des travaux scientifique. Paris, Masson & Cie.

[33] Vgl. Michaelis 2017, Schlack 2004, Straßburg 2018.

Canestrini, Silvio (1913) Über das Sinnesleben des Neugeborenen (nach physiologischen Experimenten). Monographien aus dem Gesamtgebiete der Neurologie und Psychiatrie, Heft 5: 1–103.

Collmann, Hartmut (2008) Georges Schaltenbrand: Repräsentant der deutschen Neurologie – gefangen im Zeitgeist. In: Keil, Gundolf; Holdorff, Bernd (Hrsg.) Schriftenreihe der Deutschen Gesellschaft für Geschichte der Nervenheilkunde (=Bd. 14). Königshausen und Neumann, Würzburg, S. 383–404.

Descartes, René (1664) De l'homme. Paris, Charles Angot.

Dubowitz, Lilly (ed.) (1988) Clinical assessment of the infant nervous system. Churchill Livingstone, Edinburgh, S. 41–58.

Einspieler, Christa; Prechtl, Heinz; Ferrari, Fabricio; Cioni, Giovanni; Bos, Arend (1997) The qualitative assessment of general movements in preterm, term and young infants – review of the methodology. Early Human Development 50: 47–60.

Flechsig, Paul (1876) Die Leitungsbahnen im Gehirn und Rückenmark des Menschen. Engelmann, Leipzig.

Galant, Sussman (1917) Der Rückgratreflex. Ein neuer Reflex im Säuglingsalter. Mit besonderer Berücksichtigung der anderen Reflexvorgänge bei den Säuglingen. Inaugural-Dissertation, Basel.

Gamper, Eduard (1926) Reflexuntersuchungen an einem Anencephalus. Zeitschrift für die gesamte Neurologie und Psychiatrie 104: 47–73.

Gaupp, Robert (1907) Psychologie des Kindes. B. G. Teubner, Leipzig, S. 19–35.

Hadders-Algra Minja (2004) General movements: A window for early identification of children at high risk for developmental disorders. Journal of Pediatrics 145: 12–18.

Haeckel, Ernst (1874) Anthropogenie oder Entwicklungsgeschichte des Menschen. W. Engelmann, Leipzig.

Illingworth, Ronald S.; Kohl, Rupert Maria (1990) Entwicklungsverlauf des Kindes. In: Kohl, Rupert Maria; Graf-Baumann, Toni (eds.) Unser Kind. Birkhäuser, Basel, S. 29–75.

Joppich, Gerhard; Schulte, Franz Josef (1968) Neurologie des Neugeborenen. Springer, Berlin, S. 51.

Jung, Richard (1976) Einführung in die Bewegungsphysiologie. In: Gauer, Otto Heinrich; Kramer, Kurt; Jung, Richard (Hrsg.) Sensomotorik. Physiologie des Menschen (=14. Ed.). Urban & Schwarzenberg, München, S. 2–97.

Kant, Immanuel (1800) Anthropologie in pragmatischer Hinsicht. Rink, F. T. (Hrsg.) Friedrich Nicolovius, Königsberg.

Kotter, Claudia (2016) Entwicklungsgeschichte frühkindlicher Reflexe. Unter Betrachtung der historischen Entwicklung der Reflexlehre. Centaurus Verlag & Media, Freiburg.

Kußmaul, Adolf (1896) Untersuchungen über das Seelenleben des neugeborenen Menschen. Franz Pietzcker, Tübingen.

Landau, Arnold (1923) Über einen tonischen Lagereflex beim älteren Säugling. Klinische Wochenschrift 2: 1253–1255.

Largo, Remo H. (1995) Babyjahre. Die frühkindliche Entwicklung aus biologischer Sicht. Das andere Erziehungsbuch. Piper, München, S. 95–138.

Locke, John (1690) An Essay concerning Humane Understanding. Printed for Tho Basset. Sold by Edw. Mory, London.

Magnus, Rudolf (1924) Körperstellung. Springer, Berlin.

Magnus, Rudolf; de Kleijn, Adriaan (1930) Körperstellung, Gleichgewicht und Bewegung bei Säugern. Haltung und Stellung bei Säugern. Handbuch der Physiologie 15: 29–55. Berlin.

Martin, Michael; Fangerau, Heiner; Karenberg, Axel (2020) Georg Schaltenbrand (1897-1979) und seine „entgrenzte Forschung“ zur Multiplen Sklerose. Nervenarzt 91 (Suppl 1) S43-S53:

Michaelis, Richard; Niemann, Gerhard (2017) Entwicklungsneurologie und Neuropädiatrie. Grundlagen, diagnostische Strategien, Entwicklungstherapien und Entwicklungsförderungen. Thieme, Stuttgart, S. 36–40.

Minkowski, Miecsyslaw (1922) Über frühzeitige Bewegungen, Reflexe und muskuläre Reaktionen beim menschlichen Fötus und ihre Beziehungen zum fötalem Nerven- und Muskelsystem. Schweizerische Medizinische Wochenschrift 52: 721–724, 751–755.

Moro, Ernst (1918) „Das erste Trimenon“. Münchener Medizinische Wochenschrift 64: 1149 f.

Nilsson, Lennart (1965) Drama of Life before Birth. Life Magazin 30: 62–69.

Peiper, Albrecht (1934) Die Mitarbeit des Kinderarztes an der Artverbesserung. Kinderärztliche Praxis 5: 171–176.

Peiper, Albrecht (1949/1963) Die Eigenart der kindlichen Hirntätigkeit. Thieme, Leipzig 164-192, 258 f.

Peiper, Albrecht; Ispert, Heinz (1927) Über die Körperstellung des Säuglings. Jahrbuch Kinderheilkunde 115: 142–176.

Pikler, Emmi (1988) Lasst mir Zeit – die selbstständige Bewegungsentwicklung des Kindes bis zum freien Gehen. Pflaum, München.

Prechtl, Heinz F; Einspieler Christa; Cioni, Giovanni (1997) An early marker for neurological deficits after perinatal brain lesions. Lancet 349: 1361–1363.

Schaltenbrand, Georg (1925) Normale Bewegungs- und Lagereaktionen bei Kindern. Deutsche Zeitschrift für Nervenheilkunde 87: 23–59.

Schaltenbrand Georg (1943) Die Multiple Sklerose des Menschen. Thieme, Leipzig.

Schaltenbrand, Georg (1969) Allgemeine Neurologie. Pathophysiologie, Klinische Untersuchungsmethoden, Syndrome. Georg Thieme, Stuttgart, S. 160–181.

Schlack, Hans Georg (Hrsg.) (2004) Entwicklungspädiatrie. Hans Marseille Verlag, München, S. 11–34, 107–122.

Seidler, Eduard (2007) Jüdische Kinderärzte 1933–1945. Entrechtet – Geflohen – Ermordet. Jewish Pediatricians – Victims of Persecution 1933–1945. S. Karger, Basel, 52 f.

Sherrington, Charles S. (1906) The integrative action of the nervous system. Charles Scribners sons, New York.

Soltmann, Otto (1875) Zur elektrischen Reizbarkeit der Großhirnrinde. Centralblatt der Medicinischen Wissenschaften 13: 209 f.

Strassburg, Hans M (2020) Historic review: The foundation period and the first 15 years of the "Gesellschaft fuer Neuropaediatrie" (GNP) between 1950 and 1990. Neurological Research and Practice 2: 28. http://doi.org/10.11861342466-020-00067-z

Straßburg, Hans M (2022) Die Geschichte der Sozialpädiatrie. Kinder – Gesellschaft – Medizin. Schmidt & Römhild, Lübeck, S. 102–112, 125–129.

Straßburg, Hans M; Oepen, Godehard; Thoden, Uwe (1980) The late facilitation in H-reflex recovery cycles in different pyramidal lesions. Archiv für Psychiatrie und Nervenkrankheiten 228: 197–204.

Straßburg Hans M.; Dacheneder, Winfried; Kress, Wolfram (2018) Entwicklungsstörungen bei Kindern. Praxisleitfaden für die interdisziplinäre Betreuung. Elsevier, Urban & Fischer, München, S. 37–70.

Virchow, Rudolf (1871) Über das Rückenmark. Sammlung gemeinverständlicher Wissenschaftlicher Vorträge (Virchow, Rudolf; von Holtzendorff, Franz).

Cerebrale Lokalisationslehre und Neurophysiologie bei Philipp Melanchthon

von Hans Dieter Mennel

Cerebral Localization and Neurophysiology in the Work of Philipp Melanchthon
Summary: German scholar Philipp Melanchthon (1497–1560) is best known for his leading role in the Protestant reformation. However, his contribution as a reformer to university education, as a consequence of the Renaissance movement that had started in Italy around 1450 AC, is less well known. In Germany, this led to the founding of new universities and academic disciplines. Within this context, Melanchthon was appointed professor of Greek at the University of Wittenberg in 1518. More significantly, he played a main role in reforming university life in general, including reforms in medical education, particularly in anatomy and physiology. Philipp Melanchthon evaluated the classical philosophical work, psychology and the historical works of medicine, especially focusing on Greek anatomy and physiology of the nervous system. Of particular interest to him was the cell doctrine, which was at that time repeatedly published both in textual and visual form. This doctrine posited that different psychological faculties were localized within the cavities of the cerebral ventricles. While Melanchthon in general followed different contemporary interpretations, his descriptions of the function of the second ventricle include formulations that allow different interpretations. This paper critically examines the significance of this distinctive feature and its possible relevance for further understanding human cognitive function.
Keywords: Renaissance, Philipp Melanchthon, medieval cell doctrine, cognitive function, reformation.

Zusammenfassung: Philipp Melanchthon (1497–1560) ist bekannt für seine führende Rolle in der protestantischen Reformation, jedoch auch seine Rolle als Reformer der universitären Lehre, obwohl weit weniger im Blickpunkt, ist nicht unbedeutend. Dabei stand diese im weiteren Kontext der seit etwa 1450

in Italien entstandenen Renaissance. In deren Gefolge wurden in Deutschland neue Universitäten gegründet und neue Lehrfächer eingeführt. In diesem Zusammenhang wurde Melanchthon als Professor der griechischen Sprache 1518 an die Universität Wittenberg berufen, jedoch war dort seine Hauptaufgabe eine Neuausrichtung der gesamten Hochschullehre einschließlich der Medizin, worunter allerdings im Wesentlichen Anatomie und Physiologie zu verstehen sind. Dabei stützte sich Melanchthon neben den klassischen philosophischen Abhandlungen zuvorderst auf die alten medizinischen Texte der Anatomie und Physiologie, und hier besonders diejenigen, die nervöse Strukturen betrafen. Dies gilt vor allem für die sogenannte Zellenlehre, die zu seiner Zeit in verschiedenen Veröffentlichungen ihre Darstellung fand.
Diese Zellenlehre besagt, dass verschiedene Seelenfähigkeiten in die unterschiedlichen Hirnventrikel verortet werden. Hier folgt Melanchthon im Allgemeinen den traditionellen Auffassungen, jedoch verwendet er für die Funktionen des zweiten Ventrikels Bezeichnungen, die unterschiedliche Deutungen erlauben. Die Folgerungen aus dieser möglichen neuen Lesart und deren Bedeutung für die Interpretation der menschlichen Erkenntnisfähigkeit werden im Folgenden kritisch besprochen.
Schlüsselwörter: Renaissance, Philipp Melanchthon, Zellenlehre im Mittelalter, kognitive Funktionen, Reformation.

I. Einleitung: Melanchthon und der Geist der Zeit um 1500

Die frühe Neuzeit mag mit der Konsolidierung der kirchlichen Machtstellung nach den Reformbestrebungen der Konzile in Konstanz und Basel beginnen: Der Arztsohn Tommaso Parentucelli (1397–1455), als Papst Nikolaus V. (1447–1455) jedenfalls, gilt als ‚Humanist', der die verflochtenen Bewegungen von Humanismus und Renaissance aufgrund seiner Stellung weithin sichtbar machte und selbst einer der ersten Vertreter dieses neuen Lebensgefühls, wie auch Epoche, war. Gleichermaßen kam es zu einem Verblassen der mittelalterlichen Geschlossenheit der Lebens- und Wissensformen, sodass einem Repräsentanten der ‚weltlichen Gewalt' der Zeit, dem Habsburger Maximilian (1459–1519), römischer Kaiser (1508–1519), das Epitheton ‚letzter Ritter' zugesprochen wurde. Der Geist der Zeit hieß Humanismus und Renaissance. Beide Begrifflichkeiten weisen im Kern auf dasselbe, haben aber zusätzliche Konnotationen: Im Humanismus erkennt man zuvorderst die Gelehrsamkeit, die sich neu zur Rückbesinnung auf die Antike bekannte, und somit die Einseitigkeit des aristotelisch-thomistischen Denkens durchbrechen wollte und dabei das breite kulturelle Angebot der Antike im Blick hatte; Renaissance dagegen bezieht die Lebensformen, vor allem bildende Kunst und Architektur der Zeit, an erster Stelle mit ein. Diese letztere Ausformung hatte ihren Schwerpunkt in Italien.[1] In den nördlicheren Gefilden „der barbarischen Völkerschaften"[2] wurde das aufgenommen und nachgeahmt, aber doch wohl, eher in kulturwissenschaftliche Bahnen gelenkt, wie das Beispiel des aus Pforzheim stammenden Verwandten Philipp Schwarzerdts, Johannes Reuchlin (1455–1522) zeigt[3].

Insofern war die Entwicklung in Italien zwar prägend – auch aufgrund des zeitlichen Vorsprungs, der italienischen Renaissance – aber die Nachahmer wussten eigenständige Schwerpunkte zu setzen; in Deutschland gehört dazu wohl am ehesten die kirchliche Reformation, die offensichtlich zwar von den neuen Gedanken, die aus dem Süden kamen, unabhängig entstand, aber ihre stürmische Entwicklung den neuen Gegebenheiten zumindest ‚mitverdankte'. Zudem hatte der Humanismus auf deutschsprachigem Boden durch dessen Verbindung mit der zeitgleich hier entstandenen Reformation ein eigenes Gepräge, sodass der renommierte Freiburger Historiker Gerhard Ritter (1888–1967) die Meinung vertrat, dass erst die Reformation dem deutschen Humanismus zu historischer Bedeutung verholfen habe.[4] So kann man Philipp Melanchthon (1497–1560) als herausragenden Vertreter des deutschen Humanismus bezeichnen, obwohl sein Engagement für die Reformation der Glaubenslehre ganz im Vordergrund der allgemeinen Wahrnehmung steht.

Melanchthons Bedeutung als Reformator bezog sich jedoch zunächst auf die ihm zugedachte Rolle an der 1502 gegründete Universität Wittenberg, wohin er zwecks einer Neuausrichtung dieser Bildungseinrichtung berufen wurde, nämlich als Gräzist[5]. Es gab neben Neugründungen, so unter anderen

---

1 Vgl. Burckhardt 1985.

2 Reinhardt 2012: 118.

3 Ebd.: 119.

4 Ritter 1923: „Der Versuch einer solchen Neuorientierung soll hier gewagt werden". Diese Beurteilung erschien in dieser Publikation allerdings vor der Berufung nach Freiburg 1925.

5 Mundhenk 2017: 27.

Freiburg 1457[6], Tübingen 1477[7], eben Wittenberg 1502 und Marburg 1527[8], auch Einführung neuer Fächer, so etwa des Griechischen. Von den aufgeführten Universitäten wurde lediglich Marburg als erste noch bestehende im ‚neuen Glauben' gegründet. Ihr Gründer, der Landgraf Philipp der Großmütige (1504–1567), regierte sein Land von 1518 bis 1567 und war eine führende Persönlichkeit in der Entwicklung des deutschen Protestantismus und stritt deshalb zusammen mit Luther und Melanchthon um dessen Anerkennung. Jedoch weisen alle der hier genannten Bildungseinrichtungen Beziehungen zu Melanchthon auf, was seine bedeutende Rolle als Vertreter des deutschen Humanismus unterstreicht und ihn so zu einem wesentlichen Gestalter der Zeit machte, nämlich

> „zum Garanten der humanistischen Kontinuität an den Hochschulen und Schulen, eben zu jenem 'Praeceptor Germaniae', als den ihn schon die Zeitgenossen prießen"[9].

Das damals habsburgische Freiburg im Breisgau blieb auch später dem alten Glauben verbunden. Dort bildete sich eine kleine Humanistengemeinde in loser Verbindung zur Universität, zu der neben Ulrich Zasius (1461–1535), dem hauptsächlichen Verfasser des ‚neuen Stadtrechtes' daselbst, das weitere Verbreitung fand[10], Jakob Mennel (um 1460–1525), der Historiograph der Habsburger,[11] und vor allem Gregor Reisch (ca. 1470–1525), Prior der Kartause am Johannisberg in Freiburg und Beichtvater des Kaisers Maximilian, gehören, letzterer bekannt als Verfasser des berühmten Buches ‚margarita philosophica', in dem das Wissen der Zeit, auch das medizinische, enzyklopädisch enthalten ist.[12] Auch Erasmus von Rotterdam (ca. 1466–1536), mit dem auch Philipp Melanchthon in Briefverbindung stand, lebte zeitweilig in Freiburg.

Tübingen dagegen war die Universität, in der Philipp Melanchthon seine Tätigkeit als junger Humanist begann und offensichtlich den Plan fasste, die wichtigen Schriften des Aristoteles (384 v. Chr. – 322 v. Chr.), wozu zweifellos

6 Vgl. Mertens et al. 2001:
7 Vgl. Jens 1977.
8 Vgl. Mennel 2017.
9 Baumgart 1984: 18.
10 Vgl. Mertens et al. 2001: 279.
11 Vgl. Burmeister 1998: 94–113.
12 Vgl. Srbik 1941.

die Bücher ‚De anima' des Stagiriten gehören, neu herauszugeben[13], ein Projekt, das aber dann wohl durch die Berufung nach Wittenberg 1518 verhindert wurde. Dennoch trug diese frühe Prägung späte Früchte, da Melanchthon in seiner Tätigkeit als Universitätsreformer in Wittenberg zwei Bücher über die Seele veröffentlichte, deren Inhalt später näher zu besprechen ist, deren Titel ‚de anima' aber eindeutig in der Nachfolge des Aristoteles steht. In Wittenberg hat Melanchthon dann zu seiner Doppelrolle als universitärer und religiöser Reformator gefunden, wobei die letztere die weitaus bekanntere geblieben ist.

Denn Melanchthon wird zunächst als religiöser Reformator und Bote eines neuen religiösen Gefühls angesehen, das sich aber in wechselseitiger Verstrickung mit einer neuen Sicht auf Welt und Geschichte aufbaute, jedoch zeugt die hier erwähnte, nicht zustande gekommene Übersetzung von einer Einstellung, die nicht zuletzt vom geschichtlichen Blick geprägt wurde: Der Renaissance, die in den Städten und Fürstentümern Italiens entstanden war. Denn auch

> „Der deutsche Renaissance-Humanismus wurzelt im italienischen. Darum ist es angebracht, von jener weithin akzeptierten Begriffsbestimmung des Humanismus auszugehen, die aus dem Selbstverständnis des italienischen Humanismus abgeleitet wurde."[14]

Aber diese allseits bekannte Abhängigkeit vom Zeitgeist wurde letztlich von Melanchthons Bedeutung in der Reformation überstrahlt, vor allem wegen der gewaltigen politischen Folgen der Reformation, deren Entwicklung zunächst nicht absehbar war. So war Melanchthon wichtigster Mitstreiter von Martin Luther und wurde zur zweiten Hauptperson unter den deutschen Reformatoren, besonders als Luther nach 1521 aufgrund einer Reichsacht nur bedingt handlungsfähig war. Melanchthon nahm dann auch an dem sogenannten Religionsgespräch 1529 in Marburg teil. Wie erwähnt, war 1527 in Marburg eine Universität gegründet worden, in der von Anfang an der protestantischen Glaubensauffassung eine herausragende Rolle zukam. Zwei monumentale Wandgemälde von Peter Janssen (1906–1979) in der Aula der alten Universität in Marburg zeigen sowohl die Beteiligung Melanchthons am

---

13 Vgl. Frank 2011: 51–71.

14 Mertens 1998: 187.

Empfang der Delegation zum Marburger Religionsgespräch als auch den Auszug der Dominikaner aus ihrem Kloster, das später Teil der neuen Hochschule wurde.[15]

Neben der Rolle als Streiter für den neue Glauben verkörpert Melanchthon den Typus des Gelehrten auch dadurch, dass er im Streit um Politik und Glauben als ,mäßigend' im allgemeinen Gedächtnis fortlebt.

II. Die Verbindung von Philosophie und Medizin in der abendländischen Tradition

Die Verbindung von Philosophie und Medizin hat eine bis zu den Wurzeln abendländischen Denkens zurückreichende Geschichte. In der frühen Neuzeit zeigte sich dies noch auf die Weise der mittelalterlichen Gepflogenheit, die sich in der Rangordnung der universitären Fakultäten widerspiegelt. Die Philosophie war ein wichtiger Bestandteil der Gottesgelehrsamkeit, deren Professoren auch den höchsten Rang in der universitären Hierarchie einnahmen. Nachgeordnet waren die Juristen und Mediziner, aber immerhin noch vor den Vertretern der Artistenfakultät. Diese Einrichtungen, später Universitäten genannt, „zirka 1200–1400 [...] in Italien, Frankreich, England Spanien, zuletzt auch in Deutschland entstanden"[16], vereinheitlichten nicht nur das Wissen in Europa, sondern führten auch zur Wiederentdeckung der frühen Quellen, teils über arabisch und jüdisch geschriebene Literatur.[17] Darauf baute sich ein Kanon des philosophischen und medizinischen Wissens auf, der in den Schriften der Antike wurzelte, aber das Weltbild des mittelalterlichen Menschen prägte. Diese festgefügte Ordnung in der Scholastik und der Heilkunde erfuhr dann erst durch das neue Denken der Renaissance und des Humanismus frische Anstöße.

Die älteren und neueren medizinhistorischen Kompilationen geben darüber Kenntnis.[18] Folgende Schwerpunkte sind hier jedoch kurz festzuhalten:

So ist erstens auf die in der Medizin und Philosophie wichtige Rolle des Lebensgeistes in mehreren Varianten aufmerksam zu machen und zweitens auf den Unterschied der kardiozentrischen und der cephalozentrischen Tradition bezüglich des Sitzes des Hegemonikons einzugehen, schließlich ist die

15 Lemberg und Oberlik 1985, ohne Seitenangaben.

16 Schmeidler 1974: 105.

17 Vgl. Mennel 2009, 2018.

18 Vgl. Oeser 2002; Neuburger 1911.

entscheidende Rolle der im Mittelalter herrschenden ‚Zellenlehre' darzustellen, die eine wichtige Doktrin für weitere medizinische und philosophische Überlegungen bildet.[19]

Die Seele, seit Aristoteles als eine Art ‚Lebensprinzip'[20] aufgefasst, war funktionell mit dem Lebensgeist verbunden. Dieser ist dann der physiologisch bestimmende Akteur. Da in der alten Medizin die Rolle des Herzens als Sitz der Wärme unumstritten war und das Blut als das Transportmedium angesehen wurde (wobei noch unbekannt war, dass ein Rückfluss zu Lunge und Herz erfolgte), und somit der ganze Körper vom Herzen abhängig war, konnte auf diesen Teil einer alten physiologischen Vorstellungswelt nicht verzichtet werden.

Die Lehre vom Lebensgeist, die Pneumalehre, legt angesichts der Wortbedeutung Pneuma eine Windbewegung und damit deren Zusammenhang mit dem lateinischen anima-animus Komplex nahe, sodass mit der Pneumalehre eine Verbindung zur Begrifflichkeit Geist verbunden ist. Trotzdem waren die verschiedenen Pneumafunktionen durchaus auch als mechanische Vorgänge gedacht.

In der Pneumalehre entsteht der ‚Geist' im linken Herzen durch Mischung von Blut und Luft, zunächst als πνεύμα ζωτικόν (Lebensgeist), das als Rohstoff für das πνεύμα ψυχικόν (Seelengeist) dient, dessen Umwandlung in dem πλέγμα δικτυοειδής stattfindet, dem ominösen *rete mirabilis*, dem Wundernetz, einer schon oben vorgestellten aus der Tieranatomie entliehenen Gefäßstruktur an der Hirnbasis, die erst durch die Untersuchungen des Andreas Vesalius (1514–1564) als beim Menschen nicht vorhanden entsorgt wurde[21]. Die Pneumalehre geht auf Claudius Galenus (um 129-200) zurück; somit ist die spätere Psychologie bis weit ins Mittelalter durch die Kombination der Ansichten des Aristoteles und Galens geprägt. Das Pneuma, das geistige Prinzip spielte auch für die Funktion der peripheren Nerven eine Rolle, die schon den Ärzten von Alexandria bekannt war. Die Nerven waren als Hohlröhren gedacht, worin der Lebensgeist transportiert wird.

Allerdings hatte Aristoteles, auf den man die Funktionen des Pneumas in seine unterschiedlichen Gestalten zurückführen kann, dieses ins Herz verlegt. Er wird deshalb meist mit der vereinfachenden These zitiert, derzufolge das Gehirn nur zur Kühlung des Blutes diene. Diese aristotelische Sicht wird stillschweigend von Averroes korrigiert, der bei der Definition des ‚Sehgeistes'

19 Vgl. Mennel 2023, dort weitere Literatur.
20 Vgl. Aristoteles 1956, vgl. auch Busche 2001.
21 Vgl. Helm 1998.

und damit des Gemeinsinnes deren Lokalisation hinter dem Auge annimmt[22], also dort, wo nach der mittelalterlichen Zählung die erste Hirnkammer liegt. Der Sitz der höheren Seelenfähigkeit dagegen wurde von Plato schon immer im Hirn angenommen, verbunden mit der Ansicht der Unsterblichkeit dieser Seele, einer Lehre, die mit einer christlichen Sicht besser zusammenpasst, als diejenige des Aristoteles, der hier eine klare Stellungnahme vermissen lässt. Trotzdem war es die Seelenlehre des letzteren, die die weitere Entwicklung der abendländischen Psychologie bis heute geprägt hat.[23]

So gewann die einschlägige Gründungsurkunde einer abendländischen Psychologie, Aristoteles' Werk ‚de anima' letztlich die Stellung einer unangefochtenen Autorität, die für die weitere Entwicklung einer philosophischen Anthropologie die kaum hinterfragte Grundlage bot. Es war dann auch nicht schwierig, über die kardiozentrische Grundlegung bei Aristoteles hinwegzusehen und aus seinem philosophischen Zugang und der Lehre von dem Lebensgeist sowie den anatomischen Verhältnissen, die über das Hirn und den intrakraniellen Raum bekannt waren, eine gemeinsame Ansicht zu schmieden, die im Mittelalter kaum angezweifelt wurde und in der frühen Neuzeit aufgrund der neuen technischen Darstellungsmethoden einen gewissen Höhepunkt erreichte: Die sogenannte Zellenlehre.

Ihre Anfänge – zumindest, was die funktionelle Bedeutung anbelangt – kann somit in der Seelenschrift des Aristoteles gefunden werden. Dort wird neben den fünf äußeren Sinnen eine zusammenfassende Sinnlichkeit beschrieben, der unter dem Ausdruck ‚Gemeinsinn, sensus communis, κοινὴ αἴσθεσις' bekannt wurde. Allerdings wird dieser Gemeinsinn bei Aristoteles in der Schrift ‚de anima' nur einmal literaliter angesprochen und auch insgesamt unter Einschluss der kleineren naturwissenschaftlichen Schriften des Stagiriten taucht der Ausdruck nur sporadisch auf.[24] Trotzdem war dieser aristotelischen Wortprägung eine große Karriere beschieden. Auf diese Wortprägung geht auch die Bezeichnung Coenästhesie zurück. Der Kirchenlehrer Augustinus sorgte für eine Erweiterung des Begriffes Gemeinsinn, indem er in einem seiner frühen Dialoge, ‚De libero arbitrio' mit seinem Schüler Evodius das Problem der sogenannten Willensfreiheit erörterte und in diesem Zusam-

---

22 Lindberg 1976: 53.

23 Oeser 2002: dort 25–432.

24 Aristoteles: de anima: 425a 27; Parva Naturalia: 450a 10, 455a 15; De partibus animalium: 686a 31.

menhang eine äußere und innere Sinnlichkeit unterschied. Diese charakterisiert Augustinus so: „interiorem sensum appellare non dubito“[25]. Aber darüber hinaus schreibt er diesem Inneren Sinn auch die Rolle zu, sich selbst wahrzunehmen, „Sentit se sentire“.[26] Durch diese Bestimmungen konnte jeder, der die zeitgenössische philosophische Nomenklatur kannte, in dem Inneren Sinn den sogenannten Gemeinsinn identifizieren.

Eine weitere Quelle für die Kenntnis von der Lehre des Aristoteles stammt aus dem östlichen Teil der christlichen Welt.[27] Nemesios von Emesa (Ende des 4. Jahrhunderts), Bischof von Homs im griechisch sprechenden Teil des römischen Reiches, hat in seiner Abhandlung ‚De natura hominis‘ ebenfalls über die Komponenten des Gemeinsinnes gesprochen und deren Verortung ins Schädelinnere übernommen, in die damals also offensichtlich zum allgemeinen Kenntnisstand gehörigen Hohlräume des Hirns. Damit war die Zusammenfassung der philosophischen Ansichten, die letztlich auf Aristoteles zurückgingen, und der medizinischen Grundlagen, die ihre Ausformung durch Galen gefunden hatten, vollzogen.

Diese Doktrin von der ‚Inneren Sinnlichkeit‘ als Zellenlehre erlebte ihre ausgereifte Ausgestaltung im Werk des persischen ‚Arztphilosophen‘ Avicenna (ca. 980–1037), der gerade in der italienischen Renaissance besondere Beachtung erfuhr.[28] Neben den fünf äußeren Sinnen, die ja seit der Antike unverändert beibehalten wurden, gibt es nunmehr bei Avicenna ebenfalls fünf Komponenten der inneren Sinnlichkeit und diese Lehre wurde in kanonischer Form im gesamten darauf folgenden Mittelalter so beibehalten, mit kleinen, aber bedeutsamen Unterschieden. Die Scholastik hatte sie, etwa bei Albertus Magnus (um 1200–1280) und Thomas von Aquin (1225–1274), auch so übernommen und Albertus Magnus hatte in seinem voluminösen Werk ‚De Anima‘[29] die gesamten bis zur Mitte des 13. Jahrhunderts bekannten Schriften und Kommentare ausführlich besprochen und im Sinne der abendländischen Tradition und den christlichen Wertvorstellungen neu behandelt.

Avicenna selbst kennt neben dem Gemeinsinn weitere vier Eigenschaften der Inneren Sinnlichkeit, die Erinnerung, die Einbildungskraft, die Phantasie und eine Fähigkeit, die im lateinischen Mittelalter *vis aestimativa* genannt

25 Augustinus 1855 (Migne), 32. II. 3.9: 1244: „Ich zweifle nicht daran, dass das als Innerer Sinn verstanden werden muss“ (eigene Übersetzung).

26 Ebd. „Er empfindet sich als Fühlender“ (eigene Übersetzung).

27 Nemesius Emisenus 1987: 50, 69 f.

28 Vgl. Siraisi 1987.

29 Vgl. Albertus Magnus 1968 (De Anima).

wird, im Arabischen als ‚wahm' figuriert, die allerdings schon auf den Philosophen und Gelehrten aus Zentralasien Alfarabi (um 872–950) zurückgehen soll.[30] In der hier vorgelegten Arbeit wird diese Fähigkeit des Innewerdens der Bedeutung von Situationen als eine Art von Intuition aufgefasst.

Dieses System der Inneren Sinne wurde auch als ‚Standartsystem des Avicenna' beschrieben, weil es so in die nachfolgende lateinische Rezeption übernommen wurde.[31] Die nächste Etappe war dann die Verbreitung dieser Auffassung der menschlichen ‚Seelenfunktionen' durch Bücher und bildliche Darstellung in der italienischen und später auch der deutschen Renaissance, an der sich Philipp Melanchthon, wie zu sehen sein wird, mit einschlägigen Veröffentlichungen beteiligte.

III. Philipp Melanchthon als humanistischer Universalgelehrter

Um die Mitte des 16. Jahrhunderts und nach der Revolution des Buchdrucks wurden wissenschaftliche Erkenntnisse zunehmend in gedruckter Form unter die Menschen gebracht[32], eine Entwicklung, die bekanntlich durch den ein Jahrhundert zuvor in Deutschland stattgehabten Erfindung des Drucks mit beweglichen Lettern möglich geworden war. Dadurch konnten Texte und Bilder, vor allem aber deren Kombinationen, vervielfältigt werden. Wie man weiß, diente die neue Technik auch dazu, Flugblätter in größeren Mengen zu drucken, eine Neuerung, die in der religiösen Reformation bedeutsam wurde. Für die Verbindung von Philosophie und Medizin ergaben sich dadurch ganz neue Möglichkeiten: So konnten die schon genannten Zusammenfassungen beider Wissensbereiche beschrieben und im Bild gezeigt werden. Das war für die oben behandelte Zellenlehre in besonderem Maße der Fall: Es erschien eine ganze Reihe einschlägiger Darstellungen, so auch seitens Philipp Melanchthons.

Am bekanntesten wurden bildliche Darstellungen, meist Holzschnitte mit Erläuterungen. Daneben gab es auch reine Beschreibungen im Rahmen von Lehrbüchern, hier war Philipp Melanchthon mit zwei Veröffentlichungen vertreten: Dem ‚commentarius de anima', erstmals erschienen 1540, danach gedruckt in mehreren Auflagen und später dem ‚Liber de anima'. Diese letzte

30 Heller-Roizen 2012: 190.
31 Eichner 2013: 283.
32 Vgl. Lanska 2022 a.

Neufassung, erstmals erschienen 1552, enthält den gleichen Inhalt bis auf wenige Ausnahmen, wie der ‚commenatrius de anima', sodass die Titeländerung einen noch zu besprechenden Grund haben musste. Auf Bilder allerdings hat Melanchthon in seinen Büchern über die Seele verzichtet. Gleichwohl kommt ihnen, was die Zellenlehre anlangt, in der die wichtigste Ausformung der Zusammenschau von medizinischem und philosophischem Wissens zu sehen ist, eine besondere Stellung zu. Stärker verbreitet aber waren die bildlichen Darstellungen.

Der Prototyp findet sich in dem Buch ‚margarita philosophica', das schon oben erwähnt wurde. Dort sind in einem stilisierten Kopf die drei Ventrikel, auf die man sich üblicherweise beschränkte, eingezeichnet und mit jeweils den in ihnen verorteten Seelenfähigkeiten beschriftet. In die vordere Kammer wurde der Gemeinsinn lokalisiert, in den hinteren Hohlraum das Gedächtnis, die *vis memorativa*; die mittlere Kammer enthielt in dieser Darstellung zwei Funktionen: Die *vis cogitativa* und die *vis estimativa*. Die *vis cogitativa* wird im Allgemeinen als die höhere Erkenntnisfähigkeit, Vernunft und Verstand interpretiert, während die *vis estimativa* offensichtlich Verbindungen zur Sinn lichkeit aufweist.[33] Diese frühe Lokalisationslehre wurde dann weitgehend unverändert in weiteren Bildern und Texten verbreitet. Auch Melanchthon hat dies in seinen Büchern über die Seele übernommen, allerdings mit Modifikationen, die möglicherweise eine neue Interpretation erlauben. Bekannt ist auch die bildliche Darstellung aus einer Schrift des in Sachsen tätigen Arztphilosophen Magnus Hundt (1449–1519), veröffentlicht 1501. Seine Darstellung wurde 1537 kopiert, jedoch mit einigen Änderungen; auffällig ist hierbei der Halskragen, der eine Art Renaissancemuster aufweist und so die neue Zeit dokumentiert. Diese Abbildung stammt aus einem Buch eines der ersten Ärzte der Marburger Universität, dem aus der Nähe der Stadt Marburg stammenden Johannes Eichmann-Dryander (1500–1560).[34]

Philipp Melanchthon bezog die Medizin durchaus in sein Programm der Universitätsreform, für die er empfohlen und berufen worden war, ein.[35] Das zeigen seine beiden Bücher über die Seele, die zwar durch ihre Titel sich klar auf Aristoteles' gleichnamige Werk beziehen, jedoch im Gegensatz zu jenen eine komplette Darstellung der damals bekannten Daten der Anatomie und Physiologie bieten. Das bedeutet ein Alleinstellungsmerkmal dieser Schriften,

33 Vgl. Mennel 2003.

34 Mennel 2017: 15.

35 Eckart 1998: 183.

die deshalb durchaus als anthropologische Werke ‚avant la lettre' bezeichnet werden können.

So ist das Engagement Melanchthons in die medizinische Lehre – entgegen der verbreiteten Wahrnehmung – bedeutsam. Dies schlägt sich auch in akademischen Reden nieder, deren Melanchthon zwischen 1529/30 und 1557 einige zum Thema Medizin gehalten hat, darunter eine über das Leben des Arztes und Philosophen Avicenna,[36] sodass man davon ausgehen kann, dass er auch über dessen Werk(e) ausreichend informiert war. Avicenna ist auch für die ‚Kombination' Philosophie und Medizin ein besonders gelungenes Beispiel, weil er auf beiden Gebieten durch seine Schriften weit in Mittelalter und Renaissance hinein gewirkt hat und somit für die Vermittlung des antiken Wissens in die Neuzeit eine Hauptrolle spielt.[37] Melanchthons weitere Quellen sind jedoch, wie schon genannt, Hippokrates (um 460–370 v. Chr.) und Galen, über die er als Gräzist ebenfalls in seinen Universitätsreden berichtet hat. In seinen einschlägigen Veröffentlichungen, dem ‚commentarius' und dem ‚Liber de anima' benennt Melanchthon die verschiedenen Körperglieder gelegentlich in deutscher Sprache, aber auch durchgehend in Latein und Griechisch sowie gelegentlich auf Arabisch.

Zwar wird in beiden Büchern der Text mit der Frage nach der Seele eingeleitet, nämlich durch die Formulierung „Quid est anima"[38] und danach der Bezug auf Aristoteles mehrfach betont[39], auch die aristotelische Seelenlehre wird in ihrer Dreiteilung – vegetatitv, animalich, rational – im Sinne der Tradition übernommen.[40] Dann jedoch behandelt Melanchthon nach dieser ersten Schwerpunktsetzung die gesamte menschliche Anatomie, mit folgender Begründung: „Prius igitur totum hominem depingo, ut quae postea de potentiis et actionibus dicentur, intelligi queant."[41] Es drängt sich jedoch bei unvoreingenommener Betrachtung die Vermutung auf, dass Melanchthon auch die Erweiterung des griechischen Wortschatzes im Unterricht hier am Herzen lag, was bei einem Philologen nicht verwunderlich wäre.

---

36 Ebd.: 184.

37 Hasse u. Bertolacci 2012: 1.

38 Melanchthon 1540: 4.

39 Ebd.: 8.

40 Ebd.: 24 f.

41 Ebd.: 26. „Vorher aber beschreibe ich den ganzen Menschen, damit das, was später über Fähigkeiten und Handlungen zu sagen ist, auch verstanden wird" (eigene Übersetzung).

Im Zusammenhang mit der Gesamtanlage beider Bücher steht jedoch das Nervensystem als naturwissenschaftliches Pendant und hier dann besonders das Hirn und seine Funktionen im Fokus. Und hier ist es der Abschnitt „de supremo ventre, caput, κεφαλή“[42], die diese Betrachtung einleitet. Dann werden die Hirnhäute beschrieben, schließlich die drei Ventrikel nebst Pinealis, Hypo- und Epiphyse.[43] Eine Sonderstellung nimmt das *rete mirabile*, das erwähnte Wundernetz ein, dem ein recht kurzer Abschnitt gewidmet ist.[44] Trotzdem hat sich bezüglich dieser medizinhistorischen ‚Kuriosität‘ zwischen den beiden ‚Seelenschriften‘ Melanchthons eine entscheidende Wende ergeben: Im ‚commentarius des anima‘ wird die Beschreibung des *rete mirabile*, noch als Teil der menschlichen Anatomie bezeichnet, hier „folgt Melanchthon weitgehend der medizinischen Tradition.“[45] Bei diesem sogenannten Wundernetz handelt es sich um eine an der Hirnbasis bestimmter Tiere gelegene Gefäßstruktur, die auf die menschliche Anatomie übertragen wurde und dort den tatsächlich beim Menschen vorkommenden *circulus arteriosus Willisi* anatomisch und funktionell vertritt. Während diese Bildung im ‚commentarius de anima‘ noch angeführt wird, heißt es im ‚Liber des anima‘ 1552:

> „Nominat Galenus contextum quendam arteriarum intra os Basilare [...] πλέγμα δικτοειδὲς, quod nuncuparunt Arabes, Rete mirabile. Sed in capite hominis hunc insignem contextum negant esse.“[46]

Inzwischen war Andreas Vesalius' 1543 Werk über menschliche Anatomie erschienen[47], in dem das Fehlen dieser Struktur bei Menschen nachgewiesen wurde.[48] Die Tatsache, dass Melanchthon diese Neuerung offenbar registriert hat, kann als Zeichen seiner Kompetenz in dieser Materie angesehen werden, zumal damit das Thema ‚Wundernetz‘ in der menschlichen Anatomie noch keineswegs erledigt war.[49]

42 Ebd.: 121. „vom oberen Bauch, Kopf, kephalé“ (eigene Übersetzung).
43 Ebd.: 126–136. Die Bezeichnungen sind die heute gebräuchlichen.
44 Ebd.: 136.
45 Helm 1998: 230.
46 Melanchthon 1552, ohne Seitenangabe: „Galen nennt ein gewisses Schlagaderngeflecht in der Schädelbasis πλέγμα δικτοειδὲς, das die Araber als Wundernetz bezeichneten, aber im Schädel des Menschen sei diese besondere Bildung nicht vorhanden“ (eigene Übersetzung).
47 Vgl. Vesalius 1543.
48 Vgl. Lanska 2022 b.
49 Ebd.: 246–250.

Das wichtigste Thema der Bücher Melanchthons über die Seele betrifft jedoch die Anatomie und Physiologie der verschiedenen Seelenfähigkeiten, die ebenfalls folgend der aristotelisch-galenischen Tradition dargeboten wird. Das heißt, dass in der Renaissance das im Mittelalter zur Reife gekommene Schema der Zellenlehre voll beibehalten wurde, was auch das oft zitierte Beispiel Leonardo da Vincis bezeugt.[50] Bei Melanchthon finden wir jedoch insofern eine Präzisierung, als er in seinen beiden Büchern über die Seele konstant eine Nomenklatur verwendet, die bei der etwas schwankenden Auffassung der infrage stehenden Seelenfähigkeiten keinesfalls ohne Vorgänger ist, aber hier doch eine Art endgültiger Formulierung erfährt.

Zunächst sind die Fähigkeiten des Gemeinsinnes und der Erinnerung unverändert in die erste und letzte Kammer verortet, wie das vollumfänglich der Tradition entspricht. In der mittleren Kammer hat Melanchthon jedoch eine Variante benutzt, indem er hier eine Fähigkeit lokalisiert, die er „cogitatio seu compositio"[51] nennt; diese Kraft wird im Allgemeinen als Denken oder Verstand interpretiert, wobei allerdings die feinere Zweiteilung, die noch im Standartschema des Avicenna enthalten ist (*vis cogitativa* und *vis aestimativa*), verloren geht. Es ergibt sich jedoch hier die Möglichkeit, das ‚oder' als ausschließende Alternative zu interpretieren, sodass der Ausdruck „compositio" dann eine der Sinnlichkeit zugehörige Bedeutung erhält, eine Auffassung, die in dieser Arbeit auch vertreten wird. Durch diese Interpretation eröffnet sich die Möglichkeit, die traditionelle Seelenlehre ‚anschlussfähig' für weitere Entwicklungen zu machen, die eher empirischer Natur sind.

IV. Weiterungen und mögliche Bedeutungen

Bekanntlich spielte das Ventrikelsystem des menschlichen Gehirns auch noch nach der prägenden, frühen Periode mit einem hier beschriebenen Höhepunkt in der Renaissance, die in Deutschland nicht zuletzt durch Philipp Melanchthon repräsentiert wird, eine Hauptrolle als Sitz geistiger Funktionen. Eine erste Fortführung mit großer Ausstrahlung war das mechanistische Konzept des Renatus Cartesius (René Descartes [1596–1650]). Die grundlegende anthropologische Veränderung bei Descartes bestand darin, dass er die Seele

---

50 Oeser 2002: 41 f.

51 Melanchthon 1540: 224; Melanchthon 1552, ohne Seitenangabe.

nicht mehr als Lebensprinzip auffasste, sondern auf die menschlichen psychischen Funktionen beschränkte, letztlich also auf das Bewusstsein. Das bedeutete gegenüber der Tradition sowohl eine Einengung als auch eine Erweiterung. Er ersetzte somit das Pneuma, den Lebensgeist, durch die mechanistisch gedachten Spiritus, die von den Ventrikeln in die Nerven strömten, im Wesentlichen entspricht das den Vorstellungen der Vorgänger.

Neben dieser rein mechanistischen Vorstellung, die für lebendige Körper galt, hatte Descartes auch für die menschliche Seele (*res cogitans*) eine Theorie entwickelt, die das bewusste Leben als eigenständig charakterisierte. Das ergab die Schwierigkeit, eine ‚Interaktionsstelle' beider ‚Systeme' zu finden. Descartes verlegte diese Stelle in die unpaare Zirbeldrüse, die Verbindungen zum Ventrikelsystem und zu beiden Hirnhemisphären aufweist. Die Zirbel, das *corpus pineale*, beherbergt auch den Gemeinsinn[52], sodass in Descartes Vorstellungen noch viele traditionelle Elemente vorhanden sind.

Wenn man so sagen möchte, war dies das Vorspiel zu einem Drama, das sich in Deutschland etwa 200 Jahr später abspielte, in dem aber viele Einzelheiten der alten Vorstellungen eine Rolle spielen. Es handelt sich um den Versuch des Anatomen und Physiologen Samuel Thomas Soemmerring (1755–1830), das 'Seelenorgan' zu lokalisieren.[53] Dabei griff Soemmerring auf die alte Lehre von der Nervenfunktion[54], insbesondere diejenige der Hirnnerven zurück. Hirnnerven hatten eine lange, mit der Theorie des Riechens zusammenhängende Geschichte[55]. Soemmerring meinte durch seine Untersuchungen nachgewiesen zu haben, dass die Hirnnerven mit dem Ventrikelsystem in Kontakt stünden und deshalb von der Ventrikelflüssigkeit aus Impulse auf diese übertragen würden. Mit dem Ventrikelsystem stand die unpaare Zirbel ‚drüse' in Verbindung, deren Zusammenhang mit beiden Hirnhemisphären für ihn Anlass war, dort das 'Seelenorgan' anzunehmen.[56]

Diese Entdeckung teilte er der unbestrittenen philosophischen Autorität seiner Zeit mit, dem ‚großen Kant', der jedoch darauf bestand, die Gebiete getrennt zu halten.[57] Das bedeutete auch das „Ende des Seelenorgans".[58] Es liegt jedoch nahe, zu vermuten, dass Kants Ablehnung dieser Interpretation

---

52 Benett u. Hacker 2010: 36.
53 Vgl. Soemmerring 1796.
54 Vgl. Solmsen 1971.
55 Benedum 1988: 35.
56 Soemmerring 1796: 32.
57 Soemmerring 1796: 682.
58 Hagner 2000: 63.

der ‚Inneren Sinnlichkeit' als Seele nicht ganz uneigennützig war, da Immanuel Kant (1724–1804) für diese Seelenfähigkeit selbst eine andere Funktion vorgesehen hatte: In der transzendentalen Ästhetik seines erkenntniskritischen Hauptwerkes hatte Kant dem Inneren Sinn, den er nicht mit dem Gemeinsinn verbunden sah, das Zeiterleben zugesprochen.[59]

Konsequenterweise hatte Kant auf eine Trennung der philosophischen und physiologischen Ebenen der Erklärung bestanden. Diese rigorose Trennung von einer Synthese der Erkenntniskräfte entspricht der Kant'schen harten Unterscheidung der sinnlichen und höheren kognitiven Funktionen. Sie bedeutet aber auch ein Bruch mit der Tradition, die von der Antike bis zur Renaissance einigermaßen gleichförmig verlaufen war und mit der wiedergegebenen Darstellung der Inneren Sinnlichkeit bei Melanchthon einen gewissen Höhepunkt erreicht hat, der eigentlich auch für eine weitere Entwicklung anschlussfähig war. Ob Kants brüske Ablehnung das letzte Wort blieb, soll im Folgenden erörtert werden.

Die Kant'sche Interpretation des Inneren Sinnes als ‚Zeitsinn' und die Trennung desselben vom Gemeinsinn rechnet zwar beide Fähigkeiten der Sinnlichkeit zu, versperrt aber zunächst den Zugang zum Denken und erscheint somit durchaus erklärungsbedürftig. In der Philosophie hat die Phänomenologie die Frage nach der Zeit aufgenommen, etwa die Phänomenologie Edmund Husserls (1859–1938)[60] und die damit in loser Verbindung stehende Zeitanalyse Martin Heideggers (1889–1976). Vor allem Heidegger hat nachzuweisen versucht, dass Kant praktisch auf dem Wege war, die beiden getrennten Bereiche über eine Zeitanalyse wieder zusammenzuführen[61]. Die Weiterentwicklung der Phänomenologie, vor allem ihre Anleihen an der Gestaltpsychologie, führte dann aber zu neuen Ansichten, die in Richtung einer Versöhnung beider Standpunkte angesehen werden können und zuletzt noch zu besprechen sind. Dabei ist nochmals kurz die Ausarbeitung der inneren Sinnlichkeit bei Melanchthon in Erinnerung zu rufen: Seine drei Komponenten sind erstens Gemeinsinn, zweitens Erinnern, und drittens (entweder) Zusammensetzen (oder) Denken, psychologische Kräfte, die als alternativ oder gemeinsam vorhanden angesehen werden können, wie auch immer man sie im Einzelnen interpretiert.

59 Kant 1781: A 33, B 49.
60 Vgl. Husserl 1966.
61 Vgl. Heidegger 1991.

Die Neurophysiologie hat allerdings im 18. und 19. Jahrhundert einen anderen Weg beschritten, der zunächst zu einer Relativierung des Zusammenhanges von Nervensystem und Bewusstsein führte. Bahnbrechend war hier der Physiologe und Psychiater Johann Christian Reil (1759–1813) durch seine Beschreibung des autonomen Nervensystems.[62] Es zeigte sich, dass in diesem auch vegetativ genannten Nervensystem, dem ‚Nachfolger' der *anima vegetativa*, der Nährseele des Aristoteles, dieselben Strukturen und Funktionen vorhanden waren, wie in den Teilen der nervösen Substanz, denen man gemeinhin Denken und Bewusstsein zuschreibt. Die Entdeckung des vegetativen Nervensystems und dessen Einfluss auf Emotionalität und Antrieb war sicherlich eine der Ursachen für das Aufkommen einer übertriebenen materialistischen Erklärung der *condition humaine* in der zweiten Hälfte des 19. Jahrhunderts.

Weiter hat sich im wissenschaftlichen Fortschritt gezeigt, dass auch komplexe psychologische Leistungen im Nervensystem einen umschriebenen Ort haben können, der für ihre ungestörte Ausübung unverzichtbar ist. Entscheidend war hier die Entdeckung der motorischen Aphasie durch den französischen Anatomen Paul Broca (1824–1880) 1861[63]. Das wurde der Anlass zu einer neuen Wissenschaft, der Neuropsychologie, die gleichsam eine Stellung zwischen der Neurophysiologie und einer anthropologisch-philosophischen Betrachtungsweise einnimmt. Und genau so hat es wohl Maurice Merleau-Ponty (1908–1961) gesehen, wenn er sich in seiner „Phänomenologie der Wahrnehmung" in reichem Maße auf die neuropsychologischen Arbeiten, damals besonders von Kurt Goldstein (1887-1965) und Adhémar Gelb (1878–1936) bezogen hat.[64] Maurice Merleau-Ponty kann als einer der wenigen angesehen werden, der die Richtung, die Husserl einschlug, in dessen Sinn fortgesetzt hat, mit seinem eigenen unvollendeten Spätwerk – le visible et l'invisible[65] – aber doch neue Wege eingeschlagen hat.

In Merleau-Pontys genanntem Spätwerk gibt es einen Paragraphen, der die Überschrift trägt: Der Mensch als sensorium commune. Diese Aussage geht auf zwar Johann Gottfried Herder (1744–1803) zurück und findet sich in

62 Vgl. Reil 1807.
63 Vgl. Schiller 1979.
64 Vgl. Merleau-Ponty 1966.
65 Vgl. Merleau-Ponty 1964.

dessen Abhandlung über die Sprache[66], wird aber hier in den phänomenologischen Kontext durch Merleau-Ponty mit aufgenommen[67] und folgendermaßen erläutert:

> „In der Wahrnehmung denken wir nicht den Gegenstand, wir sind vielmehr zum Gegenstand und gehen auf in unserem Leib, der mehr als wir selbst von der Welt [...] weiß [...]. Darum konnten wir mit Herder sagen, der Mensch sei ein sensorium commune."[68]

Durch diese Bezugnahme knüpft Merleau-Ponty an die lange Tradition an, die sich mit der Begrifflichkeit *common sense, sensus communis*, innere Sinnlichkeit in verschiedenen Variationen verbindet. Es gibt jedoch insofern hier einen neuen Akzent, als Merleau-Ponty offensichtlich den Leib mit dem *sensorium commune* der Tradition identifiziert, zumindest aber in deutlicher Verbindung sieht.

Fazit

Mit der hiermit vollzogenen Rückwendung zu Leiblichkeit, äußeren Sinnen und innerer Sinnlichkeit wird eine Tendenz angezeigt, die da heißt: Primat des Sinnlichen und Abwendung von der Vorherrschaft von Rationalität und damit auch vom Anthropozentrismus. Der Vergleich mit der traditionellen Lehre der inneren Sinnlichkeit, die in diesem Beitrag nachgezeichnet wurde mit ihrem Kulminationspunkt in der Fassung des Renaissancegelehrten Philipp Melanchthon, kann ebenfalls in diese Richtung gedeutet werden. In seinen Büchern über die Seele hat Melanchthon die in den Hirnkammern verortete Fähigkeiten als gemeinsame Sinnlichkeit, Erinnerung sowie Denken oder Phantasie bezeichnet. Es kann dann nicht schwer fallen, der Phantasie, auch im Sinne einer Erwartung, dem auch genannten Denken die erste Stelle zuzubilligen, wenn nicht unter Zugrundelegung eines ausschließenden oder (seu) die ‚cogitatio' dann gänzlich zu vernachlässigen wäre.

Mit dieser Interpretation kann die gesamte Entwicklung der inneren Sinnlichkeit seit Aristoteles mit der Kulmination in der deutschen Renaissance bei Melanchthon als eine Art vorgezogener Phänomenologie interpretiert

66 Herder 1772: 94.
67 Merleau-Ponty 1966: 277.
68 Ebd.: 279.

werden. Honni soit qui mal y pense: Denn damit soll keineswegs einem plumpen Positivismus gefrönt werden, sondern auf die Bedeutung und zentrale Stellung der Sinnlichkeit hingewiesen werden, die sich ja auch in der Hochschätzung ausdrückt, die alles „Ästhetische“ in der Kultur genießt.

Literaturverzeichnis

Albertus Magnus (1968). De anima. In: Stroik, Clemens. (Hrsg.) Opera omnia, VII/1. Aschendorf, Münster.

Aristoteles (1956) De anima. In: Ross, Sir David (Hrsg.) De anima. Oxford University Press, Oxford.

Aristoteles (1955) Parva Naturalia In: Ross, Sir David (Hrsg.) Parva Naturalia Oxford Universuty Presx 1955.

Aurelius Augustinus (2006).De libero arbitrio. In: Brachtendorf, Johannes (Hrsg.) Opera (=Bd. 9). Schöningh, Paderborn.

Baumgart, Peter (1984) Humanistische Bildungsreform an deutschen Universitäten des 16. Jahrhunderts. In: Reinhardt, Wolfgang (Hrsg.) Humanismus und Bildungswesen des 15. und 16. Jahrhunderts. Acta Humaniora, Weinheim.

Benedum, Jost (1988) Das Riechorgan in der antiken und mittelalterlichen Hirnforschung und die Rezeption durch S. Th. Soemmerring. In: Mann, Gunter; Dumont, Franz; Kümmel, Werner, F. (Hrsg.) Gehirn – Nerven – Seele. Anatomie und Physiologie im Umfeld S. Th. Soemmerring. (=Soemmerring-Forschungen III). Gustav Fischer, Stuttgart, New York, S. 11–54.

Benett, Maxwell R.; Hacker, Peter MS (2010) Die philosophischen Grundlagen der Neurowissenschaften. WBG, Darmstadt.

Burckhardt, Jacob (1985) Die Kultur der Renaissance in Italien (=Neudruck der Urausgabe). Alfred Kröner Verlag, Stuttgart.

Burmeister, Karl Heinz (1998) Seine Karriere begann auf dem Freiburger Reichstag. Der Jurist und Historiker Dr. Jakob Mennel (1460–1526). In: Schadek, Hans (Hrsg.) Der Kaiser in seiner Stadt. Maximilian I. und der Reichstag zu Freiburg 1498. Kore Edition, Freiburg i. Br.

Busche, Hubertus (2001) Die Seele als System. Aristoteles’ Wissenschaft von der Psyche. Meiner, Hamburg.

Eckart Wolfgang U. (1998) Philipp Melanchthon und die Medizin. In: Frank, Günter; Rhein, Stefan (Hrsg.) Melanchthon und die Naturwissenschaften seiner Zeit. Thorbecke, Sigmaringen.

Eichner, Heidrun (2013) Psychologie und Noetik bei Avicenna. Einige entwicklungsgeschichtliche Aspekte. In: Eichner, Heidrun; Perkams, Matthias; Schäfer, Christian (Hrsg.) Islamische Philosophie im Mittelalter. Ein Handbuch. WBG, Wiesbaden.

Frank Günter (2011) accingimur enim non vario conatu ad instauranda Aristotelica – Melanchthons Tübinger Plan einer neuen Aristoteles-Ausgabe. In: Fuchs, Franz (Hrsg.) Der frühe Melanchthon und der Humanismus. Pirkheimer-Jahrbuch 2011 für Renaissance- und Humanismusforschung. Harrassowitz, Wiesbaden, S. 51–71.

Hagner, Michael (2000) Homo cerebralis – Der Wandel vom Seelenorgan zum Gehirn. Insel Taschenbuch Frankfurt am Main, Leipzig.

Hasse, Dag Nikolaus; Bertolacci, Amos (Hrsg.) (2012) The Arabic, Hebrew and Latin Reception of Avicennas Metaphysics. De Gruyter, Berlin, Boston.

Heidegger, Martin (1991) Kant und das Problem der Metaphysik. Vittorio Klostermann, Frankfurt am Main.

Helm, Jürgen (1998) Die „spiritus“ in der medizinischen Tradition und in Melanchthons Liber de anima. In: Rhein, Stefan; Frank, Günter (Hrsg.) Melanchthon und die Naturwissenschaften seiner Zeit. Thorbecke, Sigmaringen.

Heller-Roizen, Daniel (2012) Der Innere Sinn. Archäologie eines Gefühls. Fischer, Frankfurt am Main.

Herder, Johann Gottfried (1772) Abhandlung über den Ursprung der Sprache. Christian Friedrich Voss, Berlin.

Husserl Edmund (1966) Zur Phänomenologie des inneren Zeitbewußtseins (1893–1917) Husserliana X. Martinus Nijhoff, Den Haag.

Jens, Walter (1977) Eine deutsche Universität. 500 Jahre Gelehrtenrepublik. Kindler, München.

Kant, Immanuel (1781/1787) Kritik der reinen Vernunft. Johann Friedrich Hartknoch, Riga.

Lanska, Douglas J. (2022) The medieval cell doctrine: Foundations, development, evolution, and graphic representation in printed books from 1490 to 1630. Journal of the History of Neurosciences, 31: 115–175.

Lemberg, Margret, Oberlik, Peter (1985) Die Wandgemälde in der Alten Aula der Philipps-Universität zu Marburg. N. G. Elwert, Marburg.

Lindberg, David C. (1976) Theories of Vision from Al-kindi to Kepler. The University of Chicago Press, Chicago, London.

Melanchthon, Philipp (1540) Commentrius de anima, Straßburg (Argentorati). Faksimile Kissinger Publishing Pitfield UK.

Melanchthon, Philipp (1552) Liber de anima. Ohne Verlagsbezeichnung, Wittenberg.

Mennel, Hans-Dieter (2003) Aus dem Bauch heraus denken – zur Entwicklung der zerebralen Lokalisationslehre. In: Nissen, Gerhardt; Holdorff, Bernd (Hrsg.) Schriftenreihe der Deutschen Gesellschaft für Geschichte der Nervenheilkunde (=Bd. 9). Würzburg, Königshausen und Neumann, S. 119–149.

Mennel Hans-Dieter (2009) Die Seelenlehre des Avicenna. In: Holdorff, Bernd; Kumbier, Ekkehardt (Hrsg.) Schriftenreihe der Deutschen Gesellschaft für Geschichte der Nervenheilkunde (=Bd. 15). Würzburg, Königshausen und Neumann, S. 437-455.

Mennel Hans-Dieter (2017) Die Marburger Universität und die Nervenheilkunde. Epochen und Interaktionen. In: Karenberg, Axel; Armbruster, Jan (Hrsg.) Schriftenreihe der Deutschen Gesellschaft für Geschichte der Nervenheilkunde (=Bd. 23). Würzburg, Königshausen und Neumann, S. 1–32.

Mennel Hans-Dieter (2018) Zur Traditionsvermittlung der Melancholie: Anton Bumm und Konstantin von Afrika. In: Karenberg, Axel; Haack, Kathleen (Hrsg.) Schriftenreihe der Deutschen Gesellschaft für Geschichte der Nervenheilkunde (=Bd. 24). Würzburg, Königshausen und Neumann, S. 379–393.

Mennel Hans-Dieter (2023) Zur Anatomie und Physiologie des Inneren Sinnes. Müller, Thomas; Prüter-Schwarte, Christian (Hrsg.) Schriftenreihe der Deutschen Gesellschaft für Geschichte der Nervenheilkunde (=Bd. 29). Würzburg, Königshausen und Neumann, S. 309–322.

Merleau-Ponty, Maurice (1966) Phänomenologie der Wahrnehmung. De Gruyter, Berlin.

Merleau-Ponty, Maurice (1964) Le Visible et L'invisible. Editions Gallimard, Paris.

Mertens, Dieter (1998) Deutscher Renaissance – Humanismus. In: Stiftung „Humanismus heute“ des Landes Baden-Württemberg (Hrsg.) Humanismus in Europa. Winter, Heidelberg.

Mertens, Dieter; Rexroth, Frank; Scott, Tom (2001) Vom Beginn der habsburguischen Herrschaft bis zum „Neuen Stadtrecht“ von 1520. In: Haumann, Heiko; Schliack Hans (Hrsg.) Geschichte der Stadt Freiburg. Theisss Darmstadt.

Mundhenk, Christine (2017) Leben. In: Frank, Günter (Hrsg.) Philipp Melanchthon. Der Reformator zwischen Glauben und Wissen. Ein Handbuch. De Griyter, Berlin, Boston.

Nemesius, Emisenus (1987) In: Morani Moreno (Hrsg.) Nemesius Emesenus. Nemesii Emeseni de natura hominis. Teubner, Leipzig.

Neuburger, Max (1911) Geschichte der Medizin (=II. 1). Enke, Stuttgart.

Oeser, Erhard (2002) Geschichte der Hirnforschung. Von der Antike bis zur Gegenwart. WBG, Darmstadt.

Reinhardt, Volker (2012) Die Renaissance in Italien, Geschichte und Kultur. C.H. Beck, München.

Reil, Johann Christian (1807) Ueber die Eigenschaften des Gangliensystems und sein Verhältnis zum Cerebral-System. Archiv für die Physiologie 7: 185–245.

Ritter Gerhard (1923) Die gesellschaftliche Bedeutung des deutschen Humanismus. Historische Zeitschrift 127: 303–453.

Schiller, Francis (1979) Paul Broca, Founder of French Anthropology, Explorer of the Brain. University of California Press, Oakland.

Schmeidler, Bernhard (1974) Das spätere Mittelalter von der Mitte des 13. Jahrhunderts bis zur Reformation. WBG, Darmstadt.

Siraisi, Nancy (1978) Avicenna in Renaissance Italy. Princeton University Press Prnceton, New Jersey.

Soemmerring, Samuel Thomas (1796) Über das Organ der Seele. Friedrich Nicolovius, Königsberg.

Solmsen Friedrich (1971) Griechische Philosophie und die Entdeckung der Nerven. In: Flashar, Hellmut (Hrsg.) Antike Medizin. WBG, Darmstadt.

Srbik, Heinrich, Ritter von (1941) Die margerita philosophica des Gregor Reisch (†1525) Ein Beitrag zur Geschichte der Naturwissenschaften in Deutschland. Akademie der Wissenschaften Wien.

Vesalius, Andreas (1543) De humani corporis fabrica, libri septem. Joannes Oporerius, Basilaea.

IX.

Geschichte der Neurochirurgie

Von Pagets „case report" 1853 über Babinskis „névrites" zum „nerve entrapment syndrome" – eine hundertjährige Geschichte

von Detlef Ernst Rosenow, Michael Synowitz und Hans Joachim Synowitz

From Paget's 1853 Case Report to Babinski's 'Névrites' and the Emergence of the "Nerve Entrapment Syndrome" – A Century of Medical History

Summary: From the mid-1850s to the mid-1950s, the term *neuritis* was used broadly to describe any lesion of nerves in the human body, disregarding the exact cause of the underlying disease – except for tumorogenicity. As early as 1885, Buzzard discussed that term and criticized it from a scientific point of view. Babinski, however, continued to use the term *neuritis* for many years. In 1908, Hunt coined the term "occupational neuritis". Bing in 1913 condemned the term, criticizing it as "unscientific". He realized that nerves are compressed at distinct regions of the extremities. Despite this, the French neurologists Pitres and Vaillard (1924) maintained the terminology and suggested subclassifications of the term "névrite". Even Wartenberg continued to use the term "neuritis" in 1932, although he would later criticize it himself in 1958. In 1958 Seddon already used the term "compression lesions of nerves", whereas at the beginning of the 1960s German-speaking countries still used the term „neuritis" (e.g., Mumenthaler [1961] and Mumenthaler and Schliack [1965]). The American orthopedic surgeons Kopell and Thompson had started publishing on this topic in various medical journals, summarizing the contents in a monography entitled "Peripheral Entrapment Neuropathy" in 1963. They not only introduced the term "entrapment neuropathy" but also explained the underlying pathoanatomic mechanisms of these entrapments – frameworks that are still valid today. It took nearly a century to establish a scientifically accurate term for clinical signs that had already been correctly interpreted in the mid-1850s by Paget.

Keywords: neuritis, névrite, entrapment neuropathy, Nervenkompressionssyndrom.

Zusammenfassung: Der Ausdruck „Neuritis“ als Sammelbegriff für *alle* Nervenläsionen, außer denen tumoröser Genese hat sich fast 100 Jahre durch die Fachliteratur gezogen, wurde aber von Buzzard bereits 1885 in Zweifel gezogen. Babinski hat 1894 erstmals und dann 1905 wiederum die Sinnhaftigkeit der Terminologie „névrite“ bestätigt. Hunt (1908) wählte den Ausdruck „occupation neuritis“ für Beschäftigungsläsion. Bing hat bereits 1913 auf die semantische Unschärfe des Begriffes „Neuritis“ hingewiesen und sehr wohl die kompressiven Ursachen von bestimmten Nervenläsionen erkannt (Krückenlähmung Radialisfallhand, Peroneuslähmungen bei Feldarbeitern im Hocken, Tibialisläsionen in der Kniekehle bei übereinandergeschlagenen Beinen). Pitres und Vaillard (1924) kritisierten den Begriff „névrites“, behielten ihn aber bei. Wartenbergs (1932) Beschreibung der distalen Läsion des sensiblen Radialisastes (Cheiralgia paraesthetica) wurde von ihm fälschlicherweise als „sensible Mononeuritis“ beschrieben. Die Termini „compression“ oder „entrapment neuropathy“ fehlen bei Wartenberg. Seddon (1958) beschreibt „compressive lesions of nerves“ (KTS, N. peroneus communis). Bei Mumenthaler finden sich weder 1961 noch 1965 Hinweise auf den Terminus „Nervenkompressionssyndrome“, wohl aber die Nutzung des Terminus „Neuritis“. Kopell und Thompson (1963) erwähnen den Terminus „entrapment neuropathy“ und erklären den Pathomechanismus exakt. Sunderland (1968) nutzt den Terminus „Neuritis“ nicht, wohl aber den Ausdruck „compression lesions“. Mithin können die frühen 1960er Jahre als Zeitpunkt betrachtet werden, zu dem sich der Begriff „compression neuropathy“ und seine deutsche Übersetzung „Nervenkompressionssyndrom“ durchsetzte.
Schlüsselwörter: Neuritis, névrite, entrapment neuropathy, Nervenkompressionssyndrom.

Einleitung

Relativ früh lernt man im deutschsprachigen Medizinstudium, dass in der medizinisch-chirurgischen Terminologie Wortendungen mit „[...]itis“ einer Entzündung im Sinne eines infektiösen Geschehens entsprechen.

In der deutschsprachigen medizinischen Terminologie hat man es aber bis heute nicht selten auch mit Misnomeren zu tun: Ein sehr bekanntes Beispiel ist der Ausdruck „Epicondylitis humeri radialis“, das einen chronischen Reizzustand des Ansatzes („Ansatztendinose“) der Sehne des M. extensor carpi radialis brevis (oder longus [seltener]) am Epicondylus humeri radialis bezeichnet. Bildmorphologisch stellt sich diese Pathologie in der Magnetresonanztomographie (MRT) demzufolge als ödematöse Reaktion am Sehnenansatz der entsprechenden Muskeln dar. Ein bakterielles Geschehen liegt hingegen nicht vor. Dennoch kann man dieses Misnomer gemäss ICD-10 verschlüsseln (M77.1). Die korrekte Bezeichnung wäre Epicondylopathia humeri radialis, oder im heutigen Sprachgebrauch allgemein eine Entesiopathie der kurzen Handextensorensehne am Ursprung (Epicondylus) (von griech.: Entasis [altgriech. ἔντασις], dt.: „Anspannung“).[1]

Mit „Neuritis“ (dt.), „névrite“ (frz.) bzw. „neuritis“ (engl.) wurden ab Mitte des 19. Jahrhunderts fälschlicherweise Kompressionsneuropathien peripherer Nerven beim Menschen bezeichnet.

James Paget (1814–1899) beschrieb 1853 an drei Fällen die Medianuskompression vor und in der Passage des N. medianus im Bereich der Handwurzelknochen, der fast hundert Jahre später als Karpaltunnel bezeichnet wurde (Paget 1853: 42 f.).

Der englische Chirurg Mr. Thomas Buzzard (1831–1919) wies bereits 1885 auf die semantische Unschärfe des Begriffs „Neuritis“ hin und unterschied zwischen „interstitieller“ (entzündlicher) und „parenchymatöser“ (degenerativer) Neuritis hin (Buzzard 1885). Indirekt bezieht sich Buzzard auf die Untersuchungsergebnisse von Augustus Volney Waller (1816–1870), die dieser an Froschhirnnerven gemacht hat (Waller 1850) und die die Grundlage des Waller'schen Gesetzes bildeten und bis heute Gültigkeit haben.

Obschon andere Autoren Jahrzehnte früher auf die Buzzard-Arbeiten (Buzzard 1885, 1887, 1890) hinweisen, dauerte es weitere 70 Jahre, bis der Terminus „Kompressionsneuropathie“ oder „Nervenkompressionssyndrom“ im medizinischen Sprachgebrauch dauerhaft Verwendung fand.

Der Vitalismus als Hemmschuh naturwissenschaftlichen Denkens

Das bei Naturwissenschaftlern gegen Ende des 18. Jahrhunderts noch weit verbreitete vitalistische Denken (Vitalismus [Gegenteil: Materialismus]) ist

1 Weshalb unseres Erachtens auch die Schreibweise Enthesiopathie falsch ist, da hier ein Theta suggeriert wird, obschon es im Altgriechischen ein Tau ist, entsprechend dem deutschen „t“.

eine philosophisch-biologische Lehre, derzufolge eine besondere, nicht erklärbare Lebenskraft [lat.: vis vitalis], ähnlich der Schwerkraft in der Astronomie, alle Lebenserscheinungen entscheidend erhält und beeinflusst (Toepfer 2011). Eine umfassende Übersicht zum „älteren" und „neueren" Vitalismus findet sich bei Driesch (1922). Drieschs Schlussfolgerung hingegen, dass der Vitalismus im 19. Jahrhunderts deswegen an Bedeutung verloren habe, weil ihm die „Gegner" ausgegangen seien, darf bezweifelt werden (Driesch 1922: 120 f.). Eher scheint ein Grund hierfür zu sein, dass das im 19. Jahrhundert rasch zunehmende exakt-naturwissenschaftliche Wissen auf Grund beliebig reproduzierbarer Experimente die zunehmende Bedeutungslosigkeit des „Vitalismus" begründete. Es erstaunt jedoch, wie viele bedeutende deutsche Naturwissenschaftler im 19. Jahrhundert vitalistischem Denken zugeneigt waren (etwa Johannes Müller, Berlin; Justus v. Liebig, Giessen) (Driesch 1922: 110–117).

Naturwissenschaftliche Grundlagenforschung

Zahlreiche und bis heute gültige Erkenntnisse aus der naturwissenschaftlichen Forschung wurden im neunzehnten Jahrhundert gewonnen. Hierzu gehören etwa:

- Das achromatische Mikroskop (um 1820),
- Bell-Magendie-Gesetz (1811 bzw. 1822),
- Schwann-Scheide (um 1839),
- Waller'sche Degeneration (um 1850),
- Deiters´ Erstbeschreibung der Nervenzelle, des Axons sowie der Dendriten (um 1860)
- Ranvier'sche Schnürring (Mitte der 1870er Jahre),
- Themenkomplex „Neuritis" und Polyneuritis (Remak & Flatau um 1900).

Auf Grund aller bis 1900 vorliegenden naturwissenschaftlichen Erkenntnisse zur Pathophysiologie des peripheren Nervensystems wäre ein korrekter pathoanatomischer Umgang mit dem Terminus „Neuritis" möglich gewesen – er ist jedoch seinerzeit ganz offensichtlich nicht erfolgt.

XI.

Ueber Akroparästhesie.

Von

Prof. Fr. Schultze

in Bonn.

Es giebt eine eigenthümliche Erkrankungsform, deren genauere Symptome im Folgenden beschrieben werden sollen, welche durch ihre Eigenartigkeit bereits die Blicke einer ganzen Reihe von Beobachtern auf sich gelenkt haben, ohne dass bisher auch nur eine besondere Benennung des so auffallenden Krankheitszustandes vorgenommen wurde.

Unter der allgemeinen Bezeichnung einer „vasomotorischen Neurose“ hat zunächst Nothnagel[1]) in bestimmterer Weise, als es vor ihm geschah, ein Krankheitsbild gezeichnet, welches mit dem unsrigen sehr grosse Aehnlichkeit hat und in den Hauptzügen als gleichartig anerkannt werden muss.

Spätere Autoren haben dann leider ihre Mittheilungen zum guten Theile in schwer zugänglichen Zeitschriften erscheinen lassen, so dass bei der Berichterstattung nur die Referate über ihre Arbeiten herbeigezogen werden können. So 1880 Putnam[2]), 1883 Ormerod[3]), 1884 Sinkler[4]), während dann im Jahre 1885 vor Allem Bernhardt[5]) unter dem Titel „Ueber eine weniger bekannte Neurose der Extremitäten, besonders der oberen“ in Deutschland von Neuem wieder auf die Erkrankung aufmerksam gemacht hat, unter sorgfältiger Berücksichtigung der Literatur. Die in dem gleichen Jahre von Saundby[6]) mitgetheilten Fälle gehören sicher ebenfalls hierher, während mir die Zugehörigkeit derjenigen von Buzzard[7])

1) Deutsches Arch. f. klin. Med. II. S. 173.
2) Archives of med. 1880.
3) St. Barthol. Hospit. Rep. 1883.
4) Phil. Med. Times 1884 (3 u. 4 citirt nach Bernhardt).
5) Centralblatt f. Nervenheilkunde 1886. Jahrg. IX. Nr. 2.
6) Lancet 1885. Vol. II. p. 422, 596, 1070.
7) Lancet 1885. Vol. II. p. 983, 1081, 1127.

Abb. 1.

Das achromatische Mikroskop und die Entdeckung der Nervenfaser

Erst die Nutzung von Licht-Mikroskopen mit achromatischen Linsen (griech.: ἀχρώματος, dt. farblos, ohne Farbe) um 1820 - die weißes Licht nicht in seine Spektralfarben „zerlegen", sondern so korrigieren, dass eingehendes Licht „farblos" bleibt – hat die histologischen Untersuchungen (hier) in Bezug auf das hier behandelte Thema „Nerven" im 18. Jahrhundert ermöglicht. Vorherige Betrachtungen von Objekten mit klassischen Linsen führten zu zahlreichen Licht- und Verunreinigungsartefakten, die wiederum zu inkonsistenten Ergebnissen führten, so dass die Licht-Mikroskopie diskreditiert und von einigen Forschern aufgegeben wurde. Daher sollten die Berichte über die Beschreibung von Nervenzellkernen und -fasern vor Anwendung „moderner" histologischen Techniken ab etwa Mitte des 19. Jahrhunderts nur mit äußerster Vorsicht bewertet werden (Preul 1997: 126 f.).

Dass Bell-Magendie-Gesetz

Der schottische Chirurg Charles Bell (1774–1842) hatte sich ab 1807 mit der Anatomie der Spinalwurzeln befasst und an frisch verendeten Tieren gefunden, dass die „vorderen Wurzeln" für die Bewegung und die „hinteren Wurzeln" für die sensible Versorgung zuständig sind.

1811 hatte Bell seine Ergebnisse dann in einer kleinen Druckerei als Privatdruck in wenigen Exemplaren seinen Freunden zugeeignet, um ihnen besser erklären zu können, welche Inhalte er in seinen Vorlesungen lehrte. Diese dachten, Bell sei auf der Suche nach dem Sitz der Seele im Gehirn („They would have it that I am in search for the seat of the soul; but I wish only to investigate the structure of the brain, as we examine the structure of the eye or ear") (Bell 1811: 3). Durch diesen Privatdruck seiner Beobachtungen blieben Bells Ergebnisse der Öffentlichkeit zunächst vorenthalten (Ebstein 1911: 5).

François Magendie, durchaus noch von vitalistischem Denken geleitet, hatte jedoch 1822 im Rahmen von reproduzierbaren experimental-physiologischen Untersuchungen bei Vivisektionen in Unkenntnis von Bells Untersuchungen (Ebstein 1911: 5) letztlich dennoch Bells Theorem bestätigt. Der Anatom Adolf Bickel (1875–1946) nannte diese Gesetzmäßigkeit „Magendie-Bell-Lehrsatz" (Bickel 1901: 276–303), im späteren, bis anhin gültigen Sprachgebrauch setzte sich jedoch Charles Scott Sherringtons Bezeichnung „Bell-Magendie-Law“ durch (Sherrington 1900, zit. nach Ebstein 1911: 6 f.).

Anzumerken ist, dass britische Ärzte, anders als französische, Vivisektionen ablehnten. Der Physiologe Johannes Müller (1801–1858) nennt die Untersuchungen Magendies an lebenden Tieren später „die grausamsten, welche man erdenken kann“ und der Tod des Tieres erfolge unausbleiblich in kurzer Zeit, „ehe man zu überzeugenden Resultaten gelangt sei“ (Ebstein 1911: 7).

Theodor Schwann (1810–1882)

Schwann hat 1839 zwei für das Verständnis der „peripheren“ Nervenphysiologie sehr wichtige Entdeckungen an Schweineföten beschrieben: Den Nervenzellkern sowie die die markhaltigen Nervenfasern umgebende Hülle (Schwann 1839: 170–181). Der exakte Zeitpunkt, wann diese Beschreibung zu Schwanns Ehren umbenannt wurde, ist nicht zu eruieren, allerdings bezeichnet bereits Ranvier 1872 diese „gaîne membraneuse“ als „gaîne de Schwann“ (Ranvier 1872: 130; Ranvier 1878: 29). 100 Jahre nach Schwanns Entdeckung findet sich die Bezeichnung „Schwannom“ (Ehrlich u. Martin 1943: 577). Ehrlich und Martin haben dabei über zwölf Patienten, erkrankt an einem Nerventumor, berichtet, den sie scharf von einem „Neurofibroma“ abgrenzten und ihn „Schwannoma“, oder „Neurilemoma“ nannten, weil er sich histologisch als von den Nervenscheiden ausgehend darstellte. Anzumerken ist, dass unseres Erachtens auch die Bezeichnung „Neurilemom“ falsch ist, da das Wort sich vom Altgriechischen νεῦρον (dt.: Sehne, Nerv), herleitet. Ein Omikron (= kleines O, im Gegensatz zum Omega = großes O) wird, wenn es mit einem zweiten Wort (hier: λῆμμα = lemma, dt.: Hülle, Überzug) verbunden wird, regelhaft nie in ein Iota verwandelt. Die korrekte Bezeichnung wäre also Neurolemm(om). Die Schwann'schen Entdeckungen wurden vor allem während seiner Zeit an den belgischen Universitäten in Louvain (1838–1848) bzw. Liège (1848–1878), welches auch erklärt, warum sein Name in Alma Kreuters (1906–ca. 2007) biographischem Lexikon von Alma Kreuter fälschlicherweise nicht erwähnt wird.

August Volney Waller (1816–1870)

Waller hat im Rahmen seiner Untersuchungen an Hirnnerven von Fröschen gefunden, dass das Nervengewebe distal der Läsion (bei Waller: nach Nervendurchtrennung) degeneriert, welches in etwa nach drei bis vier Tagen beginnt (Waller 1850: 424). Die Eingriffe wurden an lebenden Fröschen vorgenommen, abhängig von der Außentemperatur verstarben die Tiere zwischen fünf Tagen (Sommer) und 20 Tagen (Winter) nach dem operativen Eingriff, die histologischen Untersuchungen wurden dann an den verendeten Tieren vorgenommen (Waller 1850: 424 f.).

Wie man später sah, tritt dieser Zustand nicht unbedingt nach einer vollständigen Durchtrennung (Neurotmesis), sondern auch nach dem einfachsten Fall einer Nervendruckläsion (Neurapraxie) bzw. einer erhaltenen Nervenhülle (Axonotmesis) auf. Dieser Zustand wird bis heute „Waller'sche Degeneration" genannt. Waller war umfassend physiologisch tätig, so dass einige seiner Entdeckungen patentiert wurden (Waller 1929).

Otto Friedrich Karl Deiters (1834-1863)

Deiters (Neuroanatom in Bonn) beschrieb erstmals die Nervenzelle mit seinen Bestandteilen. Die verzweigten groben Verlängerungen sind die protoplasmatischen Verlängerungen oder Dendriten. Diese wesentliche Bestandteile von Nervenzellen bzw. diese Bezeichnung stammt von Otto Deiters, die dieser an „Centralen Ganglienzellen" beschrieben hat (Pitres et al. 1924, S. 29; Deiters 1865. S. 53 ff). Deiters wurde an der Universität Bonn habilitiert und wurde nur 29 Jahre alt. Er starb am 8. Dezember 1863 an den Folgen von Typhus in Bonn. Sein unvollendetes Buch über die zellulären Strukturen des Gehirns und des Rückenmarks wurden vom Bonner Anatomen Max Schultze bearbeitet aber nicht ergänzt und dann als Monographie bei Vieweg publiziert (Schultze 1865).

Louis-Antoine Ranvier (1835–1922)

Ranvier hatte bereits 1871 und dann 1878 in einem zwei Bände umfassenden, 1000 Seiten starken Werk, das letztlich seine Vorlesungen widerspiegelte, an einem Intercostalnerv (frz.: Nerf thoracique), also einem wenig myelinisierten

Nerv, ein „étranglement annulaire" oder „anneaux constricteurs" (dt.: ringartiger Einschnürung) in einer Zeichnung beschrieben (Ranvier 1872: 130; Ranvier 1878: 46), die im deutschen Sprachgebrauch bis heute als „Ranvier'scher Schnürring" bezeichnet wird. Seine Beobachtungen hatte Ranvier an Quetsch- oder Transektionspräparaten des N. ischiadicus von Frosch, Kaninchen oder Meerschweinchen vorgenommen (Remak u. Flatau 1899: 28 f.), weil auch bei Tieren der N. ischiadicus der kaliberstärkste periphere Nerv ist.

Elektrophysiologische Relevanz der Schwann´schen und Ranvier'schen Entdeckungen

Sowohl die Schwann'sche Myelinscheide als auch die Ranvier'schen Schnürringe spielen bei der Fortleitung von Elektrophysiologie von Neuriten markreicher Nervenfasern eine wichtige Rolle.

Die erregungsleitende Substanz der Nervenfasern besteht aus einer Eiweiß-Lipoidhülle, die gegen die umgebende Schwann'sche Scheide isoliert ist (Clara 1942: 18 f.) (Prinzip der kunststoff-ummantelten Stromkabel), und verhindert so, dass eine elektrische Erregung auf parallel verlaufende Neuriten (Synonym: Axon) überspringen kann. Diese Eiweiß-Lipoidschicht ist an manchen Stellen so gering, dass lange Zeit die Meinung vorherrschte, diese seien „marklos". Dieses konnte später durch mikroskopische Untersuchungen widerlegt werden, so dass man korrekter von „markreichen" und „markarmen" Nervenfasern sprechen sollte. Robert Remak (1815–1865) hatte 1838 die „markarmen" Nervenfasern erstbeschrieben, die er „graue Fasern" nannte (Clara 1942: 19; Mumenthaler u. Schliack 1965: 12). Im Gegensatz dazu nannte man die markreicheren Fasern „weisse Fasern" (Remak u. Flatau 1899: 16).

Je dicker (markhaltiger) die Markhülle ist, desto schneller ist die Leitungsgeschwindigkeit, je dünner (markärmer), desto geringer ist die Leitungsgeschwindigkeit eines Nervs. Fasern der Gruppe A leiten mit einer Geschwindigkeit von 10–120 m/s, die der Gruppe B 2–15 m/s, jene (markarmen) der Gruppe C 0,7–2 m/s (Mumenthaler u. Schliack 1965: 12).

Ranvier'schen Schnürringe unterbrechen dabei die Myelinscheide in Abständen von 1–2 mm, in älterer Literatur findet man Angaben von 0,09–0,96 mm (Remak u. Flatau 1899: 17). Je dicker (kaliberstärker) bzw. markhaltiger ein Nerv ist, desto länger sind die Abstände zwischen den Ranvier-Ringen. Die

Aktionspotentiale „laufen" schließlich nicht mehr durch die Neuriten, sondern „springen" dabei von Ranvier-Ring zu Ranvier-Ring des Neuriten und erhöhen so die Leitungsgeschwindigkeit von markreichen im Vergleich zu markarmen Nervenfasern erheblich. Dieses „Springen" wird als „saltatorische Erregungsleitung" bezeichnet, die nur in markreichen Nervenfasern vorkommt (Mumenthaler u. Schliack 1965: 26 f.).

Robert Remak (1815–1865)

Robert Remak war 1843–1847 Assistent bei Johann Lukas Schönlein (1793–1864) und habilitierte 1847 in Berlin. Er erhielt als erster jüdischer Privatdozent in Preußen die Lehrbefugnis an der Universität Berlin, wurde aber erst 1859 zum außerordentlichen (a. o.) Professor ernannt (Engelhardt 2002: 493; Kreuter 1996: 1168–1170). Remak hat auf verschiedenen medizinischen Gebieten Wichtiges geleistet, im Rahmen der Nervenanatomie sind aber seine Entdeckung des Axenzylinders sowie die Beschreibung der markarmen Nervenfaser („graue Nervenfasern") am Bedeutendsten. Auch beschäftigte er sich mit dem Gebiet der „Neuritiden" und beschreibt 1860 eine Paraplegia urogenitalis als „neuritis descendens" (Leyden 1870: 15), bei der es sich aus heutiger Sicht am ehesten um ein intraspinales Abszess-Geschehen mit dem klinischen Bild einer Cauda equina handelte.

Ernst Julius Remak (1849–1911)

Ernst Remak war der Sohn des jüdischen Physiologen Robert Remak, dem Erstbeschreiber markarmer, grauer Nervenfasern (siehe oben). Er hatte seine neurologische Ausbildung zwischen 1873 und 1875 an der Nervenklinik der Charité (Carl Westphal) erhalten und gründete danach eine eigene Poliklinik für Neurologie und Elektrotherapie in Berlin. 1877 wurde er Privat-Dozent und 1893 zum Professor ernannt, 1902 Ernennung zum ausserordentlichen a. o. Professor der Neurologie an der Universität Berlin (Kreuter 1996: 1167; Engelhardt 2002: 493).

1899 und 1900 publizierte er zusammen mit dem polnisch-jüdischen Neurologen und Psychiater Edward Flatau (1868–1932) ein umfassendes Werk über Neuritis und Polyneuritis (Remak u. Flatau 1899, 1900), welches den gesamten Wissensstand zum Thema Nervenläsionen zur damaligen Zeit umfasste. Aus heutiger Sicht muss dieses ca. 800 Seiten umfassende Werk als „Kernwerk“ zu dieser Thematik bewertet werden.

Neuritis

Der englische Chirurg John Hunter (1728–1793) publizierte 1793 eine umfassende Monographie (über 700 Seiten) über Blut, Entzündungen und Schussverletzungen (Hunter 1793), benutzte jedoch nicht an einer einzigen Stelle den Terminus „neuritis“, woraus zu schließen ist, dass der Terminus „Neuritis“ in der medizinischen Literatur erst in den ersten Jahrzehnten des 19. Jahrhunderts aufkam.

Astley Paston Cooper beschreibt in seinen Fallbeschreibungen über „Exostosis“ ein Sammelsurium von möglichen Pathogenesen: Knochentumoren, Weichteiltumoren (Sarkome), Pseudarthrose u. v. m, aber, wie Hunter, verwendet auch er an keiner Stelle das Wort „Neuritis“: Cooper benannte auch keine spezifischen Nerven an verschiedenen Stellen des menschlichen Körpers, die durch diese Exostosen komprimiert wurden (Cooper 1818). Dennoch kann Cooper indirekt als Erstbeschreiber eines „Thoracic-Outlet-Syndroms“ bezeichnet werden, welches durch einen Weichteiltumor im Bereich des Oberarms hervorgerufen wurde (diese Tumoren wogen mitunter fünf Kilogramm). Der (betroffene) linke Arm dieser 30-jährigen Patientin wurde im Schultergelenk exartikuliert (Cooper 1818: 202–210). Der Tumor dürfte am ehesten einem Osteosarkom entsprochen haben.

Wie kann es nun sein, dass der Ausdruck „Neuritis“ ab Mitte des 19. Jahrhunderts überhaupt gewählt und so lange beibehalten wurde, obschon 1885 der englische Thomas Buzzard (1831–1919), und nach ihm weitere Akteure sehr kritisch auf diesen Ausdruck hinwies (Buzzard 1885).

In derartigen Fällen erscheint es sinnvoll, sich mit geschichtlichen Zusammenfassungen zu diesem Thema aus dem 19. Jahrhundert zu befassen, da detaillierte spätere Beschreibungen stets immer kürzer gefasst werden, um den Text nicht überborden zu lassen. Andererseits verliert dieses frühere Detailwissen ohnehin später an Relevanz, so dass es allenfalls noch anekdotisch kurz erwähnt wird. Analoges gilt für Vorworte.

Eine derartige Beschreibung „Geschichtliche Entwicklung“ zum Thema „Neuritis und Polyneuritis“ liegt uns vor (Remak u. Flatau 1899: 1-10).

Den Ausgang nahm die alte Beschreibung der klinischen Zeichen einer Entzündung durch Aulus Cornelius Celsus (25 vuZ-50 nuZ).

> „Solange für die Annahme einer Entzündung die alten Celsus'schen Cardinalsymptome (Calor, Rubor, Dolor, Tumor), sowie die seröse, hämorrhagische und eitrige Exsudation erforderlich schienen, kannte man nur die durch äussere Verwundung veranlasste Nervenentzündung, welche indessen in den Handbüchern der Chirurgie und Pathologie nur stiefmütterlich behandelt wurde, bis 1863 die Einrichtung eines Speciallazareths für Nervenverletzungen im amerikanischen Bürgerkrieg unter der Leitung von Weir Mitchell (1829–1914), (George Rand) Morehouse (1829–1905) und (William Williams) Keen (1837–1932) diesen Autoren die Gelegenheit bot, einschlägige Erfahrungen zu sammeln, und die Frage der traumatischen Neuritis durch W. Mitchell 1874 zu einem gewissen Abschlusse gebracht wurde" (Remak 1899: 1).

Die „Ur-Neuritis" war demzufolge eine „echte" bakterielle Entzündung, an deren Folge die Betroffenen, abhängig von Art und Schweregrad der Verletzung, oft wegen der unausbleiblichen Sepsis verstarben, und das bis in die Zeit der Entdeckung des Penicillins. Es stellt sich allerdings die Frage, ob nicht eher bakteriell-entzündliche Prozesse in der Umgebung der betroffenen Nerven diese komprimiert haben, wie auch harmlose Lipome, bei unglücklicher Lage, kleinere periphere Nerven komprimieren und so Schmerzen provozieren können.

Ernst Remak schreibt sogar von „der Lehre über die Neuritis":

> „Diese sei erst in den letzten drei Decennien" (also etwa 1870–1900, Anm. Autoren) durch das Ineinanderarbeiten der klinischen, experimentellen und pathologisch-anatomischen Forschung, wesentlich auch nach Vervollkommnung der histologischen Untersuchungsmethoden ausgestaltet worden. (Remak und Flatau 1899: 1).

Georg-Herman Monrad-Krohn (1884–1964), 1927–1954 Direktor der Neurologischen Universitätsklinik Oslo, bringt die semantische Problematik mit dem Terminus „Neuritis" auf den Punkt: Neuritis bedeutet eigentlich Nervenentzündung, Polyneuritis dementsprechend Entzündung mehrerer Nerven. Leider müssen wir gestehen, dass in der Neurologie die Endung „-itis" sehr unvorsichtig gebraucht wird. Gleichzeitig zitiert er u. a. (David) Wechsler (1896–1981), der wohl als erster vorgeschlagen hat, den Ausdruck Polyneuritis durch Neuropathia peripherica zu ersetzen (Monrad-Krohn 1950: 319).

Auch Mumenthaler und Schliack kritisieren ebenfalls die Verwendung „Neuritis" ab Mitte des 19. Jahrhunderts:

„[...] hat man den Eindruck, dass man es sich oft mit der histologischen Bestätigung des Vorliegens einer „Neuritis" recht leicht gemacht hat. Die erwähnte Wortbildung „degenerative Neuritis" wirkte schon damals wie ein Eingeständnis unzulänglichen Wissens [...]" (Mumenthaler u. Schliack 1965: 4).

Begriffsentstehung und Klassifikation der „Neuritis"

Aus heutiger Sicht muss davon ausgegangen werden, dass die pathologischen „Befunde" bei Patienten mit Tetanus und Trismus die Ursache der Begriffsentstehung „Neuritis" sind. Bei französischen Medizinern wie Marie François Xavier Bichat (1771–1802) und François Magendie (1783–1855) finden sich in deren Publikationen keine Hinweise auf den Begriff „Névrite", was auch mit den bearbeiteten Themen zu tun haben könnte: Bichat beschrieb eher akute Vorgänge über die physiologischen Folgen des Hirntodes (Boehm 1912, Rosenow 1988, aber auch in Magendies Arbeiten finden sich seit 1813, dem Beginn seiner Arbeiten über die „Physiologie nerveuse", Hinweis auf Zustände, die er als „Névrite" beschrieben hätte. Seine Arbeiten, die letztlich Bells Entdeckungen bestätigten (1822) (siehe oben) befassten sich mehr mit akuten als chronischen Beobachtungen.

E. Remak beschreibt die Beobachtungen von Lepelletier (1827), Curling (1836), Froriep (1837) und Rokitansky. Deren anatomische Untersuchungen von an Tetanus Erkrankten hätten Verdickungen an den Nervenstämmen der „verwundeten Gliedmasse" gefunden (Remak u. Flatau 1899: 1).

Im Weiteren verweist Remak junior auf einen Vortrag von Hermann Nothnagel (1841–1905) über „Neuritis in diagnostischer und pathogenetischer Beziehung" aus dem Jahre 1876 eines Patienten mit Tetanus traumatica nach Verletzung am distalen Daumenendglied mit Druckschmerzhaftigkeit des N. medianus am Oberarm und meinte, mit Sicherheit vorhersagen zu können, dass es sich bei dem klinischen Bild um eine „Neuritis" handele. Dem widersprach Remak und schrieb, dass in ähnlichen Fällen „ [...] nicht entfernt eine Neuritis ascendens gefunden worden wäre" (Remak u. Flatau 1899: 2). Aus heutiger Sicht erscheint es vorstellbar, dass Nothnagel am Oberarm als Zufallsbefund einen Nerventumor (häufig: Neurinom) des N. medianus getastet hat, deren klinische Symptomatik sich exakt, wie von Nothnagel beschrieben, darstellt, denn genau so tastet sich auch heute noch ein derartiger Befund.

Ernst Leyden (1832–1910), Ordinarius für Innere Medizin zunächst in Königsberg, dann an der Charité in Berlin tätig, publizierte 1870 in einem Beitrag mit dem Titel „Ueber Reflexlähmungen" in umfassender Weise über verschiedene Krankheitsbilder des peripheren Nervensystems. Unter diesen Krankheitsbildern fanden sich z. B. eitrige Myelitiden, Pyelonephritiden, Lepra, Diphtherie, Tetanus, Pertussis u. v. m. So beschrieb er eine 27-jährige Patientin, die als Jugendliche Pertussis („Tussis convulsiva") und Diphtherie überlebt hatte und bei der Leyden nun „Neuritis migrans", die er „fortschreitende Nervenentzündung" nannte, diagnostiziert hatte (Leyden 1870: 18–21). Leydens Vortrag zeigt, dass der sehr unpräzise Begriff „Neuritis" für alle möglichen neurotropen Erkrankungen verwendet wurde, die französische Neurologen in einer Zusammenfassung dargestellt haben (Mathis u. Soulages et al. 2021: 879–890).

Der von Hermann Nothnagel (1841–1905) verwendete Begriff „vasomotorische Neurose" für die subjektiven Patientenangaben beim Karpaltunnelsyndrom (KTS), vor allem das Kältegefühl (Raynaud-Phänomen), hat sich nie in der Fachliteratur durchgesetzt (Nothnagel 1867: 173–191; Cassirer 1914: 179), wurde dennoch in der englischsprachigen Literatur des 19. Jahrhunderts z. B. von dem amerikanischen Neurologen James Jackson Putnam (1846–1918), bekannt als Kooperationspartner Sigmund Freuds, benutzt, der diesen Ausdruck als „vasomotor neurosis" bezeichnete (Pfeffer 1988: 28). Das bisweilen klinisch eindrucksvolle Raynaud-Phänomen (Maurice Raynaud [1834–1881]), wurde z. B. nie einem Karpaltunnelsyndrom zugeordnet, da es mit zehn Prozent bei „KTS-Patienten" identisch verteilt ist wie in der Normalbevölkerung (Loebe u. Heidrich 1988: 891), es sich zudem auch an anderen Körperteilen wie Nase und Zehen manifestieren kann und es sich auch klinisch von den pseudovasogenen, weil vegetativen Folgen eines Karpaltunelsyndroms unterscheidet.

Auch konnte in späteren Untersuchungen das Raynaud-Phänomen zu keinem Zeitpunkt als spezifisches Symptom dem Karpaltunnelsyndrom zugeordnet werden: Es war mit zehn Prozent bei „KTS-Patienten" identisch verteilt wie in der Normalbevölkerung (Loebe u. Heidrich 1988: 891).

Kritik am Begriff „Neuritis“ in der Fachliteratur

Großbritannien

Mr. Thomas Buzzard (1831–1919), ein englischer Chirurg aus London, berichtet 1885 kritisch über „Neuritis“ und schreibt, dass es zur damaligen Zeit (Mitte der 1880er Jahre) gute Gewohnheit gewesen sei, zwei Formen der „Neuritis“ zu unterscheiden: Die „interstitielle“ von der „parenchymatösen“ Form (Buzzard 1885). Bei erstgenannter Form sei das Bindegewebe des Nervs betroffen (also das Endoneurium), bei der zweiten Form handle es sich hingegen um eine Degeneration von Nervenfasern als Folge einer Zerstörung der Neuriten ohne erkennbare Veränderungen des Interstitium der Nerven. Er beschreibt also die Ergebnisse der Experimente August Wallers (Waller 1850), ohne diesen zu zitieren (Buzzard 1885).

James Ross (1837–1992), schottischer Mediziner, hat zwei zu seiner Zeit sehr beachtete Monographien verfasst: „A Treatise on the Diseases of the Nervous System“ (1881) und „Handbook of Diseases of the Nervous System“ (1885), welches eine verkürzte Version des ersten Werkes darstellte.

In seiner 1881 in erster Auflage und 1883 in zweiter Auflage erschienenen „Treatise“ kommt der Terminus „neuritis“ nicht vor, in seinem „Handbook“ erwähnt er es als Unterkapitel aber als „Idiopathice Progressive Neuritis“ (Ross 1885: 412 f.) und beschreibt sie als „reaction of degeneration“ (Ross 1885: 412).

Aus heutiger Sicht kann ein Teil der beschriebenen Pathologien peripheren Nervenkompressionssyndromen zugeschrieben werden, allerdings ist das in einem Fall beschriebene gleichzeitige Auftreten der Verschmächtigung der kleinen Hand- und Fußmuskeln jedoch nicht eindeutig zuzuordnen (Auftreten der Symptome innert weniger Tage).

Die von Ross beschriebenen trophischen Störungen könnten einem Chronisch-Regionalen Schmerzsyndrom (CRPS) entsprechen. Jedenfalls ordnet er den Begriff fokale klinische Zeichen zu und nicht diffusen klinischen Krankheitsbildern, wie Leyden (Leyden 1870).

Im ersten Abschnitt nimmt Ross „differenziert“ zum Begriff „neuritis“ Stellung und beschreibt die „neuritis“ als Folge infektiöser Erkrankungen, wobei er die aufsteigende Klinik (Anm. Autoren: vom peripheren zum zentralen Nervensystem) beschreibt. Im zweiten Abschnitt seines Beitrages bezieht er sich auf die „paralytic neuritis“ und fasst hierunter Fälle von Intoxikationen zusammen (Alkohol, Blei) und beschreibt wohl sehr wahrscheinlich das, was heute unter Polyneuropathie subsummiert wird (Ross 1887: 1).

Eine echte Form einer infektiösen Neuritis stellt die Lepra (Mycobacterium leprae) dar, bei der einerseits das Endoneurium eines Nervs bakteriell infiziert sein kann. Andererseits besteht hier jedoch zusätzlich auch die Möglichkeit einer externen, perineuralen Nervenkompression durch infiziertes extraneurales Gewebe (Sabin u. Swift et al. 2005: 2095 f).

Frankreich

Anders als bei den britischen Autoren wurde im Ausgang des 19. Jahrhundert in der französischen medizinischen Literatur der Ausdruck „névrite" sehr unkritisch und sehr beharrlich übernommen und fortgeführt. Joseph Babinski (1857–1932), widmet ein vollständiges Kapitel „Les névrites" diesem Thema (Babinski 1892: 4), setzt sich aber nicht kritisch mit diesem auseinander, wie britische Autoren (Buzzard 1885). Ein Grund könnte sein Alter sein (damals 34 Jahre alt), andererseits stand er zu diesem Zeitpunkt sicher unter dem Einfluss Jean-Martin Charcots (1825–1893), der sich zwar auch wissenschaftlich mit dem peripheren Nervensystem auseinandersetzte, dessen Arbeitsschwerpunkt diese Thematik jedoch nicht war. In der Zweitauflage seiner Arbeit über „Les névrites" (Babinski 1905: 435–437) beschreibt Babinski nun eine klinische Symptomatik, die er „névrite périphérique" nannte (Babinski 1905: 435) und Läsionen einzelner peripherer Nerven beschreibt (névrite sciatique, névrite radiale, paralysie cubitale, paralysie du pouce) (Babinski 1905: 435).

Letzteres Krankheitsbild „paralysie du pouce" ist insofern interessant, als er diese Untersuchung eines Falles mit „paralysie de l´adducteur du pouce" (Lähmung des Daumenadduktors) zusammen mit Jules Froment (1878–1946) durchführte und am 6. Juni 1918 im Rahmen eines Vortrages der Société de Neurologie in Paris präsentierte (Babinski u. Froment 1918). Dieses klinische Zeichen einer motorischen Ulnaristeilläsion (Schwäche der Daumenadduktion) wird heute als „Froment'sches Zeichen" beschrieben.

Dennoch erkennt Babinski klinisch die Differentialdiagnosen der von ihm beschriebenen „névrites" nicht, da die übrigen klinischen Beschreibungen eher für zervikale, lumbale oder sakrale Radikulopathien sprechen (Babinski 1905: 436 f.).

Die Passage des Nervs unterhalb des Ligamentum carpi transversum (LCT) wird in anatomischen Lehrbüchern der Zeit gegen Ende des 1800 zum Beginn des 19. Jahrhunderts zwar präzise beschrieben, ohne allerdings den

Charakter einer potentiellen Engpassstelle unterhalb des LCT zu erkennen und zu beschreiben (Testut 1899: 169). Gleiches gilt auch für die physiologischen anderen Engpasstellen des menschlichen Körpers, die anatomisch weder Ende des 19. Jahrhunderts (Testut 1899) noch zu Beginn des 20. Jahrhunderts erkannt und beschrieben wurden (Bardeleben u. Haeckel 1908; Testut 1922; Tandler 1929).

Pierre Marie (1853–1940) und Charles Foix (1882–1927) haben bei einer an Enzephalomalazie erkrankten und schließlich an deren Folgen verstorbenen 80-jährigen Patientin gesehen, dass sie, abgesehen von der zerebralen Symptomatik, beidseits eine ausgeprägte Verschmächtigung der Thenarmuskulatur aufwies. Bei der Obduktion dieser Verstorbenen erkannten sie erstmals das Ligamentum carpi transversum („ligament annulaire anterieur du carpe“) als Ursache einer beidseitigen Verschmächtigung der Thenarmuskulatur („éminence thénar“). Sie fanden eine Verdickung des N. medianus vor Eintritt des Nervs („renflement nodulaire“) und an der Austrittsstelle des Medianus am Ende des Ligamentum carpi transversum, dass „le nerf diminue de volume brusquement“ und sahen als Ursache dieser Beobachtung das Ligamentum carpi transversum selbst an und folgerten: „La section thérapeutique du ligament annulaire suffirait-elle à arrêter l´évolution des phénomènes?“ (dt.: „Reicht die therapeutische Durchtrennung des Ringbandes aus, um die Fortentwicklung der [klinischen] Phänomene anzuhalten?“) (Marie u. Foix 1913: 648 f.). Interessant dabei ist, dass diese Charakteristika (vor allem der Kalibersprung eines Nervs) heute gültige bildmorphologische Kriterien in der MRT zur Untermauerung des klinischen Verdachts auf „Karpaltunnelsyndrom“ sind (Rosenow et al. 2023: 231).

Eine umfassende histoanatomische und klinische Darstellung von Erkrankungen peripherer Nerven enthält die Monographie „Maladies des nerfs périphériques et du Sympathique“ von Pitres, Vaillard und Laignel-Lavastine aus dem Jahr 1924 (Pitres et al. 1924). In diesem Werk werden im Kapitel „Anatomie et Physiologie générales des Nerfs“ (Pitres et al. 1924: 1–71) alle oben beschriebenen anatomischen und neurophysiologischen Grundlagen und deren Erstbeschreiber aus dem 19. Jahrhundert (u. a. Schwann, Waller, Deiters, Ranvier, Remak u. v. m.) umfassend erwähnt. Ferner werden alle bis heute bekannten Störungen peripherer Nerven klinisch umfassend beschrieben (z. B. vasomotorische Störungen [heute: Chronisch Regionales Schmerzsyndrom CRPS]), Raynaud-Phänomen, Kausalgie), unter „Traitement“ wird auch differenziert dargestellt, dass sich „Le traitement des mononévrites varie d´un cas à l´autre, suivant maintes circonstances particulières dont l´etude ressorti davantage à la chirurgie qu´à la médicine. Nous nous bornerons à en énumérer les principales indications“ (dt. sinngemäß: „Die Behandlung der Mononeuritiden variiert von Fall zu Fall und hängt von vielen besonderen Umständen ab, wobei sich bei der Untersuchung zeigte, dass diese eher in der Chirurgie [also: operativ] als in der Medizin [also: konservativ] liegen. Wir beschränken uns auf die Aufzählung der Hauptindikationen.“) (Pitres et al. 1924: 221).

Obwohl davon ausgegangen werden kann, dass Maries Beobachtung den Autoren bekannt war, wird diese Option (Spaltung des Ligamentum carpi transversum) nicht erwähnt. Die chirurgischen Interventionen beziehen sich vielmehr auf Lösen der Adhäsionen, End-zu-End-Anastomosen bzw. Neuromresektionen mit anschließendem Einfügen „l´interposition“ von lebenden oder toten Spendernerven, wobei die berichteten Erfolgszahlen deutlich sind: Es finden sich Zahlen zwischen 90 Prozent Erfolgen bis zu 80 Prozent Misserfolgen, wobei die Autoren diese Bandbreite den angewendeten OP-Techniken zuschreiben, ohne sie detaillierter zu besprechen (Pitres et al. 1924: 221). Umso ausführlicher werden dann die konservativen Therapien besprochen. Einzelne Nervenkompressionen werden hingegen im gesamten Kapitel „Les mononévrites“ nicht besprochen.

Selbst Guy Lazorthes (1910–2014), ehedem Neurochirurg an der Universität Toulouse, verwendet im Kapitel seiner Monographie „Le système nerveux périphérique“ im Unterkapitel „a) Les mononévrites“ die Untergliederung „L´origine canalaire“ und erwähnt Druckläsionen von peripheren Nerven an definierten Orten „Les exemples sont nombreux: au membre supérieur médian au niveau du canal carpien […]“ (dt.: „Die Beispiele sind zahlreich: in der oberen Extremität der Medianus auf dem Niveau des Karpaltunnels“) (Lazorthes 1981: 10), die Termini „Nervenkompression“ oder „Kompressionsneuropathie“ verwendet er hingegen nicht.

Der Unfallchirurg Robert Merle-d´Aubigné (1900–1989), Chef der Abteilung für Wiederherstellungschirurgie (la chirurgie réparatrice) am hôpital Cochin in Paris (14e arr.) hatte 1949 in Frankreich als Erster das Karpaltunnelsyndrom und seine chirurgische Behandlungsmöglichkeit beschrieben.

Diese später allgemein als Nervenkompressionssyndrome wurden in Frankreich als „syndromes canalaires“ oder „entrapments des Anglo-Saxons“ bezeichnet (Ochsner 2007: 1170), gerade so, als ob man in Frankreich nicht von der Korrektheit dieses Eponyms überzeugt war.

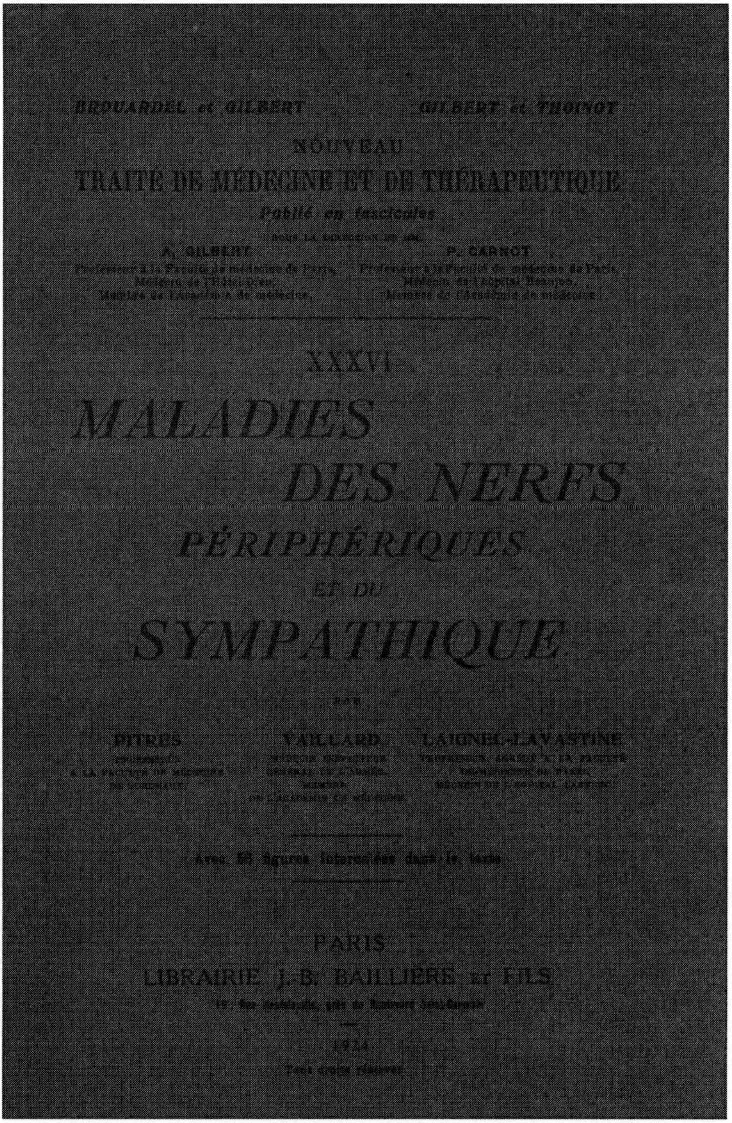

BROUARDEL et GILBERT — *GILBERT et THOINOT*

NOUVEAU

TRAITÉ DE MÉDECINE ET DE THÉRAPEUTIQUE

Publié en fascicules

A. GILBERT
Professeur à la Faculté de médecine de Paris,
Médecin de l'Hôtel-Dieu,
Membre de l'Académie de médecine.

P. CARNOT
Professeur à la Faculté de médecine de Paris,
Médecin de l'hôpital Beaujon,
Membre de l'Académie de médecine.

XXXVI

MALADIES DES NERFS PÉRIPHÉRIQUES ET DU SYMPATHIQUE

PAR

PITRES — VAILLARD — LAIGNEL-LAVASTINE

Avec 56 figures intercalées dans le texte

PARIS
LIBRAIRIE J.-B. BAILLIÈRE ET FILS
19, Rue Hautefeuille, près du Boulevard Saint-Germain

1924

Tous droits réservés

Abb. 2.

Vereinigte Staaten von Amerika (USA)

Weir Mitchell (1824–1914) hat als Erster umfassend über Nervenverletzungen aus seinen Erfahrungen im US-amerikanischen Sezessionskrieg (1861–1865) zu berichtet. Bekannt wurde er über seine Berichte über die Kausalgie nach peripheren Nervenverletzungen. Auch in den Jahren danach hat er sich mit Änderungen physiologischer Eigenschaften peripherer Nerven unter experimentellen Bedingungen befasst und hat 1872 eine Monographie mit dem Titel „Injuries of Nerves and their Consequences" veröffentlicht, das 1874 in französischer Übersetzung erschien (Mitchell 1874). Hier befasste sich Mitchell sehr wohl mit artifiziell ausgeübten mechanischen Kompressionen an peripheren Nerven (N. ischiadicus von Kaninchen) und beobachte die Wirkungen unterschiedlicher manometrischer Drücke auf die physiologischen Veränderungen der Nervenfunktionen (Pitres 1924: 156), nach einer Beobachtung eines Patienten aus Tennessee, der im Rahmen einer Rauferei einen Fußtritt ins Gesäß mit einer temporären Ischiadicusläsion (inkompletter Ischiadicusausfall mit typischem, klinischen Verlauf einer Waller'sche Degeneration) erlitten hatte, die sich nach drei Monaten vollständig erholt hatte (Mitchell 1874: 124). Auch erwähnt Mitchell den von Sir James Paget zitierten Fall einer distalen Radiusfraktur mit Calluskompression des Nervus medianus (Mitchell 1874: 128), nutzt aber den Ausdruck „névrite légère" bei einer tumorösen Kompression des Nervus ischiadicus. Insgesamt geht Mitchell in dieser Monographie mehr auf traumatische oder tumoröse Nervenläsionen ein und erwähnt atraumatische, also endogen-spontane Ursachen nicht.

1880 beschrieb James Jackson Putnam (1846–1918), ein Neurologe aus Boston (MA), das klassische klinische Bild eines Karpaltunnelsyndroms, ohne jedoch zu erkennen, dass die Ursache mechanisch ist. Entsprechend fehlgeleitet ist seine konservative Therapie. Den Terminus „neuritis" nutzt er allerdings nicht (Pfeffer 1988: 28 f.).

James Ramsey Hunt wählt den Ausdruck „occupation neuritis" für eine exogene Druckläsion des tiefen Astes des N. ulnaris im Bereich des Handgelenks mit rein motorischen Ausfällen (distal der Lôge de Guyon) (Hunt 1908: 673). In weiteren Publikationen beschreibt er isolierte motorische Ausfälle (Thenaratrophie), erkennt als Ursache eine Läsion des motorischen Thenarasts des N. medianus, erkennt aber nicht den Zusammenhang zum Karpaltunnelsyndrom (Pfeffer 1988: 29).

Immerhin meint Wartenberg, dass „the sensation of tingling in the finger tips (which was present in each patient), suggests that more than the (thenar motor) nerve is affected“ (dt.: dass „das Kribbeln in den Fingerspitzen [das bei allen Patienten auftrat], darauf hindeutet, dass mehr als der [Thenar-Motor-]-Nerv betroffen ist“) (Pfeffer 1988: 29). Ausweislich seiner Monographie über „Neuritis“ (Wartenberg 1958) erkennt er bis zu seinem Tod nicht die Lösung des „Rätsels“ „This morbid condition carries many other names, one is carpal tunnel syndrome“ (Wartenberg 1956: 61) bzw. „Diese Krankheit hat viele andere Namen. Einer von ihnen lautet ‚canalis carpi‘ Tunnelsyndrom“ (Wartenberg 1959: 51, Übersetzung Köbcke), bezeichnet diese Erkrankung selbst aber als „partial median neuritis“ oder „partielle Medianusneuritis“.

Cannon u. Love (1946) schreiben noch über „[…] Median Neuritis amenable to surgery […]“ (Phalen 1966: 228).

Wann wurde nun der Ausdruck „Karpaltunnelsyndrom“ in den USA benutzt? Phalen beschreibt 1950 das Karpaltunnelsyndrom korrekt als „Neuropathy of the Median Nerve Due to Compression Beneath the Transverse Carpal Ligament“ (Phalen 1966: 228). Das Inhaltsverzeichnis derselben Publikation weist das Jahr 1953 als Erstverwendung des Terminus „Carpal Tunnel Syndrome“ in der Literatur aus und wird bis Ende der 1950er Jahre von zahlreichen anderen amerikanischen Medizinern verwendet (Phalen 1966: 228).

1963 veröffentlichten die Orthopäden Kopell (?–?) und Thompson (?–?) eine erste Monographie zum Thema „Peripheral Entrapment Neuropathies“ (Kopell u. Thompson 1963) (siehe Abb. 3 und 4).

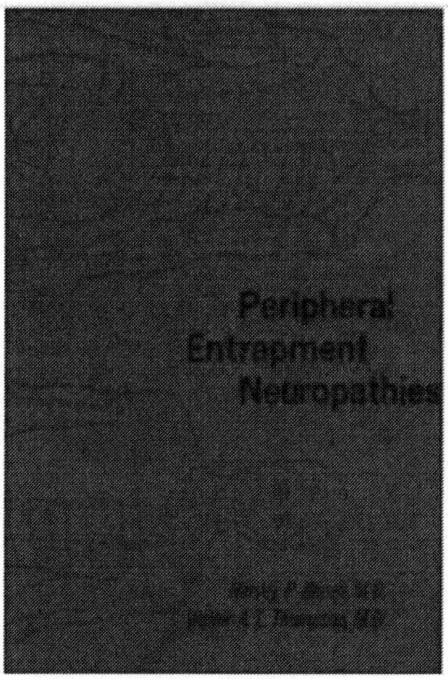

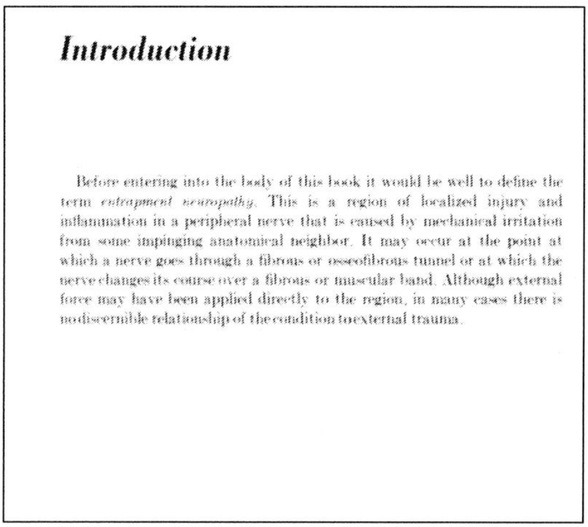
Introduction

Before entering into the body of this book it would be well to define the term *entrapment neuropathy*. This is a region of localized injury and inflammation in a peripheral nerve that is caused by mechanical irritation from some impinging anatomical neighbor. It may occur at the point at which a nerve goes through a fibrous or osseofibrous tunnel or at which the nerve changes its course over a fibrous or muscular band. Although external force may have been applied directly to the region, in many cases there is no discernible relationship of the condition to external trauma.

Abb. 3 und 4.

Deutschland

Die obigen Ausführungen zeigen, dass Untersuchungen peripherer Nervenläsionen vor allem auf traumatische Läsionen als Folge von typischen Kriegsverletzungen sowohl im Ersten als auch im Zweiten Weltkrieg fokussierten. In Schaltenbrands FIAT-Bericht zur Darstellung der neurologischen und psychiatrischen Forschung zwischen 1939 und 1946, der auf Betreiben der Amerikaner erstellt wurde, geht man im neurologischen Teil nicht auf periphere Nervenläsionen ein, welches wenig überrascht, da der Focus dieses Berichts mehr auf der Erfassung möglicher ärztlicher Verbrechen gegen die Menschlichkeit fokussierte (Martin et al. 2016; Karenberg 2016). Zudem dürften diese Erkrankungen vollkommen uninteressant gewesen sein, da sie sicher nicht „kriegswichtig“ waren.

Eine Übersicht über die Verwendung des Ausdrucks „Neuritis“ im 20. Jahrhundert, bezogen auf das periphere Nervensystem, z. B. durch Otfrid Foerster (1873–1941), findet sich bei Wartenberg (Wartenberg 1959: 3–53) (siehe Abb. 5).

Es darf also davon ausgegangen werden, dass sich der Ausdruck „Karpaltunnelsyndrom“ in der Bundesrepublik Deutschland etwa ab 1960 durchsetzte.

In Werner Scheids (1909–1987) Lehrbuch der Neurologie, lange Jahre Standardwerk der Neurologie in der BRD, werden historische Aspekte zum Karpaltunnelsyndrom im Kapitel „Die umschriebenen Schädigungen und Erkrankungen des peripheren Nervensystems“ nicht abgehandelt, bei anderen Krankheitsbildern dieses Formenkreises schon (Scheid u. Gibbels 1983), welches mit den individuellen Interessen der Co-Autoren zu tun haben könnte.

Für die DDR dürften die zeitlichen Zusammenhänge ähnlich sein, wie die für die BRD geschilderten.

Schweiz

Robert Bing (1878–1956) erkannte früh die semantische Schwäche des Ausdrucks „Neuritis“ und wies auch ausdrücklich darauf hin. Er schreibt:

> „Die zweite ätiologische Unterart der peripher-nervösen Leitungsstörungen repräsentieren die „neuritischen“ Prozesse. Freilich ist „Neuritis“ eine durch klinischen Gebrauch sanktionierte Bezeichnung, die streng wissenschaftlicher Kritik nicht standhält. Vielmehr beziehen wir in jene Krankheitsgruppe nicht nur entzündliche, sondern auch primär-degenerative Prozesse ein und können uns

damit trösten, dass auch in histopathologischer Beziehung, wie wir bald sehen werden, die Grenze zwischen jenen beiden Kategorien nicht scharf zu ziehen ist“ (Bing 1913: 3 f.).

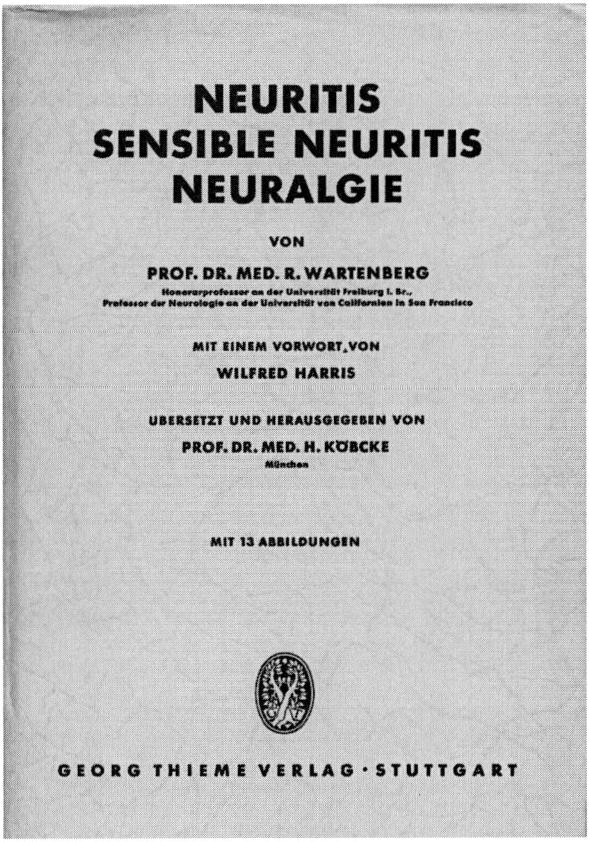

NEURITIS
SENSIBLE NEURITIS
NEURALGIE

VON

PROF. DR. MED. R. WARTENBERG
Honorarprofessor an der Universität Freiburg i. Br.,
Professor der Neurologie an der Universität von Californien in San Francisco

MIT EINEM VORWORT VON
WILFRED HARRIS

UEBERSETZT UND HERAUSGEGEBEN VON
PROF. DR. MED. H. KÖBCKE
München

MIT 13 ABBILDUNGEN

GEORG THIEME VERLAG · STUTTGART

Abb. 5.

In der letzten Auflage seines damaligen Standardwerkes (1952) übernimmt Bing diesen Text wortwörtlich, erweitert aber die Hinweise auf peripher-nervale Läsionen (z. B. „Medianusneuritis“), die eindeutig als exogene Kompressionsläsionen zu betrachten sind, also das, was Hunt früher bereits als „Beschäftigungsläsionen“ bezeichnet hat.

In der letzten Ausgabe (9. Auflage, 1952) seines Standardwerkes zeigt sich ein stetig erweitertes Literaturverzeichnis (welches ziemlich unübersichtlich als Fließtext gestaltet war). Es findet sich kein einziges Literaturzitat mit Hinweis auf endogene Nervenläsionen in der englischen, französischen oder deutschen Fachliteratur (KTS, Sulcus nervi ulnaris-Syndrom). Das erstaunt insofern, als Merle-d´Aubigné 1949 das KTS als „Syndrome de compression du nerf médian au niveau du canal carpien" beschrieben hatte (Merle-d´Aubigné 1949: 717 f.). Bing hat in den verschiedenen Auflagen seines Werkes eher keine chirurgische Literatur berücksichtigt.

In der Schweiz gilt der Neurologe am Universitätsspital Zürich (USZ) Peter Wormser als Erstbenutzer des Ausdrucks „Karpaltunnelsyndrom" – er hatte es 1950 in einer Publikation erstverwendet (Benini 1975: 157; Wormser 1950: 211). Der Mieczyslaw Minkowski (1884–1972) – Schüler Fritz Lehner (?–?) hatte zwar bei Kugelberger in Stockholm die Elektrophysiologie „gelernt" und in Zürich 1954, also noch vor „Bern" eingeführt (Hess 2008: 192). Der Nutzung des Eponyms „Karpaltunnelsyndrom" durch Lehner ist nicht überliefert. Nach Mumenthaler war es in Italien der ebenfalls Zürcher Neurologe und Oberarzt Lehners, Ernst Baasch (1910–1997), der diesen Ausdruck in Italien bei Vorträgen benutzte, da er perfekt Italienisch sprach (Mumenthaler, persönliche Mitteilung). Es darf also davon ausgegangen werden, dass die Bezeichnung „Karpaltunnelsyndrom" in der Neurologischen Klinik des USZ üblich war, noch bevor Fritz Lüthy (1895–1988), neurologischer Lehrer Mumenthalers am USZ, 1955 die Leitung der Neurologie am USZ von Minkowski übernahm.

Elektrophysiologische Untersuchungsmethoden

Elektrophysiologische Untersuchungsmethoden gestatten es heute in vielen Fällen, Ort und Ausmaß einer peripheren Nervenläsion zuverlässig zu bestimmen. Erst ab den 1950er Jahren wurden elektrophysiologische Untersuchungsmethoden zur klinisch-diagnostischen Routine, die die bis anhin übliche Reizdiagnostik mittels „faradischer" oder „galvanischer" Reize obsolet werden ließen (Ludin 1997: 3 f.). Eine historische Übersicht hierzu findet sich bei Ludin (ebd.: 3 f.). Die klinische Anwendung der Nervenleitgeschwindigkeit geht auf Hodes et al. 1948 zurück, die erstmals Normwerte für die motorische Leitgeschwindigkeiten der drei großen Armnerven festlegten (ebd.: 33 f.).

In der Schweiz (Bern) war es Rolf Magun (1916–1960), der, 1958 aus Hannover-Nordstadt kommend, die klinische Elektrophysiologie (Elektromyographie) einführte. Zur schweizweiten Etablierung der klinischen Elektrophysiologie trug dann Maguns Nachfolger in Bern von 1962–1990, Marco Mumenthaler (1925–2015) bei. Zusammen mit den deutschen Hans Johann Schliack (1919–2008) (Berlin-Westend, Medizinische Hochschule Hannover) sowie Albrecht Struppler (1919–2009) (Technische Universität München) wurde dann die „Elektrophysiologie" westdeutschlandweit verbreitet („Struppler, Schliack und ich sind in den 1960er und 1970er Jahren in Deutschland bei den Neurologen herumgefahren und haben mit unseren Geräten die Elektrophysiologie vorgestellt" [Mumenthaler 2004]).

Zusammenfassung

Der Umstand, dass das MIsnomer „NeurItIs" vor allem In den USA zunehmend weniger verwendet wurde, hängt auch sicher damit zusammen, dass vor allem in Ländern wie Frankreich, Deutschland und Großbritannien, bedingt durch die zwei Weltkriege, andere neurologischen Fragestellungen als idiopathischen Läsionen des peripheren Nervensystems im Vordergrund der Forschung standen. Die USA haben bekanntlich erst im April 1917 Deutschland den Krieg erklärt und ihnen wurde Mitte Dezember 1941 durch Deutschland der Kriegszustand verkündet. Vor allem der Umstand, dass die USA zu keinem Zeitpunkt Kampfhandlungen auf eigenem Territorium erlebten, ersparte Ihnen jedwede Form von Wiederherstellungsarbeiten im eigenen Land. Das europäische Analogon zu den USA war die Schweiz, die ebenfalls weitestgehend frei von zerstörerischen Kriegsfolgen war und daher relativ zügig zur wissenschaftlichen „Normalität" übergehen konnte. Mit Einschränkungen gilt das auch für das United Kingdom, wo Zerstörungen durch Raketenangriffe der Deutschen sich vor allem auf Großstädte wie London, Birmingham und Manchester „beschränkte". Der FIAT-Report von Schaltenbrand umfasst den Zeitraum 1939–1946. Zwar war das Gebiet des „peripheren Nervensystems" erfasst, die Inhalte befassten sich jedoch nicht mit den Fragestellungen, die hier abgehandelt werden (Martin et al. 2016; Karenberg 2016).

Der Umstand, dass das Karpaltunnelsyndrom (KTS) vor dem perisulcalen Nervus ulnaris-Syndrom das häufigste periphere Nervenkompressionssyndrom des menschlichen Körpers darstellt, hat mit der Entwicklungsgeschichte des Menschen und der Entwicklung der oberen Extremität und der Hand als wichtigstem mechanischen Werkzeug des Menschen zu tun. Es sind biomechanische Aspekte und hier vor allem die Pronation des Unterarms und der dreidimensionale Bewegungsrahmen der Hand, die geeignet sind, Nervenkompressionen des N. medianus und des N. ulnaris an physiologischen Engpassstellen symptomatisch werden zu lassen (Mumenthaler 1961 :3 f.; Rosenow et al. 2023: 227–229). Wie gezeigt wurde, bereitete es keine Schwierigkeiten, Atrophien z. B. im Bereich der Hand eindeutig einem entsprechenden Nerv zuzuordnen, die meist „bunte" klinische Symptomatik eines KTS, wie nächtliche, beugeseitige Armschmerzen bis zur Schulter, Kribbeln und Kältegefühle in den ersten drei Fingern, die sich durch Umlagerung der oberen Extremitäten oder mechanischer Manipulation vorübergehend bessern, die dann als „Neuritis", „Akroparästhesie" (Friedrich Schultze) oder „Vasomotorische Neurose" (Nothnagel, Putnam) fehlbezeichnet wurden, war eben nicht eindeutig zu erklären. Bereits in den frühen 1930er Jahren wurden die schlagartige Besserung der meist von Frauen geklagten Symptome nach chirurgischer Spaltung des Ligamentum carpi transversum in den USA erkannt und beschrieben (Learmonth 1933) (Pfeffer et al. 1988: 31), jedoch erst ab den frühen 1950er Jahren als Karpaltunnelsyndrom bezeichnet und diese einfache chirurgische Methode zur Heilung dieses Krankheitsbildes in die Therapieregime sukzessiv übernommen.

Abbildungsverzeichnis:

Literaturverzeichnis

Babinski, Joseph (1892) Les névrites. In: Jean-Martin Charcot, Charles Bouchard (éd.). Traité de Médicine, 2e éd., tome X, Masson. 1–292.

Babinski, Joseph (1905) Les névrites. 435-437. In: Joseph Babinski – Œuvre Scientifique. Recueil des Principaux Travaux Publié par les Soins de Jean-Alexandre Barré. Chaillous, J.; Charpentier, A.; Crouzon, Louis Éduard Octave; Delherm, L.; Froment, Jules; Gautier, Claude; Hartmann, Ed.; Krebs, Ed.; Monier-Vinard, R.; Moreau, R.; Plichet, A.; Tournay, Auguste; Vincent, Clovis; Weill, G.-A. Masson, Paris (1934).

Babinski, Joseph; Froment, Jules (1918) Les signes objectifs de la paralysie de l´adducteur du pouce. Société de Neurologie, 6 juin 1918.

Bardeleben, Karl von; Haeckel Heinrich (1908) Atlas der Topographischen Anatomie des Menschen. Gustav Fischer, Jena.

Bell, Charles (1811) Idea of a new anatomy of the brain: submitted for the observations of his friends. Strahan and Preston, London.

Benini, Arnaldo (1975) Das Karpaltunnelsyndrom und die übrigen Kompressionssyndrome des Nervus medianus. Thieme, Stuttgart.

Bickel, Adolf (1901) Eine historische Studie über die Entdeckung des Magendie-Bellschen Lehrsatzes. Pflügers Archiv 84: 276–303.

Bing, Robert (1913) Lehrbuch der Nervenkrankheiten. Urban & Schwarzenberg, Berlin.

Bing, Robert (1952) Lehrbuch der Nervenkrankheiten (=9. Aufl.). Benno Schwabe, Basel.

Boehm, Rudolf (1912) Xavier Bichat: Physiologische Untersuchungen über den Tod. In: Sudhoff, Karl von (Hrsg.) Klassiker der Medizin. JA Barth, Leipzig (=unveränderter Nachdruck: Zentralantiquariat der Deutschen Demokratischen Republik, Leipzig 1968).

Buzzard, Thomas (1885) Barbeian Lectures on some forms of paralysis dependent upon peripheral neuritis. Lancet, November 28.

Buzzard, Thomas (1887) Some Points in the Pathology of Multiple Neuritis. British Medical Journal 1(1357): 9–12.

Buzzard, Thomas (1890) Illustrations of some less-known forms of peripheral neuritis, especially alcoholic monoplegia, and diabetic neuritis. British Medical Journal, June 21.

Cassirer, Richard (1914) Die vasomotorisch-trophischen Neurosen. 179–290. In: Lewandowsky, Max. (Hrsg.) Handbuch der Neurologie. Fünfter Band, Spezielle Neurologie IV. Julius Springer, Berlin.

Clara, Max (1942) Das Nervensystem des Menschen. JA Barth, Leipzig.

Cooper, Astley (1818) On exostosis. In: Cooper Astley.; Travers Benjamin (eds.) Surgical Essays (=Part One, Second edition). Cox, Southwark, pp. 167–223.

Deiters, Otto (1860) Untersuchungen über die Lamina spiralis membranaceae – Ein Beitrag zur Kenntnis des inneren Gehörorgans. Henry et Cohen, Bonn.

Deiters, Otto (1865) Untersuchungen über Gehirn und Rückenmark des Menschen und der Säugethiere (intermittierend lückenhaft und vollständig unvollendet ab Seite 315; nach dem Tode des Verfassers herausgegeben und bevorwortet von Max Schultze). Vieweg, Braunschweig.

Driesch, Hans (1922) Geschichte des Vitalismus (=2. Aufl.). JA Barth, Leipzig.

Ebstein, Erich; Bell, Ch. (1911) (erstmals erschienen 1811). Idee einer neuen Hirnanatomie. In: Sudhoff, Karl (Hrsg.) Klassiker der Medizin. JA Barth, Leipzig (=unveränderter Nachdruck: Zentralantiquariat der Deutschen Demokratischen Republik, Leipzig 1968).

Ehrlich, HE; Martin, H. (1943) Schwannomas (Neurilemmomas) in the head and neck. Surgery. Gynecology. Obstetrics 76: 577–583.

Engelhardt, Dietrich von (2002) Biographische Enzyklopädie deutschsprachiger Mediziner (=Bd. 2: R-Z). KG Saur, München.

Hess, Klaus (2008) Geschichte der Neurologischen Klinik und Poliklinik in Zürich. In: Bassetti, Claudio; Mumenthaler, Marco (Hrsg.) 100 Jahre Schweizerische Neurologische Gesellschaft. Schweizerisches Archiv für Neurologie und Psychiatrie. 159: 191–197.

Hunt, James Ramsay (1908) Occupation neuritis of the deep palmar branch of the ulnar nerve. Journal of Nervous and Mental Disease 35: 673–689.

Hunter, John (1793) A treatise on the blood, inflammation, and gun-shot wounds. Gilbert, Southwark (England).

Joffroy, Alix (1879) De la névrite parenchymateuse spontanée, généralisée ou partielle. Archives de Physiologie Normale et Pathologique 6: 172–98.

Karenberg, Axel (2016) Neurologie und Neurologen in der NS-Zeit: Nachwort. DOI10.1007/s00115-016-0145-6

Kopell, Harvey P., Thompson, Walther AL (1963) Peripheral Entrapment Neuropathies. William & Wilkins, Baltimore.

Kreuter, Alma (1996) Deutschsprachige Neurologen und Psychiater (=Bd. 3: Paetz-Zwinger). KG Saur, München

Lazorthes, Guy (1981) Le système nerveux périphériques. Troisième édition, revue et augmentée. Masson, Paris.

Leyden, Ernst von (1870) Ueber Reflexlähmungen. Sammlung Klinischer Vorträge 1: 1–22. Breitkopf & Härtel, Leipzig.

Ludin, Hans-Peter (1997) Praktische Elektromyographie (=5. Aufl.). Enke, Stuttgart.

Ludin, Hans-Peter (2008) Zur Geschichte der der Elektromyographie und der Elektroneurographie in der Schweiz. In: Bassetti, Claudio; Mumenthaler, Marco (Hrsg.) 100 Jahre Schweizerische Neurologische Gesellschaft. Schweizerisches Arch für Neurologie und Psychiatrie 159: 215–219.

Marie, Pierre; Foix Charles (1923) Atrophie isolée de l´éminence thénar d´origine névritique. Rôle du ligament annulaire antérieur du carpe dans la pathogénie de la lésion. Revue Neurologique 2: 647–651.

Martin, M.; Fangerau, Heiner; Karenberg, Axel (2016) Neurologie und Neurologen in der NS-Zeit: Auswirkungen und Folgen von 1945 bis heute. Nervenarzt. DOI10.1007/s00115-016-0144-7

Mathis, Stéphane; Soulages, Antoine; Le Masson, Gwendal; Vallat, Jean-Michel (2021) Epidemics and outbreaks of peripheral nervous system disorders: I. infectious and immune-mediated causes. Journal of Neurology: 879–890.

Merle-d´Aubigné, Robert-Aimé; Benassy, J. (1949) Syndrome de compression du nerf médian au niveau du canal carpien. Mem Acad Chir 57: 717.

Mitchell, Weir (1874) Des lésions des nerfs et de leurs conséquences (traduction franaise.). Dastre, Paris, S. 116 f.

Monrad-Krohn, Georg Herman (1950) Polyneuritis. Schweizer Archiv für Neurologie und Psychiatrie 66: 319–338.

Mumenthaler, Marco (1961) Die Ulnarisparesen. Thieme, Stuttgart.

Mumenthaler, Marco; Schliack Hans (1965) Läsionen peripherer Nerven. Thieme, Stuttgart.

Mumenthaler, Marco (2004) Persönliche Mitteilung, September 2004. Café Schober Zürich.

Nothnagel, Hermann (1867) Zur Lehre von den vasomotorischen Neurosen. Deutsches Archiv für klinische Medizin 2: 173–191.

Ochsner, François; Novy, Jan; Kuntzer, Thierry (2007) Neuropathie d'enclavement: une cause traitable de douleurs musculosquelettiques. Neurologie-neurochirurgie 110: 1170–1177.

Paget, James (1853) Lectures on Surgical Pathology. Delivered at the Royal College of Surgeons of England. Vol. 1: Hypertrophy, Atrophy, Repair, Inflammation, Mortification, Specific Diseases. Longman, Brown, Green, and Longmans, London, S. 42 f.

Pfeffer, GB; Gelberman, RH; Boyes, JH; Rydevik, B. (1988) The History of Carpal Tunnel Syndrome. Journal of Hand Surgery 13: 28–34.
Phalen, George S. (1966) The Carpal-Tunnel Syndrome: SEVENTEEN YEARS' EXPERIENCE IN DIAGNOSIS AND TREATMENT OF SIX HUNDRED FIFTY-FOUR HANDS. Journal of Joint and Bone Surgery American 48: 211–228.
Pitres; Albert; Vaillard, Louis; Laignel-Lavastine, Paul-Marie-Maxime (1924) Névrites périphériques. 138–223. In: Gilbert, A.; Carnot, P. (eds.). Maladies des Nerfs Périphériques et du Sympathique. Baillière, Paris.
Preul MC (1997) A History of Neuroscience from Galen to Gall. In: Greenblatt, Samuel H. (ed.) A History of Neurosurgery In Its Scientific and Professional Contexts. The American Association of Neurosurgical Surgeons. Park Ride, Illinois, pp. 99–130.
Ranvier, Louis-Antoine (1872) Recherches sur l'histologie et la physiologie des nerfs. Archive de physiologie normale et pathologique, 4: 129–149.
Ranvier, Louis-Aantoine (1878) Leçons sur l'histologie du système nerveux. F. Savy, Paris.
Remak, Ernst; Flatau, Edward (1899) Neuritis und Polyneuritis. 1. Hälfte. In: Nothnagel, Herrmann (Hrsg.) Specielle Pathologie und Therapie. Hölder, Wien.
Remak Ernst; Flatau Edward (1900) Neuritis und Polyneuritis. 2. Hälfte. In: Nothnagel, Herrmann (Hrsg.) Specielle Pathologie und Therapie. Hölder, Wien.
Rosenow, Detlef (1988) Prospektive Studie zum parallelen Vergleich vier apparativer Untersuchungsmethoden zur konfirmativen Diagnostik 31 hirntoter, zur Organspende gemeldeter Patienten, unter besonderer Berücksichtigung der kranialen, stationären Perfusionsszintigraphie. Inaugural-Dissertation, Rheinische Friedrich-Wilhelms-Universität zu Bonn.
Rosenow, Detlef; Friedburg, Hartmut; Flüh, Charlotte (2023) Läsionen neuronaler Strukturen im Bereich des Handgelenkes. CHAZ 24: 227–238.
Ross, James (1881) A Treatise on the Diseases of the Nervous System (=Vol. 1 and 2). Churchill, London.
Ross, James (1885) Idiopathic progressive multiple neuritis. Handbook of Diseases of the Nervous System. Churchill, London, p. 412 f.
Ross, James (1887) On Peripheral Neuritis. British Medical Journal: January 1, p. 6.
Sabin, ThD; Swift, ThR; Jacobson RR (2005) Neuropathy Associated with Infections – Leprosy. In: Dyke, Peter J.; Thomas, PK (eds.) Peripheral Neuropathy (=Vol. 2). Elsevier, Philadelphia PN, pp. 2081–2108.
Scheid, Werner; Gibbels, Ellen (1983) Lehrbuch der Neurologie (=5. Aufl.). Thieme, Stuttgart.

Schultze, Friedrich (1893) Ueber Akroparästhesie. Deutsche Zeitschrift für Nervenheilkunde 3: 300–318.

Schultze, Max (1865) Vorwort zu Deiters O. (1865): Untersuchungen über Gehirn und Rückenmark des Menschen und der Säugethiere. Vieweg, Braunschweig, S. I-XVII.

Schwann, Theodor (1839) Mikroskopische Untersuchungen über die Uebereinstimmung in der Struktur und dem Wachsthum der Thiere und Pflanzen. Sander, Berlin.

Seddon, Herbert (1958) Surgical Disorders of the Peripheral Nerves. Churchill Livingstone.

Sunderland, Sydney (1968) Nerves and Nerve Injuries. Livingstone, Edinburgh.

Tandler, Julius (1929) Lehrbuch der Systematischen Anatomie (=4. Bd.). Nervensystem und Sinnesorgane. Vogel, Leipzig.

Testut, Léo (1899) Traité d´anatomie humaine. Tome Troisième. Système Nerveux Périphérique. Doin, Paris.

Testut, Léo (1922) Traité d´anatomie humaine. Tome Troisième. Système Nerveux Périphérique. Doin, Paris.

Toepfer, Georg (2011) Vitalismus. In: Historisches Wörterbuch der Biologie. J. B. Metzler, Stuttgart, S. 692–710. https://doi.org/10.1007/978-3-476-00461-1_34

Waller, Augustus Volney (1850) Experiments on the Section of the Glossopharyngeal and Hypoglossal Nerves of the Frog, and observations of the alterations produced thereby in the structures of their Primitive Fibres. https://doi.org/10.1098/rstl.1850.0021

Waller, Mary D (1929) Dr. Augustus Waller and Patents. Nature 124: 654.

Wartenberg, Robert (1932) Cheiralgia paraesthetica (Isolierte Neuritis des Ramus superficialis nervi radialis). Zeitschrift für die gesamte Neurologie und Psychiatrie 141: 145–155.

Wartenberg, Robert (1958) Neuritis, Sensory Neuritis, Neuralgia – A Clinical Study With Review of the Literature. Oxford University Press, New York.

Wartenberg, Robert (1959) Neuritis, Sensible Neuritis, Neuralgie. Thieme, Stuttgart.

Wormser, Peter (1950) Das Karpaltunnelsyndrom. Fortschritte in der Neurologie und Psychiatrie 18: 628–631.

Heinrich Pette, ein Verfechter der operativen Neurologie

von Michael Synowitz, Detlef Rosenow und Hans-Joachim Synowitz

The Heinrich Pette, An Advocate of Operative Neurology
Summary: Heinrich Pette (1887–1964), a supporter of the perspective that neurology should also include operative activity, succeeded in establishing an operative department within his clinic in 1936/37. This unit was staffed by the surgeon Otto Voss (1902–1968). At the 1935 Surgeons' Congress, the unity of the surgical discipline was repeatedly invoked and arguments were made against the separation of neurosurgery. In the same year, at the first annual meeting of the "Society of German Neurologists and Psychiatrists" (GDNP) in September of 1935, a resolution was adopted, addressing the relationship between neurology and neurosurgery. It discouraged the establishment of standalone neurosurgical clinics. The debates over the type of cooperation continued in the following years. On March 15, 1939, at a meeting in the Reich Ministry, neurosurgery was formally classified as a subdivision of general surgery. This prevented the institutional integration into neurological clinics. This decision was publicly announced as a ministerial decision at the opening speech of the Surgeons' Conference in April of 1939. Prior to the surgeons' meeting, Pette and Ernst Rüdin (1874–1952) submitted a statement on behalf of the DGNP. In a clarifying discussion between Pette and representatives of the Ministry, it was agreed that the two neurological surgical departments in Breslau and Hamburg remain in place, while the department, located in the Psychiatric Clinic of Karl Kleist (1879–1969) in Frankfurt am Main, had to be transferred to the surgical clinic. His opponent, Wilhelm Tönnis (1898–1978), thanks to a strategic network, ultimately achieved the independence of neurosurgery up to the level of *extraordinariate* and the establishment of an independent clinic.
Keywords: Pette, neurology, GDNP, neurosurgery.

Zusammenfassung: Als Befürworter des Anspruchs, dass das Profil der Neurologie auch operative Tätigkeit einschließt, konnte Heinrich Pette (1887–1964) seiner Klinik 1936/37 eine operative Abteilung, besetzt mit dem Chirurgen Otto Voss (1902–1968), zuweisen. Auf dem Chirurgenkongress 1935 wurde zum wiederholten Male die Einigkeit des Faches Chirurgie beschworen und gegen das Herauslösen der Neurochirurgie argumentiert. Die 1. Jahrestagung der „Gesellschaft Deutscher Neurologen und Psychiater" (GDNP) im September 1935 verabschiedete ihrerseits eine Entschließung, in der auch zu dem Verhältnis Neurologie/Neurochirurgie Hinweise fixiert waren und die dagegen den Aufbau reiner neurochirurgischer Kliniken nicht empfahlen. Die Diskussion über die Art der Zusammenarbeit dauerte die nachfolgenden Jahre noch an. Klarheit brachte erst eine Besprechung am 15. März 1939 im Reichsministerium, in der die Neurochirurgie als Teil der Gesamtchirurgie eingeordnet, nicht in neurologische Kliniken verlegt werden kann. In der Eröffnungsrede auf der Chirurgentagung im April 1939 wurde dies als ministerielle Entscheidung verkündet. Noch vor der Tagung der Chirurgen reagierten Pette und Ernst Rüdin (1874–1952) im Auftrag der DGNP mit einer Eingabe. In einem klärenden Gespräch zwischen Pette und Vertretern des Ministeriums blieben die beiden neurologischen operativen Abteilungen in Breslau und Hamburg bestehen, die in der Psychiatrischen Klinik von Karl Kleist (1879–1969) in Frankfurt am Main gelegene Abteilung musste in die Chirurgische Klinik verlegt werden. Sein Widersacher Wilhelm Tönnis (1898–1978) führte dank eines guten Netzwerkes die Verselbständigung der Neurochirurgie bis zum Extraordinariat und eigenständiger Klinik.
Schlüsselwörter: Pette, Neurologie, GDNP, Neurochirurgie.

Chirurgen und Neurologen gegen eine Verselbstständigung der Neurochirurgie

In seinen „Erinnerungen" widmete Wilhelm Tönnis (1898–1978) der Herausbildung neurochirurgischer Tätigkeit ein eigenes Thema und betitelte es mit „Widerstände bei Chirurgen und Neurologen gegen die Entwicklung einer eigenen Neurochirurgie in Deutschland".[1]

1 Zülch 1984.

Besondere Bedeutung wurde von Tönnis der Diskussion auf dem Chirurgenkongress 1935 beigemessen, in der es, nach dem Vortrag von Ferdinand Sauerbruch (1875–1951), um die Spezialisierung der Neurochirurgie ging und an der sich auch Heinrich Pette beteiligte.

Pettes Diskussionsbemerkungen hielt Tönnis in den bereits erwähnten Erinnerungen in kursiv fest: es sei nicht erwünscht, „einseitig orientierte neurochirurgische Kliniken zu schaffen" und „hinsichtlich der praktischen Ausführung trat Pette dafür ein, daß evtl. zu gründende neurochirurgische Abteilungen den Nervenkliniken angegliedert werden sollen".[2]

In diese Zeit fiel dann in etwa 1933/34 durch den Direktor Fritz König (1866–1952) auch die Entscheidung, eine Neurochirurgische Abteilung im Verband seiner Chirurgischen Universitätsklinik Würzburg einzurichten. Damit setzte er sich bewusst gegen die auf Chirurgen-Tagungen wiederholt vorgetragenen Positionen, keine Zersplitterung des Faches Chirurgie zuzulassen, durch und besetzte sie mit Wilhelm Tönnis, seinem Oberarzt.

Davor war Tönnis zu einem Studienaufenthalt für sechs Monate bei dem bekannten Neurochirurgen Herbert Olivecrona (1891–1980) in Stockholm. Aus den Reihen der deutschen Neurochirurgen und Neurologen wählten zu dieser Zeit weitere Ärzte einen Auslandsaufenthalt zur eigenen Qualifizierung.

Die Reiseberichte zeigten an, dass die deutsche Neurochirurgie auf ein höheres Niveau gehoben werden müsse. Georg Schaltenbrand empfahl, in Kenntnis seines Aufenthaltes bei dem US-amerikanischen Neurochirurgen Harvey Cushing (1869–1939) in seinem Vortrag Juni 1933 dass es nicht genüge, *„die neuen von den Amerikanern erarbeiteten Methoden bei uns nachzuahmen."* Es seien Fachärzte erforderlich, um in der Neurochirurgie wieder führend zu werden. Er empfahl fünf bis sechs Institute, in denen die Neurochirurgie mit der organischen Neurologie vereint sei.[3]

In unserem Beitrag hatten wir die Entwicklung neurochirurgischer Tätigkeit in Deutschland in Bezug auf die gegenseitige Abhängigkeit zwischen Neurologen und Chirurgen dargestellt.[4] Der berufliche Werdegang des Neurochirurgen Wilhelm Tönnis war Inhalt weiterer Beiträge.[5] Zu bewerten blieb noch die Beziehung der Neurologie zur Neurochirurgie. Hier stand das Bemühen des neurologischen Faches im Vordergrund, selbst neurochirurgische Ebenen

2 Zülch 1984: 28.

3 Schaltenbrand 1934: 28.

4 Rosenow et al. 2016.

5 Vgl. Rosenow u. Synowitz 2014, Synowitz u. Rosenow 2011, Synowitz u. Rosenow 2017.

zu übernehmen, d. h. operatives Handeln als Teil der Neurologie zu akquirieren. Hierfür wählten wir das Wirken eines bekannten Neurologen in der Person des Klinikdirektors und stellvertretenen Vorsitzenden der neugegründeten „Gesellschaft Deutscher Neurologen und Psychiater" (GDNP) Heinrich Pette.

Hans-Walter Schmuhl (*1957) hat in seinen Beiträgen „Die Gesellschaft Deutscher Neurologen und Psychiater im Nationalsozialismus" sehr umfangreich und ausführlich auch die Geschehnisse der Jahrestagungen der GDNP über die Jahre dargestellt und kommentierte die von Pette vorgetragenen Ausführungen über das Verhältnis zwischen dem Neurologen und dem Neurochirurgen.[6] Nicht eingegangen wurde von Schmuhl dabei auf die Sitzung vom 15. März 1939 im Reichsministerium, deren Festlegungen zur Verlegung der chirurgischen Abteilung aus der Kleist-Klinik in die Chirurgische Klinik von Victor Schmieden (1874–1945) führte und des Weiteren bestimmte, dass keine neuen chirurgischen Abteilungen in Nervenkliniken errichtet werden dürfen. Die getroffenen Bestimmungen gaben Veranlassung, dass die GDNP eine Eingabe an das Ministerium richtete. In diesen Prozess eingeschlossen waren hauptsächlich Pettes Aktivitäten.

Als Leiter der Nervenabteilung des Allgemeinen Krankenhauses St. Georg in Hamburg wechselte Pette 1934 an die Neurologische Klinik am Klinikum Eppendorf in Hamburg und trat die Nachfolge von Max Nonne (1861–1959) an.

Pette und die Neurochirurgie

Pette setzte sich in dieser Zeit auch mit der Problematik intrakranieller Prozesse in umfassender Art auseinander. In seiner 1933 erschienenen Arbeit zeigt allein der Titel „Die Diagnose des Hirntumors im Hinblick auf die Indikationsstellung zu chirurgischem Vorgehen" die Kompetenz seiner Niederschrift an.[7] Er spricht ebenfalls ethische Gesichtspunkte an:

> „Hier bedeutet ein quoad vitam mit Erfolg ausgeführter Eingriff nur Verlängerung eines für den Kranken wie für seine Angehörigen gleich qualvollen Leidens. Es sind dies Momente, die bei jeder Indikationsstellung zu operativem Vorgehen mit in die Waagschale fallen müssen, und zwar wie ich meine mehr, als es bis jetzt im allgemeinen geschehen ist".

---

6 Schmuhl 2016.
7 Pette 1933: 8.

In diesen Jahren beanspruchte der Neurologe in unterschiedlichem Maße ein Mitspracherecht bei der Entscheidungsfindung zur Operationsindikation. Pettes Handeln als Neurologe war gekennzeichnet durch eine intensive Beziehung zum neurochirurgischen Fach, die auch in den Nachrufen Erwähnung fand.
So stand zusammengefasst in der Erinnerung von Gustav Bodechtel (1899–1983) in einem einzigen Satz zusammengefasst etwa beispielsweise die Bedeutung seines Wirkens auf das Verhältnis zur Neurochirurgie: *„Ganz besondere Verdienste hat sich Pette um den Einbau der Neurochirurgie in die Neurologie erworben“*.[8]

Der Autor der zweiten Erinnerungsschrift ist Klaus-Joachim Zülch (1910–1988). Frühzeitig hatte er die Bedeutung erkannt, dass die enge Verknüpfung zwischen beiden Fächern die beste Lösung für beide sei. Aus dieser Überzeugung heraus schuf er eine ihm unterstehende neurochirurgische Abteilung in seiner Universitätsnervenklinik in Hamburg.[9]

Und schließlich fasste sein Mentor Max Nonne (1861–1959) Pettes Verdienst in der Profilierung der Hamburger Universitätsnervenklinik mit den Worten zusammen:

> „[...] hat er es verstanden, meiner früheren Klinik mit Erfolg neue Aufgaben zu stellen. Es ist mir eine Genugtuung und Freude, dass ich es noch erleben konnte, das Idealbild einer neurologischen Klinik, [...] d. h. eine Klinik und eine Poliklinik, die die Neurochirurgie im eigenen Hause betreibt, die histologische Untersuchungen im eigenen Laboratorium vornimmt und eine eigene Röntgeneinrichtung hat [...]“.[10]

Wenngleich es Pette gelang, in seiner Klinik eine neurochirurgische Abteilung zu etablieren, währte die Diskussion über die Formen der Partnerschaft zwischen Neurologe und Neurochirurg bis 1939.

---

8 Bodechtel 1965.
9 Zülch 1965.
10 Nonne 1947: 437.

Entlassung und Ausgrenzung jüdischer Neurologen und Neurochirurgen

Schätzt man die qualitative nationale Lage im Fach so ein, dass das Niveau deutscher Neurochirurgie im internationalen Vergleich in den Jahren nach 1933 nicht mehr zu den Führenden gerechnet werden konnte, so stellt sich die Frage nach den Gründen dieser Entwicklung. Eine Antwort gab der Neurologe Georg Schaltenbrand (1897–1979) aber erst im Jahre 1948 im FIAT-Report: *„Nach 1933 fand eine tiefgreifende Veränderung statt. Gezwungen oder freiwillig verließ uns der größte Teil unserer Kollegen“.*[11] Da sich damals hirnchirurgische Tätigkeit immer als Gemeinschaftsaufgabe mit dem neurologischen oder internen Fachgebiet verband, musste dieser personelle Einbruch negative Folgen für die Neurochirurgie haben. Besonders hoch waren in Berlin die Zahlen der entlassenen jüdischen Neurologen und hirnchirurgisch tätigen ärztlichen Mitarbeiter.[12]

Das Jahr 1935. Pette als Stellvertretender Vorsitzender der Gesellschaft Deutscher Neurologen und Psychiater und die 1. Jahresversammlung

In der Zeitschrift „Klinische Wochenschrift“ vom Januar 1936 erschien unter der Rubrik „Tagesgeschichte“ ein Beitrag mit dem Titel „Entschließung der Gesellschaft Deutscher Neurologen und Psychiater (2. September 1935)“.[13] Es handelt sich dabei um die verabschiedete Resolution jener Jahresversammlung, auf der die bisher seit vielen Jahren existierenden zwei Gesellschaften vereint wurden. 1907 war in Dresden die erste Jahresversammlung der gegründeten „Gesellschaft Deutscher Nervenärzte“ veranstaltet worden. Die zweite Gesellschaft war jene der Psychiater mit einer länger zurückliegenden Vereinsgeschichte, die im Jahre 1903 die Bezeichnung „Deutscher Verein für Psychiatrie“ annahm. Der Zusammenschluss beider Gesellschaften erfolgte auf einer außerordentlichen Mitgliederversammlung am 3. September 1935.

---

11 Schaltenbrand 1948: 137–150.

12 Rosenow u. Synowitz 2014.

13 Salle 1936.

Als Vorsitzender der neuen Gesellschaft wurde Ernst Rüdin bestellt, als sein Stellvertreter Pette.[14] Der in der „Klinischen Wochenschrift" erschienene Text der Entschließung beinhaltet Ausführungen auch zum Komplex „Neurochirurgie", welche in einem weiteren Tagungsbericht betitelt wird als „Entschließung zu Fragen der Neurochirurgie".

Eingangs wertete man das nicht befriedigende Niveau der deutschen Neurochirurgie, ohne die Gründe anzusprechen und nannte die sich daraus ergebende Notwendigkeit, sie als ein Sonderfach zu entwickeln. Weiter stellte man fest, dass, damit verbunden, sich eine sehr enge Zusammenarbeit zwischen Neurologen und Neurochirurgen ergäbe.

> „Wir würden es deswegen nicht für richtig halten, wenn isoliert dastehende neurochirurgische Kliniken entwickelt würden". „Sichergestellt sein müsse", heißt es weiter, „dass zum mindesten eine neurologische und neurochirurgische Abteilung stets eine enge Dachgemeinschaft miteinander eingehen".[15]

Im ausführlichen Bericht dieser 1. Jahrestagung, veröffentlicht in der „Deutschen Zeitschrift für Nervenheilkunde", nimmt Pette in seiner Ansprache Bezug auf die Neurochirurgie und führte aus, dass

> „man sich seit Jahren bemüht, sie in den Aufgabenbereich der Neurologie einzubauen [...] sie könne nur dort gedeihen, wo eine enge Anlehnung an die Neurologie möglich ist [...] die neurologische Klinik [...] muss der neurochirurgischen Klinik vorgeschaltet sein".[16]

Die Ausführungen über die Entschließung enden mit der Aufforderung des

> „Ausbau[s] bereits vorhandener neurochirurgischer Abteilungen und eventuell die Neueinrichtung weiterer Abteilungen im engen Anschluss an neurologische Kliniken dringend erforderlich".[17]

Das Fach Neurologie beanspruchte hiermit folglich die Dominanz über die Neurochirurgie, so darf geschlossen werden.

---

14 Rüdin u. Nitsche 1936.
15 Salle 1936: 112.
16 Pette 1935: 13.
17 Rüdin 1935: 112.

Das Jahr 1937. Extraordinariat für Gehirnchirurgie, Hansa-Klinik – operative Abteilung in den Nervenkliniken Hamburg und Frankfurt am Main

Protegé von Tönnis war der Chirurg Georg Magnus (1883–1942), der 1933–1936 Direktor der 1. Chirurgischen Universitätsklinik in Berlin war und die persönlichen Kontakte zum Nutzen von Tönnis vermittelte.[18]

Im Gegensatz zu den Fächern der Nervenheilkunde existierte für den Neurochirurgen weder eine Organisationsform in Gestalt einer Gesellschaft noch gab es ein eigenes Publikationsorgan. Letzterer Makel konnte 1936 getilgt werden, als Tönnis das „Zentralblatt für Neurochirurgie Beihefte zum Zentralblatt für Chirurgie" begründete.

Der Neurochirurg Tönnis erhielt ohne ein reguläres Berufungsverfahren ein Extraordinariat an der Friedrich-Wilhelms-Universität, eine Forschungsabteilung im Kaiser-Wilhelm-Institut für Hirnforschung sowie eine selbstständige Neurochirurgische Klinik an der Charité zugewiesen.[19] Innerhalb von drei Jahren war Tönnis zum führenden Neurochirurgen Deutschlands avanciert und gewann mit der Ausrichtung der Sommertagung der „Society of British Neurological Surgeons", in der er seit 1934 korrespondierendes Mitglied war, im Sommer 1937 in Berlin und Breslau auch internationale Reputation.[20] Und der Neurologe Pette schuf eine operative Abteilung an seiner Universitäts-Nervenklinik in Hamburg, besetzte sie mit dem Chirurgen Otto Hinrich Voss (1902–1968), dem kurze Zeit später Georg Häussler (1904–1993) folgte. Auch in der Universitätsnervenklinik in Frankfurt am Main schuf Karl Kleist (1879–1960) in diesen Jahren eine eigene „Abteilung für operative Neurologie" und besetzte sie mit Traugott Riechert (1905–1983), einem Facharzt für Nerven- und Geisteskrankheiten.

---

18 Rosenow u. Synowitz 2014.

19 Vgl. Rosenow u. Synowitz 2010, Synowitz u. Rosenow 2011.

20 Synowitz u. Rosenow 2017.

Eine folgenreiche Besprechung im Reichsministerium am 15. März 1939

Mit großer Wahrscheinlichkeit im Zusammenhang mit der Vorbereitung der 63. Tagung der Deutschen Gesellschaft für Chirurgie (DGCH) am 12. April stehend, fand vier Wochen davor am 15. März 1939 eine Besprechung im Reichsministerium für Wissenschaft, Erziehung und Volksbildung zu Fragen der Neurochirurgie statt, an der die Professoren Nikolai Guleke, Otto Nordmann, Wilhelm Tönnis, Karl Kleist, Victor Schmieden sowie Geheimrat August Borchard und Prof. Ernst Bach, Referent für Medizin im Reichsministerium für Wissenschaft, Erziehung und Volkbildung teilnahmen. Als Ergebnis dieser Gesprächsrunde (Abb. 1) wurde festgehalten, dass erstens die Neurochirurgie Teil der Gesamtchirurgie sei und an die Universitätskliniken gebunden bleibe, dass zweitens Abteilungen errichtet werden sollen, wo solche bisher fehlten, und drittens, es unmöglich sei, dass dieses Teilgebiet an andere, vor allem in neurologische Kliniken hinein, verlegt werde. Wörtlich heißt es hierzu:

> „wo dies bisher der Fall war, muss aus den letzterwähnten Gründen die Zurückführung der Neurochirurgie an die chirurgischen Universitätskliniken in absehbarer Zeit bestätigt werden.[21]"

Reaktion der Gesellschaft Deutscher Neurologen und Psychiater

Am 29. März, also zwei Wochen später, adressierten Rüdin und Pette als Repräsentanten der GDNP ein Schreiben (Abb. 2), das als Eingabe, an den Reichsminister für Wissenschaft, Erziehung und Unterricht zu verstehen war und sie nahmen Stellung zu der in der Sitzung vom 15. März getroffenen Feststellung. Sie seien aufs höchste überrascht und beunruhigt und sähen damit die Entwicklung gefährdet, die frühzeitig die Bedeutung der Neurochirurgie seitens der Neurologen einschloss, zu einer Zeit, weit zurück(?), als vom Chirurgen noch wenig Verständnis für dieses Fach gezeigt wurde. Sie hielten fest, dass die GDNP der Meinung sei, *„dass eine schematische und einseitige Lösung dieser Frage nicht am Platze ist".*[22] Sie verwiesen auf die vorliegenden drei Abteilungen in Breslau, Hamburg und Frankfurt, deren Form nicht die

---

21 Bundesarchiv (=BArch) R 4901/1761.

22 Ebd.

einzig mögliche sein müsse und begrüßten den Aufbau selbstständiger Abteilungen in Chirurgischen Kliniken.

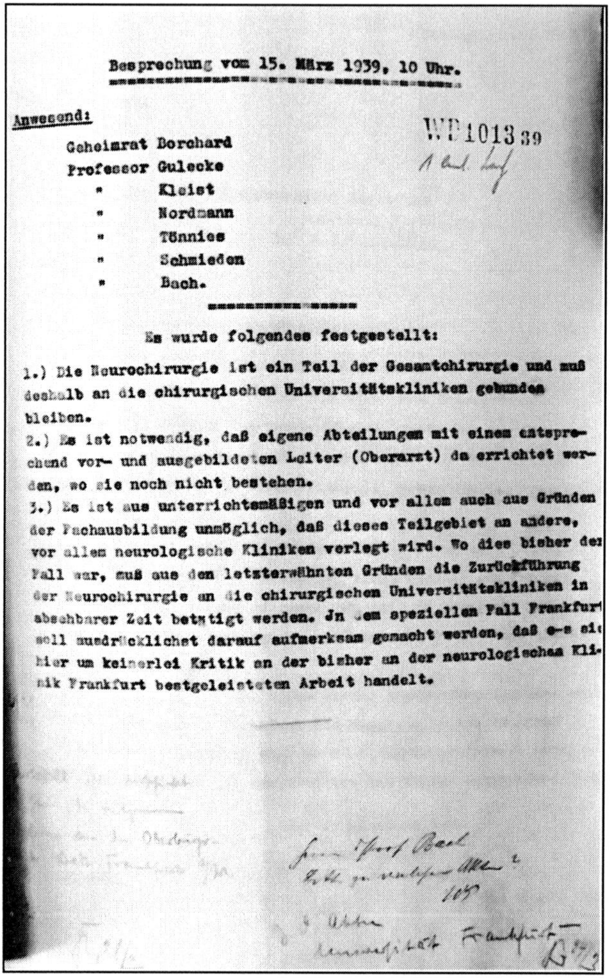

Besprechung vom 15. März 1939, 10 Uhr.

Anwesend:

WP 1013 39

Geheimrat Borchard
Professor Gulecke
" Kleist
" Nordmann
" Tönnies
" Schmieden
" Bach.

Es wurde folgendes festgestellt:

1.) Die Neurochirurgie ist ein Teil der Gesamtchirurgie und muß deshalb an die chirurgischen Universitätskliniken gebunden bleiben.

2.) Es ist notwendig, daß eigene Abteilungen mit einem entsprechend vor- und ausgebildeten Leiter (Oberarzt) da errichtet werden, wo sie noch nicht bestehen.

3.) Es ist aus unterrichtsmäßigen und vor allem auch aus Gründen der Fachausbildung unmöglich, daß dieses Teilgebiet an andere, vor allem neurologische Kliniken verlegt wird. Wo dies bisher der Fall war, muß aus den letzterwähnten Gründen die Zurückführung der Neurochirurgie an die chirurgischen Universitätskliniken in absehbarer Zeit betätigt werden. In dem speziellen Fall Frankfurt soll ausdrücklichst darauf aufmerksam gemacht werden, daß es sich hier um keinerlei Kritik an der bisher an der neurologischen Klinik Frankfurt bestgeleisteten Arbeit handelt.

Abb. 1: Teilnehmerkreis und getroffene Feststellungen der Besprechung am 15. März 1939.[23]

23 BArch R 4901/1761

Abschrift !

Gesellschaft Deutscher Neurologen und Psychiater

Vorsitzender, Leiter der Psychiatrischen Abteilung: Prof. Dr. Rüdin, München 23, Kraepelinstraße 2.
Stellv. Vorsitzender, Leiter der Neurologischen Abt.: Prof. Dr. Pette, Hamburg 20, Univ.-Krankenhaus Eppendorf.
Geschäftsführer: Prof. Dr. Nitsche, Pirna, Bez. Dresden.

Wiesbaden, den 29.März 1939

An den Herrn Reichsminister für Wissenschaft,Erziehung & Unterricht,

Berlin.

Unter den Linden.

Am 15.3.39 hat unter dem Vorsitz von Prof.Bach in Berlin eine Besprechung über die Frage der Neurochirurgie stattgefunden, an der de[r] Vorstand der Deutschen Gesellschaft für Chirurgie (Geheimrat Borchard, Prof.Guleke, Prof.Nordmann) sowie die Chirurgen Prof.Schmieden und Prof.Toennis, ferner Prof.Kleist, der Leiter der Frankfurter Nervenklinik teilgenommen haben. In dieser Sitzung ist eine in Abschrift beigefügte Feststellung gemacht worden.

Die Gesellschaft Deutscher Neurologen und Psychiater ist auf das Höchste überrascht und beunruhigt, weil diese Feststellung eine Entwicklung gefährdet, für die in Kreisen der Neurologen seit vielen Jahren im Interesse der Gesundheitsführung des Volkes gekämpft worden ist und zwar schon zu einer Zeit, in der in Kreisen der Chirurgen nur wenig Verständnis für die Bedeutung der Neurochirurgie vorhanden war. Der von den Neurologen beschrittene Weg hat sich nicht nur in Deutschland, sondern auch im Ausland bestens bewährt.

Bei dem augenblicklichen Stand der Verhältnisse wäre es verhängnisvoll, wenn man eine Entwicklung verhindern würde, die sich an mehreren Stellen des Reiches als für den Kranken sowie auch für die ärztliche Fortbildung und die Wissenschaft als richtig erwiesen hat. In einem grossen und in kultureller Hinsicht führenden Lande wie Deutschland muss u.E. alles vermieden werden, was die Leistung und das Ansehen unserer Wissenschaft beeinträchtigen würde.

- 2 -

- 2 -

Die Gesellschaft Deutscher Neurologen und Psychiater ist der Meinung, dass eine schematische und einseitige Lösung dieser Frage nicht am Platze ist. Die an einigen Stellen Deutschlands getroffene Lösung (Breslau, Frankfurt/M., Hamburg) soll nicht als die einzig mögliche betrachtet werden. Wir begrüssen in gleicher Weise die Entwicklung selbständiger Neurochirurgischer Abteilungen im Rahmen Chirurgischer Kliniken und sind der Meinung, dass in Deutschland nicht nur für beide Lösungsmöglichkeiten Raum ist, sondern dass dadurch sogar eine besonders vielseitige und die Gesamtmedizin befruchtende Arbeitsweise gewährleistet wird. Es erscheint uns auch durchaus möglich, dass in bestimmten Grosstädten,sowohl im Rahmen einer Neurologischen als auch einer Chirurgischen Klinik neurochirurgisch erfolgreich gearbeitet werden kann. Wir erlauben uns ferner daraufhinzuweisen, dass sich die Feststellung vom 15.3.39 im Widerspruch befindet mit dem Ergebnis einer vor etwa 2 Jahren stattgefundenen Besprechung, die auf Veranlassung der Reichsärzteführung zwischen Vertretern der Deutschen Gesellschaft für Chirurgie und der Gesellschaft Deutscher Neurologen und Psychiater stattgefunden hat.

Die von uns dargelegten Gesichtspunkte können wir mit einem umfangreichen Tatsachenmaterial belegen, das dem Ministerium offensichtlich nicht bekannt ist. Wir bitten deshalb, die Gesellschaft Deutscher Neurologen und Psychiater hören zu wollen, ehe eine definitive Entscheidung getroffen wird.

Eine Abschrift dieses Schreibens geht gleichzeitig an den Reichsinnenminister, den Stellvertreter des Führers und an den Reichsdozentenbundsführer.

Die Vorsitzenden und der Beirat der
Gesellschaft Deutscher Neurologen u. Psychiater.

gez: Rüdin gez: Pette.

Abb. 2a, b: zweiseitiges Schreiben der GDNP 29. März 1939 an das Reichsministerium.[24]

[24] BArch R 4901/1761

Die Tagung der Gesellschaft für Chirurgie 1939

Die 63. Tagung der DGCH fand am 12.–15. April 1939 in Berlin statt und wurde durch den Vorsitzenden Otto Nordmann (1876–1946) eröffnet.[25] Wie seine Vorgänger auch, ging er in seiner Eröffnungsansprache auf die Gefahr der Zersplitterung des Faches Chirurgie ein.[26] Er nannte fachliche Besonderheiten in der Form,

> „dass einige Neurologen in ihrer Klinik einen chirurgisch vorgebildeten Neurochirurgen an(stellen) und ließen diesen losgelöst von der chirurgischen Klinik in ihrer Spezialklinik die chirurgischen Eingriffe an Hirn, Rückenmark und Nerven ausführen".[27]

Dem könne nicht zugestimmt werden, weil damit die Ausbildung in Chirurgie beeinträchtig werden würde und Chirurgen im Kriegsfall die erforderlichen Maßnahmen bei Verletzungen am Hirn, Rückenmark und Nerven nicht durchführen könnten. Nordmann informierte über die Entscheidung des Ministeriums (Abb. 3), dass das Fach Neurochirurgie ausschließlich der neurochirurgischen Klinik angehören soll.

Der 6. Mai 1939: ein Gespräch zwischen Pette und Bach

Pette verfasste am 25. Mai des genannten Jahres, also fünf Wochen nach dem erwähnten Chirurgenkongress, einen Schriftsatz an das zuständige Ministerium, der sich auf ein stattgefundenes Gespräch mit Prof. Bach und ihm selbst, am 6. Mai 1939, (Abb. 4) bezog. Die bereits genannte Sitzung vom 15. März 1939 war Gegenstand der Gesprächsrunde, in der Unklarheiten geklärt werden sollten. Pette etwa zitierte Bach, dass man

> „sich ausschließlich mit der Frage beschäftigt habe, wohin die Neurochirurgische Abteilung in Frankfurt zu rechnen sei, ob zur Psychiatrisch-neurologischen Klinik oder zur Chirurgischen Klinik".[28]

---

25 Nordmann 1939.
26 Bauer 1958.
27 BArch R 4901/1761.
28 Ebd.

Abschrift eines Teils der Eröffnungsansprache des Vorsitzenden der D. Gesellschaft für Chirurgie am 12. IV. 39

- 17 -

Prf. Nordmann:

Alle Teilnehmer unserer Versammlung werden sich erinnern, daß unser jeweiliger Vorsitzender seit langen Jahren im Einverständnis mit all unsereh Mitgliedern immer wieder auf die großen Gefahren hingewiesen hat, die durch die Absplitterung kleinerer Spezialfächer von der Chirurgie für den Kranken und für den Nachwuchs in der Heilkunde entstehen. Es ist Ihnen bekannt, daß seit einiger Zeit die Neurochirurgie als neues Spezialfach sich von der allgemeinen Chirurgie abzusondern drohte. Überblickt man das chirurgische Schrifttum und besonders unsere Verhandlungen, so erkenntm man leicht, daß auch dieser Zweig der Chirurgie von Vollchirurgen geschaffen und aufgebaut wurde. Es ist jedoch zuzugeben, daß die Neurochirurgie eine besonders lange, immer komplizierter gewordene Voruntersuchung der Kranken erfordert und der Eingriff selber eine wesentlich längere Zeit beansprucht als sonstige Operationen am menschlichen Körper. Deshalb ging die Entwicklung dahin, daß einige Chirurgen nach gründlicher allgemein-chirurgischer Vorbildung sich schließlich vorwiegend auf dieses noch viele Probleme enthaltende Teilgebiet der Chirurgie beschränkten. Wir müssen als Chirurgen rückhaltslos anerkennen, daß es <u>einem</u> hervorragend begabten Forscher auf dem Gebiet der Neurologie ohne allgemeine chirurgische Grundlage

\- 19 -

gigen Krankengut der Neuro-Chirurgie zu sehen bekommen und es würde eine Lücke in ihrem Studium entstehen. Wäre dieser Weg weiterhin verfolgt worden, so wäre es vielleicht Sitteg geworden, daß ein Internist einen Chirurgen in seiner Klinik angestellt hätte, der die notwendigen Operationen auf den Grenzgebieten der inneren Medizin und der Chirurgie ausführt. Ich glaube, Sie werden alle mit mir darin übereinstimmen, daß im Interesse unserer XXXXXX Kranken, was die Hauptsache ist, aber auch zum Nutzen der Gesamt-Chirurgie und der Studenten derartige Forderungen beizeiten abzulehnen sind. Ich kann Ihnen die erfreuliche Mitteilung machen, wofür wir nicht genug dankbar sein können, daß das Ministerium für Wissenschaft, Erziehung und Volksbildung eindeutig zum Ausdruck gebracht hat, daß überall, wo im Rahmen einer psychiatrischen Klinik neurochirurgische Stationen eingerichtet sind, dieser Zustand baldmöglichst beseitigt werden und die Neuro-Chirurgie ausschließlich der chirurgischen Klinik angehören soll. Damit werden Verhältnisse geschaffen, die auch für manches andere sogenannte Spezialfach Nachahmung verdienten. Bei der Bedeutung der Neurochirurgie erwartet das Ministerium, daß in chirurgischen Kliniken ein Abteilungs- oder Oberarzt, der dem Leiter der chirurgischen Klinik untersteht, sich nach abgeschlossener chirurgischer Fachausbildung diesem wichtigen

Abb. 3a, b: 2 Seiten Auszug aus der Eröffnungsrede des Vorsitzenden Otto Nordmann.[29]

[29] BArch R 4901/1761

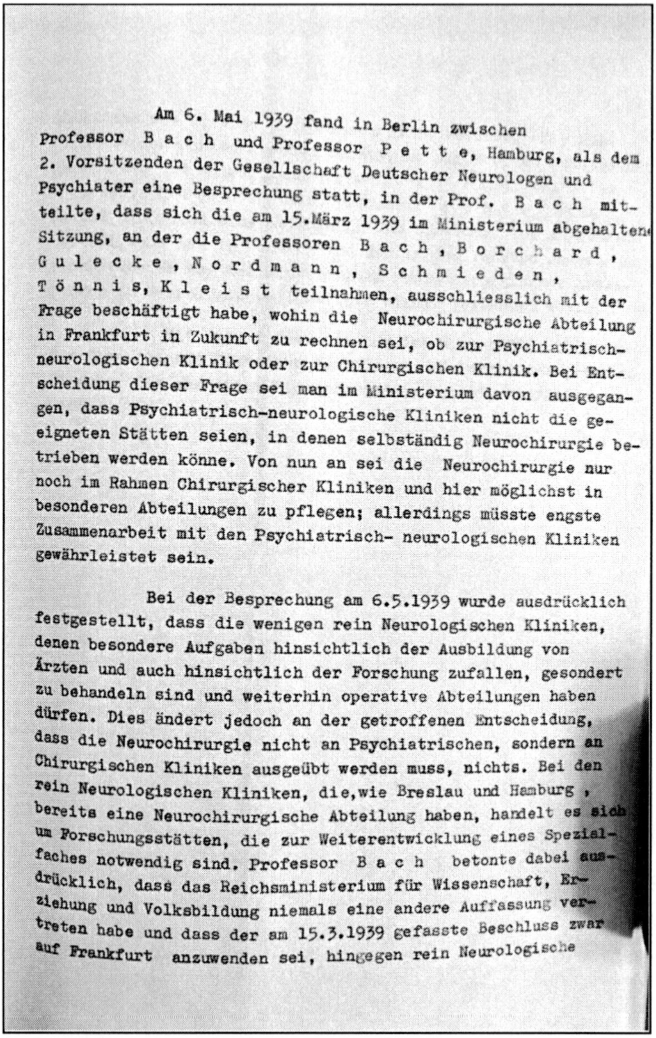

Am 6. Mai 1939 fand in Berlin zwischen Professor B a c h und Professor P e t t e, Hamburg, als dem 2. Vorsitzenden der Gesellschaft Deutscher Neurologen und Psychiater eine Besprechung statt, in der Prof. B a c h mitteilte, dass sich die am 15.März 1939 im Ministerium abgehalten Sitzung, an der die Professoren B a c h , B o r c h a r d , G u l e c k e , N o r d m a n n , S c h m i e d e n , T ö n n i s, K l e i s t teilnahmen, ausschliesslich mit der Frage beschäftigt habe, wohin die Neurochirurgische Abteilung in Frankfurt in Zukunft zu rechnen sei, ob zur Psychiatrisch-neurologischen Klinik oder zur Chirurgischen Klinik. Bei Entscheidung dieser Frage sei man im Ministerium davon ausgegangen, dass Psychiatrisch-neurologische Kliniken nicht die geeigneten Stätten seien, in denen selbständig Neurochirurgie betrieben werden könne. Von nun an sei die Neurochirurgie nur noch im Rahmen Chirurgischer Kliniken und hier möglichst in besonderen Abteilungen zu pflegen; allerdings müsste engste Zusammenarbeit mit den Psychiatrisch- neurologischen Kliniken gewährleistet sein.

Bei der Besprechung am 6.5.1939 wurde ausdrücklich festgestellt, dass die wenigen rein Neurologischen Kliniken, denen besondere Aufgaben hinsichtlich der Ausbildung von Ärzten und auch hinsichtlich der Forschung zufallen, gesondert zu behandeln sind und weiterhin operative Abteilungen haben dürfen. Dies ändert jedoch an der getroffenen Entscheidung, dass die Neurochirurgie nicht an Psychiatrischen, sondern an Chirurgischen Kliniken ausgeübt werden muss, nichts. Bei den rein Neurologischen Kliniken, die,wie Breslau und Hamburg , bereits eine Neurochirurgische Abteilung haben, handelt es sich um Forschungsstätten, die zur Weiterentwicklung eines Spezialfaches notwendig sind. Professor B a c h betonte dabei ausdrücklich, dass das Reichsministerium für Wissenschaft, Erziehung und Volksbildung niemals eine andere Auffassung vertreten habe und dass der am 15.3.1939 gefasste Beschluss zwar auf Frankfurt anzuwenden sei, hingegen rein Neurologische

Abb. 4: Seite 1 eines zweiseitigen Schreibens vom 06. Mai 1939, Bericht an das Reichsministerium über eine Aussprache zwischen Bach und Pette.[30]

30 BArch R 4901/1761

Im Ministerium sei man davon ausgegangen, dass Psychiatrisch-Neurologische Kliniken nicht die geeigneten Stätten seien, in denen selbständig Neurochirurgie bestrieben werden könne. Auch wurde zugesichert, dass die Kliniken in Hamburg und Breslau wegen ihrer speziellen Aufgaben in der Ausbildung und Forschung, auch weiterhin, neurochirurgische Abteilungen besitzen dürfen.

Pettes Zeilen enden mit dem Hinweis,

> „dass eine Gefährdung des Fortschritts unvermeidbar sei, wenn man in Deutschland den in den letzten Jahren beschrittenen Weg der Einbeziehung neurochirurgischer Abteilungen in neurologischen Instituten wieder verlassen würde“.[31]

Das als Eingabe deklarierte Schreiben von der DGNP vom 29. März an das Ministerium beruhte, so Pette, auf Missverständnissen und wäre seinem Dafürhalten nach damit hinfällig.

Zurückhaltung in der Realisierung staatlicher Vorgaben

Gegen die Entscheidung über die Verlegung der neurochirurgischen Abteilung aus seiner Klinik hatte Kleist Beschwerde eingelegt und Unterstützung vom Stadtgesundheitsamt erhalten. Man argumentierte, dass eine ministerielle Entscheidung bislang noch nicht vorläge.

Der Bescheid für die Verlegung der Neurochirurgischen Abteilung in Frankfurt am Main war dann am 11. Mai 1939 vom Ministerium ausgestellt und an das Kuratorium der Universität versandt worden (Abb. 5). Die Verlegung der Abteilung in die Chirurgische Klinik von Schmieden erfolgte erst am 1. September 1939.

31 Ebd.

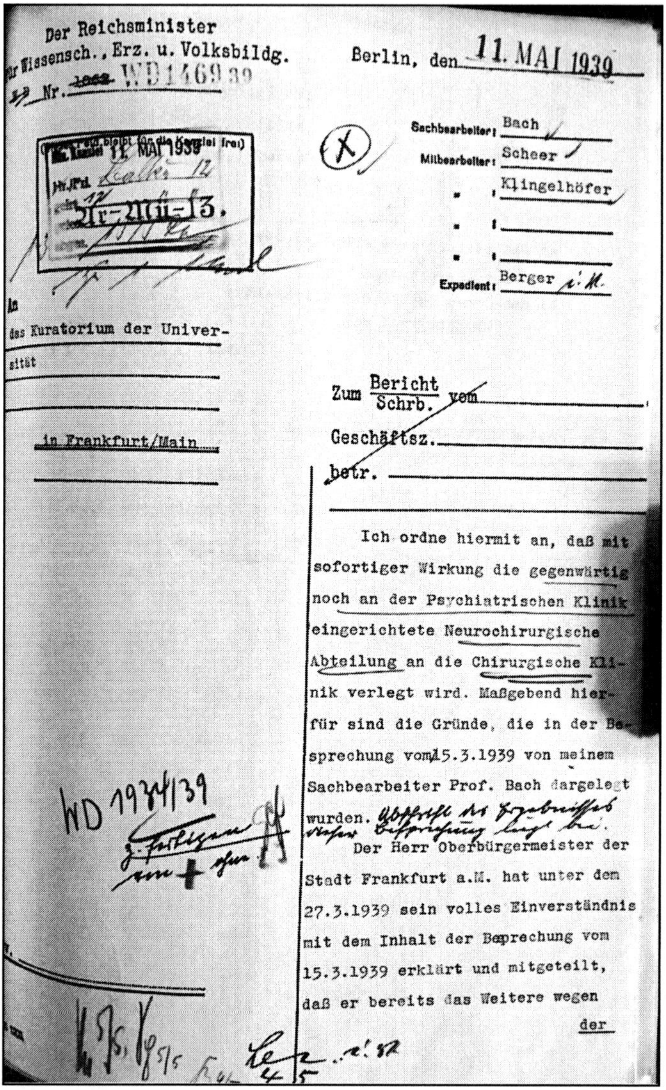

Der Reichsminister
für Wissensch., Erz. u. Volksbildg.
Nr. WD 1469 39

Berlin, den 11. MAI 1939

Sachbearbeiter: Bach
Mitbearbeiter: Scheer
" : Klingelhöfer
Expedient: Berger

An
das Kuratorium der Universität
in Frankfurt/Main

Zum Bericht / Schrb. vom
Geschäftsz.
betr.

Ich ordne hiermit an, daß mit sofortiger Wirkung die gegenwärtig noch an der Psychiatrischen Klinik eingerichtete Neurochirurgische Abteilung an die Chirurgische Klinik verlegt wird. Maßgebend hierfür sind die Gründe, die in der Besprechung vom 15.3.1939 von meinem Sachbearbeiter Prof. Bach dargelegt wurden. [illegible]

Der Herr Oberbürgermeister der Stadt Frankfurt a.M. hat unter dem 27.3.1939 sein volles Einverständnis mit dem Inhalt der Besprechung vom 15.3.1939 erklärt und mitgeteilt, daß er bereits das Weitere wegen der

WD 1934/39

Abb. 5: Erlass vom Reichsministerium, Verlegung der Neurochirurgischen Abteilung.[32]

32 BArch R 4901/1761

Fazit

Die Bemühungen von Heinrich Pette um den Zusatz eines operativen neurochirurgischen Profils für das Fach Neurologie zeigten nur einen punktuellen Erfolg - allein in seiner Klinik. Trotz der von ihm genutzten Einflussmöglichkeiten in seiner Funktion als Stellvertretender Vorsitzender der DGNP vermochte er gegenüber Tönnis, mit dessen weitgespannten Netz von einflussreichen Verbindungen, seine Idee einer Symbiose zwischen Neurologie und Neurochirurgie nicht durchzusetzen.

Literaturverzeichnis

Bauer, Karl Heinrich (1958) Die Deutschen Chirurgenkongresse seit der 50. Tagung (=1 ed.). Springer-Verlag, Berlin, Heidelberg. https://doi.org/10.1007/978-3-642-49768-1

Bodechtel, Gustav (1965) In memoriam Heinrich Pette. Klinische Wochenschrift 43: 288-288. https://doi.org/10.1007/BF01482255

Nonne, Max (1947) Abschied und Ruckblick. Deutsche Zeitschrift für Nervenheilkunde 158: 435-438. https://www.ncbi.nlm.nih.gov/pubmed/18868748

Nordmann, Otto (1939) Eröffnungsansprache des Vorsitzenden 63. Tagung der Deutschen Gesellschaft für Chirurgie 12.–15.4.1939. Langenbecks Archiv für klinische Chirurgie. https://doi.org/10.1007/BF02432523

Pette, Heinrich (1933) Die Diagnose des Hirntumors im Hinblick auf die Indikationsstellung zu chirurgischem Vorgehen. Münchener Medizinische Wochenschrift, S. 6–11.

Pette, Heinrich (1935) Ansprache 1. Jahresversammlung der Gesellschaft deutscher Neurologen und Psychiater 1.– 4. September 1935 in Dresden. Deutsche Zeitschrift für Nervenheilkunde 139: 11–14.

Rosenow, Detlef Ernst; Synowitz, Hans Joachim (2010) Die Einrichtung und das Ende des Extraordinariats für Gehirnchirurgie an der Friedrich-Wilhelms-Universität Berlin in den Jahren 1937–1946. In: Holdorff, Bernd; Kumbier, Ekkehardt (Hrsg.) Schriftenreihe der Deutschen Gesellschaft für Geschichte der Nervenheilkunde (=Bd. 16). Königshausen & Neumann, Würzburg, S. 253–283.

Rosenow, Detlef Ernst; Synowitz, Hans Joachim (2014) Der Niedergang hirnchirurgischer Arbeitsstätten in Berlin im Jahre 1933. In: Karenberg, Axel;

Kumbier, Ekkehardt (Hrsg.) Schriftenreihe der Deutschen Gesellschaft für Geschichte der Nervenheilkunde (=Bd. 20). Königshausen & Neumann, Würzburg, S. 227–241.

Rosenow, Detlef Ernst; Synowitz, Michael; Synowitz, Hans Joachim (2016) Über den Verzicht der Nervenärzte und Neurologen auf eine eigene operative Tätigkeit. In: Karenberg, Axel; Kumbier, Ekkehardt (Hrsg.) Schriftenreihe der Deutschen Gesellschaft für Geschichte der Nervenheilkunde (=Bd. 22). Königshausen & Neumann, Würzburg, S. 209–231.

Rüdin, Ernst (1935) Entschließung 1. Außerordentliche Mitgliederversammlung der Gesellschaft deutscher Neurologen und Psychiater. Deutsche Zeitschrift für Nervenheilkunde 139: 71.

Rüdin, Ernst; Nitsche, Hermann Paul (1936) Bericht über die 1. Außerordentliche Mitgliederversammlung der Gesellschaft deutscher Neurologen und Psychiater. Deutsche Zeitschrift für Nervenheilkunde 139: 229.

Salle, Viktor (1936). Entschließung Tagesgeschichte. Klinische Wochenschrift 15: 112. https://doi.org/10.1007/BF01779550

Schaltenbrand, Georg (1934) Der gegenwärtige Stand der Neurochirurgie, 58. Wanderversammlung der südwestdeutschen Neurologen und Irrenärzte am 10. und 11. Juni 1933. Archiv für Psychiatrie und Nervenkrankheiten 101: 780–782.

Schaltenbrand, Georg (1948) Neurologie Teil I. Naturforschung und Medizin in Deutschland 1939-1946, FIAT Review of German Science (=Vol. 80).

Schmuhl, Hans-Walter (2016) Die Gesellschaft Deutscher Neurologen und Psychiater im Nationalsozialismus. Springer Verlag, Berlin, Heidelberg. https://doi.org/https://doi.org/10.1007/978-3-662-48744-0

Synowitz, Hans Joachim; Rosenow, Detlef Ernst (2011) Die Hansaklinik in Berlin als Ort der ersten Neurochirurgischen Universitätsklinik in Deutschland von 1937–1943. In: Holdorff, Bernd; Kumbier, Ekkehardt (Hrsg.), Schriftenreihe der Deutschen Gesellschaft für Geschichte der Nervenheilkunde (=Bd. 17). Königshausen & Neumann, Würzburg, S. 305–327.

Synowitz, Hans Joachim; Rosenow, Detlef Ernst (2017) Welche Bedeutung hatte die 22. Tagung der Society of British Neurological Surgeons (SBNS) vom 29. Juni bis 3. Juli 1937 in Berlin und Breslau? In: Karenberg, Axel, Armbruster, Jan (Hrsg.) Schriftenreihe der Deutschen Gesellschaft für Geschichte der Nervenheilkunde (=Bd. 23). Königshausen & Neumann, Würzburg, S. 377–402.

Zülch, Klaus-Joachim (1965) [Heinrich Pette, 23 Nov. 1887 to 2 October 1964]. Acta Neurochirurgica 13: 133-137. https://doi.org/10.1007/BF02074649 (Heinrich Pette, 23.11.1887–02.10.1964).

Zülch, Klaus-Joachim (1984) Jahre der Entwicklung der Neurochirurgie in Deutschland. Erinnerungen, Wilhelm Tönnis, 1898–1978 (=Vol. 1). Springer Verlag, Berlin, Heidelberg. https://doi.org/https://doi.org/10.1007/978-3-662-00840-9

X.

Zur Geschichte der Psychiatrie in der DDR

Die Rolle ausländischer Ärzte in der DDR

von Anne Gevatter, Kathleen Haack und Ekkehardt Kumbier

The Role of Foreign Doctors in the German Democratic Republic (GDR)
Summary: The contributions of foreign doctors to the health care system in the German Democratic Republic (GDR) have been investigated for the first time in this study. The research presented in this paper seeks to determine when, why, to what extent, and under what conditions medical doctors from abroad were hired. Furthermore, the living conditions of foreign doctors were also investigated. In pursuit of comprehensive answers to these questions, an extensive review of archival material was conducted. Files from the Federal Archives in Berlin were particularly relevant. It was demonstrated that, in light of the severe shortage of skilled workers, the support provided by doctors from other socialist countries in the late 1950s and early 1960s was crucial in ensuring the medical care provision for the GDR population. Also, their living and working conditions as well as the challenges that arose from these assignments could be portrayed. Overall, doctors, who were delegated on assignments to provide support were treated with appreciation and respect, which included optimal accommodation, care, and education.
Keywords: East Germany, Health Care System, Foreigners, Immigration, History of Medicine.

Zusammenfassung: Die Unterstützung des Gesundheitswesens der Deutschen Demokratischen Republik (DDR) durch Ärzte aus anderen Staaten wurde erstmals untersucht. Es sollte herausgefunden werden, wann, aus welchen Gründen, in welchem Umfang und unter welchen Bedingungen die Ärzte eingestellt wurden. Auch die Lebensbedingungen der ausländischen Ärzte waren Gegenstand der Recherche. Mit dem Ziel einer möglichst umfassenden Beantwortung der gestellten Fragen wurde eine umfangreiche Sichtung von Archivmaterial vorgenommen, insbesondere im Bundesarchiv in Berlin. Die Bedeutung der Einsätze ausländischer Ärzte zur Sicherstellung der medizinischen Versorgung der DDR-Bevölkerung gegen Ende der 1950er und Anfang der 1960er Jahre konnte vor dem Hintergrund des herrschenden

Fachkräftemangels herausgearbeitet werden. Die Lebens- und Arbeitsbedingungen ausländischer Ärzte in der DDR sowie Schwierigkeiten, die sich teils aus deren Einsätzen ergaben, werden dargestellt. Insgesamt zeigte sich gegenüber den zur Hilfeleistung delegierten Ärzten ein wertschätzender Umgang, der bestmögliche Unterbringung, Betreuung und Bildung beinhaltete.
Schlüsselwörter: Ostdeutschland, Gesundheitswesen, Ausländer, Migration, Medizingeschichte.

Einleitung

Der Ärztemangel in Deutschland ist bereits aktuell groß. In den nächsten Jahren wird er prognostisch weiter ansteigen. Ein Mittel, dem entgegenzuwirken, ist die Beschäftigung von Ärzten aus dem Ausland. Zum 31.12.2023 gab es in Deutschland fast 64.000 Ärzte ohne deutsche Staatsangehörigkeit – mit steigender Tendenz.[1] Insbesondere in den neuen Bundesländern ist der Anteil ausländischer Mediziner im Vergleich zur Gesamtbevölkerung sehr hoch.[2] Ohne sie wäre die Patientenversorgung in einigen Regionen kaum mehr sicherzustellen. Dabei ist das Phänomen des Mangels von Ärzten sowie anderen medizinischen Personals im Allgemeinen kein neues. Auch die DDR litt zeit ihres Bestehens unter diesem Problem. Das Gesundheitssystem stand auch deswegen vor enormen Herausforderungen. Schließlich stellt die Anzahl der Ärzte im Verhältnis zu den zu behandelnden Einwohnern eine wichtige Rahmenbedingung guter medizinischer Versorgung dar. Im Folgenden soll den Fragen nachgegangen werden, welche Rolle ausländische Ärzte in der DDR für die medizinische Versorgung der Bevölkerung Ende der 1950er und in den 1960er Jahren spielten, und unter welchen Bedingungen diese arbeiteten. Damit soll zugleich ein Beitrag zu der noch immer marginal erforschten Migrationsgeschichte in der DDR geleistet werden.

---

1 Vgl. Bundesärztekammer. „Ärztestatistik 2023".

2 Vgl. Lau 2022: 746–747.

Methodik

Die historisch-kritische Methode ist hier Mittel der Wahl, da es bisher kaum Forschungen zum Thema gibt. Insofern mussten zunächst einschlägige Archivalien identifiziert werden. Insbesondere das Bundesarchiv Berlin spielte eine wichtige Rolle. Dort ließen sich eine Vielzahl von Dokumenten und Verträgen zum Arbeitseinsatz ausländischer Mediziner in der DDR finden. Vor allem Akten der Bestandssignatur „DQ 1 Ministerium für Gesundheitswesen" waren wichtig. So konnten etwa unter der Rubrik „21.7 Einsatz von Ärzten aus dem Ausland in der DDR" Arbeitsverträge eingesehen werden. Unter „22 Internationale Beziehungen" konnten Erkenntnisse zum Einsatz von Ärzten aus der Tschechoslowakei (ČSSR), Polen und Bulgarien gewonnen werden. Auch Gesundheitsabkommen mit verschiedenen Staaten waren zu finden. Ergänzend wurden Archivalien aus regionalen Archiven, u. a. dem Universitätsarchiv Rostock, dem Landesarchiv Greifswald, dem Sächsischen Staatsarchiv Leipzig sowie dem Landesarchiv Sachsen-Anhalt, Standort Magdeburg, hinzugezogen. Die im Bundesarchiv gewonnenen Erkenntnisse, die häufig überregionalen Charakter haben, konnten so um lokale Aspekte bereichert werden.

Allerdings konzentrieren sich die gefundenen Quellen im Wesentlichen auf die späten 1950er und die 1960er Jahre, da die Einstellung ausländischer Mediziner zur Hilfeleistung in der DDR gegen Ende der 1960er Jahre stark eingeschränkt wurde.

Ergebnisse

Migration in die DDR lief weitgehend auf die Rekrutierung von fehlenden Arbeitskräften hinaus. Auch Ärzte waren darunter. Sie wurden seitens der DDR angeworben und in der Folge auch angestellt, um die medizinische Versorgung der Bevölkerung sicherzustellen. In der bisherigen Migrationsforschung ist diese Berufsgruppe allerdings weitgehend unberücksichtigt geblieben. Dabei gehörte diese Berufsgruppe zu den ersten, deren Expertise dringend benötigt und de facto auch genutzt wurde. Für sie wurden erste Verträge mit anderen Staaten abgeschlossen, um dem medizinischen Fachkräftemangel in der DDR entgegenzuwirken.

Allgemeine vertragliche Grundlagen und Zuständigkeiten

Die Organisation der Beschäftigung ausländischer Ärzte zur Hilfeleistung oblag dem Sektor Internationale Verbindungen des Ministeriums für Gesundheitswesens (MfG) sowie dem Ministerium für Auswärtige Angelegenheiten.[3] Nachfolgend werden die Rahmenbedingungen sowie die vertraglichen Grundlagen beschrieben, die einen Hilfseinsatz ausländischer Ärzte in der DDR ermöglichten. Dabei werden wichtige Beschlüsse und Konferenzen in chronologischer Reihenfolge aufgeführt.

Im Zuge der Prager Ministerkonferenz 1958 erklärten sich die Volksrepublik (VR) Bulgarien sowie die ČSSR bereit, Ärzte zu einem längerfristigen Arbeitseinsatz in die DDR zu entsenden, um dort zur Schließung von Versorgungslücken beizutragen.[4] Im selben Jahr wurde zwischen der DDR und der Sowjetunion ein sog. Spezialistenabkommen geschlossen, auf dessen Grundlage sowjetische Ärzte in der DDR beschäftigt werden konnten.[5] Einen wichtigen Leitfaden für die Beschäftigung ausländischer Mediziner hatte das MfG der DDR am 07.05.1960 herausgegeben. In den Grundsätzen über den Einsatz von ausländischen Ärzten wird das Ziel der Sicherung der medizinischen Versorgung der DDR-Bevölkerung dargelegt. Der Einsatz wurde durch Gesundheitsabkommen zwischen der DDR und den jeweils beteiligten Staaten legitimiert.[6] Es wurde festgelegt, dass die Ärzte durch das MfG in Berlin, Referat Ärztliche Versorgung, betreut und von diesem entsprechend ihrer Qualifikation und des örtlichen Bedarfs eingesetzt werden sollten.[7] Bei ihrer Ankunft sollten ihnen zunächst in einem vier bis acht Wochen dauernden Lehrgang Kenntnisse in den nachfolgend aufgezählten Gebieten vermittelt werden:

Grundkenntnisse der deutschen Sprache,
die politische Situation in der DDR,
die geltenden Sozialversicherungs- und Arzneimittelgesetze,
das Arzneimittelverzeichnis,
die Organisation des Gesundheitsschutzes.[8]

---

3 Vgl. Bundesarchiv (=BArch), DQ 1/5110 Brief von Friedeberger 10.04.1963, unpag.

4 Vgl. BArch, DQ 1/5110 Brief von Kroll 23.12.1958, unpag.

5 Vgl. BArch, DQ 1/3672 Schreiben von Falk an Kroll 09.02.1962, unpag.

6 Vgl. BArch, DQ 1/5039 Grundsätze über den Einsatz von ausländischen Ärzten 07.05.1960: 2.

7 Vgl. ebd.

8 Vgl. ebd.

Während die Ärzte den Lehrgang absolvierten, sollten sie ihre Vergütung bereits von derjenigen Gesundheitseinrichtung erhalten, an der sie anschließend tätig wurden.[9] Die Leitung der Gesundheitseinrichtung war dafür verantwortlich, den ausländischen Ärzten so genannte Paten zuzuteilen, von denen sie in den ersten Monaten fachlich und politisch betreut werden sollten. Dabei waren die ausländischen Ärzte plangemäß explizit auch in das gesellschaftspolitische Leben innerhalb der Einrichtung einzubeziehen, um eine erleichterte Einarbeitung und ein Einleben in die DDR zu ermöglichen.[10] Die Bezahlung erfolgte nach dem Gehaltsabkommen für die Vergütung der Ärzte, Zahnärzte, Apotheker usw. vom 01.04.1959, also äquivalent zu den deutschen Ärzten.[11] Eine Ausnahme stellten Ärzte ohne ausreichende Sprachkenntnisse dar. Sie erhielten in den ersten drei Monaten 70 Prozent ihres Grundgehalts, da sie aufgrund der Sprachbarriere nach Ansicht des entscheidenden Gremiums noch keine vollständige Arbeitskraft darstellten.[12] Die ausländischen Ärzte sollten spätestens zwei Wochen nach Beginn ihrer Tätigkeit in der DDR einen an den vom MfG herausgegebenen Rahmenarbeitsvertrag angelehnten Arbeitsvertrag erhalten. Ihnen war gemäß einer Anweisung des MfG vom 20.07.1959 von den sie beschäftigenden Gesundheitseinrichtungen Wohnraum inklusive benötigtem Inventar zur Verfügung zu stellen.[13] Auch hatte die Abteilung Gesundheits- und Sozialwesen der Räte der Bezirke bzw. Kreise alle vier bis sechs Wochen Aussprachen mit den ausländischen Medizinern durchzuführen. Dabei sollte auf fachliche, politische und persönliche Belange der Ärzte eingegangen und, falls erforderlich, Unterstützung geleistet werden. Ein weiterer Zweck dieser Gespräche bestand in der Kenntnisvermittlung auf den Gebieten der Sozial- und Arzneimittelgesetzgebung sowie der Organisation des Gesundheitsschutzes in der DDR. Die Protokolle der Aussprachen waren im Referat Ärztliche Versorgung des MfG einzureichen.[14] Mitarbeiter dieses Referats führten auch selbst regelmäßige Aussprachen mit den ausländischen Ärzten durch und bewerteten ihren Einsatz in fachlicher und politischer Hinsicht.[15]

---

9 Vgl. ebd.
10 Vgl. ebd.: 2 f.
11 Vgl. ebd.: 3.
12 Vgl. ebd.
13 Vgl. ebd.
14 Vgl. ebd.: 4.
15 Vgl. ebd.

Am 07.04.1962 wurden bei einem Treffen zwischen Mitgliedern des Ministeriums für Volksgesundheit und Sozialfürsorge der VR Bulgarien und dem MfG der DDR verbindliche Vereinbarungen für den Einsatz bulgarischer Ärzte in der DDR getroffen. Wichtige Themen hierbei waren beispielweise das Prozedere hinsichtlich Abreisemodalitäten, Aufenthaltsverlängerungen, der Auswahl des Einsatzortes und der Beschäftigung eingereister Ehepartner im Gesundheitswesen.[16] Wenig später, am 01.05.1962, gab das MfG Grundsätze über die Zusammenarbeit mit den Ärzten aus sozialistischen Ländern heraus. Diese sollten dazu dienen, die gemeinsame Arbeit des medizinischen Personals der DDR und der befreundeten sozialistischen Länder sowie die gesundheitliche Betreuung der Bevölkerung zu verbessern.[17] Allen Mitarbeitern des Gesundheitswesens sollte verdeutlicht werden, „daß es sich dabei um eine brüderliche sozialistische Hilfe handelt[e], die in den gemeinsamen Interessen und Zielen der Länder des sozialistischen Lagers wurzelt".[18] Ansonsten ähnelten die Regelungen denen von 1960.

Die Einstellung ausländischer Ärzte wurde nicht kontinuierlich über das gesamte Bestehen der DDR (1949 bis 1990) vorgenommen. Die Aussage des Hauptreferenten des Referates Ärztliche Versorgung des MfG Ende 1964 besagte: „Zur Zeit ist es so, daß das Ministerium für Gesundheitswesen in Berlin Fachärzte aus anderen sozialistischen Ländern grundsätzlich nicht mehr anfordert, nur in Sonderfällen, die in Beachtung der unzureichenden ärztlichen Versorgung der Bevölkerung geregelt werden müssen".[19] Als Begründung wurden die Berliner Mauer, die seit dem 13.08.1961 die Ausreise nach Westberlin bzw. in die BRD so gut wie unmöglich machte, sowie die ständige Erhöhung der Anzahl junger Ärzte aus den eigenen Reihen angegeben.[20]

---

16 Vgl. BArch, DQ 1/3672 Protokoll über die Vereinbarungen, die in der Abschlußbesprechung anläßlich des Besuches der Genossen Dr. Michow und Dr. Pawlow am 7. April 1962, betreffend die Tätigkeit bulgarischer Ärzte in der Deutschen Demokratischen Republik, festgelegt wurden: 2 f.

17 Vgl. BArch, DQ 1/5110 Grundsätze über die Zusammenarbeit mit den Ärzten aus sozialistischen Ländern 01.05.1962: 2.

18 Ebd.

19 Vgl. BArch, DQ 1/3715 Schreiben von Ramonat an König 12.11.1964, unpag.

20 Vgl. BArch, DQ 1/6235 Protokoll über die Beratungen zwischen den Vertretern des Ministeriums für Gesundheitswesen und Sozialfürsorge der Volksrepublik Bulgarien und des Ministeriums für Gesundheitswesen der Deutschen Demokratischen Republik vom 31.03.–06.04.1964 in Berlin: 3.

Diskussion

Vor allem Ende der 1950er und Anfang der 1960er Jahre halfen Ärzte aus anderen sozialistischen Staaten, die medizinische Versorgung in der DDR sicherzustellen. Die vertraglichen Regelungen zum Einsatz ausländischer Ärzte aus den Jahren 1960 und 1962 ähneln sich sehr. Der auffälligste Unterschied ist, dass in den 1962 herausgegebenen Grundsätzen über die Zusammenarbeit mit den Ärzten aus sozialistischen Ländern die Bedeutung der internationalen sozialistischen Solidarität und die politische Bedeutung der Hilfeleistung durch die sogenannten „Bruderländer" viel stärker hervorgehoben wird als zuvor, wo diese eher eine untergeordnete Rolle spielt. Ursächlich dafür könnte sein, dass die 1960 verfassten Grundsätze sich generell auf Ärzte, die zur Hilfeleistung in die DDR gekommen sind, beziehen und nicht nur auf solche aus sozialistischen „Bruderländern". Gegen diese Annahme spricht, dass keine Quellen gefunden werden konnten, die belegen, dass auch Ärzte aus kapitalistischen Staaten für eine begrenzte Zeit zur Hilfeleistung in die DDR geschickt worden wären. Außerdem wird auch in den Grundsätzen von 1960 teils explizit von Ärzten aus sozialistischen Staaten gesprochen.[21] Die als wahrscheinlich anzunehmende Ursache für die geänderte Formulierung und die Betonung der „Internationalen Solidarität im sozialistischen Lager"[22] ist eine bewusste und deutliche Abgrenzung von den sogenannten kapitalistischen Staaten.

Sowohl die Regelungen von 1960 als auch die von 1962 legten fest, dass zwischen ausländischen und deutschen Ärzten in Bezug auf die Bezahlung ihrer Arbeitsleistung keine Unterschiede gemacht werden. Dies ist auf der einen Seite als positiv zu werten, da Menschen unabhängig von ihrer Herkunft für die gleiche Arbeit das gleiche Gehalt erhalten sollten. Auf der anderen Seite führte die vergleichsweise gute Bezahlung bulgarischer Ärzte in der DDR nachweislich zu einer verstärkten Unzufriedenheit mit der deutlich schlechteren sozialen Lage der Ärzteschaft, die Anfang der 1960er Jahre in der Volksrepublik Bulgarien vorherrschte.[23] Dieser Umstand hat möglicherweise auch

21 Vgl. BArch, DQ 1/5039 Grundsätze über den Einsatz von ausländischen Ärzten 07.05.1960: 3.

22 BArch, DQ 1/5110 Grundsätze über die Zusammenarbeit mit den Ärzten aus sozialistischen Ländern 01.05.1962: 2.

23 Vgl. BArch, DQ 1/5941 Anmerkungen zur Lage im bulgarischen Gesundheitswesen: 3.

bei Ärzten aus anderen Nationen zu einer Unzufriedenheit mit den Arbeitsbedingungen in ihren Heimatländern geführt. Auch heutzutage ist die Unzufriedenheit mit den Arbeitsbedingungen und der Bezahlung im Heimatland ein wesentlicher Faktor für die Auswanderung von Ärzten nach Deutschland.[24] In diesem Zusammenhang ist der häufige Wunsch ausländischer Ärzte nach einer verlängerten Tätigkeit in der DDR nach Ende der vertraglich festgeschriebenen Zeit zu diskutieren. Dabei spielte sicherlich das nach mehreren Jahren gefestigte soziale Umfeld in der DDR eine Rolle. Die bessere Bezahlung in der DDR und das Kennen aller Abläufe am Arbeitsplatz waren sicherlich auch Faktoren, die den Wunsch verstärkten, länger zu bleiben. Die Verträge zwischen den Herkunftsländern und der DDR sorgten dafür, dass in den meisten Fällen maximal ein fünf Jahre dauernder Arbeitseinsatz möglich war. Dabei ist zu vermuten, dass vor allem die Interessen der Herkunftsländer berücksichtigt wurden. Schließlich benötigte man auch in den anderen sozialistischen Staaten ein funktionierendes Gesundheitswesen, für das eine ausreichende Zahl an Ärzten essenziell ist. Die zeitliche Begrenzung bot also einerseits die Sicherheit für die entsendenden Staaten, dass die Ärzte wieder in ihr Heimatland zurückkehrten. Andererseits ist zu vermuten, dass die DDR sowohl nach außen als auch nach innen signalisieren wollte, dass sie nur temporär Unterstützung benötigte und in der Lage war, genügend eigene Ärzte auszubilden, um alle Planstellen besetzen zu können.

Neben sozialen und ökonomischen spielten politische Aspekte bei der Beschäftigung ausländischer Ärzte eine Rolle. So war es einerseits ein wichtiges Ziel, der Bevölkerung die internationale sozialistische Solidarität als hohes Gut und Überlegenheitsmerkmal des Sozialismus gegenüber anderen Gesellschaftsformen zu demonstrieren. Auf der anderen Seite ist es mutmaßlich ein Anliegen gewesen, den ausländischen Ärzten ein positives Bild des Landes zu vermitteln. Ihnen sollte es an nichts fehlen, sodass sie ihren Familien und Freunden in der Heimat von der fortschrittlichen DDR berichten konnten. Die politische Dimension der Hilfseinsätze reichte jedoch viel weiter. Sie hatte oftmals wenig mit der nach außen gezeigten „Brüderlichkeit" zwischen den sozialistischen Staaten zu tun. Die Regierungen der einzelnen Länder wussten, wie dringend die DDR ihre personelle Unterstützung zur Aufrechterhaltung des Gesundheitswesens benötigte. Also konnten sie den Wunsch nach Ärzten bzw. die Zustimmung zur Verlängerung der Verträge als Druckmittel nutzen, um Forderungen erfüllt zu bekommen. Dies geschah zum Beispiel im Jahre

[24] Vgl. Kolodziej 2016: 3.

1964. Die Delegierung von bulgarischen Ärzten sollte ab diesem Zeitpunkt über Technoexport geregelt werden. Technoexport war die staatliche Außenhandelsorganisation der VR Bulgarien. Dabei waren die genauen Vertragsbedingungen lange Zeit unklar.[25] Am 05.12.1964 teilte das Berliner MfG, Sektor Internationale Verbindungen, der Handelsvertretung der VR Bulgarien deshalb mit, dass keine Notwendigkeit gesehen werde, Fachärzte zur Delegierung in die DDR vom Außenhandelsunternehmen Technoexport anzufordern. Ein Grund hierfür war die Sorge, dass sich Verträge über Technoexport auch auf die vertraglichen Bedingungen der bereits in der DDR beschäftigten bulgarischen Ärzte auswirken könnten. Die Konditionen unter Technoexport waren für die DDR deutlich schlechter, da die Kosten für einen bulgarischen Arzt signifikant höher angesetzt wurden, als es bis dahin der Fall war. Zudem wären sie in Valuta, also Währungen westlicher Länder, zu entrichten gewesen. Auch die Sowjetunion ließ sich ihre „brüderliche" Hilfe mit einer durchschnittlichen monatlichen Summe von mehr als 2.500 DM, zuzüglich einer zehnprozentigen Abwicklungsgebühr teuer zurückerstatten.[26]

Prinzipiell zeigte sich, dass im Laufe der Jahre unterschiedliche vertragliche Bedingungen zur Anforderung und Einstellung ausländischer Ärzte in der DDR galten, die sich oft auch länderspezifisch unterschieden. Dabei wurde jedoch immer darauf geachtet, den Ärzten den Arbeitsaufenthalt in der DDR so angenehm wie möglich zu gestalten und sie bestmöglich sprachlich, gesellschaftlich und politisch zu integrieren. Dies stellt einen deutlichen Unterschied zu den später in die DDR kommenden Vertragsarbeitern, die in industriellen Betrieben tätig waren, dar. Das lässt sich beispielsweise anhand der Wohnsituation darstellen. Die Vertragsarbeiter lebten für die Dauer ihres Arbeitsaufenthaltes in Wohnheimen mit bis zu drei Mitbewohnern in einem Zimmer. Pro Bewohner war eine Fläche von fünf Quadratmetern vorgesehen, streng nach Geschlecht getrennt. Auch Ehepaare wurden nicht immer im selben Zimmer untergebracht. Die Wohnheime sahen Einlasskontrollen vor und Auswärtsübernachtungen sowie Übernachtungsgäste mussten angemeldet werden.[27]

---

25 Vgl. BArch, DQ 1/5030 Protokoll über die Beratungen zwischen den Vertretern des Ministeriums für Gesundheitswesen und Sozialfürsorge der Volksrepublik Bulgarien und des Ministeriums für Gesundheitswesen der Deutschen Demokratischen Republik vom 31.03.–06.04.1964 in Berlin: 4.

26 Vgl. BArch, DQ 1/3672 Bericht über die Aussprache mit dem Stellvertretenden Verkaufsdirektor des Außenhandelsunternehmens Limex, Ingenieur Albat am 08.09.1962: 3.

27 Vgl. Rabenschlag 2014: 25.

Im Hinblick auf die ausländischen Ärzte wurde deutlich, dass die vertraglichen Regelungen oft sehr starr waren und wenig Flexibilität hinsichtlich Einsatzort und Einsatzzeiträumen ermöglichten. Allerdings können keine allgemeingültigen Aussagen über den gesamten Zeitraum des Bestehens der DDR getroffen werden, da sich die Quellen vorrangig auf den Zeitraum der 1960er Jahre beziehen. Gegen Ende der 1960er wurden deutlich weniger Ärzte angefordert. Hierbei spielen einerseits geänderte Vertragsbedingungen eine Rolle, andererseits gab es nach dem Mauerbau deutlich mehr Ärzte, die die DDR nicht einfach verlassen konnten. Das sorgte dafür, dass ausländische Ärzte nicht mehr im gleichen Ausmaß, wie zuvor, gebraucht wurden. Zudem konnte und wollte sich die DDR die zunehmend teurer und in Valuta zu bezahlenden Mediziner nicht mehr in solch großem Umfang wie zuvor „leisten".

Für zukünftige Forschungen wäre es interessant, den Einsatz ausländischer Ärzte in der DDR in den 1970er und 1980er Jahren zu erforschen. Für den hier untersuchten Zeitraum konnte gezeigt werden, welche Hintergründe und vertraglichen Regelungen bezüglich der Anstellung ausländischer Ärzte in der DDR eine Rolle spielten. Ebenfalls neu herausgearbeitet werden konnte, dass dieses Migrationsphänomen bereits ab 1958 in der DDR festgestellt werden kann. Dies ist insofern erwähnenswert, da in der Forschung – hiervon abweichend – häufig das Jahr 1968 als Beginn der Beschäftigung ausländischer Vertragsarbeiter in der DDR genannt wird.[28] Natürlich stellten die Ärzte keine klassischen Vertragsarbeiter in industriellen Betrieben dar. Gleichwohl sind sie aus dem Ausland im Rahmen von Verträgen mit ihren Heimatländern in die DDR eingewandert, um dort einer vertraglich geregelten und befristeten Arbeit in einer Gesundheitseinrichtung nachzugehen. Nach derzeitigem Forschungsstand kann davon ausgegangen werden, dass die ersten ausländischen Vertragsarbeiter in der DDR eben diese Ärzte aus den sozialistischen „Bruderländern" waren.

Förderung: Die Untersuchung entstand im Rahmen des vom Bundesministerium für Bildung und Forschung (BMBF) geförderten Verbundprojekts „Seelenarbeit im Sozialismus" in dem zugehörigen Teilprojekt „Psychiatrie in der DDR zwischen Hilfe, Verwahrung und Missbrauch?" (Förderkennzeichen 01UJ1908CY).

28 Vgl. Bundeszentrale für politische Bildung. Geschichte der Migration nach und aus Deutschland (Dezember 2021).

Interessenkonflikte: Kathleen Haack und Ekkehardt Kumbier erklären, dass sie seit 2019 eine Forschungsunterstützung vom BMBF im Rahmen des genannten Verbundprojektes erhalten haben.

Quellenverzeichnis:

Bundesarchiv:

BArch, DQ 1/3672 Bericht über die Aussprache mit dem Stellvertretenden Verkaufsdirektor des Außenhandelsunternehmens Limex, Ingenieur Albat am 08.09.1962.

BArch, DQ 1/3672 Protokoll über die Vereinbarungen, die in der Abschlußbesprechung anläßlich des Besuches der Genossen Dr. Michow und Dr. Pawlow am 7. April 1962, betreffend die Tätigkeit bulgarischer Ärzte in der Deutschen Demokratischen Republik, festgelegt wurden.

BArch, DQ 1/3672 Schreiben von Falk an Kroll 09.02.1962.

BArch, DQ 1/3715 Schreiben von Ramonat an König 12.11.1964.

BArch, DQ 1/5030 Protokoll über die Beratungen zwischen den Vertretern des Ministeriums für Gesundheitswesen und Sozialfürsorge der Volksrepublik Bulgarien und des Ministeriums für Gesundheitswesen der Deutschen Demokratischen Republik vom 31.03.–06.04.1964 in Berlin.

BArch, DQ 1/5039 Grundsätze über den Einsatz von ausländischen Ärzten 07.05.1960.

BArch, DQ 1/5110 Brief von Kroll 23.12.1958.

BArch, DQ 1/5110 Grundsätze über die Zusammenarbeit mit den Ärzten aus sozialistischen Ländern 01.05.1962.

BArch, DQ 1/5941 Anmerkungen zur Lage im bulgarischen Gesundheitswesen.

BArch, DQ 1/6235 Protokoll über die Beratungen zwischen den Vertretern des Ministeriums für Gesundheitswesen und Sozialfürsorge der Volksrepublik Bulgarien und des Ministeriums für Gesundheitswesen der Deutschen Demokratischen Republik vom 31.03.–06.04.1964 in Berlin.

Literaturverzeichnis:

Bundesärztekammer (2023) Ärztestatistik 2023. https://www.bundesaerztekammer.de/baek/ueber-uns/aerztestatistik/2023 (10. August 2024).

Bundeszentrale für politische Bildung. Geschichte der Migration nach und aus Deutschland (12 / 2021). https://www.bpb.de/themen/migration-integration/laenderprofile/deutschland/341068/geschichte-der-migration-nach-und-aus-deutschland/#node-content-title-2 (10. August 2024).

Kolodziej, Monika (2016) Welchen Beitrag können in Polen ausgebildete Ärzte zur Behebung des Ärztemangels in Deutschland leisten? Vergleich von Medizinstudium und Facharztweiterbildung in Deutschland und Polen unter exemplarischer Darstellung von Innerer Medizin, Allgemeinmedizin und Anästhesie. https://edoc.ub.uni-muenchen.de/19761/1/Kolodziej_Monika.pdf (25. August 2024).

Lau, Tobias (2022) Unverzichtbare Einwanderung. Deutsches Ärzteblatt 20: 746–747.

Rabenschlag, Ann-Judith (2014) Völkerfreundschaft nach Bedarf. Ausländische Arbeitskräfte in der Wahrnehmung von Staat und Bevölkerung der DDR. Acta Universitatis Stockholmiensis, Stockholm.

XI.

Überblicksarbeiten

Gehirn und Gehirnfunktionen im Wandel der Zeit. Von der Antike bis zur Renaissance. Auswirkungen auf die moderne neurologische Wissenschaft (Teil 1)

von Oleksandr Shevchenko

The Brain its Functions Through the Ages: From Antiquity to the Renaissance. Impacts on Modern Neuroscience (Part 1)

Summary: The aim of this paper is to provide a chronological overview of theories concerning the brain and its functions over time, tracing their influence on modern neuroscience from antiquity to the Renaissance. The paper presents important historical, medical and scientific aspects, milestones and significant contributions of outstanding physicians, anatomists, scientists, artists and naturalists from antiquity to the Renaissance to the development of neuroanatomy and neurophysiology. They were among the first to try to describe and localize brain functions. These were also the first descriptions and illustrations of the cranial nerves – the most important structures of the central and peripheral nervous system –, and the first descriptions of the spinal cord, the dura and pia mater, as well as the first descriptions of the white matter of the brain. It marked the first attempts to depict the convolutions of the brain, along with the earliest images of the convolutions of the brain in the history of neuroscience, preserved in various anatomical textbooks and manuscripts. For the first time, terms such as „physiology" and „pathology" were introduced. The ventricular theory and the ventricular localization of higher functions represented an important concept among scholars in the Western world and in Arab countries from antiquity to the Renaissance: "Sensus communis" (as the convergence point of the five external senses), „Cogitativa", „Estimativa" (creative imagination and assessment) and „Memorativa" (memory). Although many versions of the Cell Doctrine (ventricle theory) were formulated, its basic concept remained the dominant theory of brain function until the Renaissance. As science and anatomy advanced during the Renaissance

and images of the brain and nerves became increasingly available, the ventricular theory began to lose importance. However, the contributions of these scientists provided the impetus for further discoveries and developments in the field of neuroanatomy and neurophysiology.
Keywords: Brain, brain functions, ventricular theory, neuroanatomy, neurophysiology.

Zusammenfassung: Das Ziel dieses Artikels besteht darin, einen chronologischen Überblick über Theorien über das Gehirn und seine Funktionen im Laufe der Zeit, von der Antike bis zur Renaissance, und ihren Einfluss auf die moderne Neurowissenschaft zu geben. Der Artikel stellt wichtige historische, medizinische und wissenschaftliche Aspekte, Meilensteile und bedeutende Beiträge herausragender Ärzte, Anatomen, Wissenschaftler, Künstler und Naturforscher von der Antike bis zur Renaissance zur Entwicklung der Neuroanatomie und Neurophysiologie dar. Sie gehörten zu den Ersten, die versuchten, Gehirnfunktionen zu beschreiben und zu lokalisieren. Dies waren auch die ersten Beschreibungen und Abbildungen der Hirnnerven, der wichtigsten Strukturen des zentralen und peripheren Nervensystems, die ersten Beschreibungen des Rückenmarks, der Dura und Pia Mater, die ersten Beschreibungen der weißen Substanz des Gehirns, die ersten Versuche, die Windungen des Gehirns zu zeichnen, und die frühesten Bilder der Windungen des Gehirns in der Geschichte der Neurowissenschaften, die sich in verschiedenen anatomischen Lehrbüchern und Manuskripten widerspiegeln. Zum ersten Mal wurden Begriffe wie „Physiologie“ und „Pathologie“ eingeführt. Die Ventrikeltheorie und die ventrikuläre Lokalisierung höherer Funktionen war von der Antike bis zur Renaissance ein wichtiges Konzept unter Wissenschaftlern in der westlichen Welt sowie in arabischen Ländern: „Sensus communis“ (als Konvergenzstelle der fünf äußeren Sinne), „Cogitativa“, „Estimativa” (kreative Vorstellungskraft und Einschätzung) und „Memorativa“ (Gedächtnis). Obwohl viele Versionen der Zelllehre (Ventrikeltheorie) formuliert wurden, blieb ihr Grundkonzept bis zur Renaissance die vorherrschende Theorie der Gehirnfunktion. Mit der Weiterentwicklung der Wissenschaft und Anatomie in der Renaissance und der zunehmenden Verfügbarkeit von Bildern des Gehirns und der Nerven begann die Ventrikeltheorie an Bedeutung zu verlieren. Die Beiträge dieser Wissenschaftler gaben jedoch den Anstoß zu weiteren Entdeckungen und Entwicklungen auf dem Gebiet der Neuroanatomie und Neurophysiologie.
Schlüsselwörter: Gehirn, Gehirnfunktionen, Ventrikeltheorie, Neuroanatomie, Neurophysiologie.

„Lust und Freude, Gelächter und Scherz und ebenso Schmerz und Leid, Unlust und Weinen vom Gehirn her über uns kommen. Mit ihm vor allem denken wir und haben Einsicht und sehen und hören und unterscheiden das Hässliche und das Schöne, das Schlechte und Gute, das Angenehme und Unangenehme. Eben dieses Gehirn ist für uns auch Ursache von Raserei und Wahnsinn, und durch seine Einwirkungen befallen uns Angst und Schrecken in der Nacht wie am Tage, Schlaflosigkeit, Mißgriffe, Irrtümer, unangebrachte Sorgen, mangelnde Einsicht in die tatsächliche Lage und Handeln gegen die Gewohnheit" (Hippokrates 1962: 146).

Einleitung und Fragestellung

Die Lokalisierung der Gehirnfunktionen ist einer der wichtigsten Bereiche der modernen Neurologie, Neurochirurgie und Neurophysiologie.

In diesem Werk werden die bedeutendsten Vertreter vorgestellt, die mit ihren herausragenden Arbeiten und Forschungen maßgeblichen Einfluss auf die Weiterentwicklung der Neuroanatomie und Neurophysiologie hatten. Diese herausragenden Vertreter der Wissenschaft, Medizin und Kunst gehörten zu den Ersten, die versuchten, Gehirnfunktionen zu lokalisieren.

Es ist anzumerken, dass es sehr schwierig ist, die ganze Vielfalt der stattgefundenen Ereignisse und die damit verbundenen herausragenden Vertreter aus der Medizin, Wissenschaft, Kunst und Kultur abzudecken. Dies umfasst einen enormen Zeitraum. Seit der Antike, von den Gladiatorenkämpfen des antiken Roms über die Renaissance bis hin zu den großen Kriegen gab es verschiedene Arten der Gehirnverletzungen sowie unterschiedliche anatomische Sektionen und Studien, die zu den grundlegendsten und erstaunlichen Entdeckungen über die Lokalisierung der Gehirnfunktionen führten.

Die Ventrikeltheorie und die ventrikuläre Lokalisierung höherer Funktionen war von der Antike bis zur Renaissance eine wichtige Lehre. Dieses Konzept war insbesondere im Mittelalter im Osten und Westen weit verbreitet.

Das Ventrikelsystem des Gehirns wurde erstmals im 4. Jahrhundert v. Chr. teilweise beschrieben. Aristoteles war der Erste, der sich mit dem Ventrikelsystem des Gehirns befasste.

Ärzte und Wissenschaftler glaubten, dass Sinnesinformationen von den fünf äußeren Sinnen (Tast-, Geschmacks-, Geruchs-, Hör- und Sehsinn) an die Hirnventrikel weitergeleitet werden. Die am weitesten verbreitete Version dieser Ventrikeltheorie war, dass sich der „Sensus communis" oder der Sinn, der Informationen aller fünf Sinne synthetisiert, im Vorderventrikel befand.

In diesem Ventrikel sollen die Sinnesinformationen aus den Sinnesorganen zu einer einheitlichen Wahrnehmung zusammengeführt werden. Im hinteren Teil des ersten Ventrikels oder im zweiten Ventrikel wurden aus Sinneseindrücken durch die „Imaginativa“ (Vorstellungskraft) oder „Fantasia“ (Einbildungskraft) Bilder geschaffen.

Hinter dem vorderen Ventrikel, durch den Vermis oder Durchgang, der den vorderen mit dem mittleren Ventrikel verband, befand sich ein Speicherraum zur Darstellung und Einschätzung zuvor wahrgenommener Objekte („Cogitativa“, „Estimativa“). Dieser Teil wurde in zwei Unterabschnitte unterteilt. Im ersten befand sich eine Sammlung von Bildern zuvor wahrgenommener Objekte. Im zweiten konnten gespeicherte Bilder auf eine neue Weise kombiniert werden (z. B. fiktive Objekte). Der zweite Ventrikel war der Sitz der Vernunft.

Eine zusätzliche Fähigkeit im mittleren Ventrikel war bei Menschen im Mittelalter mit der Wahrnehmung verbunden. Man ging davon aus, dass Erkenntnisse zur Speicherung mit dem Gedächtnisvermögen in den hinteren Ventrikel übertragen wurden („Memorativa“).

Es ist zu beachten, dass der „Vermis“ für die Weiterverarbeitung von Sinneseindrücken verantwortlich ist und dass bei einer Blockierung des Zugriffs die weitere Verarbeitung im Gedächtnis unterbrochen werden würde. Der „Vermis“ befindet sich in der Projektion der Formatio reticularis. Die Formatio reticularis liegt im Mittelhirn. Hier besteht ein interessanter historischer und anatomisch-physiologischer Zusammenhang.

Heute ist bekannt: Die Aufgaben der Formatio reticularis sind die Erhaltung des Bewusstseins und der Vigilanz (aufsteigendes aktivierendes retikuläres System); die Steuerung der vegetativen Funktionen über Verbindungen zum Hypothalamus; die Regulation der Vitalfunktionen (Atmung, Herz-, Kreislaufaktivität und Temperatur). Für den modernen Anatomen gilt dies auch für den Teil des Kleinhirns in der Nähe der Mittellinie, der laut Galen als Ventil zwischen den Hirnventrikeln wirkt. In diesem Fall handelt es sich um den wurmförmigen Plexus choroideus, der durch das Foramen Monroe zieht und den Durchfluss zwischen dem ersten und dem zweiten Ventrikel reguliert.

Jacopo Berengario da Carpi, Andreas Vesalius und Leonardo da Vinci erweiterten die Kenntnisse über die Hirnventrikel und verbesserten Bilder der Ventrikel. Ihre Arbeit leitete einen Aufklärungsprozess ein, der bis heute in den Bereichen der anatomischen und physiologischen Forschung andauert. Die Assoziation zur Gegenwart wird in diesem Fall durch eine moderne Abbildung des Ventrikelsystems hergestellt.

Seitdem haben viele Forscher dazu beigetragen, dieses System besser zu verstehen, seine Position im zentralen Nervensystem zu entschlüsseln und es mit bestimmten funktionellen Aspekten in Verbindung zu bringen.

Bis ins 17. Jahrhundert konzentrierte sich das Interesse allerdings ausschließlich auf das Innere des Gehirns, insbesondere auf das Ventrikel, während die Großhirnrinde als nicht funktionsfähig galt.

Heute kennt man fünf Ventrikel, von denen vier enzephalische Komponenten sind: zwei im Gehirn, einer im Diencephalon (Zwischenhirn), einer im Hirnstamm und ein Fünfter im Endabschnitt des Rückenmarks. Die Ventrikel sind durch Öffnungen und Kanäle miteinander verbunden, durch die die Cerebrospinalflüssigkeit zirkuliert und nicht der „Spiritus animalis", wie die alten Gelehrten dachten.

Mit der Entwicklung der Wissenschaft und Anatomie mit Bildern des Gehirns und der Nerven während der Renaissance begann die Ventrikeltheorie an Bedeutung zu verlieren. Das Wissen über die wahren anatomischen Zusammenhänge des Ventrikelsystems wurde im Vergleich zu den alexandrinischen Anatomen und Claudius Galen verbessert und wiederhergestellt, sodass die primitiven mittelalterlichen Ideen nicht mehr akzeptabel waren. Es wurde außerdem gezeigt, dass die Ventrikel eine Flüssigkeit enthalten (die Cerebrospinalflüssigkeit), sie können also kaum der Ort geistiger (höherer) Funktionen sein. Die Anatomen kehrten auch zu der Vorstellung der alten Griechen zurück, dass Tiergeister entweder im Rete mirabile oder in der Hirnsubstanz produziert und in den Ventrikeln gespeichert und dann durch die Nerven auszuströmen, die man als hohl ansah.

Das Rete Mirabile war eine fehlerhafte anatomische Struktur. Diese anatomische Struktur wurde in den Werken von Galen und anderen fortgeführt (sogar im 16., 17. und 18. Jahrhundert). Später, mit der Einführung fortschrittlicherer Forschungsmethoden, wurde dieses fehlerhafte anatomische Konzept abgeschafft.

Hier soll darauf hingewiesen werden, dass das Leben und das Werk der beschriebenen berühmten Vertreter aus der Medizin, Kultur, Kunst und Wissenschaft von ihrem unschätzbaren Beitrag zu verschiedenen Bereichen der universellen Kultur und insbesondere zur Medizin zeugen. Und natürlich nimmt Leonardo da Vinci unter ihnen einen völlig einzigartigen Platz ein. Die Zeichnungen Leonardo da Vincis gelten als Prototyp späterer anatomischer Lehrbücher und Atlanten. Einzigartige anatomische Entdeckungen und Erkenntnisse veranlassten sie dazu, die anatomischen und physiologischen Merkmale und die Natur menschlicher Pathologien zu untersuchen. Die wichtigsten Strukturen des zentralen und peripheren Nervensystems wurden entdeckt und beschrieben, was sich in zahlreichen anatomischen Lehrbüchern und Manuskripten widerspiegelte.

Viele Theorien über die Funktionsweise des Nervensystems waren aufgrund des damaligen Entwicklungsstandes der Wissenschaft und der Unvollkommenheit der Forschungsmethoden falsch. Ihre Arbeit gab jedoch den Anstoß für weitere Entdeckungen und Entwicklungen der Neuroanatomie und Neurophysiologie.

„Wer Großes versucht, ist bewundernswert, auch wenn er fällt" (Seneca 1978: 39).

Fragestellung

Ein chronologischer Überblick über Theorien über das Gehirn und seine Funktionen von der Antike bis zur Renaissance, und ihren Einfluss auf die moderne Neurowissenschaft.

„Gehirn" – die früheste Erwähnung und der Beginn der Hirnforschung

Die früheste Erwähnung des Wortes „Gehirn" befindet sich im chirurgischen „Papyrus Edwin Smith" („Wundenbuch", ein altägyptischer medizinischer Text), der vermutlich vom Hohepriester, Arzt und Astronom des Pharaos Djoser Imhotep (ca. 2655–2600 v. Chr.) verfasst wurde. Diese Papyrusrollen beinhalten 48 klinische Fälle, darunter 27 Hirnverletzungen. Die ersten acht Fälle des „Papyrus Edwin Smith" beschreiben Verletzungen des Schädels und des Gehirns. Dieser frühe Text enthält auch Beschreibungen der Schädelstrukturen, der Hirnhautschichten, des Liquors und des Aussehens der äußeren Oberfläche des Gehirns. Verletzungen am Kopf, Hals, Rumpf und an Gliedmaßen wurden im „Papyrus Edwin Smith" auch beschrieben (Sullivan 1995; Nunn 2002; Engelhardt 2018).

Die Geschichte der Hirnforschung begann im 6. Jahrhundert v. Chr. im antiken Griechenland und ist mit dem Namen Alkmaion von Kroton verbunden.

Alkmaion von Kroton

Alkmaion von Kroton (altgriechisch Ἀλκμαίων, 6.–5. Jahrhundert v. Chr., antiker griechischer Naturphilosoph und Wissenschaftler) gilt als Begründer der wissenschaftlichen Hirnforschung. Er behauptete, dass der Geist und die Seele im Gehirn lokalisiert sind und dass das Gehirn das zentrale Organ der Wahrnehmung und Erkenntnis ist. Er erkannte das Gehirn als Zentralorgan aller Sinneswahrnehmungen. Er glaubte auch, dass das Gehirn durch Kanäle mit den Sinnesorganen in Verbindung steht. Er wies darauf hin, dass die Sinneswahrnehmung beeinträchtigt werde, wenn das Gehirn erschüttert werde und seine Lage verändere, denn dadurch würden die Kanäle in Mitleidenschaft gezogen. Er erklärte den Vorgang des Sehens mit der Annahme, dass das Auge selbst einer hellen, nämlich feurigen Natur ist. Er entdeckte die Stränge der Sehnerven, die vom Auge zum Gehirn führen und die er als hohle, „lichtbringende" Kanäle betrachtete. Er sezierte das Auge und entdeckte, dass es Wasser enthielt. Der Geruchsinn entsteht beim Einatmen, wenn Luft ins Gehirn aufsteigt. Das Hören wird durch einen Hohlraum in den Ohren ermöglicht, der selbst Geräusche erzeugt, so wie ein Mensch man auch durch einen Hohlraum spricht. Die resonierende Luft überträgt Geräusche an das Gehirn. Alkmaion galt für viele als einer der ersten Befürworter der anatomischen Dissektion (Oeser 2002; Celesia 2012; Zemelka 2017).

„Das Gehirn ist es, das die Wahrnehmungen des Hörens, Sehens und Riechens gestattet; aus diesen entstehen Gedächtnis und Vorstellung, aus Gedächtnis und Vorstellung aber, wenn sie sich gesetzt haben und zur Ruhe gekommen sind, bildet sich das Wissen" (Capelle 1940: 111).

Neuroanatomie und ventrikuläre Lokalisierung höherer Funktionen (die Ventrikeltheorie)

Aristoteles. Herophilos von Chalkedon und Erasistratus von Kos. Claudius Galen (Galenos) von Pergamon

„Sensus communis", „Cogitativa", „Estimativa" und „Memorativa" in den Hirnventrikeln wurde sowohl in Europa als auch im Nahen Osten seit Jahrhunderten allgemein anerkannt.

Die Ventrikeltheorie war von der Antike bis zur Renaissance ein wichtiges Konzept. Verschiedene Philosophen, Wissenschaftler, Naturforscher, Anatomen und Ärzte aus der westlichen Welt (z. B. Nemesius, Albertus Magnus, Mondino dei Luzzi, Gregor Reisch, Magnus Hundt, Jacopo Berengario da Carpi, Leonardo da Vinci, Johannes Dryander usw.) und aus arabischen Ländern (z. B. Ibn Sīnā [Avicenna]) meinten auch, dass verschiedene Teile des Hirnventrikelsystems für bestimmte Funktionen zuständig waren.

Aristoteles

Die Entstehung der Ventrikeltheorie (ventrikuläre Lokalisierung höherer Funktionen) ist mit den Ansichten von Aristoteles (Ἀριστοτέλης [384–322 v. Chr.] – griechischer Universalgelehrter) über Wissen assoziiert. Aristoteles war möglicherweise der erste Mensch und Naturwissenschaftler, der die Existenz von Gehirnhöhlen, insbesondere in jeder Großhirnhälfte, feststellte. Er wies auf die Existenz eines kleinen Lochs in der Mitte des Gehirns bei den meisten Tieren hin, die er untersuchte. Aristoteles sezierte 49 Tiere, vom Elefanten bis zur Schnecke, aber keine Menschen. Aristoteles glaubte auch, dass das Herz und nicht das Gehirn das Zentrum der Empfindung und Bewegung ist (das kardiozentrische Modell). Er konnte feststellen, dass ihre Kreislaufsysteme weiter im Körper verteilt waren als ihre Nerven. Sein Argument war auch, dass das freigelegte Gehirn nicht auf mechanische Reizungen anspricht.

„Und natürlich ist das Gehirn überhaupt nicht für irgendwelche Empfindungen verantwortlich." „Die richtige Ansicht ist, dass der Sitz und die Quelle der Empfindung die Region des Herzens ist" und „Freude, Schmerz und überhaupt alle Sinnesempfindungen haben ihren Ursprung eindeutig im Herzen" (Gross 1995: 247; Marshall u. Magoun 1998; Oeser 2002; Duque-Parra 2017).

In der Abhandlung „De anima" („Über die Seele") teilte er die Seele in drei Teile: *anima vegetativa*, die nährende (pflanzliche) Seele; *anima sensitiva*, die sinnlich wahrgenommene (tierische) Seele; und *anima cogitativa*, die denkende (menschliche) Seele (Aristoteles, 1907).

In seiner Abhandlung „Über die Teile der Tiere" (Aristoteles 2004) stellte er die Hypothese auf, dass das Gehirn kalt und fast nicht durchblutet ist und keine Beziehung zu den Sinnesorganen hat, da es bei einer Berührung keine Gefühle hervorrufe. Laut Aristoteles ist das Gehirn ein Ort, wo das im Herzen erwärmte Blut abgekühlt werde. Er nahm an, dass ein Teil des Kopfes leer ist – obwohl er wahrscheinlich nur die Ventrikel erwähnte –, dass das Herz die Quelle aller Nerven ist.

Untenstehend ist eine Tabelle zum Vergleich zwischen dem Gehirn und dem Herz nach Aristoteles (modifiziert nach C. G. Gross 1995).

Die Tabelle ist eine Zusammenstellung von Zitaten aus verschiedenen Werken von Aristoteles:

Herz	Gehirn
Unter dem Einfluss von Emotionen	Nicht betroffen
Alle Tiere haben ein Herz oder ein ähnliches Organ	Nur Wirbeltiere und Kopffüßer haben eines, aber auch andere Tiere haben Empfindungen
Warm, charakteristisch für höheres Leben	Kalt
Quelle des Blutes, das für die Empfindung notwendig ist	Blutlos und daher ohne Empfindungen
Durch Blutgefäße mit allen Sinnesorganen und Muskeln verbunden	Nicht mit den Sinnesorganen verbunden oder die Verbindung ist irrelevant
Lebensnotwendig	Nicht so
Als Erstes gebildet	Als zweites gebildet
Empfindlich	Unempfindlich: Wenn das Gehirn eines Tieres freigelegt wird, kann es ohne Anzeichen von Schmerz oder Widerstand herausgeschnitten werden
An zentraler Stelle, geeignet für eine zentrale Rolle	Nicht so

Herophilos von Chalkedon und Erasistratus von Kos

Die systematische Neuroanatomie wurde von Herophilos von Chalkedon ([325–280 v. Chr.], griechischer Arzt und Anatom) und Erasistratus von Kos (304–250 v. Chr., griechischer Arzt und Naturforscher, Anatom, Chirurg und Physiologe) eingeführt, die beide im Museum von Alexandria arbeiteten.

Herophilus von Chalkedon identifizierte Nerven (einschließlich Hirnnerven) und fand heraus, dass Nerven den Körper mit dem Gehirn verbinden. Insbesondere beschrieb er den Nervus opticus und den Nervus oculomotorius und stellte sie in einen funktionellen Zusammenhang mit dem Auge. Er gilt als erster Entdecker der Bewegungs- und Sinnesnerven (Finger 1994; Wills 1999).

Herophilus war auch der Erste, der das Groß- und Kleinhirn, die Hirnhäute und die Hirnventrikel genauer beschrieb. Er beschrieb auch die Plexus choroideus als Bestandteile des Hirnventrikelsystems und ein großes Netzwerk von Arterien und Venen an der Basis des Gehirns, das er „rete mirabile" (das große Netzwerk) nannte. Erasistratus von Kos stellte einen direkten Zusammenhang zwischen der Komplexität des Gehirns und der menschlichen Intelligenz fest. Erasistratus war auch der Erste, der die Prinzipien der ventrikulär-pneumatischen Theorie der Gehirnfunktion präsentierte (Finger 1994; Wills 1999; Althoff 2014).

Claudius Galen (Galenos) von Pergamon

Auch Claudius Galen (auch: Galenos) von Pergamon ([129–200 n. Chr.], griechischer Arzt, Anatom, Schriftsteller und Universalgelehrter) leistete einen wesentlichen Beitrag zur Entwicklung dieser ventrikulär-pneumatischen Theorie. Galen beschrieb das Gehirn, seine Ventrikel und zeigte den Unterschied zwischen dem Empfindungs- und Bewegungsnerv. Er nannte die sensorischen Nerven die „weichen Nerven" und die Bewegungsnerven die „harten Nerven". Er beschrieb außerdem sieben Gehirnnerven und betrachtete den Riechnerv als Teil des Gehirns. Organe, Nerven und das Pneuma führen nach Galen ein eigenes Leben.

Laut Galen wird das „Pneuma" in drei Arten von Spiritus unterteilt: Der „Spiritus naturalis" (in der Leber), „Spiritus vitalis" (in der linken Herzkammer – eine Umwandlung von „Spiritus naturalis" in „Spiritus vitalis") und „Spiritus animalis" („pneuma psychikon" – die letzte und höchste Form des Spiritus). Galen lehrte, dass das Gehirn der Sitz der Seele sei. (Schott 1996; Oeser 2002; Moog 2004; Nickel 2005; Michler 2005; Althoff 2014; Wickens 2015; Chvátal u. Verkhratsky 2018).

Das Gehirnparenchym wandelt das vitale Pneuma („Spiritus vitalis") in das psychische Pneuma um, das sich in den Hirnventrikeln konzentriert. Das psychische Pneuma („Spiritus animalis") ist ein Substrat der Nervenfunktion, einschließlich der Wahrnehmung. Das psychische Pneuma soll über das Hirnventrikelsystem in den Körper gepumpt werden. Im Gehirn wird das Pneuma, das sensorische Signale überträgt, an die vorderen Ventrikel weitergeleitet und afferente Signale werden von den hinteren Ventrikeln an die Muskeln weitergeleitet. Bestimmte Hirnventrikelbereiche sind für verschiedene psychische Funktionen verantwortlich. Die Hirnventrikel sind wie drei miteinander verbundene Kreise mit spezifischen Funktionen: der erste Hirnventrikel ist funktionell mit der Vorstellungskraft („Sensus communis"), der zweite mit dem Verstehen („Cogitativa estimatava") und der dritte mit dem Gedächtnis („Memorativa") verbunden: ventrikuläre Lokalisierung höherer Funktionen (die Ventrikellehre).

Galen entdeckte außerdem, dass Menschen nach einem Schlaganfall ihre Wahrnehmungsfähigkeit verlieren können, auch wenn die betroffenen Sinnesorgane völlig intakt bleiben: das Gehirn ist das zentrale Organ für Wahrnehmungsprozesse. Er führte auch interessante Experimente an den Hirnventrikeln durch:

Wenn er auf den hinteren Ventrikel des Gehirns eines lebenden Tieres drückte, verfiel das Tier in einen starren und tiefen Zustand (Stupor). Das Gleiche geschah, als er diesen Ventrikel durchtrennte, nur dass sich das Tier nicht erholte.

Wenn das Dach dieses Ventrikels einfach eingeschnitten wurde, blinzelte das Tier mit den Augen. Wenn er auf den vorderen Ventrikel drückte, hörte das Tier auf zu blinzeln und das Auge auf der Seite des eingedrückten Ventrikels wurde wie das Auge eines Blinden.

Galen profitierte von seiner zeitweiligen Arbeit als Gladiatorenarzt in Pergamon und sammelte dabei umfangreiche Erfahrungen. Er konnte sehen, dass die Hirnflüssigkeit nicht identisch mit der Lebenskraft war: er sah sie ausfließen, doch sein Patient lebte weiter. Galen sezierte auch Affen, Schafe, Schweine und Ziegen, manchmal noch zu deren Lebzeiten. Er führte Sektionen durch, bei denen er das Gehirn schichtenweise abtrug, um herauszufinden, was die jeweiligen Organe für Funktionen innehatten. In einer solchen Demonstration zeigte er, dass bei Schweinen und anderen Tieren die Stimme nach Durchtrennung der unteren Kehlkopfnerven verschwindet (Finger 1994; Gross 1998; Wills 1999; Crivellato u. Ribatti 2007).

Claudius Galen formulierte die Hypothese, dass die Ventrikel des Gehirns der Sitz der Intelligenz und ein wichtiger Teil des menschlichen physiologischen Systems seien.Die Funktionen der rationalen Seele (Vorstellungskraft, Denken und Gedächtnis) werden durch psychisches Pneuma realisiert, das vom hinteren Ventrikel durch motorische Nerven zu den Muskeln fließt (Manzoni 1998).

Ventrikuläre Lokalisierung höherer Funktionen (die Ventrikeltheorie) im 4. und 5. Jahrhundert

Nemesius, Bishof von Emesia und Heiliger Augustinus von Hippo

Ab dem 4./5. Jahrhundert n. Chr. wurde die Ventrikeltheorie der funktionellen Lokalisierung des Nervensystems von Theologen und Philosophen in einer Weise erweitert, die besondere höhere mentale Funktionen unterschiedlich verfeinerten „psychischen Pneumen" in den lateralen, dritten und vierten Ventrikeln zuschrieb. Im 5. Jahrhundert n. Chr. hatten der heilige Augustinus von Hippo und der Bischof Nemesius die Komponenten des kognitiven Modells des Aristoteles den Hirnventrikeln zugeordnet. Sie waren der Meinung, dass die Seele nicht im Herzen sein könne, wie Aristoteles glaubte, und platzierten sie im Gehirn.

Nemesius, Bishof von Emesia

Nemesius (altgriechisch Νεμέσιος [ca. 390–400 n. Chr.] – griechischer Philosoph und Bischof von Emesia in Syrien) entwickelte die Ventrikeltheorie weiter und ordnete jedem der vier Ventrikeln im Gehirn unterschiedliche Funktionen zu. Nemesius platzierte die Wahrnehmung und die Vorstellungskraft (των αισθήσεων) in den beiden vorderen Seitenventrikeln, die Kognition (διανοητικόν) oder intellektuelle Fähigkeiten im mittleren Ventrikel (dritter Ventrikel) und das Gedächtnis (μνημονευτικόν) im hinteren Ventrikel (vierter Ventrikel). Die Ventrikel wurden oft als „Zellen" bezeichnet. Die „Drei-Zellen-Theorie" (die Ventrikeltheorie) der Gehirnfunktion besagte, dass die erste Zelle (der rechte und der linke laterale Ventrikel zusammen) für die Verbindung der fünf grundlegenden äußeren Empfindungen („Sensus communis": Tasten, Schmecken, Riechen, Hören und Sehen) verantwortlich ist, die zweite Zelle (unser dritter Ventrikel) dient dem Verstehen („Cogitativa estimatava"), und die dritte Zelle (unser vierter Ventrikel) dient dem Gedächtnis („Memorativa").

Nemesius glaubte auch, dass diese Fähigkeiten durch die Wirkung eines Tiergeistes funktionieren, der entstand, nachdem er sich durch ein Netzwerk von Arterien bewegt hatte. Dieses Netzwerk wurde „Rete Mirabile" genannt und befindet sich an der Basis des Gehirns.

Sein wichtiges Werk war „Über die Natur des Menschen" („Perí physeōs anthrōpou", „De natura hominis"). Dieses Werk – im klassischen Griechisch verfasst – wurde ins Lateinische, Arabische, Syrische und Armenische übersetzt. Nemesius beschrieb auch die Struktur des menschlichen Körpers, die Position und Funktion seiner Bestandteile sowie die Beziehung zwischen Körper und Seele (Manzoni 1998; Tascioglu u. Tascioglu 2005; Swanson 2007; Sharples u. van der Eijk 2008; Motta 2010).

> „Das Großhirn hielt er für den ‚Wohnsitz' der denkenden, empfindenden und bewegten Anima rationalis, deren drei Hauptvermögen ‚Phantastikon' (Vorstellungsvermögen), ‚Dianoetikon' (Urteilsvermögen) und ‚Mnemonuetikon' (Gedächtnis) verschiedenen Orten im Gehirn zugeordnet wurden. Galen war der Meinung, dass der spiritus animalis in den Ventrikeln des Gehirns durch Destillation des im Herzen gebildeten spiritus vitalis entstehe und die Funktion eines Aktivators der seelischen Leistungen haben" (Grüsser 1990: 82).

Heiliger Augustinus von Hippo (354–430 n. Chr.) war auch ein Befürworter der Ventrikeltheorie.

> „Da auf eine Empfindung keine körperliche Bewegung ohne Zeitintervall folgt und wir nach einer gewissen Zeit nicht spontan handeln können, außer mit Hilfe des Gedächtnisses, gibt es im Gehirn drei Ventrikel. Einer davon, der sich vorne in der Nähe des Gesichts befindet, ist der, aus dem alle Empfindungen kommen; der zweite, der sich hinten im Gehirn in der Nähe des Halses befindet, ist der, aus dem alle Bewegungen kommen; der dritte, der sich zwischen den ersten beiden befindet, ist der, in dem die medizinischen Autoren den Sitz des Gedächtnisses verorten. Da auf eine Empfindung eine Bewegung folgt, wäre ein Mensch, ohne diesen Sitz des Gedächtnisses nicht in der Lage zu wissen, was er tun sollte, wenn er vergessen sollte, was er getan hat. Nun sagen die medizinischen Autoren, dass die Existenz dieser Ventrikel durch klare Hinweise in Fällen bewiesen wurde, in denen diese Teile des Gehirns von einer Krankheit oder einem pathologischen Zustand betroffen waren. Denn wenn die Empfindung, Bewegung oder das Bewegungsgedächtnis beeinträchtigt waren, gab es einen klaren Hinweis auf die Funktion jedes Ventrikels, und durch die Anwendung von Heilmitteln auf diese verschiedenen Ventrikel stellten die Ärzte fest, welche Teile geheilt werden mussten" (Augustine 401/1982: 14).

Augustinus postulierte in seinem „De Tractate" (Kapitel VIII, Absatz 6), dass es drei Ebenen der Wortbildung gibt. Sie beginnen in der Vorstellung, dann geht es weiter mit der Überlegung, wie sie ausgesprochen werden sollen, und schließlich werden sie artikuliert (Fulkerson 1985; Chadwick 1996; Stock 1996; Rist 1999).

Ventrikuläre Lokalisierung höherer Funktionen (die Ventrikel-theorie) im 10. und 11. Jahrhundert

Avicenna

Avicenna (auch: Abū Alī al-Husain ibn Abd Allāh ibn Sīnā [980–1037] – persischer Arzt, Naturwissenschaftler, Philosoph, Dichter, Mathematiker, Astronom, Alchemist und Musiktheoretiker, Autor des Kanons der Medizin) war einer der ersten und bekanntesten mittelalterlichen Vertreter der Ventrikeltheorie. Avicennas „Kanon der Medizin" war ein umfangreiches Buch mit über einer Million Wörtern auf über tausend Seiten, das eine umfassende Sammlung allen medizinischen Wissens seit der Antike darstellte.

Avicenna platzierte kognitive Fähigkeiten in den Ventrikeln des Gehirns.

> „Eine der inneren Wahrnehmungsfähigkeiten von Tieren ist die Fähigkeit zur Fantasie, d. h. der Sensus communis, der im vorderen Teil des Vorderventrikels des Gehirns liegt. Er empfängt alle Formen, die den fünf (äußeren) Sinnen eingeprägt und von ihnen an ihn übermittelt werden. Als nächstes kommt die Vorstellungskraft im hinteren Teil des Vorderventrikels des Gehirns, die bewahrt, was der Sensus communis von den fünf Sinnen erhalten hat, selbst in Abwesenheit des wahrgenommenen Objekts. [...] Als nächstes kommt die Fähigkeit der ‚sensitiven Vorstellungskraft' in Bezug auf die tierische Seele und die ‚rationale Vorstellungskraft' in Bezug auf die menschliche Seele. Diese Fähigkeit befindet sich im mittleren Ventrikel des Gehirns in der Nähe des Wurmfortsatzes und ihre Funktion besteht darin, in der Vorstellungskraft bestimmte Dinge mit anderen zu kombinieren und einige Dinge nach Belieben von anderen zu trennen. Dann gibt es die Schätzfähigkeit am anderen Ende des mittleren Ventrikels des Gehirns, die die nicht-sinnlichen Absichten wahrnimmt, die in den einzelnen sinnlichen Objekten vorhanden sind, wie die Fähigkeit, zu urteilen, dass der Wolf gemieden und das Kind geliebt werden soll. Als nächstes gibt es die Merk- und Erinnerungsfähigkeit im hinteren Ventrikel des Gehirns, die festhält, was die Schätzfähigkeit von den nicht-sinnlichen Absichten wahrnimmt, die in einzelnen sinnlichen Objekten vorhanden sind [...]" (Avicenna 1952).

In Avicennas Abhandlung über die embryonale Generation („De generatione embryonis") aus der Mitte des 14. Jahrhunderts (1347) gibt es die folgende Zeichnung: „Kopf für Ärzte". Drei Bereiche des Gehirns mit Hirnventrikeln (Kreise) und deren Funktionen.

Die Hirnventrikel sind als Kreise (Cellula) dargestellt und der Informationsfluss wird von einem Funktionszentrum zum nächsten durch Doppellinien gezeigt. Die fünf Sinne (Tastsinn, Geschmackssinn, Riechen, Sehen und Hören) werden auf die erste Funktionszelle (Ventrikel) projiziert („Sensus communis" – Konvergenz der äußeren Sinne). Die anderen vier Kreise auf dem Kopf sind „Ymaginativa", „Estimatio", „Cogitatio" und „Memoria" (Fantasie, Vorstellungskraft, Erkenntnis und Gedächtnis). Avicenna präsentierte ein Fünf-Zellen-Schema (Clark 1962; Clark u. Dewhurst 1972).

Ventrikuläre Lokalisierung höherer Funktionen (die Ventrikeltheorie) im 13. und 14. Jahrhundert

Albertus Magnus. Thomas von Cantimpré. Bartholomaeus Anglicus. Mondino dei Luzzi

Albertus Magnus

Albertus Magnus (um 1200–1280) beschrieb drei Hirnkammern (Ventrikel), durch welche der „spiritus animalis" fließe und dabei Sinneseindrücke von der Wahrnehmung über die Beurteilung bis zur Erinnerung verarbeite. Der Prozess von der Wahrnehmung über Denken zur Erinnerung erfolge über Hirnventrikel, so wie „das Wasser im Römischen Brunnen fließt". Insbesondere Albertus Magnus glaubte, dass der hintere Kreis (Ventrikel) für das Gedächtnis verantwortlich sei. Die gleiche Meinung vertrat sein berühmter Schüler Tommaso d'Aquino (Heiliger Thomas von Aquin [1225–1274]).

Albertus Magnus beschrieb das Hirnventrikelsystem („Concavitate cerebri", mit fließendem Tiergeist im Inneren):

1. Gesunder Menschenverstand („Sensus communis" – Konvergenz der äußeren Sinne) und einfache Vorstellungskraft („Imaginatio");
2. Kreative Vorstellungskraft („Imaginativa"), Fantasie, rationales Denken („Cogitatio") und Bewertung („Estimatio");
3. Gedächtnis („Memorativa").

Die erste gedruckte Darstellung des Gehirns wurde in der Ausgabe von Albertus Magnus' „Philosophia pauperum sive philosophia naturalis" aus dem Jahr

1490 (geschrieben im 13. Jahrhundert) gefunden. Dies ist eine schematische Darstellung der mittelalterlichen „Drei-Zellen-Theorie“ (die Ventrikeltheorie), projiziert auf einen gezeichneten Kopf (unbekannter Künstler). Albertus Magnus hielt das Gehirn als das zentrale Organ aller Sinnesempfindungen. In seiner „Philosophia pauperum“ und „Philosophia Naturalis“ wurden Illustrationen gezeigt, die die drei Hirnventrikel darstellen. Er präzisierte um 1250, ein Spiritus Animalis fließe von einem Ventrikel in den nächsten und vermittle so zwischen Wahrnehmung, Denken und Gedächtnis. Albertus Magnus gilt als einer der ersten, der versuchte, die Funktionen des Gehirns zu lokalisieren. Vor diesem Modell waren laut Aristoteles die geistigen Funktionen fast 2000 Jahre lang im Herzen lokalisiert (kardiale Ursachentheorien) (Magnus 1506; Sudhoff 1914; Finger 1994; Wickens 2015; Manzoni 1998).

Albertus Magnus schrieb einmal: „Wissenschaft ist nicht einfach eine Frage des Glaubens dessen, was uns gesagt wird, sondern eine Untersuchung der Natur der Dinge“ (Davidson 2014: 5).

Der erste Hirnventrikel (I. ventriculus) entspricht dem rechten und linken Seitenventrikel. Dies gilt als Konvergenzstelle der fünf äußeren Sinne („Sensus communis“) und einfache Vorstellungskraft („Imaginatio“). Der zweite Hirnventrikel (II. ventriculus, „Imaginativa“ – kreative Vorstellungskraft und „Estimatio“-Einschätzung) entspricht dem dritten Ventrikel (die Öffnung zwischen den beiden Ventrikeln ist Foramen interventriculare – eine Verbindung zwischen den beiden Seitenventrikeln und dem dritten Hirnventrikel). Der dritte Hirnventrikel (III. ventriculus, „Memorativa“ – Gedächtnis) entspricht dem vierten Hirnventrikel und sein „psychisches Pneuma“ unterstützt das Gedächtnis und die Bewegung der Gliedmaßen. Die Öffnung zwischen den Ventrikeln II und III auf dem Bild ist Aquaeductus cerebri.

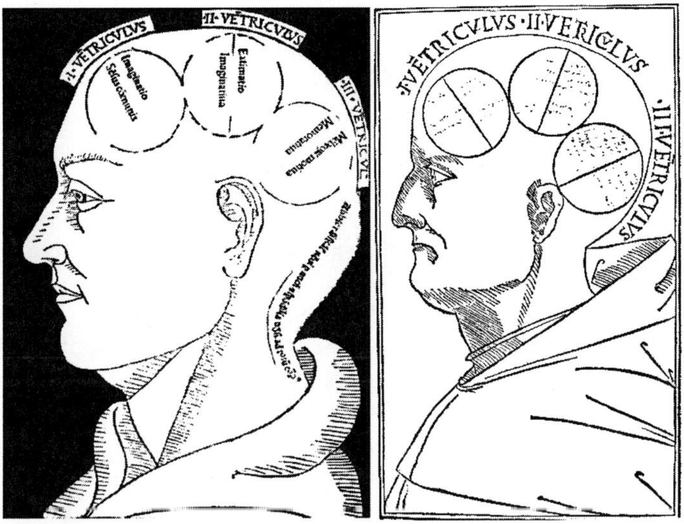

Abb. 1: Die erste gedruckte Darstellung des Gehirns aus dem Buch von Albertus Magnus „Philosophia pauperum" (1490) zeigt die „Ventrikeltheorie" der Funktion des Nervensystems (ventrikuläre Lokalisierung höherer Funktionen). Am Hinterkopf zum Hals hinunterziehend steht: „ab hic ramificant nervi per nucam et spondilia dorsi ad totum corpus" („von hier aus verzweigen sich die Nerven über den Nacken und die Spondyllen des Rückens zum gesamten Körper"). Quelle: Albertus Magnus „Philosophia pauperum" (1490). Holzschnitt. Wellcome Collection, London, gemeinfrei.

Im Rahmen seiner wissenschaftlichen Tätigkeit erforschte auch Albertus Magnus die Natur des Lichts. Er interessierte sich besonders für die Entstehung von Regenbögen und schrieb zu diesem Thema. Er stellte außerdem die Hypothese auf, dass die Lichtgeschwindigkeit endlich ist, obwohl sie sich sehr schnell fortbewegen kann.

Darüber hinaus bemerkte Albertus Magnus beim Blick in den Nachthimmel, dass die Milchstraße nur eine riesige Ansammlung von Sternen ist, die das Licht der Sonne empfangen haben. Er untersuchte auch die Lichtreflexion mithilfe von Spiegeln sowie die Brechungseigenschaften bestimmter Kristalle.

Albertus Magnus betrachtete Wissenschaft und Kirche jedoch nicht als Gegensätze, sondern behauptete, dass die Wahrheit mit beiden Welten im Einklang steht (Davidson 2010, 2014).

Thomas von Cantimpré

Thomas von Cantimpré ([1201–1270/2], belgischer Theologe, Augustiner-Chorherr und Dominikaner, Naturforscher und Enzyklopädist) studierte in Köln bei Albertus Magnus.

Er bezog sich auch auf die Ventrikeltheorie des Gehirns, als er in seinem Buch über Anatomie in seinem „Liber de natura rerum“ den Kopf beschrieb. Thomas von Cantimpré behauptete, dass es drei Kammern des Gehirns gibt, in denen drei innere Kräfte der Seele gebildet werden, nämlich Vorstellungskraft, intellektuelle Kraft und Erinnerungskraft. Er schrieb, dass eine feurige Kraft, die im Herzen wohnt, zum Gehirn aufsteigt, wo sie gereinigt wird. Sie bewegt sich dann nach außen durch die Augen, Ohren, Nase und die anderen Instrumente der Sinne. Im Kontakt mit äußeren Dingen bildet sie die fünf Sinne des Körpers.

„Liber de natura rerum“ – „Buch von Naturen der Dinge“ (das Hauptwerk von Thomas von Cantimpré). Dieses Buch wurde zwischen 1225 und 1241 in lateinischer Sprache verfasst. Der „Liber de natura rerum“ bestand ursprünglich aus 19 Bücher, ein zwanzigstes wurde nachträglich angehängt. Das erste und zweite Buch heißen: Buch I: „Über die Anatomie des menschlichen Körpers“ und Buch II: „Über die Seele“ (Stahl 1998; King 1999; Ortúzar Escudero 2018).

Bartholomaeus Anglicus

Bartholomaeus Anglicus (Bartholomäus der Engländer [um 1190–1250] – Franziskanermönch, Gelehrter und Enzyklopädist aus England, Autor von „De proprietatibus rerum“ [„Über die Eigenschaften der Dinge“], einem Vorläufer der Enzyklopädie und einem der ersten Nachschlagewerke des Mittelalters) formulierte ebenfalls die Ventrikeltheorie. Dies diente im Spätmittelalter als Modell der Gehirnfunktionen.

Dies stellte eine lineare Abfolge kognitiver Fähigkeiten dar, von der Empfindung oder Wahrnehmung (I. ventriculus, „Sensus comminis“) über die Vorstellungskraft (II. ventriculus, „Imaginativa“) bis hin zum Gedächtnis (III. ventriculus, „Memorativa“) – Fähigkeiten, die Bartholomaeus Anglicus verschiedenen Zellen (Ventrikeln) des Gehirns zuschrieb. Das Hauptwerk „De proprietatibus rerum“ wurde an der Magdeburger Schule in Sachsen geschrieben und umfasst 19 Bücher. Das lateinische Originalwerk wurde 1372 ins Französische übersetzt. Dieses Werk wurde später in zahlreichen Ausgaben gedruckt.

Bartholomaeus Anglicus. „De proprietatibus rerum“ („Über die Ordnung der Dinge“)

Buch 1:	*De Deo – Über Gott und die Namen Gottes*
Buch 2:	*De proprietatibus angelorum – Über Engel, gute und böse*
Buch 3:	*De anima – Über die Seele und die Vernunft*
Buch 4:	*De humani corporis – Über die Körpersäfte*
Buch 5:	*De hominis corpore – Über die Körperteile*
Buch 6:	*De state hominis – Über das tägliche Leben*
Buch 7:	*De infirmitatibus – Über Krankheiten und Gifte*
Buch 8:	*De mundo – Über die Erde und die Himmelskörper*
Buch 9:	*De temporibus – Über Zeit und Bewegung*
Buch 10:	*De materia et forma – Über Materie, Form und Feuer*
Buch 11:	*De aere – Über die Luft und das Wetter*
Buch 12:	*De avibus – Über Vögel*
Buch 13:	*De aqua – Über Wasser und Fische*
Buch 14:	*De terra – Über die Erde und ihre Oberfläche*
Buch 15:	*De regionibus et provinciis – Über Regionen und Orte*
Buch 16:	*De lapidibus et metallis – Über Steine, Edelsteine und Mineralien*
Buch 17:	*De herbis et arboribus – Über Pflanzen und Bäume*
Buch 18:	*De animalibus – Über Landtiere*
Buch 19:	*De accidentibus – Über Farben, Gerüche und Geschmäcker, Substanzen, Maße, Zahlen und Musik*

(Anglicus 1485/2022; Meyer 1988; Keen 2007; Lanska 2022).

Mondino dei Luzzi

Mondino dei Luzzi (Mundinus de Leuciis [um 1275-1326] – italienischer Anatom, Professor der Medizin in Bologna) veröffentlichte 1316 eine Sammlung der praktischen anatomischen Sezierübungen. Dieses Werk wurde später 1475 in Padua unter dem Titel „Anathomia Mundini“ gedruckt. Dies war das erste mittelalterliche Anatomielehrbuch bis zur Zeit von Andreas Vesalius.

Später erschienen viele Neuausgaben dieses Buches (mit 40 verschiedenen Ausgaben, Nachdrucken und Übersetzungen in mehreren Sprachen) (Olry 1997; Crivellato u. Ribatti 2006; Rengachary et al. 2009; Di Matteo 2017).

Mondino dei Luzzi war der erste dokumentierte Mensch seit der Zeit Galens, der einen menschlichen Körper sezierte. Diese Autopsie fand im Jahr 1315 an einer hingerichteten Kriminellen statt und wurde von Medizinstudenten und der Öffentlichkeit besucht. Die Autopsie wurde vom Vatikan genehmigt (Mavrodi 2014; Wickens 2015).

Mondino beschrieb die *Dura Mater* und die *Pia Mater*. Er führte auch viele Funktionen des Gehirns auf die Hirnventrikel zurück. Nachdem er die Seitenventrikel in drei Teile geteilt hatte, verband er den vorderen Teil mit der Fantasie, den mittleren mit besonderen Sinnen und den hinteren mit der Vorstellungskraft. Mondino dei Liuzzi schlug in seiner „Anathomia" vor, dass der dritte Ventrikel als „Integrator" der Körperfunktionen dient (einschließlich psychischer, emotionaler und Verhaltensreaktionen) (Crivellato u. Ribatti 2006; Fontoura 2009). Dies spielte auch eine signifikante Rolle bei der Entwicklung der Neuroanatomie und der Gehirnfunktionen und beeinflusste auch Guido da Vigevano, Jacopo Berengario da Carpi, Johannes Dryander, Leonardo da Vinci sowie andere berühmte Wissenschaftler in ihren anatomischen Studien.

Ein Versuch, die Gehirnwindungen zu zeichnen. Die frühesten Bilder der Gehirnwindungen in der Geschichte der Neurowissenschaften

Guido da Vigevano

Hervorzuheben ist das herausragende Buch des italienischen Arztes Guido da Vigevano (um 1280–um 1350), das die frühesten Bilder von Gehirnwindungen in der Geschichte der Neurowissenschaften präsentiert: „Anathomia Designata per Figures" (1345).

In diesem Buch gibt es ein unscharfes Muster der kortikalen Struktur der Gehirnoberfläche. Die gezeichneten runden Kreise stellen die Hirnventrikel dar („wo Verstand und Geist lokalisiert sind und geben dem ganzen Körper Sensibilität und Bewegung) (Clark u. Dewhurst 1972: 26). Der erste enthält „virtus aprehensiva sive fantastica", der zweite „virtus raciocinatium" und der dritte „virtus memorativa". Der erste Kreis (Hirnventrikel) ist mit den Augen und Ohren verbunden. Guido da Vigevano war ein italienischer Arzt und Erfinder, Leibarzt von Kaiser Heinrich VII. und dann von Maria von Luxemburg und Königin Johanna von Frankreich, Schüler von Mondino dei Luzzi. Sein Hauptwerk ist das Buch „Anathomia Designata per Figures“ (1345). Dieses Buch ist in vier Teile gegliedert. Der dritte Teil befasst sich mit der Anatomie des Zentralnervensystems (Kopf, Hirnhäute und Teile des Gehirns sowie des Rückenmarks). Das Buch enthielt außerdem 24 anatomische Abbildungen (Wickerscheimer 1913; Wegner 2005; Bovenmyer 2019).

Das 16. Jahrhundert. Ventrikuläre Lokalisierung höherer Funktionen. Frühe Bilder der Hirnventrikel mit Funktionen und Gedächtniskunst

Gregor Reisch. Magnus Hundt. Jacopo Berengario da Carpi. Jean Johannes Host. Johannes Dryander (Eichmann). François Fernel

Illustrationen dieser „Theorie“ haben auch die Philosophen und Naturwissenschaftler Gregor Reisch (1503) und Magnus Hund (1501) erstellt (Singer 1976; Manzoni T., 1998; Tascioglu 2005; Chvátal u. Verkhratsky 2018; Parent 2019).

Hier sind auch die Nerven dargestellt, die mit dem Geruchs-, Geschmacks-, Seh- und Hörsinn verbunden sind und am rostralen Ende der Seitenventrikel zusammenlaufen, die mit dem Sensus communis verbunden sind.

In dieser Version der Ventrikeltheorie sind die Fähigkeiten der Fantasie und der grundlegenden Vorstellungskraft ebenfalls in der ersten Zelle (Ventrikel) lokalisiert und ihr Fluss zur zweiten Zelle (Ventrikel) wird durch den Vermis (Plexus choroideus, der durch das Foramen interventriculare verläuft) reguliert. Die logischen und Urteilsfähigkeiten sind in der zweiten Zelle (Ventrikel) lokalisiert und gelangen durch eine Öffnung, die dem Gehirn-Aquädukt entspricht, in die dritte Zelle (Ventrikel) (Finger 1994; Swanson 2007).

Es ist zu beachten, dass dieser „Vermis“ für die Weiterverarbeitung von Sinneseindrücken verantwortlich ist und dass bei einer Blockierung des Zugriffs die weitere Verarbeitung im Gedächtnis unterbrochen würde. Der „Vermis“ befindet sich in der Projektion der Formatio reticularis. Die Formatio reticularis liegt im Mittelhirn und hat folgende Aufgaben: die Erhaltung des Bewusstseins und der Vigilanz (aufsteigendes aktivierendes retikuläres System); die Steuerung der vegetativen Funktionen über Verbindungen zum Hypothalamus; die Regulation der Vitalfunktionen (Atmung, Herz-, Kreislaufaktivität und Temperatur (Wellach 2015). Für den modernen Anatomen gilt dies auch für den Teil des Kleinhirns in der Nähe der Mittellinie, der laut Galen als Ventil zwischen den Hirnventrikeln wirkt. In diesem Fall handelt es sich um den wurmförmigen Plexus choroideus, der durch das Foramen Monroe zieht und den Durchfluss zwischen dem ersten und dem zweiten Ventrikel reguliert. Der „Vermis" wurde offenbar erstmals von Galen beschrieben. Er behauptete, dass der „Vermis" die mittleren und hinteren Ventrikel verbindet (Über die Nützlichkeit der Körperteile, VIII, 14). Im Mittelalter wurde er jedoch an eine Stelle zwischen den vorderen und mittleren Ventrikeln verlagert (Green 2003).

Die „Margarita philosophica" gilt als eine der ältesten gedruckten Enzyklopädien und besteht aus zwölf Büchern, die teilweise in mehrere Abhandlungen und Kapitel unterteilt sind):[1]

I.-VII. Die sieben freien Künste. Das VII. Buch über Astronomie enthält auch Abschnitte über Kosmographie und Astrologie.

VIII. Naturphilosophie (De principiis rerum naturalium).

IX. Naturkunde (De origine rerum naturalium). Aristotelische Elementenlehre, Erdkunde, Wetterkunde, Gesteine und Alchemie, Pflanzen- und Tierwelt, Menschwerdung.

X. Physiologie (De animae vegetativae et sensitivae potentiis). Sinneswahrnehmungen, namentlich Optik; Gedächtnis und Erinnerung.[2]

XI. Psychologie (De potentiis animae intellectivae). Unsterblichkeit, Hölle und Himmel.

XII. Ethik (De principiis Philosophiae moralis).

---

1 Erstausgabe: MARGARITA PHILOSOPHICA totius Philosophiæ Rationalis / Naturalis & Moralis principia dialogice duedecim libris complectens, Freiburg/Br.: Joh. Schott 1503 (ein systematisch geordnetes Kompendium des Grundwissens für Studenten und eine der frühen gedruckten Enzyklopädien in Europa). Deutsche [Gesamt-]Übersetzung von Otto und Eva Schönberger: Margarita Philosophica (Basel 1517). Würzburg, Königshausen & Neumann 2016.

2 **Nota bene!** Das X. Buch (Buch zehn) bespricht die Fähigkeiten, Organe, Objekte und Tätigkeiten der vegetativen und sensitiven Seele; es erwähnt auch die Lehren der Perspektive bezüglich der Sehfähigkeit.

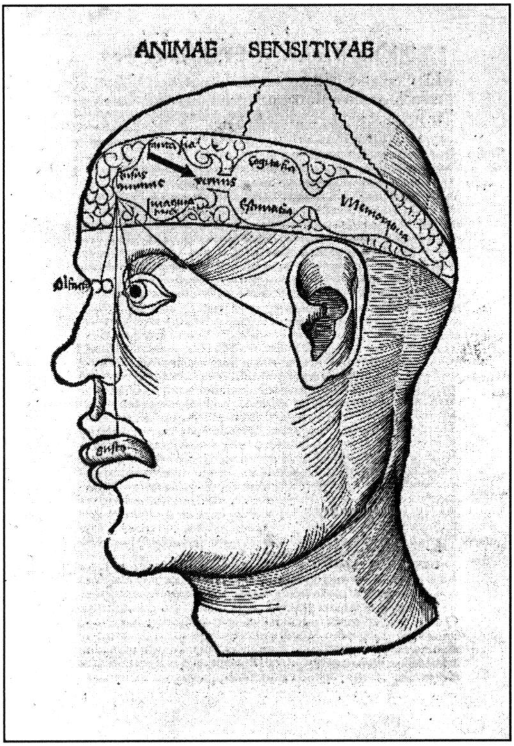

Abb. 2: Ventrikuläre Lokalisierung höherer Funktionen (Ventrikeltheorie): der erste Hirnventrikel (Kreis): „Sensus communis", „Fantasia", „Imaginativa"; der zweite Hirnventrikel (Kreis): „Cogitativa", „Estimativa", der dritte Hirnventrikel (Kreis): „Memorativa". Der „Vermis" verbindet den ersten und zweiten Kreis (schwarzer Pfeil). Im *Sensus communis* werden Impulse der Geruchs-, Geschmacks-, Seh- und Hörorgane zusammengefasst. Die Streifen um die Ventrikel können die Windungen des Gehirns symbolisieren (aus „Margarita philosophica" von Gregor Reisch ([ca. 1467–1525], deutscher Philosoph, Theologe und Kartäuser).
Quelle: Wellcome Collection, London, gemeinfrei.

Die Enzyklopädie ist als Dialog zwischen Discipulus (Schüler) und Magister disponiert.

Ein Beispiel für ein Gespräch zwischen Magister und Schüler (aus dem Buch „Margarita philosophica"):

Schüler: Welche Funktionen des Sensus communis gibt es?

Magister: Deren gibt es drei. Als erstes erkennt er die Reize und erkennbaren Dinge durch alle äusseren Sinne, auch wenn die Gegenstände nicht vorhanden sind. Darum wird er communis genannt. Zweitens unterscheidet er erstmals, ob es sich eine Uebereinstimmungen oder um Unterschiede zwischen den Objekten und dem Wahrgenommenen handelt. Wenn er anfangs einen Gegenstand durch einen Sinn erkennt, danach als zweites den Gegenstand durch einen anderen [Sinn] erfasst und zuletzt formt er [aus beiden] die Vorstellung (Tätigkeit), die virtuell die Kenntnisse über die beiden Gegenstände beinhaltet. In dieser Vorstellung legt er sowohl die Uebereinstimmungen als auch die Unterschiede derselben [der beiden Objekte] hinein. Wie z.B. weiss zugleich süss ist [Bsp. für Uebereinstimmung] und ein Klang nicht kalt ist [Bsp. für Unterschiede] usw. Drittens: er urteilt [sensus communis] über das Nichtvorhandensein (die Abwesenheit) der Gegenstände. Wie [z. B.] das, was das Sehvermögen nicht sieht und das Gehör nicht hört. So urteilt er über die Dunkelheit, die Stille und die Abwesenheit der übrigen Gegenstände. Schüler: Ist dies jener Sinn, aus dessen Organinneren die Nerven zu den Organen der äusseren [Sinne] führen?

Magister: Ja, so ist es. Daher nimmt er [sensus communis] die Gestalt von allen sichtbaren Dingen durch diese Nerven wahr und jedenfalls leicht wegen der Feuchtigkeit und der Wärme des Organs, (Geschwindigkeit der Wahrnehmung des Auges, weil die Feuchtigkeit warm ist = schnell; alles was kalt ist, ist starr und reagiert langsam), länger aber kann er [sensus communis] es [das Auge z. B.] nicht behalten. Darum überträgt er nach der Wahrnehmung durch die Nervenbahnen (zum Organ) der Immaginativa (Vorstellungsfähigkeit). Deren Funktion ist es, die empfangenen Erscheinungsformen (species) und Vorstellungen zu bewahren. Daher erhielt sie auch ihren Namen. Und darum wird deren Organ als trockener und kälter beschrieben (hier geht es nicht mehr so schnell, nicht warm genug). Damit aber das, was folgt, nicht im Müssiggang verbleibt (verharrt), gehen die Erscheinungsformen (species) von der Imaginativa zu der Estimativa über. Aus diesen soll diese Fähigkeit (Vermögen) die noch nicht verspürten Absichten hervorrufen. Wie ein Schaf aus den Erscheinungsformen (speciebus) des Wolfs, nämlich aus der Farbe, dem Aussehen (figura) und anderen [Sachen], die eine noch gar nie verspürte Feindschaft entwickelt und vor demselben flieht, nach Avicennas 6. Buch „De naturalis". Und dies entweder aus natürlichem Instinkt, wenn es möglicherweise die Tücke des Wolfes vorher nicht erfahren hat oder aus Erfahrung. Wie z. B. ein Esel, wenn er sich einer Grube nähert, in die er neulich gefallen ist, einen Sturz befürchtet und ausweicht. Oder aufgrund der Verbindung, wie wenn wir die roten Kirschen als süss einschätzen.

Schüler: Was sind Intentionen?

Magister: Sie sind Erscheinungsformen (species) der Empfindungen und demnach sind sie viel einfacher als die Erscheinungsformen der wahrnehmbaren Dinge. Und sie können wegen der Unfähigkeit (Ungeeignetheit) der Organe von den äusseren Sinnen nicht wahrgenommen werden. Im Verhältnis entsprechen sie aber dieser Fähigkeit und wenn die Vernunft diese schmückt, wie dies bei den Menschen der Fall ist, pflegen wir sie nun nicht mehr Estimativa, sondern Cogitativa oder Partikularvernunft zu nennen (Auszug aus dem X. Buch. Kapitel XXII: Die Tätigkeiten der drei ersten Sinne. Wie das Urteil Intentionen vermutet. Was man beim Menschen Denkkraft oder besondere Vernunft nennt (Reisch 1517/2016).

Magnus Hundt

In diesem Zusammenhang ist auch das berühmte Buch von Magnus Hundt ([1449-1519], deutscher Philosoph, Naturwissenschaftler, Arzt [Anatom] und Theologe, Professor der Theologie und Medizin, Dekan und Rektor der Universität Leipzig) zu erwähnen: „Anthropologium de hominis dignitate et natura" (1501). Hundts „Antropologium de hominis dignitate et natura" ist eines der ersten gedruckten Bücher mit anatomischen Illustrationen. Dieses Werk enthält 17 Holzschnitte, die die menschliche Anatomie darstellen. Magnus Hundt gilt auch als Begründer der modernen Anthropologie.

Laut Hundt wurde der Mensch nach dem Bild und Gleichnis Gottes geschaffen und stellt daher einen Mikrokosmos der Welt dar, wie Gott sie geschaffen hat. Magnus Hundt präsentierte auch das Ventrikelsystem mit drei

Hirnventrikeln. In der ersten befunden sich „Sensus communis“ und „Imaginativa“, in der zweiten „“Cogitativa“ und in der dritten „Memorativa“. Ein ungewöhnliches Element ist das „Rete mirabile“, dargestellt als Netz zwischen den Augen. Diese Abbildung wurde von verschiedenen Autoren kopiert (z. B. Johannes Dryander [Eichmann]). In diesem Zusammenhang ist Folgendes zu beachten: das Rete Mirabile war eine fehlerhafte anatomische Struktur, die erstmals in der Antike von Herophilus beschrieben wurde. Diese anatomische Struktur wurde in den Werken von Galen und anderen fortgeführt (sogar im 16., 17. und 18. Jahrhundert). Später, mit der Einführung fortschrittlicherer Forschungsmethoden, wurde dieses fehlerhafte anatomische Konzept abgeschafft.

Hundt untersuchte auch das Auge und seine Teile. Er beschrieb das Auge und stellte fest, dass es das Sehorgan ist. Es ist ebenfalls wässrig und hat eine runde Oberfläche. Es befindet sich im oberen vorderen Teil des Kopfes, besteht aus sieben Gewebeschichten und drei Flüssigkeiten und wird von sechs Muskeln bewegt („Oculus est organum videndi complexione aqueum cum quadam anteriori planitie rotundum in supremo anterioris partis capitis situatum, ex septem tunicis et tribus humoribus constitutum, sex musculis motum, et uno aut duobus seu tribus fultum“) (Hundt 1501: 87; Sudhoff 1909; Choulant 1962; Worstbrock 2005).

Jacopo Berengario da Carpi

Jacopo Berengario da Carpi (1470–1530) war ein italienischer Arzt und bedeutendster vorvesalischer Anatom). Das berühmte Buch „Tractatus de fractura calve sive krani carpo editus“ aus dem Jahr 1518 ist ein chirurgisches Buch, das Schädelfrakturen erwähnt und dieses Buch gilt als das erste „moderne“ Lehrbuch der Neurochirurgie.

Berengario da Carpi trug maßgeblich zur Anatomie des menschlichen Gehirns bei, mit einer detaillierten Beschreibung der Hirnhäute und Hirnnerven und ersten umfassenden Ansicht des Ventrikelsystems, einschließlich Plexus choroideus, Foramen interventriculares, Infundibulum und Hypophysis. In diesem Zusammenhang muss sein berühmtes Buch „Isagoge breves“ erwähnt werden. Dieses Buch zeigt das Gehirn von oben. Ein Ventrikel ist eröffnet, um den „Vermis“ darzustellen, der hier dem Plexus choroides entspricht (der „Vermis“ wirkte in der Ventrikeltheorie als Ventil zwischen dem ersten und zweiten Ventrikel). Andere Abbildung in diesem Buch zeigt beide Seitenventrikel („anterior venter“), zwei Venen in der Mittellinie und das „embotum“. Letzteres ist entweder die Öffnung im Aquaedukt zwischen dem dritten und vierten Ventrikel oder hypothetische Ausgang durch die Hypophyse für ventrikuläre Abfallprodukte (Goodrich 2000; Clarke u. Dewhurst 1973; Parent 2019).

Johannes Host

Der Dominikaner Johannes Host (auch: Johannes Romberch de Kyrspe [um 1480–Anfang 1533]) verfasste eine „Sammlung“ („Congestorium artificiose memorie ...“. Venedig, 1520) zur Gedächtniskunst (Mnemotechnik), in der er darlegt, wo das Gedächtnis physisch lokalisiert ist („Memorativa“ – der dritte Hirnventrikel [III. ventriculus]). „Einfache und spirituelle Absichten verschwinden leicht aus dem Gedächtnis, wenn sie nicht mit einer körperlichen Ähnlichkeit verbunden werden“ (de Kyrspe 1520: 27). Host war ein deutscher Dominikaner und Schriftsteller. Mit sechzehn Jahren trat er dem Dominikanerorden bei. Er studierte von 1516 bis 1519 an der Universität Bologna. 1520 wurde er an die theologische Fakultät der Universität in Köln berufen (Yates 1966; Clarke u. Dewhurst 1973; Jercz 2020).

Johannes Dryander (Eichmann)

Johannes Dryander (auch: Eichmann) (1500–1560) war ein deutscher Anatom, Arzt, Mathematiker, Astronom, Professor für Mathematik und Medizin an der Universität Marburg. 1535 führte er die erste wissenschaftliche Autopsie in Hessen durch. Sein wichtigstes Werk ist „Anatomiae, hoc est, corporis humani dissectionis pars prior“. Die Erstausgabe des Buches erfolgte im Jahr 1537. Die Bücher von Johannes Dryander haben wesentlich zur Entwicklung der modernen Neuroanatomie beigetragen (Schachtner 1999; Pletsch 2019). Dryander war auch einer der ersten Anatomen, der seine Bücher mit Illustrationen versah. Dryanders Sektionen vom 1. Juni 1535 und 1. März 1536 gehören zu den frühesten in Deutschland bekannten Autopsien.

Johannes Dryander (Eichmann) reduzierte auch die inneren Sinne auf zwei, auf „Sensus communis“ und auf die „Memoria“:

> „Ventriculus primus in Destra/Secundus in Sinistra cavernae sunt in viventibus ampliores eiusdem rationis utraque est. Communis sensus hic viget. / Tertius ventriculus amplior prioribus, est in posteriori cerebro, evidentiori sensus instrumento. Hic memoriae vis sita est, sinus huius in summo latuis est, mucrone ad spinam vergente, figura obelisci inversi. Ex eo spinae medulla oritur, tanquam nervorum plurimorum manifesta origo“ (Dryander 1537: 8) (dt.: „Der erste

> Ventrikel auf der rechten Seite und der zweite auf der linken sind Höhlen, die bei Lebenden größer sind und die identischen Tätigkeiten verrichten. Hier ist der „Sensus communis" tätig. Der dritte Ventrikel ist größer als die vorderen, er befindet sich im hinteren Teil des Gehirns, ein offensichtlicheres Instrument des „Sensus". Hier sitzt die „Vis memoriae", deren Krümmung an der oberen Seite liegt und deren Spitze sich Richtung Wirbelsäule neigt, der Gestalt eines umgedrehten Obelisken gleich. Aus dieser (Spitze) entspringt das Rückenmark, so wie die meisten Nerven hier ihren Ursprung haben") (Übersetzung von Tanja Klemm. In: Bild Physiologie. Altenburg, Akademie Verlag 2013: 157).

Zwischen „Sensus communis" in den vorderen Ventrikeln und „Vis memoriae" im hinteren bewegen sich die „imagines" mithilfe des körperlichen spiritus hin und her.

Jean François Fernel

Jean François Fernel (auch: Joannes Fernelius [1497-1558]) war ein französischer Arzt, Naturforscher, Leibarzt von Heinrich II. und Katharina de Medici, Begründer der Physiologie, vertrat im 16. Jahrhundert ebenfalls eine Version der Ventrikeltheorie. Er führte auch die Begriffe „Physiologie" und „Pathologie" ein und beschrieb als Erster das Rückenmark. Fernel schlug erstmals eine Gliederung der Medizin in Physiologie, Pathologie und Therapie vor. Er war der erste, der den Begriff „Physiologie" verwendete, um die Wissenschaft zu definieren, die „die Ursachen der Handlungen eines Organismus untersucht" (Fye 1997; Bennett 2003; Forrester, Henry 2005).

Eines seiner Hauptwerke ist das Buch „Universa medicina. Universa medicina: ab ipso quidem authore antè obitum diligenter recognita, & justis accessionibus locupletata / postea autem studio & diligentia Gul. Plantii [...] postremùm elimata. Et in librum Therapeutices septimum doctiss. scholiis illustrata" (1567). „Universa medicina [...]" war Fernels Hauptwerk, das mehr als 30 Auflagen erlebte.

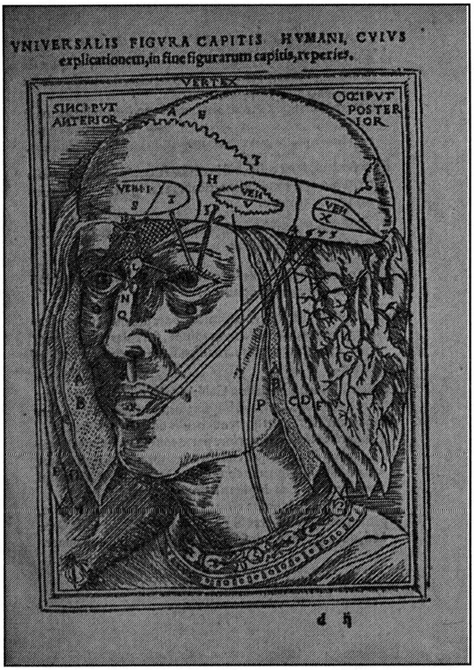

Abb. 3: Frühe neuroanatomische und neurophysiologische Bilder des Gehirns, der Hirnhäute, der Hirnventrikel und Gehirnfunktionen. Ventrikuläre Lokalisierung höherer Funktionen (die Ventrikeltheorie) aus dem Buch von Johannes Dryander „Anatomiae, hoc est corporis humani dissectionis pars prior“ (1537). Das sensorische Signal gelangt in den ersten Ventrikel („Senso comune“ (Konvergenz der Gefühle). Die motorische Kontrolle der Sprache wird durch die Linien 6 und 7 dargestellt, und geht direkt auf die Lippen über. Die Linie 4 und der Pfad P repräsentieren die motorische Kontrolle des restlichen Körpers. Die Linien zwischen den Augen sind Galens „Rete mirabile“ („wunderbares Netz“), der Punkt, an dem sich die Tiergeister vermutlich in Geister verwandeln, die Sinnesbilder, Erinnerungen usw. repräsentieren. Die Gehirnhäute sind mit A, B, C, D, F, G gekennzeichnet.
Quelle: Wellcome Collection, London, gemeinfrei.

Fazit des ersten Teils

Im ersten Teil des Beitrags wurden wichtige Zeitabschnitte der Theorie des Gehirns und seiner Funktionen dargestellt, beginnend mit der frühesten Erwähnung des Wortes „Gehirn“ im chirurgischen „Papyrus Edwin Smith“ („Wundenbuch“, ein altägyptischer medizinischer Text).

Die Geschichte der Hirnforschung beginnt im 6. Jahrhundert v. Chr. im antiken Griechenland mit nachfolgenden antiken Vorstellungen über das Gehirn, die Seele und die Lokalisierung höherer Funktionen in den Werken von Alkmaion von Kroton, Aristoteles, Herophilos von Chalkedon, Erasistratus von Kos und Claudius Galen (Galenos) von Pergamon.

Der Tod Galens am Ende des 2. Jahrhunderts n. Chr. und der Untergang Roms etwa 200 Jahre später bestimmten den Zeitpunkt, in dem wichtige anatomische und physiologische Forschungen des Gehirns und seiner Funktionen für mehr als 1200 Jahre ausgesetzt wurden.

Während eines Großteils dieser Zeit ging im Westen praktisch das gesamte Wissen der antiken Griechen, einschließlich Aristoteles und Galen, verloren.

Im Osten war die Situation anders: Viele große Werke der Antike wurden in neue Sprachen übersetzt und in byzantinischen und islamischen Ländern verbreitet.

Eine Neuerung war die „Zelllehre“ – „Ventrikuläre Lokalisierung höherer Funktionen“ (die Ventrikeltheorie). Die griechischen Vorstellungen vom Gehirn, dem Sitz der Seele und der Lokalisierung höherer Funktionen wurden an das Mittelalter weitergereicht. Im frühen Mittelalter (4.–5. Jahrhundert n. Chr.) wurden Vorstellungen über die ventrikuläre Lokalisierung höherer Funktionen mit den Namen Nemesius (Bischof von Emesia) und Augustinus von Hippo (Kirchenväter) in Verbindung gebracht. Die Seitenventrikel wurden als ein einziger Hohlraum betrachtet. Sie bildeten die erste Zelle (der rechte und der linke laterale Ventrikel zusammen) für die Verbindung der fünf grundlegenden äußeren Empfindungen („Sensus communis“: Tasten, Schmecken, Riechen, Hören und Sehen). Die zweite Zelle war auch der Sitz der Vernunft („Cogitativa, estimativa“). Die dritte Zelle enthielt („Memorativa“) (Gedächtnis). Dies war die Ventrikeltheorie in ihrer einfachsten Form. Avicenna führte im 10. Jahrhundert n. Chr. das Fünf-Zellen-Schema. Die Zelllehre (die Ventrikeltheorie) erwies sich nicht nur für Christen, sondern auch für Muslime und Hebräer als akzeptabel.

Die wichtigste Weiterentwicklung der Ventrikeltheorie war die Einbeziehung eines dynamischen Elements in das ursprünglich statische Modell im 10.

Jahrhundert n. Chr. Es wurde angenommen, dass die Ereignissequenz in der ersten Zelle beginnt und in der letzten endet (manchmal verglichen mit einem Verdauungsprozess). Die in der ersten Zelle aus den Sinnesempfindungen („Sensus communis“) geschaffenen Bilder sollten in der zweiten Zelle verarbeitet werden (vernünftiges Denken), und der Rest sollte in der dritten Zelle gespeichert werden (Gedächtnis). Diese mittelalterlichen Vorstellungen über das Gehirn und seine Funktionen wurden in verschiedenen Manuskripten im Westen und Osten weit verbreitet (zum Beispiel in den Manuskripten von Albertus Magnus, Gregor Reisch, Magnus Hundt usw.). Es ist notwendig, das Bild einer solchen Struktur als „Vermis“ zu beachten. Der „Vermis“ befand sich zwischen dem vorderen und mittleren Ventrikel des Gehirns und war für die Weiterverarbeitung von Sinneseindrücken zuständig (entspricht der Projektion der Formatio reticularis im Mittelhirn). Der „Vermis“ war ein Anhängsel, der die Funktion haben sollte, den Weg zu den hinteren Zellen (Ventrikel) zu öffnen oder zu versperren. Wenn der Zugriff zu ihm blockiert war, wurde die weitere Verarbeitung im Gedächtnis unterbrochen. Die Formatio reticularis ist für die Erhaltung des Bewusstseins und der Vigilanz, für die Steuerung der vegetativen Funktionen über Verbindungen zum Hypothalamus und für die Regulation der Vitalfunktionen (Atmung, Herz-, Kreislaufaktivität und Temperatur) verantwortlich. Die Formatio reticularis hat die Bedeutung eines Bewusstseinskontrollsystems, dessen Aktivität den „Wachheitszustand” eines Lebewesens bestimmt. Hier besteht ein interessanter historischer und anatomisch-physiologischer Zusammenhang.

In diesem Beitrag wurden außerdem die ersten Abbildungen der Gehirnwindungen, die ersten Beschreibungen des Rückenmarks, der Dura Mater und der Pia Mater, die ersten dokumentierten Autopsien in Europa seit Galen sowie die ersten anatomischen Lehrbücher erwähnt. Außerdem wurden die Begriffe „Physiologie“ und „Pathologie“ eingeführt. Dies war den herausragenden Werken von Guido da Vigevano, Mondino dei Luzzi, Jacopo Berengario da Carpi, Jean Johannes Host, Johannes Dryander und François Fernel zu verdanken und spielte eine bedeutende Rolle bei der späteren Entwicklung der Theorie des Gehirns und seiner Funktionen.

Mit der Entwicklung der Anatomie und dem Aufkommen von Abbildungen des Gehirns und der Nerven während der Renaissance begann die Ventrikeltheorie an Bedeutung zu verlieren. Einer der wichtigsten Fortschritte war auch die Einführung der Tiefdrucktechnik im 15. Jahrhundert, insbesondere des Holzschnitts und des Buchdrucks.

Der geplante zweite Teil des Beitrags wird auf Archangelo Piccolomini, Leonardo da Vinci, Michelangelo Buonarroti, Andreas Vesalius, Bartolomeo Eustachi, Juan Valverde de Amusco, Giulio Cesare Aranzio, Constanzo Varolio eingehen und ihre herausragenden Forschungen, Bücher und Entdeckungen beleuchten. Es ist beabsichtigt, die Erstbeschreibung der weißen Substanz des Gehirns und des Hippocampus, die Identifizierung und Klassifizierung der Hirnnerven, die Beschreibung und Darstellung der Strukturen des zentralen und peripheren Nervensystems mit der Lokalisierung der Funktionen des Gehirns in den Werken der oben genannten Autoren und insbesondere neuen Methoden der anatomischen Forschung in den Manuskripten von Leonardo da Vinci – seinen einzigartigen neuroanatomischen, neurophysiologischen und optischen Experimenten – detaillierter zu beschreiben. Parallel zur Verbesserung anderer Methoden in nachfolgenden Jahrhunderten trug die Forschungsarbeit dieser Gelehrten zu einer Reihe wichtiger neuroanatomischer, neurophysiologischer und neuroophthalmologischen Entdeckungen bei.

Ohne die Vergangenheit zu kennen, ist es unmöglich, die Gegenwart zu verstehen und es wird ohne des Verständnisses der Gegenwart unmöglich sein, in der Zukunft etwas zu tun.

Literaturverzeichnis

Althoff, John (2014) Herophilos aus Alexandrien. In: Zimmermann, Bernhard; Rengakos, Antonios (Hrsg.) Handbuch der griechischen Literatur der Antike (=Bd. 2: Die Literatur der klassischen und hellenistischen Zeit). C. H. Beck, München: 64–67.

Anglicus, Bartholomaeus (1485) Van den proprieteyten der dinghen. Haarlem.

Anglicus, Bartholomaeus (2022) The Oxford Dictionary of National Biography. doi:10.1093/ref:odnb/10791. Retrieved Aug 27.

Aristotle (1907; erstmals 334 v. Chr.) De anima. The University Press, Cambridge.

Aristotle (2004; erstmals 334 v. Chr.) On the Parts of Animals. Clarendon Press, Oxford.

Avicenna (2024, erstmals 1952) Avicenna's psychology: An English translation of Kita ¯b al-naja ¯t, Book II, Chapter VI, with historico-philosophical notes and textual improvements on the Cairo edition (F. Rahman, Übersetzung). Oxford University Press, London.

Augustine, Saint (1982; erstmals 401) On the trinity, Book 8, Chapter 6. Translated by Arthur West Haddan. New Advent, Buiffalo.

Bennett, Max (2003) The early growth of neuroscientific knowledge: the integrative action of the nervous system. In: Bennett, Max (ed.) Philosophical foundations of neuroscience. Wiley (Blackwell), New York, S. 23–25.

Bovenmyer, Patrick (2019) Dissecting for the King: Guido da Vigevano and the Anatomy of Death, in Picturing Death, 1200-1600. In: Perkinson, Stephen; Turel, Noa (eds.). Leiden, Brill.

Capelle, Wilhelm (1940) Die Vorsokratiker. Die Fragmente und Quellenberichte. Stuttgart.

Celesia, Gastone (2012) Alcmaeon of Croton's Observations on Health, Brain, Mind, and Soul. Journal of the History of the Neurosciences: Basic and Clinical Perspectives 21: 409–426.

Chadwick, Henry (1996) Augustine. Oxford University Press, New York.

Choulant, Ludwig (1962) History and bibliography of anatomic illustration (=trans. and annotated by Mortimer Frank). Hafner, New York.

Chvátal, Alexandr; Verkhratsky, Alexei (2018) An Early History of Neuroglial Research: Personalities. Neuroglia 1: 245–281.

Clarke, Edwin (1962) The early history of the cerebral ventricles. Transactions and Studies of the College of Physicians of Philadelphia 30: 85–89.

Clarke, Edwin; Dewhurst, Kenneth (1972) An illustrated history of brain function. University of California Press, Berkley (California).

Crivellato, Enrico; Ribatti, Domenico (2007) Soul, mind, brain: Greek philosophy and the birth of neuroscience. Brain Research Bulletin 71: 327–336.

Davidson, Michael (2010) National High Magnetic Field Laboratory at The Florida State University. Molecular Expressions: Science, Optics and You – Timeline – Albertus Magnus. The Florida State University. Archived from the original on March 30, 2010.

Davidson, Michael (2014) Pioneers in Optics: Rene Descartes and Albertus Magnus. Microscopy Today, New York.

Di Matteo, Berardo Di; Tarabella, Vittorio; Filardo, Giuseppe (2017) Art in Science: Mondino de' Liuzzi: The Restorer of Anatomy. Clinical Orthopaedics and Related Research 475: 1791–1795.

Dryander, Johannes (1537) Anatomiae, hoc est corporis humani dissectionis pars prior. Eucharius Cervicornus, Marburg.

Duque-Parra, Jorge; Barco-Ríos, John; García-Aguirre, Johnny Fernando (2017) A historical approach to the ventricular system of the brain. Revista de la Facultad de Medicina 65: 473–477.

Engelhardt, Eliasz (2018) Cerebral localization of the mind and higher functions. The beginnings. Dementia & Neuropsychologia 12: 321–325.
Fernel, Jean François (1567) Universa medicina. Andreas Wechel, Paris.
Finger, Stanley (1994) S. Origins of Neuroscience. Oxford University Press, New York.
Fontoura, Paulo (2009) Neurological practice in the Centuriae of Amatus Lusitanus. Brain 132: 296–308.
Forrester, John; Henry, John (2005) Jean Fernel's On the hidden causes of things: Forms, souls, and occult diseases in Renaissance medicine. Brill Academic Publishers, Boston.
Fulkerson, Gerald (1985) Augustine's attitude toward rhetoric in "De Doctrina Christiana": The significance of 2.37.55. Rhetoric Society Quarterly 15: 108–111.
Fye, Bruce (1997) Jean Francois Fernel. Clinical cardiology 20: 1037 f.
Goodrich, John (2000) A millennium review of skull base surgery Childs Nervous Sytem 6: 669–685.
Green, Cristopher (2003) Where did the ventricular localization of mental faculties come from? Journal of History of then Behavioral Sciences 39: 131–142.
Gross, Charles (1995) Aristotle on the Brain. The Neuroscientist 1: 245–250.
Gross, Charles (1998) Galen and the squealing pig. The Neuroscientist 4: 216–221.
Grüsser, Oliver (1990) Vom Ort der Seele. Cerebrale Lokalisationstheorien in der Zeit zwischen Albertus Magnus und Paul Broca. Aus Forschung Und Medizin 5 (1): 75–96.
Hippokrates (1962) Schriften. Die Anfänge der abendländischen Medizin. Übersetzt und herausgegeben von Hans Diller. Rowohlt, Hamburg.
Hundt, Magnus (1501) Anthropologium de hominis dignitate et natura. Wolfgang Stoeckel, Leipzig.
Jerez, Luis Merino (2020) El Congestorium artificiose memorie de Iohannes Host Romberch (Venetiis, 1520 y 1533): entre la escolástica y el humanism. Revista de Estudios Latinos 20: 159–177.
Keen, Elizabeth (2007) The Journey of a Book: Bartholomew the Englishman and the Properties of Things. ANU Press, Canberra.
King, Margot (1999) Thomas de Cantimpré. The Life of Christina the Astonishing. Peregrina Publishing, Toronto.
Lanska, Douglas (2022) The medieval cell doctrine: Foundations, development, evolution, and graphic representations in printed books from 1490 to 1630. Journal of the History of the Neurosciences 31: 115–175.
Magnus, Albertus (1506) Philosophia Naturalis. Michaelis Furter.

Manzoni, Tessio (1998) The cerebral ventricles, the animal spirits and the dawn of brain localization of function. Archives Italiennes de Biologie 136: 103–152.

Marshall, Louise; Magoun, Horace (1998) Discoveries in the human brain. Neuroscience prehistory, brain structure, and function. Humana Press, New Jersey.

Mavrodi, Alexandra (2014) Mondino de Luzzi: a luminous figure in the darkness of the Middle Ages. Croatian Medical Journal 55: 50–53.

Meyer, Heinz (1988) H. Bartholomäus Anglicus, De proprietatibus rerum. Selbstverständnis und Rezeption. Zeitschrift für deutsches Altertum und deutsche Literatur 117: 237–274.

Michler, Michael (2005) Erasistratos. In: Gerabek, Werner (Hrsg.) Enzyklopädie Medizingeschichte. De Gruyter, Berlin, New York, S. 269–277.

Moog, Ferdinand Peter (2004) Herophilos von Kalchedon. In: Gerabek, Werner (Hrsg.) Enzyklopädie Medizingeschichte. De Gruyter, Berlin, New York, S. 575–579.

Motta, Benedikt (2010) Nemesius of Emesa. In: Gerson, Lloyd (ed.) The Cambridge History of Philosophy in Late Antiquity (=Bd. 1). Cambridge University Press, Cambridge.

Nickel, Diethard (2005) Galenos von Pergamon. In: Gerabek, Werner (Hrsg.) Enzyklopädie Medizingeschichte. Walter de Gruyter, Berlin, New York, S. 448–452.

Nunn, John (2002) Ancient Egyptian Medicine. University of Oklahoma Press, Oklahoma.

Oeser, Erhard (2002) Geschichte der Hirnforschung. Von der Antike bis zur Gegenwart. Primus Verlag.

Olry, Rafael (1997) Medieval neuroanatomy: The text of Mondino de' Liuzzi and the plates of Guido da Vigevano. Journal of the History of the Neurosciences 6: 113–123.

Ortúzar Escudero, Maria Jose (2018) The Role of the spiritus animalis in Accounts of Perception: Medical and Philosophical Remarks from three 13th-century Encyclopedias. Vincent of Beauvais Newsletter 42: 4–16.

Parent, André (2019) Berengario da Carpi and the Renaissance of Brain Anatomy. Frontiers in Neuroanatomy 13: 1–14.

Pletsch, Alfred (2019) Johann Dryander – Der Geist des Humanismus in der Gründungsphase der Philipps-Universität. In: Marburger Geographische Gesellschaft e. V. (Hrsg.) Jahrbuch 2018. Marburg,Lahn, Marburger Geographische Gesellschaft.

Reisch, Gregor (2016; erstmals 1517) Margarita Philosophica. Erste deutsche [Gesamt-]Übersetzung von Otto und Eva Schönberger. Königshausen & Neumann, Würzburg.

Rengachary, Setti; Colen, Chaim; Dass, Kathleen (2009) Development of anatomic science in the late Middle Ages: The roles played by Mondino de Liuzzi and Guido da Vigevano. Neurosurgery 65: 787–793.

Rist, John (1999) Augustine. Cambridge University Press, New York.

Schachtner, Petra (1999) Johannes Dryander und die Aufwertung der angewandten Mathematik zur Universalwissenschaft. In: Barbara Bauer-Mahlmann (Hrsg.) Melanchthon und die Marburger Professoren (1527–1627) (=Katalog und Aufsätze, Bd. II, Schriften der Universitätsbibliothek Marburg). Universitätsbibliothek, Marburg, S. 789–821.

Schott, Heinz (1996) Meilensteine der Medizin. Harenberg, Dortmund.

Seneca, Lucius Annaeus (1978) Vom glückseligen Leben. Kröner, Stuttgart.

Sharples, Ronald; van der Eijk, Peter (2008) Nemesius of Emesa: on the nature of man. Liverpool University Press, Liverpool.

Singer, Charles (1961) Eighteen years of Vesalian studies. Medical History 5: 210-220.

Singer, Ronald (1976) Studies in Pre-Vesalian Anatomy: Biography, Translations, Documents by LR Lind. Perspectives in Biology and Medicine 19: 296–298.

Stahl, Peter (1998) Thomas de Cantiprato, Das „Buch von Naturen der Dinge“ des Peter Königschlachter, Jyväskylä: University of Jyväskylä, Studia Philologica Jväskyläensia.

Stock, Brian (1996) Augustine the reader: Meditation, self-knowledge, and the ethics of interpretation. Belknap Press, Cambridge, MA.

Sudhoff Karl (1914–1918) Beiträge zur Geschichte der Chirurgie im Mittelalter. Graphische und textliche Untersuchungen in mittelalterlichen Handschriften. I–II, Leipzig 1914 und 1918 (= Studien zur Geschichte der Medizin, 10 u. 11/12), Band II, Barth, Leipzig, S. 156–236.

Sudhoff, Karl (1909) Die Medizinische Fakultät zu Leipzig im Ersten Jahrhundert der Universität: Jubiläumsstudien. Studien zur Geschichte der Medizin, Heft 8. Barth, Leipzig.

Sullivan, Richard (1995) A brief journey into medical care and disease in Ancient Egypt. The Journal of the Royal Society of Medicine 88: 141–145.

Swanson, Larry (2007) Quest for the basic plan of nervous system circuitry. Brain Research Reviews 55: 356–372.

Tascioglu, Ali Oguz; Tascioglu, Ayse Beliz (2005) Ventricular anatomy: illustrations and concepts from antiquity to Renaissance. Neuroanatomy 4: 57–63.

Wegner, Wolfgang (2005) Guido von Vigevano. In: Gerabek, Werner (Hrsg.) Enzyklopädie Medizingeschichte. De Gruyter, Berlin, New York: 516 f.

Wellach, Ingmar (2015) Praxisbuch EEG: Grundlagen, Befundung, Beurteilung und differenzialdiagnostische Abgrenzung. Georg Thieme Verlag, Stutgart, New York.

Wickens, Andrew (2015) A history of the brain. From Stone Age surgery to modern neuroscience. Psychology Press, Taylor, Francis Group, London, New York.

Wickersheimer, Ernest (1913) L',„Anatomie" de Guido de Vigevano. Médicin de la reine Jeanne de Bourgogne (1345). Sudhoffs Archiv 7: 1–25.

Wills, Adrian (1999) Herophilus, erasistratus, and the birth of neuroscience. Lancet 354: 1719 f.

Worstbrock, Franz Josef (2005) Hundt, Magnus. In: Worstbrock, Franz Josef (Hrsg.) Deutscher Humanismus 1480–1520: Verfasserlexikon (=Bd. 1) De Gruyter, Berlin, S. 1176–1185.

Yates, Frances (1966) Selected Works. Volume III. The Art of Memory. Routledge & Kcgan Paul, London, New York.

Zemelka, Adam (2017) Alcmaeon of Croton – Father of Neuroscience? Brain, Mind and Senses in the Alcmaeon's Study. Journal of Neurology and Neuroscience 8: 1–5.

XII.

Diskussionsbeiträge

Louis Soutter (1871–1942) – sein Leben und Werk und seine Krankheit?

von Stephan Jaster

Louis Soutter (1871–1942): His Life and Work and His Illness?

Summary: Louis Soutter was a Swiss painter and a solitary figure. His parents placed him under legal guardianship in 1915, and in 1923 they placed him in a retirement home, where he lived and painted until he died in 1942. The paper provides an overview of his life and work and his ambiguous illness. The probability is high that he was on the autism spectrum, and not primarily suffering from a psychiatric disorder. He was the first artist, who used his fingers for painting. Jean Dubuffet (1901–1985) was a French painter, who developed a completely different perspective on art in his time. He coined the term *L'Art brut* to describe painters, who are not influenced by well-known concepts of painting. Dubuffet collected many of Louis Soutter's paintings, and since 1976, his Collection of L'Art brut is housed in Lausanne. The paper also examines the question to what extent *L'Art brut* should be considered a product of artists suffering from mental illness.

Keywords: Soutter, Autism, Dubuffet, L'Art brut.

Zusammenfassung: Louis Soutter war als Maler ein Einzelgänger, der seit 1915 unter Kuratel stand und seit 1923 in einem Altersheim lebte, in dem er bis zu seinem Tod 1942 malte. Der Artikel gibt einen Überblick über sein Leben und Werk und über seine fragliche Krankheit. Wahrscheinlich hatte er eine Autismus-Spektrum-Störung und war primär nicht psychiatrisch krank. Jean Dubuffet (1901–1985) hatte als französischer Maler seit 1945 eine völlig andere Sicht auf den Kunstbetrieb seiner Zeit, und er erfand den Begriff L'Art brut, also rohe Kunst, für Künstler, die nicht von den bekannten Konzepten der Kunst zu ihrer Zeit beeinflusst worden sind. Er sammelte u. a. viele Bilder Soutters, seine Collection de L'Art brut befindet sich seit 1976 in Lausanne. Es wird auch die Frage diskutiert, ob die L'Art brut ein charakteristischer Ausdruck von psychisch kranken Künstlern ist.

Schlüsselwörter: Soutter, Autismus, Dubuffet, L'Art brut.

Einleitung

Alles fing mit einem Kalenderblatt an, welches zum Kauf einer pathografischen Studie des Psychiaters Alfred Bader (1919–2009)[1] aus dem Jahr 1968 führte die von einer Pharmafirma vertrieben worden war. Nach dem Gelesenen war vieles zum Thema noch unklarer, und weniger klar, als sich der Autor davon erhoffte. Der Psychiater aus Lausanne nahm aus dem geschilderten Lebenslauf eine Schizophrenia simplex an, wobei die Kardinalsymptome Apathie, Spracharmut und viele weitere Negativsymptome bei Soutter fehlten, zumal vom einzigen Krankenhausaufenthalt in Spiez (Schweiz) alle Unterlagen vernichtet worden waren.

Auch die große Studie von Michel Thévoz (*1936)[2], der als Kunsthistoriker und Gründungsdirektor die Collection de l'Art brut in Lausanne betreute und sich mit Soutter beschäftigte, lässt die Frage, ob und in welcher Form Soutter krank war, offen.

Leben[3]

Louis Soutter wurde am 4. Juni 1871 in Morges als zweites Kind des Apothekers Louis-Henry-Adolphe und seiner Frau Marie-Cécile, einer geborenen Jeanneret-Gris, geboren. Sein älterer Bruder Albert und seine jüngere Schwester Jeanne waren, wie die Mutter, musikalisch begabt, wobei die Mutter die dominante Person in der Familie gewesen zu sein schien. In dem Stammbaum der Familie gab es auch eine Linie, deren Nachkomme Johann August Sutter war, der durch den Goldrausch in Kalifornien bekannt geworden war.

Soutter spielte seit seiner Kindheit Violine, seine Schwester sang und sein Bruder spielte Flöte, die Mutter unterrichtete Gesang und spielte Klavier. Sein Mitschüler, der später Maler wurde, René Auberjonois (1872–1957) erinnert sich daran, dass Soutter schon damals abwesend war, er ging einsam von einer Gruppe zur anderen, ohne sich den Spielen anzuschließen.[4] Als Klassenbester fing er nach der Schule zunächst ab 1890 Architektur zu studieren,

1 Bader 1968.

2 Thévoz 1970.

3 Die Biografie folgt im Wesentlichen der Darstellung in Thévoz (1970), die Ausnahmen werden durch Fußnoten gekennzeichnet.

4 Siehe Fußnote 3.

gab jedoch bald darauf das Studium auf und schwankte zwischen Musik und Malerei. 1892–1895 lernte er das Geigenspiel bei Eugène Ysaÿe (1858–1931) in Brüssel, und 1896 arbeitete er im Atelier von Benjamin Constant (1845–1902) in Paris. Im selben Jahr geht er mit seiner Frau Madge Fursman nach Colorado, um an der Kunstschule in Colorado Springs Malerei zu unterrichten, seine Frau unterrichtete Musik.[5]

Zwischen 1900 und 1904 kehrt Soutter achtmal zurück in die Schweiz, jedes Mal körperlich und seelisch schlechter, um 1904 endgültig in der Schweiz zu bleiben. Angaben über die Ursachen fehlen, er selbst sagt auch nichts über Gründe, eine angebliche Typhuserkrankung ist nicht nachzuweisen. Später gibt er eine herrschsüchtige Ehefrau als Grund an, der er kein Kind schenken konnte oder wollte. Auch die schönen Zähne seiner Frau waren eine Beleidigung für ihn, weil er von Mundhygiene nicht viel hielt. 1904 stirbt der Vater, dessen Portrait er auf dem Totenbett gemalt hat. 1906 kommt er in die Klinik Sonnenfels des Psychiaters Dr. Mützenberg in Spiez, nicht als Patient, sondern wegen der angenehmen Atmosphäre, auf Vermittlung seines Onkels Dr. Jeanneret in Genf. Unterlagen von diesem Aufenthalt gibt es nicht. Soutter blieb etwa ein Jahr in der Klinik Sonnenfels, wo er Geigenstunden gab und im Garten arbeitete. 1907 spielt er im Orchester des Theaters von Genf, wobei er von den ersten zu den zweiten Geigen wechselt, weil er mitten im Musikstück aussetzt und wieder einsetzt. 1908 spielt er im Symphonieorchester von Lausanne, 1915 wieder in Genf. Während dieser Zeit wird er als kontaktarm beschrieben, konnte aber auch auftauen und liebenswürdig sein, Er konnte sich nicht an die Umgebung und ihre Spielregeln anpassen und erregte bei seinen Gastgebern durch viele Absonderlichkeiten Anstoß, jedenfalls war sein Verhalten auffällig. Seit der Rückkehr in die Schweiz machte sich eine Prodigalität, also Verschwendungssucht bemerkbar, bei der er die Rechnungen, weil er sie nicht bezahlen konnte, seinen Eltern oder den Empfängern seiner teuren Geschenke schickte. Die Familie ließ ihn deshalb 1915 unter Kuratel stellen, was selbst heute noch in der Schweiz möglich ist. Sein Bruder war Apotheker geworden und wurde alkoholkrank, weshalb dieser 1928 in eine Nervenheilanstalt gebracht wurde und zwei Jahre später starb. Seine Schwester starb unverheiratet mit 40 Jahren, die Mutter unterschrieb die Todesurkunde, ohne eine Ursache anzugeben. Soutter träumte während der Konzerte, wobei er aufhörte zu spielen und verdammte sich damit selbst zur Kneipenmusik von 1918 bis 1922 in kleineren Kurorchestern und Begleitung

5 Ebd.

von Stummfilmen in Kinos. Am 7. Februar 1922 brachte man ihn in die Pflegeanstalt von Eclagnens, 15 km nördlich von Lausanne, wo im Zugangsregister über ihn vermerkt ist, er sei nicht seelisch gestört, leide aber an Asthenie. 1923 wurde er in das Altersheim Asile du Jura in Ballaigues verlegt, wo er die letzten 19 Jahre seines Lebens verbrachte. In Briefen bat er darum, nach Morges zurückzukehren, da ihn mit den Insassen nichts verbinde, er mit zwei Greisen das Zimmer teilen muss, die Anstaltsdisziplin sehr streng ist, wobei die dürftigen Lebensbedingungen ihn weniger störten. Dabei unternahm er weite Wanderungen gut gekleidet, wurde gebeten, Musikstunden zu geben und im Sonntagsgottesdienst zu spielen. Nebenbei malte er in Schulhefte, benutzte Packpapier und Briefumschläge. Wenn er keine Tinte mehr hatte, malte er auf dem Postamt, bis man es ihm verbot, weil der Postbeamte einen Brief von der Direktion erhalten hatte, dass der Tintenverbrauch der höchste im ganzen Bezirk sei. Er stapelte seine Zeichnungen der Größe nach, man fand sie nach seinem Tode in Zeitungen verpackt, wobei manche auch zum Ofenanzünden gebraucht wurden. In dieser Einsamkeit besuchte ihn sein Cousin, Charles-Édouard Jeanneret-Gris, genannt Le Corbusier (1887–1965) von 1927 bis 1936. Soutter schickte ihm regelmäßig Zeichnungen, ungefähr 500, die Le Corbusier aufhebt. Dieser versuchte, für ihn Ausstellungen seiner Bilder zu organisieren, 1931 zunächst ohne Erfolg. Die erste Ausstellung auf seine Initiative fand 1936 im Wadsworth Atheneum, dem Museum in Hartford/Connecticut statt. Im gleichen Jahr schrieb Le Corbusier einen Artikel in der Zeitschrift *Minotaure* mit dem Titel „Soutter, l'Inconnu de la Soixantaine“ (Übersetzung des Verfassers sinngemäß: „Soutter, ein unbekannter Sechzigjähriger“).

Allerdings zerstritten sich die beiden über Mussolini und Hitler, mit denen Le Corbusier sympathisierte, weil er selbst gerne die von beiden geplanten Kolossalbauten gebaut hätte, während Soutter die beiden als Gefahr für den Frieden in Europa ansah.[6] Auch Jean Giono (1895–1970), dessen Cousine als Aushilfskrankenschwester arbeitet, besuchte den Maler und bezahlte vor aller Augen der Insassen 500 Franken für eine Zeichnung von ihm, was Soutter jedoch schnell wieder ausgab.[7] Giono schaffte es, für Soutter ein Einzelzimmer zu erwirken, und bezahlte seine Schulden. Er blieb mehrere Monate. In diesem Zusammenhang schrieb er dem Schriftleiter der Gazette de Lausanne:

---

6 Hartmann 2021: 164–169, 180–189.

7 Siehe Fußnote 3.

> „Ja, ich habe Louis Soutter kennengelernt, als er in einem Altersheim in der Nähe von Vallorbe war. Ich habe ihm damals, ich glaube, ich war der einzige Käufer, ungefähr 30 Zeichnungen abgekauft. Damit will ich Ihnen sagen, dass mir Soutters Arbeiten gefielen. Meiner Meinung nach besaß er Genialität. Oder genauer gesagt, eine Ausgeglichenheit, die sich von derjenigen, der wir unsere Standfestigkeit verdanken, unterscheidet."[8]

1937 erfolgte eine Ausstellung auf Initiative der *Association des Amis de Louis Soutter*, der u. a. auch René Auberjonois angehörte, in Lausanne und 1939 in New York. Von 1940 an verließ Soutter immer seltener Ballaigues, über die Jahre 1940/41 weiß man nur wenig, 1942 fand man ihn tot in seinem Bett, auch hier wurde keine Todesursache in der Sterbeurkunde angegeben. Von seinem Tod erfuhr die Welt durch einen Nachruf in der Zeitung.

Werk

Sein Werk wird nach Ernest Manganel (1897–1991) in drei Perioden eingeteilt:[9] 1923–1930 Periode des Cahiers (der Schulhefte), 1930–1937 die manieristische Periode, und 1937–1942 Periode der Malerei *des doigts* (mit den Fingern)[10]. Man kann sein Werk psychoanalytisch versuchen zu ergründen, wie Bader und Thévoz es versuchen, das Werk stellt die beruhigende Unterscheidung von Wahn und Vernunft in Frage. Thévoz führt weiter aus, dass noch niemand versucht hat, eine Autopsie des Geisteszustandes von Soutter aufgrund eher fragwürdiger biographischer Grundlagen vorzunehmen. Soutter war niemals in einer psychiatrischen Klinik in Behandlung, er wurde nie wegen einer Geisteskrankheit behandelt oder von einem Psychiater untersucht. Vielmehr deutet man sein Werk, wie Bader, ob es zur sogenannten „psychopathologischen Kunst" gerechnet werden muss.[11] Soutter wandte sich in seinem Werk niemals von der Wirklichkeit ab, er schöpfte aus dem Unbewussten lange vor den Surrealisten, er legte Urfantasien frei, die sie erfüllten. Thévoz spricht davon, dass man das Werk ablehnt oder sich darin verliert. Nach Thevoz: „Deshalb müsse man zugeben, dass Soutter eine Art von psychoanalytischer Beziehung zu denen herstellt, die in seine Welt eindringen. Allerdings

8 Giono, Une lettre de Jean Giono, Gazette de Lausanne vom 25.02.1961, p. 17.
9 Siehe Fußnote 6.
10 Thévoz 1970: 47.
11 Ebd.: 113.

spielt Soutter nicht die Rolle des Analysierten, sondern er ist es, der die Fragen stellt.“[12] Thévoz führt weiter aus, dass dies Soutters ungemein schöpferisches Paradox sei. Nochmals Thevoz: „Indem er durch sein Werk zur geheimen Sprache seines Begehrens vordringt, gelingt es ihm, an seinem Einzelschicksal das freizulegen, was allgemein menschliche Bedeutung hat.“[13] Es fanden sich wenige Texte und Gedichte auf der Rückseite der Zeichnungen, von denen einige wenige zitiert werden:

> Die Liebe ist ein Faden aus Seide, den man knüpft oder durchschneidet.
> Schmerz ist einzige Wahrheit.
> Die Kunst beginnt, wo das Leben flieht.
> Die Seele, die über die Schwelle aus Blumen fortgeht in den Kreis aus schwarzen Steinen.[14]

Jean Dubuffet (1901–1985) entwickelte den Begriff L'Art brut für

> „Werke von Personen, die durch die Künstlerkultur keinen Schaden erlitten haben, bei denen also der Nachahmungstrieb im Gegensatz zu dem, was bei den Intellektuellen geschieht, wenig oder keinen Anteil hat, so dass die Autoren alles aus ihrem eigenen Inneren holen und nicht aus den Schubladen der klassischen Kunst oder Kunstrichtung, die gerade in Mode ist.“[15]

Dubuffet gehörte zu denen, die die Bindung des Krankheitsbegriffs an den Bewusstseinsstand der sozialen Umgebung erkannten. Im Jahre 1945 entdeckte Dubuffet auf einer Reise in die Schweiz Beispiele der später als Art brut bezeichneten Kunst: Werke Louis Soutters, die Sammlung des Psychiaters Doktor Paul Ladame in Genf, Arbeiten von Aloïse Corbaz in der psychiatrischen Klinik in Céry-sur-Lausanne, von Adolf Wölfli in der Anstalt von Waldau bei Bern und von Giovanni Giavarini (dem „Häftling von Basel“). Diese Entdeckung hatte einen tiefgreifenden Einfluss auf Dubuffet, bestätigte sie ihn doch in seinen Zweifeln an der herrschenden Kunstauffassung. Nach seiner Rückkehr nach Paris begann er intensiv Zeugnisse der Art brut zu sammeln. Sein Händler René Drouin (1905–1979) richtete in seiner Galerie in Paris das *Foyer*

---

12 Ebd.
13 Ebd.: 115.
14 Ebd.: 126.
15 Presler 1981: 165 (aus dem Vorwort von Jean Dubuffet zum Katalog der Ausstellung in der Galerie René Drouin in Paris 1949).

de l'Art brut ein, 1951 wurde die Sammlung nach New York zu seinem Freund Alfonso Ossorio (1916–1990) gebracht. 1962 wurde die Sammlung zurück nach Paris transferiert, wo sie auf Anfrage zugänglich war.[16] 1961 wurde Soutters Werk von der Welt ‚entdeckt': in der Ausstellung im Lausanner Kunstmuseum nämlich, dessen Direktor Ernest Manganel 435 Zeichnungen bereits 1956 Souters für das Museum erworben hatte.[17] Dubuffet bereitete zu dieser Zeit mit Auberjonois eine Publikation über Soutter vor, die in einem Heft der L'Art brut enthalten sein sollte. Das Projekt dieser Zeitschrift konnte erst 1964 endgültig verwirklicht werden. In der Zwischenzeit hatte Dubuffet seine Meinung über Soutter berichtigt. Auch wenn er die Erfindungskraft seiner Werke anerkennt und hochschätzt, reihte er ihn nun in der Mitte zwischen „Art brut" und „Art culturel"[18] ein. Die Collection de L'Art brut wurde 1976 im Schloss Beaulieu feierlich eingeweiht[19]. Der Schweizer Arzt und Medizinhistoriker Jean Starobinski (1920-2019) kennzeichnete Soutters Werk folgendermaßen: „Ich kenne kaum ein Werk, das wie dieses die Idee einer inneren Notwendigkeit aufdrängt, die absolut unabhängig von Modeströmungen, Schulen und Tendenzen ist".[20]

Diskussion einer Diagnose

Wie zu Beginn schon angedeutet, findet sich außer seinem sozialen Abstieg kein Negativsymptom der Schizophrenia simplex, Soutter begegnet seinen Besuchern wortgewandt und gebildet. Bader räumt selbst ein, dass er ganz auf Mutmaßungen angewiesen ist und er auf Grund der biographischen Notizen und des künstlerischen Werkes eine Schizophrenia simplex annimmt.[21] Die Aktennotiz von Eclagnens scheint ihm nicht bekannt zu sein. Die Schizophrenia simplex, zuerst von Otto Diem 1903 beschrieben, ist heute nicht unumstritten, im DSM-5 (Diagnostic and Statistical Manual of Mental Disorders)

16 Franzke, Andreas 1997: 375.
17 Bader 1968.
18 Thévoz 1970: 50.
19 Presler 1981: 174.
20 Bader 1968.
21 Ebd.

wird die Unterteilung der Schizophrenie in die klassischen Typen aufgegeben[22]. Thévoz nähert sich dem autistischen Verhalten Soutters, als Kunsthistoriker lässt er die Frage offen. Soutters Intelligenz, seine mehrfache Begabung lassen eher auf eine Störung des Autismus-Spektrums schließen, wobei komplizierend seine Familienverhältnisse hinzukommen, die eine psychopathologische Sichtweise herausfordern. Dies wird ausführlich von Bader und Thévoz beschrieben, wobei anhand des Werkes durchaus nach dem damaligen Verständnis die psychoanalytischen Schlussfolgerungen nachvollziehbar sind. Falls jedoch die Diagnose nicht stimmt, dann sind auch die Schlussfolgerungen nicht richtig.

Es ist schwierig, im Nachhinein aus den wenigen historischen Fakten eine Diagnose zu stellen. Der Versuch, im Lichte neuer Erkenntnisse der Nosologie, eine wahrscheinliche Diagnose von Soutters Verhalten zu stellen, ist meiner Ansicht nach statthaft. Welche auffälligen Verhaltensweisen Soutters haben überhaupt einen Krankheitswert?

Anhand der aktuellen Kriterien des DSM-5 für Autismus-Spektrums-Störungen[23] aus dem Jahr 2013 treffen die Kriterien A, B, und C für Soutter zu, aber nicht D (Symptome beeinträchtigen das alltägliche Funktionieren, s. Tab. 1 im Anhang) zu, so dass Thévoz wahrscheinlich recht hat, dass Soutter eine Autismus-Spektrums-Störung hatte, die für ihn keinen Krankheitswert hat. Auch die Prodigalität ist keine psychische Erkrankung per se.

Fazit

Durch die vorliegende Arbeit konnte gezeigt werden, dass bei Louis Soutter nicht sicher von einer psychi(atri)schen Krankheit auszugehen ist, sondern nach heutigen Maßstäben eher eine Autismus-Spektrums-Störung vorlag.[24] Bei Louis Soutter war eine psychiatrische Diagnose lediglich eine Annahme, dem Zeitgeist geschuldet, der in der damaligen Zeit viele Künstler als geistig krank bezeichnete und bezüglich derer die von ihnen angefertigten Werke bei gesicherten und teilweise allerdings auch ungesicherten Diagnosen zur Krankheitsfindung und -erklärung herangezogen wurden.

---

[22] Diem 1903. Im DSM-5 wird die Unterteilung der Schizophrenie in die klassischen Typen ganz aufgegeben.

[23] Tebartz van Elst 2016: 9.

[24] Dieser Krankheitsbegriff wurde sowohl im ICD als auch DSM aufgegeben.

In jüngster Zeit gingen Kunsthistoriker vermehrt von kultur- und sozialgeschichtlichen Fragestellungen aus, so etwa Katrin Luchsinger in einem breit angelegten Erschließungs- und Erforschungsprojekt zu Bildwerken von Patienten in psychiatrischen Kliniken der Schweiz. Darin kommt sie – im Widerspruch zur gängigen Vorstellung von der Art brut als unabhängiger, individueller Kunstäußerung – zum Schluss, dass in psychiatrischen Kliniken entstandene Bilder geprägt sind

> „durch den Ort, an dem sie entstanden: die umfassende, ‚totale' Institution. Darunter werden die materiellen und ideellen Produktionsbedingungen in der Anstalt verstanden, der Resonanzraum, den Psychiater den Werken boten, und der Bestand, der sich bis heute erhalten hat. Die Anstalt regelte die Produktion, den Vertrieb und die Rezeption in hohem Masse. Die Werke waren viel enger in ihren gesellschaftlichen Entstehungskontext eingebunden als diejenigen von Berufskünstlern".[25]

Falls die Aussage von Luchsinger zuträfe, dann darf das gängige Deutungsmuster, aus gemalten Bildern auf die Krankheit des Malers zu schließen, somit in Frage gestellt werden. Allerdings haben sich auch die Zeiten geändert, die Kriterien für eine Hospitalisierung haben sich geändert, selbst Dubuffet hatte seine Meinung über Soutter verändert.

Literaturverzeichnis

Bader, Alfred (1968) Louis Soutter. Eine pathografische Studie. Bayer Leverkusen (ohne Seitenzahlen).

Diem O. (Vorname nicht eruierbar) (1903) Die einfach demente Form der Dementia praecox. (Dementia simplex.) – Ein klinischer Beitrag zur Kenntnis der Verblödungspsychosen. Archiv für Psychiatrie und Nervenkrankheiten 37: 111–187.

Franzke, Andreas (1997) Jean Dubuffet und die Art brut. In Brugger, Ingried; Gorsen, Peter; Schröder, Klaus Albrecht. (Hrsg.) Kunst &Wahn. Dumont, Köln, S. 371–382.

Hartmann, Lukas (2021) Schattentanz. Diogenes, Zürich.

Luchsinger, Katrin (2016) Die Vergessenskurve. Werke aus psychiatrischen Kliniken in der Schweiz um 1900. Eine kulturanalytische Studie, Chronos, Zürich.

Presler, Gerd (1981) L'Art brut. Kunst zwischen Genialität und Wahnsinn. Dumont, Köln.

25 Katrin Luchsinger 2016: 473.

Starobinski, Jean (1962) Les actes d'une passion. In Katalog Louis Soutter, Galerie Benador, Genf.
Tebartz van Elst, Ludger (Hrsg.) (2016) Das Asperger-Syndrom im Erwachsenenalter. MWV, Berlin.
Thévoz, Michel (1970) Louis Soutter. Editions Rencontre, Lausanne.

Anhang:

Tabelle 1

Kriterien der ASS nach DSM-5 8 nach Prof. Dr. Dipl.-Psych. Katja Wingenfeld Klinik für Psychiatrie und Psychotherapie, CBF

A. Defizite in sozialer Kommunikation und Interaktion **1.** Mangel an sozio-emotionaler Gegenseitigkeit **2.** Defizite in nonverbaler Kommunikation **3.** Defizite bei der Entwicklung, der Aufrechterhaltung und dem Verständnis von Beziehungen. Kriterien 1-3 müssen erfüllt werden.
B. Restriktive, repetitive Verhaltens-, Interessen-und Aktivitätsmuster • Stereotype und repetitive motorische/sprachliche Manierismen. • Exzessives Festhalten an Routinen, ritualisierte Muster im verbalen und nonverbalen Verhalten oder exzessiver Widerstand gegen Veränderungen. • Umfassende Beschäftigung mit mehreren Stereotypen und begrenzten Interessen. • Hyper-oder Hyporeaktivität hinsichtlich sensorischer Reize. Mindestens 2 der 4 Kriterien müssen erfüllt werden.
C. Die Symptome müssen in der frühen Kindheit beginnen.
D. Beeinträchtigungen in sozialen, beruflichen oder anderen wichtigen Funktionsbereichen.
E. Die Störung ist nicht besser durch intellektuelle Einschränkungen oder globale Entwicklungsverzögerungen erklärbar.

Ein Stern im Brunnen. Leben und Werk des Hirnforschers Gü NGOWYANG (1898–1954)

von Erich Gütinger

A Star in the Well: The Life and Work of the Brain Researcher Gü NGOWYANG (1898–1954)

Summary: This paper attempts to outline the life and career of Dr. Gü NGWOYANG, also known as OU-YANG Zhu. He was once the pioneering figure of brain research in China, or at least one of the pioneers. NGOWYANG laid important foundations for his work as a researcher through study visits abroad. Beginning in the summer of 1929, he initially spent time in Paris and from 1930 to 1932 he conducted research at the University of Berlin and at the Kaiser Wilhelm Institute for Brain Research in Berlin, where he worked with Cecilie and Oskar Vogt until he returned to China in the summer of 1934. During the 1930s and 1940s, NGOWYANG gained recognition both nationally and internationally due to his comparative studies of Chinese and European brains. During the Second World War, he helped his country to fight the Japanese invaders by evacuating the National Central University (NCU) from Nanking to Sichuan. Following the Second World War, NGOWYANG was engaged in the relocation of the NCU to Nanking. Amidst the Civil War in China (1945–1949), the NGOWYANG was committed to sustaining the NCU, and especially the Department of Biology. Despite being aware of the dangers of opposing the victorious Chinese Communist Party, NGOWYANG took up a stance against it. In summer 1953, he openly opposed Lyssenko and his theory and later ended up in a well.

Keywords: China, brain research, opposing the ruling party, Lyssenko theory, drowning.

Zusammenfassung: Dieser Beitrag ist ein Versuch, das Leben und die Karriere von Dr. Gü NGWOYANG, alias OU-YANG Zhu, zu skizzieren. Der Mann war einst der Pionier der Hirnforschung in China, oder zumindest einer der Pioniere.

Wichtige Grundlagen für seine Arbeit als Forscher erwarb NGOWYANG durch Studienaufenthalte im Ausland. Ab Sommer 1929 zunächst in Paris und von 1930 bis 1932 an der Universität Berlin und am Kaiser-Wilhelm-Institut für Hirnforschung in Berlin. Dort arbeitete er mit Cecilie und Oskar Vogt zusammen, bis er im Sommer 1934 nach China zurückkehrte. In den 1930er und 1940er Jahren erlangte NGOWYANG durch seine Studien zum Vergleich chinesischer und europäischer Gehirne national und international einige Bekanntheit. Während des Zweiten Weltkriegs half er seinem Land im Kampf gegen die japanischen Invasoren, indem er die Nationale Zentraluniversität (NCU) von Nanking nach Sichuan evakuierte. Nach dem Zweiten Weltkrieg engagierte sich NGOWYANG für die Verlegung der NCU nach Nanking. Inmitten des Bürgerkriegs in China (1945–1949) versuchte der Professor, die NCU und insbesondere die Fakultät für Biologie am Leben zu erhalten. Trotz des Wissens um die Gefahr, sich gegen die siegreiche Kommunistische Partei Chinas zu stellen, bezog NGOWYANG Stellung gegen sie. Im Sommer 1953 stellte er sich offen gegen Lyssenko und seine Theorie und landete später in einem Brunnen.
Schlüsselwörter: China, Hirnforschung, Opposition gegen regierende Partei, Lyssenko-Theorie, Ertrinken.

Nachfolgend wird versucht, das Leben und Werk eines Mannes zu skizzieren, der Ende Mai 1954 in der Stadt Nanking, in der südchinesischen Provinz Jiangsu, unter dubiosen Umständen zu Tode kam. Bis heute ist unklar, ob Gü NGOWYANG (19.04.1898–26.05.1954), dessen Name in den 1930er Jahren zeitweilig sternartig am Firmament der internationalen Hirnforschung aufblinkte, Selbstmord begangen hat oder im Zeitraum vom 20. bis 26. Mai 1954 Opfer eines Mordes wurde. Der chinesische Neurologe wurde in der Mitte der 1930er Jahre in Fachzeitschriften relativ häufig zitiert und wird auch heute noch gelegentlich erwähnt. [1] Gü NGOWYANG, der in einer anderen Umschrift zu OU-YANG, Zhu (歐陽翥 / 欧阳翥)[2] mutiert, wurde nach seinem Tode in der

---

1 Relativ moderne Hinweise auf Gü NGOWYANG sind zu finden bei: Judaš u. Cepance 2010: 87: "A visitor from China, Gu Ngowyang, performed a cytoarchitectonic parcellation of the human gyrus rectus […]" oder bei Triarhou 2008: 984–1000, hier 993: „Ngowyang (1932) appears to be the first author to call these spindle-shaped, fusiform neurons in the inferior ganglionic layer (Vb) of the dome of the transverse insular gyrus 'von Economo cells'."

2 Vor Abfassung der hier präsentierten Biografie musste der Autor drei Fragen entscheiden: A) Welche von zwei Namensvarianten sollte im Text verwendet werden? B) Sollte bei

Volksrepublik China (VRCh) lange Zeit überhaupt nicht mehr erwähnt und auch international von der Fachwelt bald vergessen. Die Gründe für dieses Vergessen waren sehr unterschiedlich. Wenn in der VRCh heute hin und wieder doch über den Mann gesprochen wird, dann wird meist Selbstmord als Ursache für sein Ableben genannt. Einsamkeit (wegen Kinderlosigkeit) und Verzweiflung wegen gesundheitlicher Probleme (Augenkrankheit) seien die Gründe des Suizids gewesen. Ein heftiger Streit mit der Kommunistischen Partei Chinas (KPCh) und die Möglichkeit eines politischen Mordes werden bestenfalls vage angedeutet. Ganz anders ist die Lage jedoch, wenn bei der Betrachtung des Falles auch Quellen aus Taiwan zu Rate gezogen werden. In der Republik China (RCh) wurde sowohl in Printmedien als auch in Film und Fernsehen immer wieder offen von Mord gesprochen.[3] Wie dem auch sei, für Dritte ist leicht erkennbar, dass die KPCh über lange Zeit hinweg Probleme mit dem Wissenschaftler hatte.

Eine Frage der Ehre

Allem Anschein nach ist sich die KPCh bis heute nicht sicher, ob sie Gü NGOWYANG gelegentlich doch erwähnen, vielleicht sogar ehren sollte. Die Unsicherheit der KPCh zeigte sich erstmals 1954 bei der Frage, ob der Tote ein Ehrenbegräbnis erhalten oder in aller Stille privat bestattet werden soll. Sowohl die Universität in Nanking als auch die KPCh lehnten 1954 eine Beteiligung an

der Nennung von Namen der westlichen Konvention gefolgt, d. h. Vornamen dem Familiennamen vorangestellt werden? Oder sollte nach chinesischer Sitte verfahren werden, d. h. der Familienname wird stets vor dem Vornamen erwähnt. C) Gibt es eine Lesehilfe, die bei beiden Konventionen die rasche und eindeutige Unterscheidung von Vor- und Familiennamen erlaubt? Die Antworten auf diese drei Fragen lauten: A) Im Text wird in aller Regel Gü NGOWYANG, also die westliche Konvention verwendet. Grund: Das war die Form, die der Hirnforscher selbst zeitlebens benutzt hat. Außerdem hat er unter diesem Namen auch international Aufmerksamkeit erregt. B) Bei der Namensnennung werden sowohl die westliche als auch die chinesische Konvention benutzt, jeweils abhängig von der Quelle, auf die gerade verwiesen wird. C) Um stets, unabhängig von der gerade benutzten Konvention, Vorname und FAMILIENNAME leicht unterscheiden zu können, werden chinesische FAMILIENNAMEN VERSAL geschrieben.

3 Vgl. 中外雜誌, 台北，1972 年 12 月，54 之 57 頁， 白瑜著：追念歐陽翥教授 - 記藍與黑劇中投井自沉的學人歐陽教授。(dt.: vgl. BAI, Yu 1972: 54–57: „In Memoriam Professor OU-YANG Zhu – Erinnerungen an den Gelehrten, Professor OU-YANG Zhu, der sich in dem Drama ‚Blau und Schwarz‘ in einem Brunnen ertränkte.)

der Beerdigung ab. Im Jahr 2012 kam der Umgang mit NGOWYANG erneut auf das Tapet. Professorin ZHANG Wen Yu,[4] ehemals Angehörige der China Pharmaceutical University (CPU)[5] in Nanking, beklagte öffentlich den jämmerlichen Zustand des NGOWYANG-Grabes im Xixia-Naturpark[6] bei Nanking. Sie forderte, dass das Grab mit Unterstützung von Universität bzw. Staat renoviert werden soll. Der Forderung wurde nach einigem Zögern nachgegeben.

Für Ehrung von und Erinnerung an Gü NGOWYANG spräche der Fakt, dass er in den 1930er Jahren auf internationaler Bühne die Interessen Chinas vehement vertreten hat. Im Juli 1934 wurde in London der „Internationale Kongress der Anthropologischen und Ethnologischen Wissenschaften" veranstaltet.[7] Angesichts des Aufstiegs der Nationalsozialisten in Deutschland spielten Rassismus und dessen politische Begleitmusik in London natürlich eine große Rolle. Obwohl NGOWYANG damals knapp bei Kasse war und eigentlich zu seiner sterbenskranken Mutter in China eilen wollte, reiste er doch auf eigene Kosten nach London, um dort einen Vortrag zu halten. Motiv für diese Anstrengung war, dass Gü NGOWYANG vor allem den Darstellungen des britisch-australischen Wissenschaftlers Joseph Lexton Shellshear (31.07.1885–22.03.1958)[8] Paroli bieten wollte. Shellshears Darstellung der „Affenspalte" im Gehirn von Chinesen sei fragwürdig. Viele Chinesen betrachteten damals die Schlussfolgerungen, die Shellshear aus seinen Beobachtungen zog, als Rassismus und Herabwürdigung ihres Volkes. Für eine postume Ehrung spräche ferner, dass NGOWYANG mit seiner wissenschaftlichen Tätigkeit nicht nur das Image Chinas befördert, sondern auch bewiesen hat, dass sich die Hirnforschung seines Heimatlandes auf neuestem Stand befand und den Vergleich mit westlichen Nationen nicht scheuen musste.[9] Für diese Auffassung sprechen zwei Fakten:

---

4 Ehemalige CPU-Professorin ZHANG Wen Yu (张文玉).

5 CPU 中国药科大学，南京市。

6 Naturpark Xixiashan (南京栖霞山) bei Nanjing.

7 Vgl. Institut Royal d`Anthropologie (ed.) 1934.

8 Vgl. Australian Dictionary of Biography 2002: „Shellshear accepted the chair of anatomy at the University of Hong Kong in 1922, turned to the study of the brain 'of modern humans' and also carried out field-work in pre-history brain of modern humans' and also carried out field-work in prehistory. [...] He remained in Hong Kong until 1936. Twice dean of the faculty of medicine, he presided (1929–30) over the local branch of the British Medical Society."

9 Vgl. Triarhou 2008: 993: „Ngowyang (1932) appears to be the first author to call these spindle-shaped, fusiform neurons in the inferior ganglionic layer (Vb) of the dome of the transverse insular gyrus 'von Economo cells'".

a) Von Februar 1943 bis April 1946 hielt sich der britische Biochemiker Joseph Needham (09.12.1900–24.03.1995) in China auf. Der Mann, der 1934 durch sein Buch „A History of Embryology“ bekannt geworden war, wurde im Auftrag der britischen Regierung bzw. des British Council der britischen Botschaft in Chungking zugeordnet. Dort unterstützte er den Kampf gegen Japan, indem er chinesischen Wissenschaftlern bei der Beschaffung von Laborausrüstungen, wissenschaftlichen Büchern und Zeitschriften etc. half. Zur Beförderung dieses Zwecks wurde in Chungking das „Sino-British Science Co-operation Office“ (SBSCO) eingerichtet. Schon früh, im Zeitraum 5. bis 8. April 1943, traf Needham in Chungking u. a. Gü NGOWYANG. Needham wurde später als Sinologe und Wissenschaftshistoriker berühmt, vor allem durch sein vielbändiges Werk „Science and Civilisation in China“ (1954).[10]

b) Bald nach dem Zweiten Weltkrieg publizierte der US-amerikanische Anthropologe Melville Jean Herskovits zusammen mit Barbara Ames im Auftrag des „Committee on International Relations in Anthropology“ das „International Directory of Anthropologists“. In dem Buch, das 1950 erschien, wurden fünf chinesische Anthropologen erwähnt; einer davon war Gü NGOWYANG. Der Eintrag auf Seite134 lautete:

„Nat`l. Central U., Nanking China, b. Changsha, Hunan, China. B.Sc., Nat`l. South-[11]eastern U., Nanking, 24; Ph.D., U. of Berlin, Germany, 32. Ass`t, Kaiser Wilhelm Inst., Berlin, 32-34; Prof. (histology and neuroanatomy), Nat`l. Central U., Nanking, 34--, Comm. mem., Chinese Soc. of Anth. and Ethnology, 35-37. Maj. anth. int.: General physical anth.; physical anth. of Europe, China, Korea and Japan. Research in progress: Comp. studies of the Chinese and European brain; evolution of the mamalian cerebral Cortex.“[12]

10 Vgl. die Angaben auf der Webseite des „Needham Research Institutes“ (NRI) in Cambridge, GBhttps://www.nri.org.uk/JN_wartime.htm (04. Mai 2025).

11 SBSCO = 中英科學合合作館

12 Herskovits u. Ames 1950.

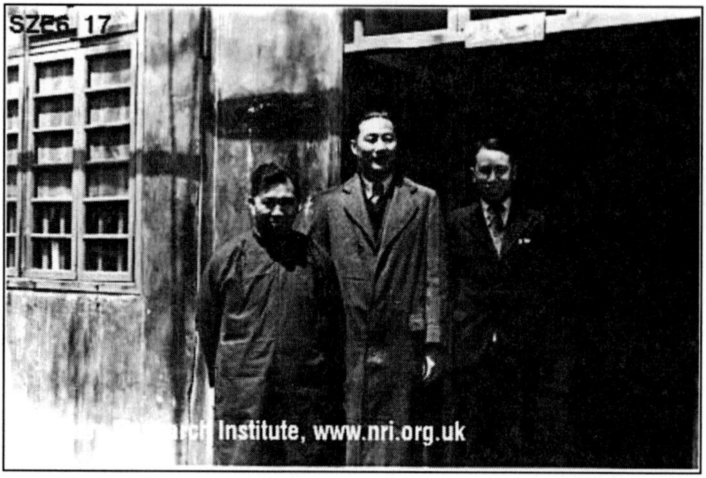

Abb. 1: Gü NGOWYANG (der Erste von links) und zwei chinesischen Kollegen im April 1943 in Chungking. Fotograf: Joseph Needham (Quelle: Needham-Research-Institute [NRI] in Cambridge, GB).

Für die KPCh gab und gibt es Gründe dafür, den Hirnforscher versteckt im Dunkel der Geschichte zu belassen. Jede Erinnerung an NGOWYANG könnte sofort viele Fragen aufwerfen und die Antworten darauf wiederum zeigen, dass die KPCh im Laufe ihrer Regentschaft viele gravierende Fehler begangen hat und nach wie vor begeht. Besonders die Behandlung von Abweichlern von der „Parteilinie" sowie von Oppositionellen im Allgemeinen stellt für die KPCh kein Ruhmesblatt dar.

Sind Parteien und Organisationen lernfähig?

Wer die Biografie von Gü NGOWYANG verfolgt, der kann erkennen, dass Freiheit und Korrektheit von Wissenschaft und Forschung keineswegs selbstverständlich sind. In Ost wie West lauern Gefahren, die beides bedrohen. Ein kurzer Vergleich von Ereignissen in der Bundesrepublik Deutschland (BRD) und der VRCh kann diese Aussage belegen. Beide Staaten wurden

1949 gegründet[13] und hatten im Laufe von mehr als sieben Jahrzehnten einige große Krisen zu bestehen. Dabei wurde beim Erlass von Gesetzen oder der Umsetzung einzelner Maßnahmen oft sehr heftig um „richtig“ oder „falsch“ gerungen. Man denke in diesem Kontext z. B. an frühe Versuche zur Eindämmung von Aids (HIV) oder in jüngerer Zeit an SARS-CoV-2 sowie die korrekte Behandlung von Long-COVID. Beim Blick auf die VRCh erinnern sich manche eventuell noch an einen jungen Augenarzt in Wuhan namens LI Wen Liang. [14] Am 30.12.2019 warnte der damals 33-Jährige in einer internen *WeChat*-Gruppe ärztliche Kollegen vor einer neuartigen Lungenentzündung. Noch am gleichen Tag gab die Gesundheitskommission der Stadt Wuhan eine Anweisung aus, wonach nur autorisierte Personen Informationen an die Öffentlichkeit geben dürfen.[15] LI wurde noch in derselben Nacht in das Sicherheitsbüro der Stadt Wuhan bestellt, wo er eine Erklärung unterschreiben musste. Ihm wurde vorgeworfen, er habe „unwahre Behauptungen gemacht“ und so die „öffentliche Ordnung gestört“. LI, der Mitglied der KPCh war, erkrankte eine Woche nach seiner Vergatterung durch die Polizei an Corona und starb am 06. 02. 2020 daran.[16] Weil LI Wen Liang Mitglied der KPCh war, ist er inzwischen von der KPCh, die in der Covid-Bekämpfung – wie bekannt – eine 180-Grad-Wende vollzogen hat, rehabilitiert worden. Da Gü NGOWYANG nie Mitglied der KPCh war, wurde er nie rehabilitiert. Ihm haftet bis heute das „Odium“ des Abweichlers, Reaktionärs etc. an. Dabei hat NGOWYANG 1953 nichts Anderes getan als LI Wen Liang 2019. Beide Männer setzten sich jeweils mutig dafür ein, dass auf ein dringendes gesellschaftliches Problem gemäß aktuellem wissenschaftlichem Kenntnisstand reagiert und mit korrekten Methoden Abhilfe geschaffen wird.

1953 besuchte auf Einladung der KPCh der russische Agrarwissenschaftler Trofim Denissowitsch Lyssenko (29.09.1898–20.11.1976) u. a. die Universität in Nanking. Er stellte in der Aula der Universität seine Lyssenko-Theorie zur Vererbung von Eigenschaften in Pflanzen vor. Anders als von Mendel behauptet, würden die Eigenschaften von Pflanzen nicht durch Gene, sondern ausschließlich durch Umweltbedingungen vererbt. Gü NGOWYANG, der sich im Publikum befand, protestierte in aller Öffentlichkeit lautstark gegen diese Ausführungen. Er nannte Lyssenko einen Scharlatan und dessen Theorie

---

13 Gründung der BRD am 23.05.1949 in Bonn. Gründung der VRCh am 01.10.1949 in Peking.

14 Lǐ Wén Liàng (李文亮 / 1986.10.12.–2020.02.06.).

15 Vgl. Li Wenliang, Wikipedia: https://de.wikipedia.org/wiki/Li_Wenliang (19. Januar 2025).

16 Vgl. Böge 2020.

Humbug. Knapp ein halbes Jahrhundert später wird diese Auffassung von Wissenschaftlern in der VRCh offen geteilt. So schreib GAO, Yi Zhi 2001 in der chinesischsprachigen Fachzeitschrift *Hereditas*, die in Peking erscheint:

> „Ab Mitte der 1930er Jahre verwüstete die Pseudowissenschaft von Lysenko fast drei Jahrzehnte lang die sowjetische genetische Gemeinschaft. [...] Anfang der 1950er Jahre begann dieser Sturm in unserem Land zu wüten und verursachte unabsehbare Schäden."[17]

Interessanterweise wird Gü NGOWYANG in diesem Beitrag mit keiner Silbe erwähnt.

1953/54 lehnte sich die KPCh stark an die UdSSR an. Man wollte vom Bruderland lernen, um den feindlichen Westen möglichst rasch nicht nur einzuholen sondern auch zu überholen. Weil Chinas Versorgung mit Lebensmitteln damals prekär war, sollte die Getreideproduktion erhöht werden. Mit Hilfe des „Lyssenkoismus", der damals als wissenschaftliche Leitlinie propagiert wurde, sollte dieses Ziel erreicht werden. Kein Wunder, dass Gü NGOWYANG mit seiner lauten Kritik an Mann und Theorie in heftigen Konflikt mit lokalen Kadern der KPCh geriet. Der Professor verschwand und kam anschließend einige Tage lang nicht zum Dienst. Schließlich wurde nach ihm gesucht; es dauerte eine Weile bis der Gesuchte tot in einem Brunnen, in der Nähe seiner Wohnung gefunden wurde. Nach Entdeckung des Ertrunkenen wurde dessen Wohnung durchsucht und seine Habe beschlagnahmt. Die Angehörigen des Toten haben bis heute nichts von dem beschlagnahmten Gut zurückbekommen. Dafür tauchen auf Trödelmärkten immer wieder Briefe und Bücher auf, die einst Gü NGOWYANG gehört hatten. Im Internet sind ab und zu entsprechende Hinweise zu finden.

Vater und Tochter als Beispiele für Resilienz

Es ist natürlich nicht selbstverständlich, dass 71 Jahre nach dem Tode eines hierzulande praktisch unbekannten Chinesen eine deutsche Zeitschrift dieses Mannes gedenkt. Diese Ansicht könnte sich aber ändern, wenn die tragischen Lebensgeschichten des chinesischen Hirnforschers und seiner deutschen Tochter zur Kenntnis genommen werden. Sowohl der chinesische Vater als

---

17 高翼之，遗传，北京，2001，23 卷，6 期，556-338 页：“否定基因——李森科伪科学肆虐记”, Hereditas 2001: 556–338:

auch seine deutsche Tochter können als Beispiele für „Resilienz" betrachtet werden. Mit diesem Begriff werden in diversen Disziplinen sehr unterschiedliche Sachverhalte beschrieben. In der Psychologie wird er bekanntermaßen zur Beschreibung der Widerstandsfähigkeit eines Individuums benutzt. Der Begriff verweist darauf, dass sich eine Person trotz ungünstiger Lebensumstände und kritischer Lebensereignisse erfolgreich entwickeln kann. Gü NGOWYANG, der sein deutsches Kind nie gesehen und eventuell von dessen Existenz nichts gewusst hat, erwies sich ebenso als Kämpfernatur wie seine Tochter, die im März 1935 unehelich in Berlin geboren und bald nach der Geburt in die Obhut von Pflegeeltern übergeben wurde. Dank gemeinsamer Nachforschungen, die Prof. Dr. Paul Enck, Emeritus der Abteilung für Psychosomatische Medizin und Psychotherapie an der Universität Tübingen, und der Autor dieser Biografie vor einigen Jahren betrieben haben, ist bekannt, dass NGOWYANG nach dem Zweiten Weltkrieg einen neuerlichen Aufenthalt in Deutschland plante und sich deshalb mit Oskar Vogt in Verbindung gesetzt hat. Aus dem Vorhaben ist jedoch nichts geworden.

Zufälle und Internet ermöglichen Lösung von Rätseln

Die Story vom „Stern im Brunnen" konnte vor 1980 nicht erzählt werden, weil es damals unmöglich war, die Informationen zu bekommen, die für die Zusammensetzung eines erkennbaren Bildes eines „verglühten Sterns" notwendig gewesen wären. Erst einige merkwürdige Zufälle und vor allem die unglaubliche Geschwindigkeit mit der sich das Internet im Laufe der vergangenen vier Jahrzehnte entwickelt hat, führten dazu, dass heute die Zusammenfügung vieler kleiner Informationssplitter doch ein relativ deutlich erkennbares Bild ergibt. Nur Zugänge zu privaten Webseiten und staatlichen Archiven in Europa, Asien und Amerika machten es möglich, die Verknüpfung der Schicksale von Gü NGOWYANG und dessen deutscher Tochter allmählich zu erkennen. Ohne Internet wären nur zwei getrennte Fäden erkennbar gewesen, die nirgends eine Verknüpfung aufwiesen. So ist es auch kein Zufall, dass in China bis heute allgemein angenommen wird, Gü NGOWYANG sei zwar mit einer Chinesin verheiratet gewesen aber doch kinderlos geblieben. Diese Annahme ist falsch, denn eine deutsche Urkunde sowie das Aussehen und die Figur einer mittlerweile betagten Berlinerin bezeugen zweifelsfrei, dass NGOWYANG eine Tochter hatte.

Wer aber war Gü NGOWYANG, alias OU-YANG Zhu? Eine erste Antwort auf diese Frage, kann der Lebenslauf liefern, den der Mann 1932 selbst verfasst hat.[18] Bemerkenswert ist an diesem Lebenslauf u. a., dass er die massiven Bombardierungen, denen Berlin während des Zweiten Weltkriegs ausgesetzt war, überstanden hat. Er befindet sich in der Promotionsakte Gü NGOWYANG, die heute im Archiv der Humboldt-Universität zu Berlin aufbewahrt wird. In diesem Lebenslauf steht:

> „Am 19. April 1898 wurde ich, Gü Ngowyang, als Sohn des Abteilungsleiters im Finanzministerium der Landesregierung der Provinz Hunan, P. Ngowyang und seiner Ehefrau S. Ngowyang, geb. Schang, in Changsha, Hunan, China, geboren. Nachdem ich das Erste Gymnasium (der Provinz Hunan) in Changsha absolviert hatte, studierte ich Psychologie und Zoologie in der Nationalen Tung-Nan Universität zu Nanking, dann bekleidete ich vom Sommer 1926 bis zum Frühjahr 1929 eine Stellung als Assistent für vergleichende Anatomie an der genannten Universität (jetzt Nationale Zentraluniversität). Im Sommersemester 1929 studierte ich Nervenanatomie an der Pariser Universität. Von 1930–1932 war ich an der Berliner Universität immatrikuliert. Ich arbeitete hauptsächlich im Kaiser Wilhelm-Institut für Hirnforschung bei Herrn Professor O. Vogt und hörte die Vorlesungen der Herren Professoren und Dozenten: Fick, Fischer, Friedenthal, Friedländer, Henneberg, Hertwig, Herzberg, Hesse, Jacobsohn, Kopsch, Krause, Maier, Marcus, Röthig, Verschuer, Weinert, Zimmer."

Dieser Lebenslauf genügte zwar den Anforderungen des Prüfungsamtes der Berliner Universität, wo Gü NGOWYANG am 25.07.1932 zum Thema „Die cytoarchitektonische Felderung des Gyrus rectus"[19] promovierte, aber er gibt nicht den geringsten Hinweis auf ungünstige Lebensumstände oder kritische Lebensereignisse, die ein hohes Maß an Resilienz erforderten. Tatsächlich aber war das Leben des Mannes vom Anfang bis zum Ende derart von Widrigkeiten geprägt, dass man sich als Nachgeborener fragen kann: Wie war es

18 Weder Gü NGOWYANG noch OU-YANG Zhu sind Pseudonyme, Tarn- oder Kampfnamen wie sie z. B. Herbert Frahm, alias Willy Brandt (18.12.1913–08.10.1992) oder Raimund Pretzel, alias Sebastian Haffner (27.12.1907–02. 01.1999) benutzt haben. Beide Schreibweisen sind lediglich Varianten des gleichen chinesischen Namens, wobei Gü NGOWYANG auf einer alten Transkription beruht und den Vornamen vor den Familiennamen setzt. OU-YANG Zhu basiert auf einem relativ neuen Umschriftsystem, bei dem gemäß chinesischer Konvention der FAMILIENNAME dem Vornamen vorausgeht. Das neue Pin-Yin-System macht z. B. das alte Nanking neu zu Nanjing.

19 Lebenslauf Gü NGOWYANG zu finden im Archiv der Humboldt-Universität zu Berlin, Bestand Phil. Fak. 735.

möglich, dass Gü NGOWYANG inmitten von Chaos, Krieg und Bürgerkrieg nicht nur eine fundierte Ausbildung erwerben, sondern auch eine stabile Persönlichkeit entwickeln konnte?

In allgemeinem Chaos geboren und erzogen

Im Jahr 1898, als Gü NGOWYANG geboren wurde, begann im damals noch kaiserlichen China die sogenannte „100-Tage-Reform“. Unterstützt vom jungen Kaiser sollte diese Reform alte Sitten und Gebräuche abschaffen und zur Modernisierung des Landes beitragen. China sollte gestärkt und eine Aufteilung seines Territoriums durch fremde Mächte verhindert werden. Die Reform endete als blutiger Fehlschlag. Nach einem Staatsstreich am 22.09.1898 mussten viele Reformer um ihr Leben fürchten und suchten daher ihr Heil in der Flucht. Manche gingen ins Exil nach Japan, andere flohen nach Deutschland. Am 18.10.1899 begann der sogenannte Boxeraufstand, der sich bald zu einem Krieg zwischen dem Kaiserreich China und ausländischen Großmächten entwickelte. Der „Boxerkrieg“ endete am 07.09.1901. Manche Deutsche erinnern sich in diesem Kontext eventuell an die „Hunnenrede“ des deutschen Kaisers und die chinesische Sühnemission, die in Potsdam um Vergebung für den Mord am deutschen Botschafter in Peking bitten musste. Durch einen Aufstand am 10.10.1911 in Wuhan wurde die Qing-Dynastie gestürzt und anschließend am 01.01.1912 die RCh gegründet. Die Ablösung des chinesischen Kaiserreichs durch die neue Republik verlief zeit- und stellenweise äußerst gewalttätig. Tausende Mandschus wurden massakriert, in vielen Fällen nur deshalb, weil sie Angehörige der Minderheit waren, die zuvor von 1636 bis 1911 als Fremddynastie in China regiert hatte. Während sich im Süden Chinas die RCh langsam etablieren konnte, vor allem gestützt auf SUN Yat Sen und dessen Kuomintang-Partei (KMT), herrschten im Norden des Landes jahrelang Warlords auf brutalste Weise. Solchem Chaos ausgesetzt wurde die Regierung der RCh während des Ersten Weltkriegs von den westlichen Alliierten heftig gedrängt, an ihrer Seite in den Krieg einzutreten. Die Vertreter der RCh spürten zunächst nur wenig Neigung, sich am „Großen Europäischen Krieg“ zu beteiligen, aber am 04.08.1917 erklärte die RCh dem Deutschen Reich (DR) doch den Krieg. Das geschah u. a. in der Erwartung, dass nach einem Sieg der Alliierten das Gebiet Kiautschou, das deutsche Truppen am 14.11.1897 besetzt und danach zur Kolonie gemacht hatten, wieder an China retourniert würde. Riesig war daher die Enttäuschung in China, als sich während der Verhandlungen zum Versailler Vertrag herausstellte, dass das Gebiet nicht China sondern Japan zugesprochen wurde. Als Reaktion auf diesen Verrat durch die Westmächte entstand 1919 in China die sogenannte „4.-Mai-Bewegung“. Sie wird oft als Wendepunkt der nationalen Erweckung und als Wiedergeburt Chinas verstanden. Die 4.-Mai-Kampagne war ein Protest gegen das Verhalten fremder Mächte und ein Fanal für die radikale Ablehnung chinesischer Traditionen. So wehrten sich viele jungen Chinesen und Chinesinnen gegen die üblichen, arrangierten Ehen und suchten lieber ihr Glück mit selbst gewählten Partnern. In diesem Dilemma steckte MAO Ze Dong (26.12.1893– 09.09.1976) genauso wie Gü NGOWYANG. Die „4.-Mai-Bewegung“ löste ein intensives Streben nach moderner Entwicklung aus.

Trotz Intrigen und Rassismus Karriere in Deutschland gemacht

Die vorangegangene Kurzbeschreibung der Lage in China zeigt, dass Gü NGOWYANG, als er 1929 zuerst nach Frankreich und dann nach Deutschland ging, aus einer turbulenten Heimat in ein ähnlich turbulentes Gastland kam. Das DR war damals ähnlich wie China von heftigen Umwälzungen betroffen: Sturz des Kaiserreiches, Inflationen, Putsche und Arbeitslosigkeit etc. sind hier zu erwähnen. Doch trotz dieser Schwierigkeiten gelang es dem jungen Mann, im DR an einer berühmten Universität zu studieren und sogar einen begehrten akademischen Abschluss zu erwerben. Das war nicht einfach, wie er Freunden anvertraute. Besonders schwierig wurde seine Lage 1932, weil wegen Intrigen in der Heimat, einer Art Nord-Süd-Konflikt, plötzlich das Stipendium, mit dem er seinen Lebensunterhalt bestritt, ausblieb. Darüber hinaus machte ihm gelegentlich Rassismus von Dozenten und Kommilitonen an der Universität zu schaffen. Der Rassismus zeigte sich in getarnter Form, z. B. als Kritik an „mangelnden Deutschkenntnissen“ des Ausländers oder an Haarspaltereien im Zusammenhang mit der anstehenden Dissertation. Rettung in großer Not kam von Cécile und Oskar Vogt. Sie gaben Gü NGOWYANG eine feste Stelle als Angestellter am Kaiser-Wilhelm-Institut für Hirnforschung (KWIH) in Berlin-Buch. Beide dürften diese Entscheidung nicht bereut haben, denn im Jahre 1934 glänzte NGOWYANG mit einer hohen Publikationsrate. In den Jahren 1932, 1933 und 1935 konnte er immerhin niedrige Publikationsraten erzielen.[20] Die Stelle am KWIH behielt NGOWYANG bis zu seiner Abreise aus Deutschland im Sommer 1934; trotz Sticheleien seitens der Nationalsozialisten. Nach dem Besuch des Anthropologenkongresses in London (Juli 1934) reiste NGOWYANG im August 1934 via Triest per Schiff nach China zurück. Während der Rückfahrt, die auf dem italienischen Dampfer „Conte Rosso" erfolgt sein soll, lernte NGOWYANG einen Herrn BAI Yu[21] kennen. Der Mann, der ein Jugendfreund von MAO Ze Dong gewesen sein soll, hat Gü NGOWYANG circa 40 Jahre später ein literarisches Denkmal gesetzt.[22]

Krieg und Bürgerkrieg behindern Forschung

Nach der Rückkehr nach China arbeitete Gü NGOWYANG wieder an der Universität in Nanking, konnte aber nicht mehr an seine Erfolge in Europa anknüpfen. Das war größtenteils der aktuellen Situation in China geschuldet. Der Zweite Weltkrieg begann in Fernost, je nach Definition und Terminierung sieben Jahre früher als in Europa. Japan bombardierte erstmals am 28.01.1932 die Stadt Shanghai und beendete die Aggression erst durch Vermittlung des Völkerbunds am 05.05.1932, nachdem Shanghai zur entmilitarisierten Zone erklärt worden war. Am 07.07.1937 inszenierte Japan schließlich den „Zwischenfall an der Marco-Polo-Brücke" bei Peking. Daraus entwickelte sich rasch der Zweite Chinesisch-Japanische Krieg (1937–1945). Nur zwei Wochen später griffen japanische Bomber Nanking an, wobei in der Universität sieben Personen starben. Ab Ende August 1937 wurde die Universität Nanking per Schiff um ca. 1.500 km westlich ins Landesinnere verlegt, denn japanische Bomber waren dort wegen längerer Anflugszeit weniger gefährlich. Im November 1938 war die Evakuierung nach Sha Ping Ba, einem Ortsteil von Chongking in der Provinz Sichuan beendet. Nach der Kapitulation Japans am 02.09.1945 konnte die Universität zwar wieder nach Nanking zurückverlegt werden, aber normale Arbeitsbedingungen entstanden dadurch nicht. Inzwischen war nämlich der Bürgerkrieg von KMT und KPCh neu entflammt. Als

---

20 Parthey 1995: 67.

21 BAI Yu (白瑜 1898–07.07.1989) Seit 1920 Mitglied der KMT. Absolvierte ein Auslandsstudium der Politischen Ökonomie in London und Michigan. Später wirkte er als Professor und Präsident an diversen Universitäten in China.

22 Vgl. BAI, Yu 1972.

1949 Truppen der KPCh in Nanking einzogen, flohen viele Professoren der Nanking Universität nach Taiwan. Auch NGOWYANG hatte die Möglichkeit diesen Weg zu gehen, entschied sich aber fürs Bleiben. Er hoffte, dass nach dem Sieg der Kommunisten ein neues, starkes China entstehen würde. Außerdem müsse sich doch jemand um die zurückbleibenden Studenten kümmern.

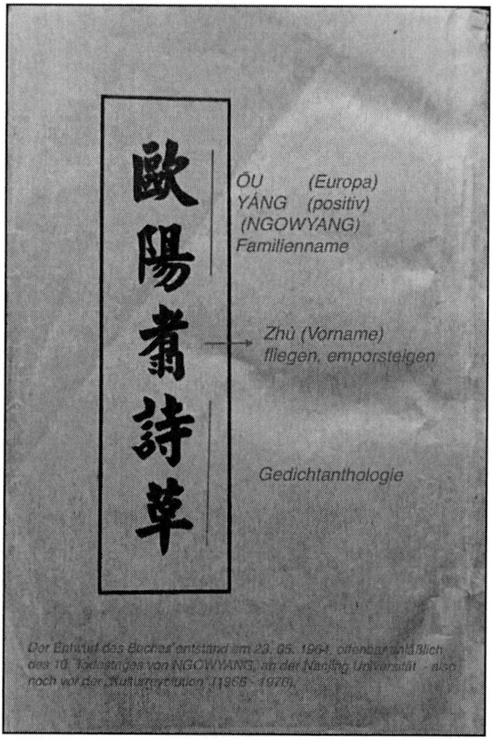

Abb. 2: Titelseite der NGOWYANG-Anthologie (1964).

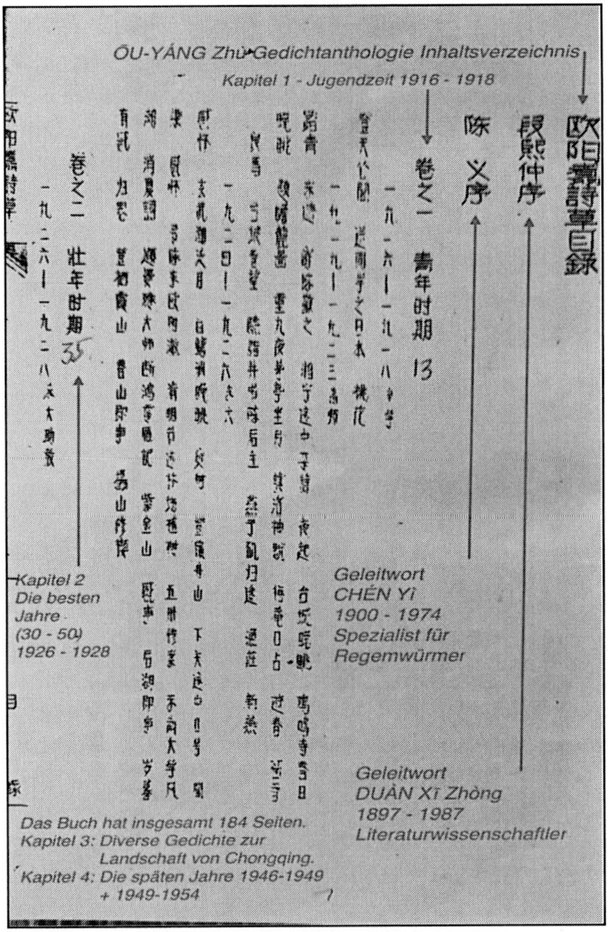

Abb. 3: Die erste Seite des Inhaltsverzeichnisses der NGOWYANG Anthologie. Insgesamt umfasst das Inhaltsverzeichnis vier Seiten mit vier Kapiteln.

Blick auf das Leben der deutschen Tochter

Nach der Rekonstruktion des Lebenslaufs von Gü NGOWYANG nun ein Blick auf das Schicksal seiner deutschen Tochter.[23] Ähnlich wie der Vater zum Spielball großer Mächte wurde, geriet auch das Kind in Mühlen der großen Politik. Im März 1935 in Berlin als deutsch-chinesisches Mischlingskind geboren und bald nach der Geburt von der ledigen Mutter an eine Pflegefamilie übergeben, waren die Zukunftsaussichten des Mädchens alles andere als rosig. Sie trübten sich weiter ein, als die RCh und das DR, ähnlich wie zuvor im Ersten Weltkrieg, in feindlichen Lagern landeten und sich gegenseitig den Krieg erklärten. Das nicht-„arische" Mädchen wurde plötzlich zur Angehörigen eines Feindstaates. Im Zuge der Kinderlandverschickungen wurde das Mädchen im Alter von ca. 5 Jahren nach Nürnberg gebracht und dort prompt „vergessen". Bei Rückkehr nach Berlin war der alte Pflegevater verschwunden und durch einen neuen ersetzt. Außerdem war die Familie in eine kleine Gemeinde im Nordosten von Berlin umgezogen. Dort wuchs das Pflegekind trotz Zweitem Weltkrieg relativ ruhig auf. Das lag u. a. daran, dass der ältere Pflege-Bruder stets nett zu seiner kleinen Pflege-Schwester war. Bis zu seinem Tode hielt er immer eine schützende Hand über sie. Auch der örtliche Postbote erleichterte dem Kind das Dasein. Bei jeder Begegnung begrüßte er das Mädchen als „unseren Japse". Nach Ende des Zweiten Weltkriegs entfiel zwar die Bedrohung durch die Rassenpolitik der Nationalsozialisten, aber die Ungewissheit über das Schicksal des Vaters blieb bestehen. Am 01.10.1949 verkündete MAO Ze Dong in Peking vom „Tor des Himmlischen Friedens" herab die Gründung der VRCh. Nur wenige Wochen später, am 25.10.1949, nahmen die Deutsche Demokratische Republik (DDR) und die VRCh diplomatische Beziehungen zueinander auf. Die Beziehungen zwischen den beiden Staaten entwickelten sich sehr gut, so dass die Tochter von Gü NGOWYANG die Hoffnung hegte, Chinas diplomatische Vertretung in Ost-Berlin könnte vielleicht etwas zum Verbleib des Vaters sagen. Alles, was das Kind über den Vater wusste, war der Name NGOWYANG, der auf der Pflegeurkunde stand. Als junge Erwachsene wagte die Tochter des chinesischen Neurologen im Frühjahr 1954 einen Besuch in

23 Name und Adresse der Frau, die heute noch in Berlin lebt, sind dem Autor dieser Biografie bekannt. Weil die NGOWYANG-Tochter anonym bleiben möchte, werden hier keine genaueren Angaben gemacht.

der VRCh-Botschaft in Ost-Berlin. Dort erhielt sie aber nur die barsche Auskunft: „Diesen Mann gibt es nicht!“[24] Die Abfuhr wurde etwa zu der Zeit erteilt, als NGOWYANG in Nanking nach tagelanger Suche endlich tot in einem Brunnen aufgefunden wurde. Wegen ihrer Berufsausbildung zog die Frau aus der sowjetischen Besatzungszone nach West-Berlin Sie heiratete dort und bekam drei Kinder. Später wurde die Stadt in West- und Ost-Berlin geteilt, wobei West-Berlin wegen seiner Bindung an die BRD kaum Kontakte zur VRCh hatte. Die Frage nach der eigenen Herkunft trat wieder in den Hintergrund. Später arbeitete die Frau im öffentlichen Dienst, weshalb ihr der Autor dieser Zeilen 1985 und 1987 kurz begegnete. Dann vergingen 20 Jahre, in denen der NGOWYANG-Biograf und die Tochter von NGOWYANG keinerlei Kontakt hatten, obwohl sie in naher Nachbarschaft lebten. Auf dem Weg zur Arbeit trafen sich beide eines Tages in einem Bus zufällig wieder. Aus einem kurzen Gespräch, das sich dabei ergab, entwickelte sich langsam eine lose Verbindung. Diese wiederum führte dazu, dass Recherchen über den Verbleib von NGOWYANG aufgenommen wurden. Im Zuge dieser Nachforschungen wurde 2011 im Internet die winzige Notiz einer jungen Chinesin entdeckt. Darin wurde mitgeteilt: „OU-YANG Zhu ist mein Großonkel. Kann es sein, dass es noch jemanden gibt, der nach ihm forscht?“ Da die große Mauer, mit der die VRCh den Zugang zum Internet beschränkt, damals noch Lücken hatte, war es möglich, mit der Frau Kontakt aufzunehmen und so Details über das Schicksal von NGOWYANG zu erfahren. Lange nach dem Erreichen ihres Rentenalters erfuhr eine Berlinerin endlich, wer ihr Vater war und wie es ihm ergangen ist. Die Ausschöpfung weiterer Quellen per Internet ergab, dass Gü NGOWYANG ein „Multitalent“ war. Er machte nicht nur als Mediziner, Forscher und Administrator von sich reden, sondern genoss auch hohes Ansehen wegen seiner Kenntnisse chinesischer Kultur, Sprache und Schrift. Er konnte viele klassische Gedichte nicht nur fehlerfrei aus dem Stegreif vortragen, sondern verfasste auch selbst Reime in klassischem Stil. Er sei auf diesem Feld jederzeit ein Match selbst für Professoren chinesischer Kultur und Sprache gewesen.

---

[24] Der Autor dieser Biografie hat von dem Vorfall aus dem Munde der Betroffenen erfahren.

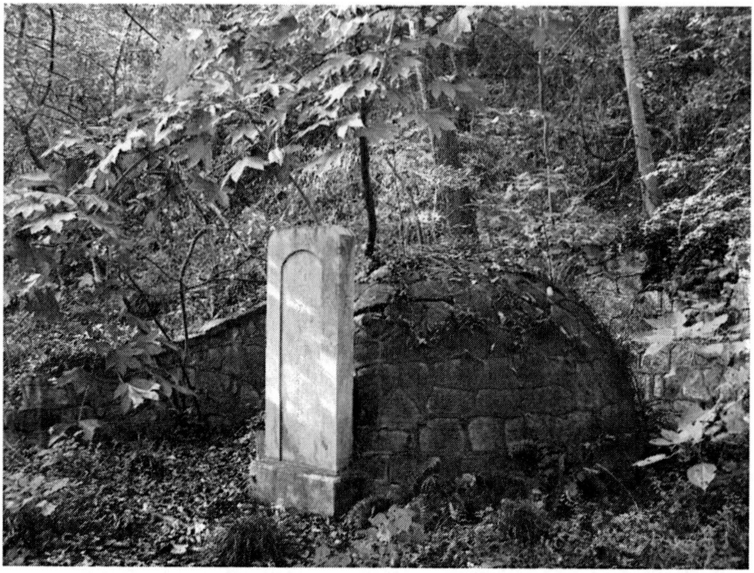

Abb. 4: Foto vom vernachlässigten NGOWYANG-Grab in Nanking. Zustand des Grabes im Jahr 2008 (vor der Renovierung) (Quelle: Erich Gütinger).

Fazit:

Die hier präsentierte Übersicht über das Leben und die Karriere von Prof. Dr. Gü NGOWYANG weist natürlich einige Leerstellen auf. Sie könnten durch weitere Forschungen in China ebenso wie im Ausland gewinnbringend ausgefüllt werden. Zu klären wäre z. B., welche Rolle NGOWYANG bei der Aufrechthaltung des Lehr- und Forschungsbetriebs der „National Central University“ in Zeiten von Krieg (1934–1945) und Bürgerkrieg (1945–1949) sowie während einer Reihe von Massenkampagnen (1950–1954) gespielt hat. Interessant wäre auch zu erfahren, welche Ergebnisse der „Research in progress“, der im „International Directory of Anthropologists“ (1950) erwähnt wurde, erbracht hat. Konnten bei den „Studies of the Chinese and European brain“ Unterschiede festgestellt werden?

Literaturverzeichnis:

Archiv der Humboldt-Universität zu Berlin, Bestand Phil. Fak. 735, Akte Gü NGOWYANG.

Australian Dictionary of Biography (2002) Joseph Lexton Shellshear (=Vol. 16). Online seit 2006 https://adb.anu.edu.au

BAI, Yu (1972) In Memoriam Professor OU-YANG Zhu – Erinnerungen an den Gelehrten, Professor OU-YANG Zhu, der sich in dem Drama ‚Blau und Schwarz' in einem Brunnen ertränkte. Kaleidoscope Monthly, Taipei, Taiwan, Dezember 1972, S. 54–57.中外雜誌, 台北，1972 年 12 月，54 之 57 頁，白瑜著：追念歐陽翥教授 - 記藍與黑劇中投井自沉的學人歐陽教授。

Böge, Friederike (2020) Li Wenliang: Er warnte vor dem Coronavirus – jetzt ist er tot. faz.net. Frankfurter Allgemeine Zeitung, https://www.faz.net/aktuell/gesellschaft/gesundheit/coronavirus/li-wenliang-warnte-vor-dem-coronavirus-jetzt-ist-er-tot-16620890.html (07. Februar 2020).

Hereditas (Beijing) (2001) "Negating Gene – The Chronicle of Havoc by Lysenko's Pseudoscience". Vol. 23, Issue 6, pp. 556–338: http://www.chinagene.cn/CN/Y2001/V23/I6/556 (25. Januar 2025).高翼之，遗传，北京，2001，23 卷，6 期，556-338 页："否定基因——李森科伪科学肆虐记".

Herskovits, Melville Jean (ed.); Ames, Barbara (ed. ass.) (1950) International Directory of Anthropologists (=3rd ed.). Prepared under the auspices of the *Committee on International Relations in Anthropology* of the Division of Anthropology and Psychology, National Research Council, American Anthropological Association, Washington, D. C. https://books.google.de/books?redir_esc=y&hl=de&id=SZfQAAAAMAAJ&focus=searchwithinvolume&q=NGOWYANG (04. Mai 2025).

Institut Royal d`Anthropologie (ed.) (1934) Congrès International des Sciences Anthropologiques et Ethnologiques - Compterendu de la première Session. Londres.

Judaš, Miloš; Cepance, Maja (2010) Oskar Vogt: The first myeloarchitectonic map of the human frontal cortex. Translational Neuroscience 1: 87.

Needham Research Institut (NRI) in Cambridge, GB, https://www.nri.org.uk/JN_wartime.html

NGOWYANG, Gü (1932) Die Zytoarchitektonik der Felder des Gyrus rectus. In: Kaiser- Wilhelm-Institut für Hirnforschung, Berlin (=Buch). Sonderdruck aus „Journal für Psychologie und Neurologie“, Bd. 44, Heft 4. Verlag von Johann Ambrosius Barth, Leipzig.

Parthey, Heinrich (1995) Bibliometrische Profile von Instituten der Kaiser-Wilhelm-Gesellschaft zur Förderung der Wissenschaften (1923–1943). In: Eckart, Henning (Hrsg.) Veröffentlichungen aus dem Archiv zur Geschichte der Max-Planck-Gesellschaft (=Bd. 7). Berlin, S. 67.

Triarhou, Lazaros C. (2008) Centenary of Christfried Jakob's discovery of the visceral brain: An unheeded precedence in affective neuroscience. Neuroscience & Biobehavioral Reviews 32: 984–1000.

XIII.

Rezensionen

Henrik Karl Döbold: Georg Ludwig als Gestalter und Praktiker in der Anstaltspsychiatrie im Großherzogtum Hessen (=Beiträge zur Wissenschafts- und Medizingeschichte, Marburger Schriftenreihe, hrsg. von Irmtraut Sahmland, Bd. 12) Berlin u. a. 2024, 388 S. ISBN: 978-3-631-90802-0

von Thomas Müller

Grundlage des hier zu besprechenden Buches ist die gleichnamige, 2023 verteidigte Dissertationsschrift von Henrik K. Döbold am Marburger Institut für Geschichte der Medizin und Pharmazie unter Betreuung von Irmtraut Sahmland. Der Autor konzentriert sich in seiner Arbeit über Georg Ludwig (1826–1910), dem „Nestor der hessischen Psychiatrie“ – insbesondere auf den Bereich von Georg Ludwigs Wirken im Bereich der psychiatrischen Gesundheitsversorgung – der bislang von der medizinhistorischen Forschung nur am Rande gewürdigt wurde: Im Zentrum steht hier Georg Ludwigs Wirken als Leiter zweier Anstalten im Großherzogtum Hessen. Die Arbeit von Henrik Döbold befasst sich insbesondere mit dem therapeutischen Konzept Ludwigs und dessen Implementierung vor Ort, seine Förderung des wissenschaftlichen Nachwuchses und der Frage nach der Auswahl und Führung des Anstaltspersonals. Die vorliegende Buchfassung der vorausgehenden Dissertationsschrift bringt dem Fach viel Neues zum Thema und ist eine willkommene Bereicherung der hessischen Psychiatriegeschichte. Die vorliegende Studie darf im Feld medizinischer Dissertationen als überdurchschnittlich gelten und wurde von der Medizinischen Fakultät der Universität Marburg mit „magna cum laude“ bewertet.

Die Arbeit ergab viele neue Aspekte in einem immerhin bereits gut, jedoch nicht umfassend untersuchten Forschungsfeld. Viele verschiedene Aspekte der Anstaltsgeschichte wurden untersucht: So etwa die Untersuchung der Personalentwicklung, der Pharmakotherapie, auch berufs- und versorgungsorganisatorische Aspekte. Die Konzepte hinter den Behandlungsmethoden werden erläutert. Die Studie Dökolds stellt einen interessanten Blick auf eine Anstalt der ‚zweiten Reihe' dar, jenseits allein der scheinbar ‚berühmten' Einrichtungen der Zeit. Aufgearbeitet wurde ebenfalls Georg Ludwigs Beitrag zu den Themen Hilfsverein, Öffentlichkeitsarbeit, Prävention in der Psychiatrie. Und jenseits der klassischen Anstaltsgeschichte fand auch Ludwigs Haltung zur non-restraint-Behandlung, zu baulichen Konzepten, Zwangsmaßnahmen, oder Pharmaka-Einsatz ihre Berücksichtigung durch den Autor. Die vorgelegte Arbeit ist so für die Professionalisierung der Psychiatrie und der Anstalten von hoher Bedeutung. Die Herausarbeitung von Ludwigs ethisch-moralischer Position schließt auch einen Fall von (nachvollziehbarem) zivilem Ungehorsam ein. Auch Themen, wie die Aus- und Weiterbildung der Ärzte und des Pflegepersonals, oder der Entwicklung des wiss. Austauschs, wurden herausgearbeitet. Dies unter Berücksichtigung überregionaler Netzwerke und „Vereine", etwa des „Vereins südwestdeutscher Neurologen und Irrenärzte", oder der „Deutschen Naturforscher und Ärzte". Die Arbeit ist darüber hinaus ein Beitrag zur Geschichte der standardisierten Befunderhebung psychischer Symptome. Inhaltlich interessant und relevant ist auch die Hervorhebung der öffentlichen Debatte um die sogenannte „Wärterfrage". Im Fazit stellt die Arbeit (ZITAT): eine „sinnvolle Erweiterung der bisherigen Forschungsergebnisse" zu Hessen, und hier insbesondere zur Psychiatriegeschichte in den Städten Hofheim und Heppenheim dar. Die Deutsche Gesellschaft für Geschichte der Nervenheilkunde verlieh im Jahr 2023 ihren Nachwuchspreis für die hier angezeigte Monografie an den Autor.

Stefanie Coché:
Psychiatric Institutions and Society. The Practice of Psychiatric Committal in the „Third Reich", the Democratic Republic of Germany, and the Federal Republic of Germany, 1941–1963 (=Routledge Studies in Modern European History) Oxon (UK), New York (USA) 2024, 347 S. ISBN: 978-1-032-71617-6

von Thomas Müller

Grundlage der hier zu besprechenden englischsprachigen Monografie ist die deutschsprachige Buchfassung (erschienen bei Vandenhoeck und Ruprecht, Göttingen, 2017) der Dissertationsschrift von Stefanie Coché, verteidigt an der Universität Gießen. Die Absolventin der Fächer Mittlere und Neuere Geschichte, Philosophie, Systematische Theologie und Westslawistik und ehemalige Mitarbeiterin des Lehrstuhls für Neuere Geschichte der Universität und heutige Akademische Rätin der Universität Gießen beschäftigte sich in dem diesen Publikationen vorausgehenden Forschungsprojekt mit der – im Deutschen – „Psychiatrischen Einweisungspraxis" in den drei genannten historischen Kontexten. Coché widmete sich früher als große Teile des medizinhistorischen Forschungsfelds der Nachkriegsgeschichte der Psychiatrie im deutschsprachigen Raum.

Diese komparatistische Arbeit basiert auf der Auswertung von 1.424 nach Zufallsprinzip ausgewählter Krankenakten aus den genannten zeitlich-historischen Kontexten. Es werden die Einweisungswege von sechs Klinikstandorten untersucht, neben allgemein- und medizinhistorischen Fragestellungen interessieren die Autorin hierbei auch rechtshistorische Aspekte. Der im Zentrum der Untersuchung stehende Gegenstand der Einweisungspraxis wirft, wie gezeigt wird, zu allen Zeiten und in vielen Gesellschaften einen Blick auf die jeweiligen (und changierenden) Auffassungen von „Normalität", und ist somit in vielerlei Hinsicht an die Allgemeingeschichte anschlussfähig. Krankenakten zeigen sich hierbei, wie die Autorin überzeugend zeigen kann, auch ergiebig für die Frage der die untersuchten Einweisungen beeinflussenden Faktoren sowie Akteurinnen und Akteure: Überraschend ist hier der Befund der durchaus hohen Einflussnahme medizinischer Laien, der eine unterkomplexe Darstellung des medizinischen Systems der Psychiatrie (in Teilen) auch konterkariert. Nicht selten gelangen so etwa Informationen, die zur Grundlage medizinischer und juristischer Entscheidungen (in Behandlung und bezüglich des Schicksals von Patientinnen und Patienten) werden, aus dem familiären oder gesellschaftlichen Umfeld. Jenseits der stereotyp verengt wahrgenommenen Welt von „Arzt und Patient" entfaltet, wie Coché darzulegen versteht, eine gehaltvolle, detailliert analysierte, interpretierte, kontextualisierte und zu sinnhaft vergleichbaren Quellen in Beziehung gesetzte Krankenakte mitunter ein Diorama der Welt von Patientin und Patient. Semiquantitative Untersuchungen wurden in die hier beschriebene Forschung ebenfalls einbezogen.

Die englischsprachige Buchfassung beziehungsweise die Übersetzung der deutschsprachigen Originalpublikation der vorausgehenden Dissertationsschrift ermöglicht dem globalen Fachpublikum einen Zugriff auf die Ergebnisse der prämierten akademischen Qualifikationsarbeit von Coché. Der Rezensent weiß sich in seiner Bewertung im Einklang mit dem Votum des Wissenschaftlichen Beirats der Deutschen Gesellschaft für Geschichte der Nervenheilkunde, der, mit dem damaligen Vorstand dieser Gesellschaft, der Autorin für die Ursprungsfassung im Jahr 2015 den erstmalig ausgelobten Nachwuchspreis der Gesellschaft verlieh.

Waltraud Ernst and Thomas Müller: Alcohol, psychiatry and society: Comparative and transnational perspectives, c. 1700-1990s. Manchester 2022, 420 pages ISBN: 978-1526159403

by Junko Nagai

This book aims to 'identifies how modern psychiatry's discourse on alcohol sat within and alongside, was fuelled by and drove other issues, such as those of empire, social class, religion, race, gender, population control, nationalism, oppression, medical power and politics' (p. 8), and it collects essays from a variety of countries. The chapters are as follows: Chapter 1 – England; Chapter 2 – Spain; Chapter 3 – Brazil and Chile; Chapter 4 – Fiji; Chapter 5 – Nigeria; Chapter 6 – Germany; Chapter 7 – Greece; Chapter 8 – Nigeria; Chapter 9 – Japan; Chapter 10 – Yugoslavia; Chapter 11 – Czechoslovakia; Chapter 12 – Soviet Union. I was interested in this book because I felt that there were not many studies in Japan that examined the historical, social, cultural, economic, political and other backgrounds of alcoholism from a variety of perspectives. One of the major features of this book is that it includes articles on former colonies and communist countries. Chapter 9 was written by Akira Hashimoto, a member of the executive board of the Japanese Society for the History of Psychiatry.

As this book aims to 'avoid undue generalisations over time and place' (p. 6), it may be somewhat contrary to this, but below I would like to introduce the chapters of this book along the lines of three points that the reviewer was particularly interested in.

The first point of contention is medicalisation. This book re-examines the paradigm shift that occurred in modern psychiatry, in which 'drunkeness', which was considered a 'vice' in pre-modern times, became a disease. In Chapter 1, England, prior to the establishment of the modern concept of addiction, 'alcohol' was redefined in the 18th century as a substance with physical and mental effects, while at the same time, it became medically guided to lead a 'correct life'. Here, there is a 'pathologisation of intoxication', but it rather demanded individual responsibility for a correct life. In Spain, which is discussed in Chapter 2, 'alcoholism was declared to be either a disease or a vice depending on the individual's involuntary or voluntary intentions' (p. 81). It is shown that dipsomania, moral insanity, etc. were discussed there.

Furthermore, it is mentioned in several chapters that the fact that alcoholism is both a vice and a disease is a necessary result of the medicalisation of deviant behaviour due to the need to prepare individuals as labour in capitalist society, while on the other hand, the ambivalence of the situation in which industrialisation has made it possible to mass-produce and consume alcoholic beverages is also mentioned. In Germany, as discussed in Chapter 6, the issue of 'moderate drinking' by the 'irrational masses' became a problem. In the Soviet Union, as discussed in Chapter 12, alcoholics were 'considered 'deviants' and treated like a political problem, because they presented a challenge to the Soviet narrative of societal progress and scientific rationality' (p. 358). It is interesting to note that alcoholism was considered a vice and a disease that went against "progress", regardless of ideology.

The second point of contention is the positioning of alcoholism as a 'social disease'. The theory of degeneration, which spread in Europe from the 18th century onwards, was also exported to other regions. In Chile and Brazil, which are discussed in Chapter 3, it is shown that, while absorbing European psychiatry in line with the circumstances of each region, alcohol dependence became the most widespread diagnostic category by the end of the 19th century, and that emphasising its character as a social disease was also a strategy for psychiatry to gain social status. In Greece, too, as described in Chapter 7, very few public psychiatric hospitals were built in the 1920s for financial reasons, and the fight against alcohol was used to justify the need for them. As psychiatrists gained authority, their attitudes towards alcohol softened.

On the other hand, in the colonies, the racial disparity surrounding alcohol came to the fore. In Europe, drinking was also a symbol of cultural life (particularly for men). In Fiji, which is discussed in Chapter 4, drinking was a privilege for white people, and based on colonial paternalism, Fijians were prohibited from drinking. As a result, it was mainly Europeans who were admitted to mental hospitals due to alcohol. After the war, drinking was legalised for all races thanks to the power of commerce and industry. In Chapter 5, Nigeria, the differences between races in terms of the negative effects of alcohol are discussed, and it is suggested that it was the Europeans working in the area who became addicted to alcohol, and that this was due to the need to comfort their loneliness. By contrast, in Algeria, Chapter 8 interprets the situation as follows: 'The Algerian Muslims were incapable of grasping it, and their allegedly innate immoderation turned alcohol, a symbol of Frenchness and civilisation, into a catalyst for violence and degeneration'. These events may be useful when reconsidering the ethnic, economic, political and gender biases surrounding alcoholism, which continue to this day.

The third argument concerns the treatment of alcoholism. The period covered here mainly shifts to the post-World War II period. Furthermore, alcoholism is repositioned as a 'family disease' rather than a social disease. In Chapter 9, the 'East Ward 6' of the National Kurihama Hospital, which was established in 1961 with the 'Drunkard Prevention Law' as a trigger, 'has a social (and national) role of changing a problematic family to the ideal image of a family by isolating an alcoholic man from his family, giving him a variety of therapies and discharging him within three months' (p. 284). On the other hand, in the 'Danshukai', rather than isolating the alcoholic from his family, the 'alcoholic man and his wife who supports him' appear. The author's observation of this change, and his comment that 'the phrase "alcoholism is a family disease" makes sense only if the family is not yet broken' (p. 294) is particularly striking. In the nationwide spread of Alcoholics Anonymous (AA) in the 1980s and 1990s, it was mainly single people on welfare who were connected to AA. In addition, Chapter 9 focuses on individual change, and also introduces the existence of doctors who have applied Naikan (introspection) to the treatment of alcoholism.

A similar organisation to the Japanese 'Danshukai' was the Hudolin Club in Yugoslavia. Chapter 10 introduces the Hudolin method, which was influenced by the social psychiatrist Maxwell Jones (1907–1990) and others. The Hudolin Club had nearly 1.000 branches in Yugoslavia before the break-up of the country in 1991, and it also spread to Italy (Hudolin was friends with Bazzaria), and after the 1980s, it was established in more than 30 countries on four continents.

Chapters 10, 11 and 12 show that there were different treatment practices even in communist countries. Under the pretence that the social causes of alcoholism had been eradicated in communist countries, the officially recognised treatment principle was Pavlovism. In the Soviet Union, the field of psychiatry known as narcolology supported the 'conflation of punitive and medical treatments' (p. 376), which aimed to re-adapt patients to social life. In Czechoslovakia, meanwhile, a programme combining psychotherapy with a boot camp-style lifestyle, which the psychiatrist Jaroslav Skàla (1916–2007) began in 1948, led the way in the treatment of alcoholism. This was the result of 'his colleagues balanced [balancing] the compulsory Communist rhetoric with medical reasoning' (p. 347).

The treatment of alcoholism, a 'social disease', is easily influenced by the politics and economics of the country, but this book has made me realise that it is also influenced by global psychiatry, and that it is becoming more unique in each region. It has also given me the opportunity to reflect on the geographical bias of the information I come into contact with on a daily basis, and I have learnt a lot.

Klaus Schepker, Michael Kölch und Jörg M. Fegert. Unerziehbar: Netzwerke und Kontinuitäten. Aufarbeitung der Verbandsehrungen in der deutschen Kinder- und Jugendpsychiatrie 1950–1990 Köln 2024, 301 S. ISBN: 978-3-96605-274-0

von Katharina Witner

Der vorliegende Band beschäftigt sich mit der Untersuchung aller von der „Deutschen Gesellschaft für Kinder- und Jugendpsychiatrie, Psychosomatik und Psychotherapie" (DGKJP)[1] und ihrer Vorgängerorganisationen zwischen 1950–1990 geehrten Persönlichkeiten in Hinblick auf ihre NS-Vergangenheit. Die Auseinandersetzung mit der Rolle der Medizin im Nationalsozialismus begann vor über 40 Jahren und dauert noch an. Im Zeitraum 2014–2017 wurde im Auftrag des Vorstands der DGKJP ein unabhängiges, extern begutachtetes Forschungsprojekt zur Aufarbeitung der Gründungsgeschichte der Gesellschaft im Nationalsozialismus durchgeführt. Die Untersuchungsergebnisse zeigten die Verstrickung der 1940 in Wien mit Unterstützung des Reichsgesundheitsamtes und des Nationalsozialistischen (NS) Lehrerbundes (Fachschaft Sonderschulen) gegründeten Fachgesellschaft der Kinder- und Jugendpsychiater und -psychiaterinnen in die NS-Verbrechen – und zwar als Mitglieder der „Deutschen Gesellschaft für Kinderpsychiatrie und Heilpädagogik (DGKH). Als Teil der NS-Gesundheits- und Fürsorgepolitik beteiligte sich diese Fachgesellschaft an Zwangssterilisierungen und Patientenmorden und war in die NS-Rassepolitik eingebunden. Begründet durch das Interesse der DGKJP, „etwaige Kontinuitäten zu verstehen und historisch aufzuarbeiten, um dadurch auch eine Verortung für das Fach

---

[1] Diesen Namen trägt die Gesellschaft seit 2003.

heute zu ermöglichen“ (S. 8), beauftragte die DGKJP die Universitätsklinik für Kinder- und Jugendpsychiatrie in Ulm 2017, die „Ehrungen der DGKJP als Fortsetzung des Geschichtsprojekts“ (S. 10) zu untersuchen (bereits 2002 wurde dies als Forschungsvorhaben beschlossen). Da die Existenz einer „Stunde Null“, die einen Neubeginn für die deutsche Gesellschaft nach 1945 bedeutet hätte, in ihrer schlichten Existenz in vielerlei Hinsicht historisch vielfältig widerlegt ist, nahm man an, dass die inhaltlichen Kontinuitäten der NS-Zeit im Fach Medizin auch personell nach Kriegsende weitergetragen wurden, da Personen, die vor 1945 eine Rolle gespielt haben, auch nach 1945 bedeutsame Positionen bekleidet haben. Denn Kontinuitäten gab es auch vor und nach 1933: Themen, die für das Fach der Kinder- und Jugendpsychiatrie im Nationalsozialismus relevant waren, wie die der „Unerziehbarkeit“, der „Psychopathie“ und „Eugenik“, entstanden nicht erst in der NS-Ära, sondern knüpften an die Denktraditionen und wissenschaftliche Theorien der Zeit vor 1933 an.

Im Rahmen des Projekts wurden 27 von der Fachgesellschaft geehrte Persönlichkeiten historisch dahingehend untersucht, ob bei ihnen Verstöße gegen die ärztliche Berufsethik im Sinne von „Verbrechen gegen die Menschlichkeit“ festzustellen sind, wie z. B. Erstellung von „T4“-Gutachten, Arbeit in „Kinderfachabteilungen“ und jede Form von nichttherapeutischen Menschenversuchen. Die Anwendung von aus heutiger Sicht umstrittenen diagnostischen Verfahren, wie z. B. der Pneumoenzephalographie, oder von Behandlungsmethoden, wie der „Heilkrampf“, wurde bei der Untersuchung nicht berücksichtigt, da all dies ein Bestandteil der damaligen Medizin und Psychiatrie war. Bei den Ehrungen, die bisher kaum Gegenstand der Forschung waren, handelt es sich um die Vergabe der 1957 gestifteten Heinrich-Hofmann-Medaille[2] sowie um die Verleihung von „Ehrenmitgliedschaften“ (EM), die 1963 eingeführt wurden. Von 1957 bis 1990 wurden insgesamt neun Heinrich-Hoffmann-Medaillen für „Verdienste für das hilfsbedürftige Kind“ vergeben und 19 Ehrenmitgliedschaften an jene Personen verliehen, „die sich um die Vereinigung und ihre Ziele verdient gemacht haben“ (Hermann Stutte [1909–1982] erhielt beide Auszeichnungen: HHM 1971 und EM 1981). Bis

2 In den letzten Jahrzehnten entstanden wiederholt Diskussionen um die Namensgebung der Ehrenmedaille, da mit dem Namen des deutschen Psychiaters Heinrich Hoffmann (1809–1894) problematische (als Autor des aus pädagogischer Sicht umstrittenen Kinderbuches „Struwwelpeter“) oder nicht belegbare Bezüge (als Begründer der ersten Kinder- Jugendpsychiatrie in Deutschland) verbunden waren. Im Jahre 2022 wurde die HHM schließlich in „Ehrenmedaille der DGKJP (vorm. Heinrich-Hofmann-Medaille)“ umbenannt.

2017 war das Wissen über das Wirken aller von der DGKJP geehrten Persönlichkeiten im Nationalsozialismus lückenhaft. Bis in die 2010er Jahre hinein waren der Fachgesellschaft nur drei geehrte Kinder- und Jugendpsychiater, die nachweislich an den NS-Psychiatrieverbrechen beteiligt waren, bekannt: Werner Villinger (1887–1961; erster HHM-Träger von 1957), Elisabeth Hecker (1895–1986; EM 1979) und Hans-Alois Schmitz (1899–1973; EM 1971). Nach langen internen Diskussionen distanzierte sich die DGKJP von den oben Genannten zwischen 2002 und 2007, die Distanzierung wurde bisher öffentlich jedoch kaum wahrgenommen.

Methodisch wurde im Forschungsprojekt, das pandemiebedingt 2019 bis 2021 verlängert wurde, eine kontextuelle und multimodale Netzwerkanalyse angewendet: Es wurde u. a. die „institutionelle Beteiligung" der Geehrten in den Organisationen, Fachgesellschaften und Fachzeitschriften der Kinder- und Jugendpsychiatrie und ihrer Grenzgebiete beforscht. Bei der Untersuchung der Aktivitäten der geehrten Persönlichkeiten im Nationalsozialismus wurden nur Personen mit damaliger „reichsdeutscher" Nationalität und Wirkungsort betrachtet, die wenigstens 18 Jahre alt waren. Ermittelt wurden deren Organisationsgrad, Verstöße gegen die ärztliche Berufsethik und die „fachpolitischen Aktivitäten" als Mitwirkung in Organisationen, Fachgesellschaften, Fachzeitschriften und Fachpublikationen bis 1945. Neben der Primärliteratur der Geehrten vor und nach 1945 und der Sekundärliteratur wurden Archivalien aus diversen deutschen und österreichischen Staats-, Universitäts- und Verbandsarchiven bei der Untersuchung sowie die „Mitteilungsblätter" der Fachgesellschaft verwendet.

Die Studie brachte u. a. folgende Erkenntnisse hervor: Eine institutionelle Einbindung und Beteiligung an der Etablierung der Kinder- und Jugendpsychiatrie in Deutschland und Europa konnte bei 24 von 27 Persönlichkeiten nachgewiesen werden. Bei der Überprüfung des beruflichen Wirkens der Geehrten im Nationalsozialismus wurden schließlich 21 „reichsdeutsche" Persönlichkeiten (zwei Personen waren bis 1945 keine 18 Jahre alt, vier Personen waren im Ausland tätig) untersucht: drei von ihnen hatten jüdische Verwandtschaft, einer war Sozialdemokrat, drei engagierten sich in untergeordneten Organisationen bzw. gar nicht, 14 Geehrte waren Mitglied in der NSDAP. Der Vorstand der Fachgesellschaft ab 1950 war von der Dominanz der Persönlichkeiten mit früherer NSDAP-Zugehörigkeit geprägt, die erst Mitte der 1960er Jahre ein Ende fand. Eindeutig belegt ist, dass Hecker, Schmitz und Villinger gegen die ärztliche Berufsethik verstoßen haben. Bei einer Reihe von weiteren geehrten Persönlichkeiten bestehen weiterhin Diskussionen in Hinblick auf ihre mögliche direkte oder indirekte Beteiligung an der „NS-Rassen- und Euthanasiepolitik“: Dies betrifft u. a. das Wirken von Hans Bürger-Prinz (1897–1976, EM 1965), Hans Asperger (1906–1980, HHM 1977) und Hermann Stutte.

Anhand der gewonnenen Forschungsergebnisse wurde die vollständige Liste der von der DGKJP und ihren Vorgängerorganisationen geehrten Persönlichkeiten im Sommer 2021 online gestellt. Alle Geehrten, bei denen Verstöße gegen die ärztliche Berufsethik belegt sind, wurden entsprechend gekennzeichnet. Darüber hinaus wurden auch die nicht geehrten bedeutsamen Persönlichkeiten des Fachs mit entsprechenden Info-Anmerkungen in der Liste versehen, „soweit berufsethische Verfehlungen bekannt sind“ (S. 289).

Der vorliegende Band besticht durch eine detaillierte Darlegung aller Projektschritte, grenzt die Fragestellung klar ab, weist auf die Möglichkeiten der Studie und der damit verbundenen Herausforderungen und Limitationen kritisch hin und beleuchtet abschließend auch weitere (laufende) Forschungen und Forschungsdesiderate eingehend. Im ersten Kapitel („Forschungsprojekt“) gehen die Autoren auf die Geschichte der Verbandsehrungen ein. Im Weiteren werden alle 27 Geehrten vorgestellt: dies erfolgt jedoch nicht im Rahmen einer vollständigen biographischen Betrachtung, sondern es wird ausschließlich „die Wirkung der Person im kinder- und jugendpsychiatrischen Netzwerk, bei der Etablierung der Fachgesellschaft, in der Zeit des Nationalsozialismus und in der Nachkriegszeit“ (S. 18) aufgezeigt. Ausnahme stellt hier eine ausführliche biographische Analyse von Werner Villinger dar: die Autoren spannen einen Bogen von Villingers Forderung nach mehr Eugenik, seinem Mitwirken an der NS-„Euthanasie“ bis zur Ehrung durch die Fachgesellschaft und schließlich zur Distanzierung von seiner Person. Der Band befasst sich auch mit den führenden, aber nicht geehrten Persönlichkeiten des Faches 1957–1990, u. a. Moritz Tramer (1882–1963), und gibt einen Überblick über deren beruflichen Werdegang und Fachvernetzung. In einem gesonderten Kapitel „Offen gebliebene persönliche Hintergründe“ werden die Kontroversen um das Wirken von Asperger, Bürger-Prinz, Rudolf Sieverts (1903–1980; EM 1968) und Stutte in der NS-Zeit und nach 1945 näher betrachtet. In den Kapiteln „Netzwerke im Hintergrund“ sowie „Umgang benachbarter Fachgesellschaften mit Geehrten“ werden erweiternde Informationen vermittelt, u. a. Verhältnis zu Juden aus dem Fachgebiet: Verdrängung nach 1933 und willkommene Kontaktaufnahme nach 1945; Unterschiede in der Bewertung der Geehrten innerhalb der medizinischen Fachgesellschaften wie Pädiatrie, Erwachsenenpsychiatrie und Neurologie.

Im umfang- und materialreichen Anhang findet sich u. a. eine Fachpublikation der oben dargelegten Forschungsergebnisse (Schepker u. Fegert 2023), die in der „Zeitschrift für Kinder- und Jugendpsychiatrie und Psychotherapie“ veröffentlicht wurde und seit 2022 als Open-Access Originalarbeit zugänglich ist. Der vorliegende Band versteht sich als erweiterte Ergänzung zu diesem Beitrag, der auch zwei übersichtliche Tabellen enthält: in der ersten Zusammenstellung werden alle Persönlichkeiten in zeitlicher Reihenfolge der Ehrungen, eine institutionelle Beteiligung der Geehrten und eine Begründung der jeweiligen Ehrung dargestellt; die zweite Übersicht umfasst alle bislang eruierten Aktivitäten der geehrten Persönlichkeiten in der Zeit des Nationalsozialismus.

Der minutiös recherchierte, mit zahlreichen Auszügen aus den Primärquellen und an das breite Lesepublikum gerichtete Band gibt einen soliden Überblick über ein bislang kaum erforschtes Thema und kann auch gut als Nachschlagwerk verwendet werden. Es wäre wünschenswert, wenn es auch Portraitbilder der geehrten Persönlichkeiten im Band geben würde, um eine visuelle Vorstellung von ihnen gewinnen zu können.

Die Autoren sehen die vorgestellten Ergebnisse als einen „Stand zum Abschluss des Forschungsergebnisses“, sodass der Band „ganz im Sinne der gesellschaftspolitischen Bedeutung und auch der gesellschaftlichen Zuschreibungen dem Fachgebiet gegenüber nicht als Schlusspunkt“ (S. 255) zu verstehen sei. Diese reflexive Betrachtungsweise weckt das Interesse für evtl. künftige Arbeiten an Themen wie z. B. der Aufarbeitung der „Kindereuthanasie“ oder den Auswirkungen des Minderwertigkeitsdenkens in der NS-Ära auf die Kinder- und Jugendpsychiatrie in der Nachkriegszeit.

XIV.

Errata

Errata

1. Im Impressum von Band 30, 2024, wurde bei „Wissenschaftlicher Beirat“ versehentlich der Name von Prof. Dr. Monika Ankele nicht erwähnt. Ebenfalls nicht korrekt war die Erwähnung von Dr. Kathleen Haack, die dem Beirat 2024 nicht mehr angehörte.

2. Zum Beitrag von *Werner Felber „Carl Gustav Carus und Ida von Lüttichau - eine kreative Partnerschaft bei der Erkenntnis der Seele“* (SDGGN, Bd. 30, 2024, S. 185–203):

Der Zitat-Nachweis (Grosche 1993: 4) für die biografische Einführung von Carus (S. 188 bis 189 Zeile 2 im Beitrag) ging versehentlich verloren; zitiert wurde die im Literaturverzeichnis aufgeführte Med. Inaugural-Dissertation von *Stefan Grosche (1993): Lebenskunst und Heilkunde bei C. G. Carus (1789–1869). Anthropologische Medizin in Goethescher Weltanschauung. Mit 16 unveröffentlichten Briefen von Carus an Goethe. Fachbereich Medizin, Georg-August-Universität Göttingen.*

Wir bitten, diese Fehler zu entschuldigen.

Ihre SDGGN-Herausgeber

XV.

Anschriften der Autorinnen und Autoren

Anschriften der Autorinnen und Autoren

Univ.-Prof. Dr. med. Dr. scient. pth. Dipl. Psych. Reinhard J. Boerner
Akademie gemeinnütziger Wissenschaften zu Erfurt, gegr. 1754

www.professorboerner.com

Dr. Stefanie Coché
Neuere Geschichte
Philosophikum I
Otto-Behaghel-Straße 10 C
D-35394 Gießen

stefanie.h.coche@geschichte.uni-giessen.de

Prof. Dr. med. Joachim Demling
Psychiatrische und Psychotherapeutische Klinik
Universität Erlangen-Nürnberg
Schwabachanlage 6
D-91054 Erlangen

joachim.demling@gmail.com

Dr. med. Henrik Döbold
Universitätsklinik für Psychiatrie und Psychotherapie
Semmelweisstraße10
D-04103 Leipzig

henrik.doebold@medizin.uni-leipzig.de

Prof. Dr. med. Werner Felber
Sporergasse 4
D-01067 Dresden

werner.felber@tu-dresden.de

Anne Gevatter
Universitätsmedizin Rostock
Arbeitsbereich Geschichte der Medizin
Doberaner Str. 140
18057 Rostock

annegevatter@gmail.com

Dr. Erich Gütinger
Belßstraße 97
12249 Berlin-Lankwitz

erich.guetinger@gmail.com

Dr. Dennis Henkel
Institut für Geschichte und Ethik der Medizin
Universität zu Köln
Joseph-Stelzmann-Straße 20
D-50931 Köln

henkel.dennis@outlook.com

Dr. Kathleen Haack
Klinik und Poliklinik für Psychiatrie und Psychotherapie
Universitätsmedizin Greifswald
Ellernholzstraße 1–2
D-17475 Greifswald

und

Universitätsmedizin Rostock
Arbeitsbereich Geschichte der Medizin
Doberaner Str. 140
18057 Rostock

kathleen.haack@uni-rostock.de

Dr. med. Stephan Jaster
Kalischer Str. 34
10713 Berlin

jaster.stephan@gmx.de

Prof. Dr. Ekkehardt Kumbier
Universitätsmedizin Rostock
Arbeitsbereich Geschichte der Medizin
Doberaner Str. 140
18057 Rostock

ekkehardt.kumbier@med.uni-rostock.de

Prof. Dr. med. Hans-Dieter Mennel, M.A.
Adelhauserstr. 8
D-79098 Freiburg

hd.mennel@t-online.de

Prof. Dr. med. Thomas Müller, M.A.
Forschungsbereich Geschichte und Ethik der Medizin des Zentrums für Psychiatrie (ZfP) Südwürttemberg / Klinik für Psychiatrie und Psychotherapie I der Universität Ulm
Weingartshofer Straße 2
D-88214 Ravensburg

th.mueller@zfp-zentrum.de

Prof. Junko Nagai
Private Universität
Hokusei Gakuen University
Bereich Social Welfare
2–3–1, Ohyachi-Nishi,
Atsubetsu-ku, Sapporo 004–8631
Japan

PD Dr. med. habil.
Thomas Reuster, M. A.
Institut für Geschichte der Medizin
Medizinische Fakultät
Carl Gustav Carus
TU Dresden
Löscherstraße 18
D-01309 Dresden

thomas.reuster@tu-dresden.de

Dr. Bernd Reichelt
Forschungsbereich Geschichte und Ethik der Medizin des Zentrums für Psychiatrie (ZfP) Südwürttemberg / Klinik für Psychiatrie und Psychotherapie I der Universität Ulm
Weingartshofer Straße 2
D-88214 Ravensburg

und

Württembergisches
Psychiatriemuseum
Hauptstraße 9
D-88529 Zwiefalten

bernd.reichelt@zfp-zentrum.de

Dipl.-Ing. (TU) Dr. med.
Detlef Ernst Rosenow
Biotechnologe, Facharzt für Neurochirurgie
ISC-Swiss AG
Gotthardstrasse 28
CH-6302 Zug

detlef.rosenow@bluewin.ch

Dr. med. Kai Sammet
Institut für Geschichte und Ethik der Medizin, Gebäude N30b
Universitätsklinikum Hamburg-Eppendorf
Martinistr. 52
20256 Hamburg

sammet@uke.de

Prof. Dr. med. Jürgen Schlegel
Abt. Klinische und vergleichende Neuropathologie
Institut für Tierpathologie
Ludwig-Maximilians-Universität
Geschwister-Scholl-Platz 1
D-80539 München

schlegel@tum.de

Dr. med. Oleksandr Shevchenko
Leiter Pädiatrisches Elektrophysiologie-Labor
Zentrum für Kinder und Jugendmedizin
Inn-Salzach-Rott
Vinzenz-von-Paul-Straße 14
D-84503 Altötting
alex.shev.doc@gmail.com

Priv.-Doz. Dr. phil.
Rebecca Schwoch
Institut für Geschichte und Ethik der Medizin
Universitätsklinikum Hamburg-Eppendorf
Martinistr. 52
D-20246 Hamburg

r.schwoch@uke.de

Prof. (i. R.) Dr.
Hans Michael Straßburg
Carron du Val Str. 22
D-86161 Augsburg

strassburg_hm@icloud.com

Prof. Dr. med. Michael Seidel
Milser Straße 3
D-33729 Bielefeld

seidelm2@t-online.de

Prof. Dr. phil. habil.
Hannes Stubbe, Dipl. Psych.
Universität zu Köln
Herbert Lewinstr.2
D- 50931 Köln

hstubbe@uni-koeln.de

Prof. Dr. med.
Hans Joachim Synowitz
Aubertstraße 25
D-13127 Berlin

hjsynowitz@icloud.com

Katharina Witner, M. A.
Forschungsbereich Geschichte und
Ethik der Medizin
des Zentrums für Psychiatrie (ZfP)
Südwürttemberg /
Klinik für Psychiatrie und
Psychotherapie I
der Universität Ulm
Weingartshofer Straße 2
D-88214 Ravensburg

katharina.witner@zfp-zentrum.de

Prof. Dr. med. Michael Synowitz
Klinik für Neurochirurgie
Universitätsklinikum Schleswig-Holstein
Arnold-Heller-Straße 3
D-24105 Kiel

michael.synowitz@uksh.de

Dr. med. Tobias Wustmann
Gemeinschaftspraxis für
Neurologie, Psychiatrie und
Suchtmedizin
Wilhelm-von-Klewiz-Straße 11
D-06132 Halle

tobias.wustmann@wetzig-wustmann.de

XVI.

Zusammenfassungen der Beiträge im Sonderheft der Deutschen Gesellschaft für die Geschichte der Nervenheilkunde in der Zeitschrift „Nervenheilkunde“ 2025

Zusammenfassungen der Beiträge im Sonderheft der Deutschen Gesellschaft für die Geschichte der Nervenheilkunde in der Zeitschrift „Nervenheilkunde“ 2025

Zwangsarbeit, Tuberkulose und NS-„Euthanasie“ – Die Ermordung von zivilen Zwangsarbeiter:innen in Hadamar

Franziska Schmidt

Der vorliegende Beitrag beleuchtet ein besonderes Kapitel der NS-„Euthanasie“-Verbrechen in den letzten Jahren des Zweiten Weltkrieges. In Hadamar erfolgte durch die Ermordung von tuberkulosekranken Zwangsarbeiter:innen eine bis dato einzigartige Ausweitung der „Euthanasie“-Opfergruppe. Allem voran „rassische Minderwertigkeit“ und „Arbeitsunfähigkeit“ durch körperliche Erkrankungen waren die Gründe für die Ermordung mehrerer Hundert polnischer und sowjetischer Zwangsarbeiter:innen in der ehemaligen Landesheilanstalt Hadamar. An kaum einer anderen Verfolgten- und Opfergruppe wird das tödliche Potential der utilitaristischen, rassenhygienischen Gesundheitspolitik des NS-Regimes so deutlich.

Herta Seidemann: Psychiaterin, Neurologin und Psychotherapeutin – „Germany's loss – America's gain

Christian Prüter-Schwarte

Die Machtübernahme der Nationalsozialisten und die von ihnen verabschiedeten und durchgesetzten Gesetze schlossen jüdische Ärzte und Ärztinnen zunehmend von der Berufsausübung aus. In der Folge kam es zu Emigration, schätzungsweiße 600 Ärztinnen und Ärzte aus den Fachgebieten Neurologie und Psychiatrie – 1/3 dieser Gruppe – wurden zur Emigration genötigt. Neben prominenten Vertretern der Fachgebiete, waren viele nicht namhafte Kollegen und Kolleginnen betroffen. Die vorliegende Arbeit stellt mit der Neurologin, Psychiaterin und Psychotherapeutin Herta Seidemann (1900–1984) eine solche wenig bekannte Ärztin vor und beschreibt die Problematik der Emigration sowie die Rolle Karl Bonhoeffers (1868–1948) in diesem Fall.

Ein ‚jüdischer' Patient in der Psychiatrie des Nationalsozialismus. Ein vielschichtiges Fallbeispiel

Thomas Müller und Bernd Reichelt

Jüdische Patientinnen und Patienten in der Psychiatrie des Nationalsozialismus waren doppelt stigmatisiert; sie waren psychisch krank und jüdisch. Im Verlauf der Vernichtung der deutschen Judenheit wurden auch separate Sammeleinrichtungen für die Genannten etabliert. Der vorliegende Beitrag zeigt jedoch, dass diese Menschen, jenseits dieser, auch in der zentralen „Euthanasie“ getötet wurden, und dass sie vor Verfolgung und Tod auch dann nicht sicher waren, wenn sie zum Teil christliche Eltern hatten oder Ehen mit Christen geschlossen hatten. An einem ungewöhnlichen Fallbeispiel aus Württemberg wird darüber hinaus die besondere antisemitische Stigmatisierung deutlich, denen jüdische Patientinnen und Patienten ausgesetzt waren, wie auch die Nicht-Beachtung vermeintlich bindender NS-Richtlinien.

Udine-Pergine-Zwiefalten. Psychiatrische Patient:innen aus dem italienischen Kanaltal und ihre Zwangsverschickung nach Deutschland im Rahmen des deutsch-italienischen Optionsvertrages von 1939/1940

Kirsten Maria Düsberg, Katharina Witner, Thomas Müller

Der vorliegende Beitrag analysiert die Geschichte der aus dem Kanaltal stammenden Patient:innen der psychiatrischen Anstalt Udine, die im Mai 1940 von Udine in die Anstalt Pergine (Trento) und von dort mit einem Transport aus Norditalien stammender Patient:innen in die württembergische Heil- und Pflegeanstalt Zwiefalten verbracht wurden. Entgegen der zeitgenössischen Darstellung handelt es sich hierbei, wie hier gezeigt wird, nicht um eine „Option“, sondern um ethnisch nicht herleitbare Zwangsverschickungen. Die transnationale Forschung zur Geschichte der Psychiatrie im Nationalsozialismus erhellt diesen Vorgang und hält neue historische Aspekte dieser Zwangs-Umsiedlungen bereit, die im Rahmen faschistischer und nationalsozialistischer ‚Homogenisierungsprojekte' der Bevölkerung im vorliegenden Fall räumlich im Alpen-Adria-Raum und Südtirol sowie ideologisch auch in die nationalsozialistische Erbgesundheitspolitik einzuordnen sind.

Die „Zwischenanstalten" in der NS-„Euthanasie". Lebensrealitäten und Überlebenschancen von Menschen mit psychischen Erkrankungen und geistigen Behinderungen während der nationalsozialistischen Krankenmorde

Steffen Dörre

Dieser Artikel behandelt das System der „Zwischenanstalten" während der nationalsozialistischen Krankenmorde. Wie die neue Forschung gezeigt hat, war die Rolle dieser Einrichtungen in der „Aktion T4" weitaus aktiver als lange Zeit angenommen. Auf dieser Grundlage wird argumentiert, dass der Blick über die Gasmorde hinaus auf die gesamte Geschichte der Krankentötungen erweitert werden muss, um die umfassende Beteiligung dieser Einrichtungen am nationalsozialistischen Mordprogramm erfassen zu können. Gezeigt wird, wie die „Zwischenanstalten" vor, während und nach der „Aktion T4" der regionalen Umgestaltung der Versorgungslandschaft dienten und wie sich dabei ihre Rolle veränderte. Der Blick wird dadurch auf die vor Ort sichtbaren Dynamiken des Tötens und Vernachlässigens, auf die bewusste Verknappung von Ressourcen sowie die Verschiebungen in den Versorgungshierarchien gelenkt.

Bonner Ärzte und Menschen mit Epilepsie im Nationalsozialismus

Timo Baumann, Axel Karenberg, Heiner Fangerau

Für die Neurologie und Psychiatrie war die Epilepsie im Nationalsozialismus ein zentrales medizinisches Forschungsthema. So war etwa zu entscheiden, welche Epilepsieformen nach damaligem Kenntnisstand erblich bedingt und welche Patientinnen und Patienten nach dem Erbgesundheitsgesetz für eine (Zwangs-) Sterilisation zu melden waren. Bislang sind nur wenige Zeugnisse von Menschen mit Epilepsie im Nationalsozialismus untersucht worden, mit denen der Versuch gemacht werden kann, auch die Perspektive der Betroffenen und ihrer Familien wiederzugeben. Exemplarisch wird hier der Umgang mit Epilepsie-Patient(inn)en an der Heil- und Pflegeanstalt Bonn anhand von Krankenakten aus dieser Einrichtung analysiert. Bonn war ein entscheidendes Forschungs- und Versorgungszentrum. Die Akten enthalten neben Anamnesebögen und Pflegeberichten auch Briefe von Patient(inn)en und deren Angehörigen. Hier werden die ersten Ergebnisse einer Archivstudie vorgestellt, die danach fragt, wie sich der Umgang von Ärzten mit Menschen mit Epilepsie im Deutschland der 1930er und 1940er Jahre veränderte – und wie Patient(inn)en sowie ihre Angehörigen darauf reagierten.